畜药物种 DNA 条形码鉴定

程科军　吕群丹　黄　刚　主编

科学出版社
北　京

内 容 简 介

本书是畲药物种DNA条形码分子鉴定研究与实践的学术专著。全书共分4章及附录：第一章主要介绍畲药概况、DNA条形码技术及应用概况、DNA条形码分子鉴定操作流程和畲药相关研究实例；第二～四章分别从常用畲药、次常用畲药和其他畲药三个类别进行介绍，总计收录278种具有畲族特色的药材，除重点提供的畲药物种DNA条形码序列特征和二级结构外，还包括植物形态、生态环境、采收季节、功效、主治等内容；附录主要收录了"中药材DNA条形码分子鉴定法指导原则"。本书内容既注重学术性亦体现实用性，具有较高的学术和实用参考价值。

本书可作为民族医药和中医药的教学、科研用书，也可供从事药材质量管理、药材交易、药材检验、药材种植等方面工作的人员参考使用。

图书在版编目(CIP)数据

畲药物种DNA条形码鉴定/程科军，吕群丹，黄刚主编. —北京：科学出版社，2019.1

ISBN 978-7-03-058580-6

Ⅰ. ①畲… Ⅱ. ①程… ②吕… ③黄… Ⅲ. ①畲族-民族医学-药用植物脱氧核糖核酸-鉴定 Ⅳ. ①R298.3-34

中国版本图书馆CIP数据核字(2018)第194397号

责任编辑：周巧龙/责任校对：张小霞

责任印制：张 伟/封面设计：耕者设计工作室

科学出版社 出版

北京东黄城根北街16号

邮政编码：100717

http://www.sciencep.com

北京建宏印刷有限公司 印刷

科学出版社发行 各地新华书店经销

*

2019年1月第 一 版 开本：787×1092 1/16

2019年1月第一次印刷 印张：28

字数：660 000

定价：238.00元

（如有印装质量问题，我社负责调换）

《畜药物种 DNA 条形码鉴定》编委会

主　编　程科军　吕群丹　黄　刚

副主编　姚　辉　李西文　程文亮　李水福　雷后兴　彭　昕
　　　　方　洁　潘俊杰　陈　斌

顾　问　陈士林　傅承新　王如伟　王志安　赵维良　张　艺
　　　　何伯伟　秦路平　梁宗锁　肖建中

编　委（按姓氏笔画排序）
　　　　王　也　王伟影　毛菊华　叶选怡　叶端炉　兰　频
　　　　朱金星　朱美晓　刘丽仙　李晓峰　李慧珍　吴英俊
　　　　吴建明　吴查青　吴剑锋　余华丽　邹小龙　宋剑锋
　　　　陈正道　陈军华　陈旭波　陈桂云　林　超　金　叶
　　　　钟建平　骆松梅　夏建平　袁宙新　徐　江　徐志林
　　　　徐金标　董瑞霞　童应鹏　谢建军　雷建光　潘　莉

序

畲族人民在长期与疾病作斗争的实践中，逐步形成了独特的畲医药学，成为我国民族医药的重要组成部分。在这一过程中，挖掘并积累形成了具有民族特色的畲药材。由于畲族只有语言而无文字，畲医药只能在本民族中口口相传，缺乏系统整理，一度濒临灭绝。21 世纪初以来，一大批业内有识之士陆续开展了大量畲医药抢救性保护工作，开展了畲医药的处方、验方的系统收集和整理，先后出版了《中国畲族医药学》、《中国畲药学》和《整合畲药学研究》等专著。畲医药的保护与传承取得了可喜的成绩。

畲药来源广泛、品种繁多，同名异物、同物异名现象普遍，不少畲药材还存在多个基原物种，传统鉴定方法难度大，专业人员匮乏，严重制约了畲药的产业化发展和标准化提升。准确的物种鉴定是有效保障药材安全生产和使用的前提，建立一套通用化、标准化程度高且易于推广使用的畲药材鉴定技术迫在眉睫。DNA 条形码（DNA barcoding）技术是近年来快速发展的物种鉴定新技术，可实现对物种的快速、准确鉴定。中药材 DNA 条形码分子鉴定法指导原则已纳入《中华人民共和国药典》，在中药材基原物种鉴定中得到很好应用。

着眼于推进畲药的标准化与产业化，程科军博士带领的畲药研究团队积极开展畲药分子鉴定研究，完成了 278 种畲药的 DNA 条形码鉴定，在此基础上编著了《畲药物种DNA 条形码鉴定》。该书是畲药材 DNA 条形码鉴定研究理论和实践成果的系统总结，是畲药鉴定研究的一个有益补充。该书内容既注重学术性亦体现实用性，具有很高的参考价值，可供畲药和其他民族药研究工作者参考使用。相信该书的出版将有力推动畲药基原鉴定的标准化，对畲药资源的可持续利用和现代化发展具有重大现实意义。

在该书即将出版之际，特向各位读者推荐，并向编者致贺！

中国中医科学院中药研究所所长
世界卫生组织传统医学合作中心主任

2018 年 7 月 3 日

前　言

畲族是我国东南部的一个少数民族，主要分布在闽、浙、赣、粤、黔、皖、湘等省80多个县（市、区），浙江省丽水市景宁畲族自治县是全国唯一的畲族自治县。畲族人民千百年来积累和创造了独特的畲医药，由于诸多因素的影响，畲医药一度濒临失传。在国家对畲医药等民族医药发展的高度重视下，畲医药的抢救和保护工作在21世纪初以来得到有效开展，“畲族医药”和“畲族医药——痧症疗法”分别被列入浙江省非物质文化遗产名录（2007年）和国家级非物质文化遗产保护名录（2008年），《中国畲族医药学》、《中国畲药学》等专著陆续出版，畲医药的保护与传承取得了阶段性成绩。

在过去的十余年间，以浙江省丽水市为主的大批畲医药科研人员，聚力于畲药的现代研究，在传承的基础上积极推进其产业化与标准化创新发展。2015年版《浙江省中药炮制规范》以畲族习用药材名义收录了11种常用畲药。2017年，《整合畲药学研究》出版，该书涵盖了常用畲药的植物资源、栽培、功能主治、临床应用、化学成分、药理活性、质量标准、产地加工与饮片炮制等诸多方面研究内容，弥补了畲药相关研究专著出版的空白。畲药的传承与创新取得了新的成绩。

在以往的研究过程中，我们深切体会到畲药基原物种鉴定工作的重要性，迫切想借由一种通用化、标准化程度高且易于推广使用的技术来开展畲药的快速、准确鉴定。有鉴于此，我们探索建立了畲药DNA条形码分子鉴定技术体系，完成了278种畲药的DNA条形码标准序列，编写了《畲药物种DNA条形码鉴定》。除DNA条形码标准序列和详细实验流程外，书内还包括药材基原物种植物形态、生态环境和药用价值等内容。相信本书的出版，将对畲药鉴定的标准化和现代化发展及临床安全用药具有现实意义，可供从事药材检验、科研和教学等人员参考阅读。

在研究工作开展和本书编写过程中，得到陈士林研究员的热情指导和大力支持，在此致以衷心的感谢！多位领导和专家在工作谋划、药材采集、药材鉴定、实验开展、照片拍摄和文本写作等方面提供了宝贵的意见或给予了热情支持；浙江大学赵云鹏博士在物种分类和拉丁名命名方面给予热情指导；多个友好单位和个人给予了大力帮助，在此不能一一列举，一并表示最诚挚的感谢！

感谢浙江省重大科技专项“道地畲药资源保护和药用价值综合利用的研究”、国家自然科学基金“畲药食凉茶抗结直肠癌的物质基础研究”和浙江省博士后择优资助项目“常用畲药的 DNA 条形码分子鉴定研究”的支持。感谢杭州新荷健康管理有限公司的资助。

限于我们的水平和经验，书中难免存在错误和不足之处，恳请读者批评指正。

作　者

2018 年 7 月

编 写 说 明

本书第一章总论主要介绍畲药概况、DNA 条形码研究概况、DNA 条形码分子鉴定操作流程和畲药相关研究实例等内容；第二至第四章以重要程度分三章对 278 个畲药品种进行阐述。具体药材项下的体例及内容说明如下：

畲药基原物种的中文名和拉丁名参考 *Flora of China*、《中国植物志》、《中华人民共和国药典》（以下简称《中国药典》）等书籍及"物种 2000 中国"网站 (China Spicies 2000, http://www.sp2000.org.cn/)，并列出该物种所属的科属情况；各参考出处相关内容有不同描述的，简要列明差异，拉丁名则以 *Flora of China* 为准。畲药别名参考《整合畲药学研究》、《浙江丽水药物志》、《中国畲药学》等书籍；基原物种别名参考《中国植物志》、《浙江植物志》、《浙江丽水药物志》、《中国畲药学》等书籍。药材项下提供基原物种形态照片。

【中国药典】 列出畲药对应基原物种在《中国药典》中的收录情况，包括《中国药典》中的中药材名称和对应的基原物种及药用部位情况。如该物种未收录于《中国药典》中，则统一注明为"无"。

【植物形态】 描述基原物种（植物）的主要形态特征，药材基原为真菌或地衣体时，该栏目分别称为子实体形态或地衣体形态，主要参考《中国植物志》、《浙江植物志》、《中国畲药学》等书籍。

【生态环境】 描述基原物种的生态环境，主要参考《中国植物志》、《浙江植物志》、《整合畲药学研究》、《浙江丽水药物志》、《中国畲药学》等书籍。

【功效】和**【主治】** 列出药材的主要功效及主治，主要参考《整合畲药学研究》、《浙江丽水药物志》、《中国畲药学》等书籍。

【材料来源】 描述基原物种的采集地点、采集数目等信息。

【DNA 提取及序列扩增】 本书采用试剂盒法提取畲药基原物种样本的基因组 DNA，操作步骤参照试剂盒说明书。对于 DNA 提取困难的样本，参考《中国药典》（2015 年版）收录的"中药材 DNA 条形码分子鉴定法指导原则"进行调整。PCR 扩增体系及条件均参照"中药材 DNA 条形码分子鉴定法指导原则"中的标准操作流程进行。PCR 产物经琼脂糖凝胶电泳检测后条带单一且明亮的样品进行双向测序。

【ITS2 序列特征】 测序获得的双向序列使用 CondonCode Aligner 软件进行序列拼接和质量评价。拼接后的序列在 ITS2 网站(http://its2.bioapps.biozentrum.uni-wuerzburg.de/)进行注释，得到相应的完整 ITS2 序列。ITS2 序列数对应采集的植物样本数。运用 DNAMAN 和 GeneTool 等生物软件对同一物种的各条 ITS2 序列进行比对分析，列出序列长度、变异位点及 GC 含量等序列特征相关信息。"主导单倍型"指该物种所获取的所有序列中占比最大的单倍型序列，以条形码附加二维码的方式展示（见下图）：

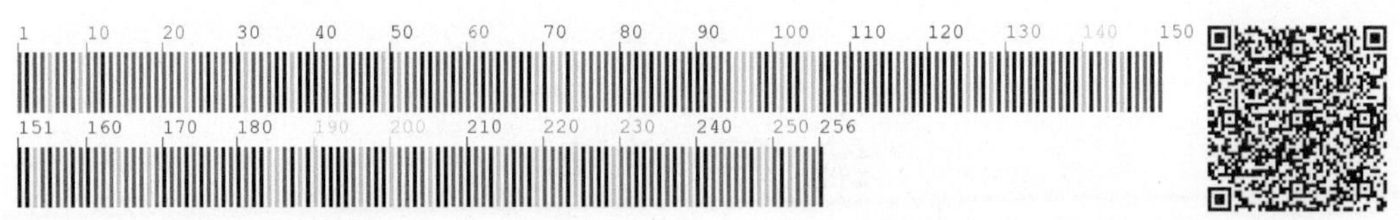

上图中左侧的彩色条形码为物种的主导单倍型序列，四种不同颜色竖条表示四种不同碱基（■A■T■C■G)。右侧的二维码图片与左侧条形码对应，使用二维码扫描软件可直接获得含物种拉丁名的 DNA 序列信息。该展示图片通过陈士林课题组创建的网站自动生成。

【ITS2 序列二级结构】 由 ITS2 网站(http://its2.bioapps.biozentrum.uni-wuerzburg.de/)预测获得 ITS2 序列二级结构。ITS2 序列二级结构由螺旋（helix) I、II、III 和 IV 区组成。各物种的 ITS2 序列二级结构的差异在于螺旋 I、II、III、IV 间夹角的不同、长度的差异以及上面茎（stem）环（loop）数目和形状的不同，由此显示不同物种 ITS2 的分子形态特征。

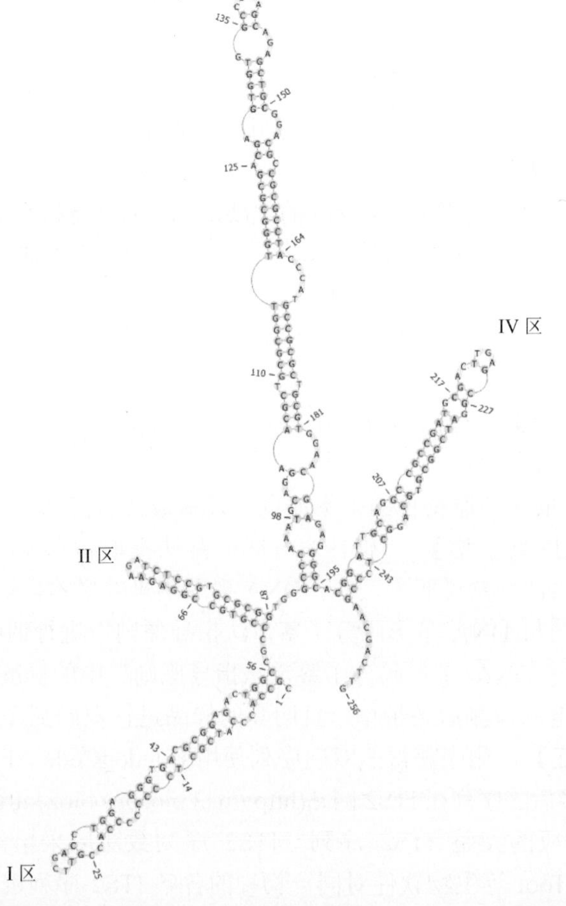

【*psbA-trnH* 序列特征】 描述同“ITS2 序列特征”。本书所列物种无法获得 ITS2 序列或使用 ITS2 无法区分近缘物种的情况下，使用或增加 *psbA-trnH* 序列进行鉴定。所有 *psbA-trnH* 序列均无二级结构。

目 录

第一章

总　论

第一节　畲药概况

一、畲族概况

畲族是我国东南部的一个少数民族，自称“山哈”，意思是“从外地迁来居住山林的客户”。1956 年国家正式公布确认畲族为单一的少数民族。根据我国 2010 年第六次全国人口普查统计的结果，全国畲族总人口 70 余万，主要分布在闽、浙、赣、粤、黔、皖、湘等省 80 多个县（市、区），其中 90%以上居住在福建、浙江、江西和广东的山区或半山区。浙江省丽水市景宁畲族自治县是全国唯一的畲族自治县，全国有畲族乡镇 44 个，其中浙江和福建各 18 个、江西 7 个、广东 1 个。据考证，畲族发祥于广东潮州凤凰山地区。7 世纪初隋唐之际，畲族就已居住在闽、粤、赣三省交界闽南、潮汕等地，宋代才陆续向闽中、闽北一带迁徙，约在明、清时开始大量出现于闽东、浙南等地的山区。畲族同胞在劳动和生活中，创造了丰富的畲族文化，其服饰、婚嫁、祭祖、丧礼、节日等，都非常具有民族特色。畲族有自己单独的民族语言，自称“山哈话”，但没有单独的民族文字。由于畲民大部分是与汉族交错杂居，日常生活与汉族交往密切，所以大部分畲民都会讲当地汉族方言。浙江、福建、广东、江西四省的畲语都是共同的，但又受汉族方言影响，地区间的畲语也有区别。畲族有盘、蓝、雷、钟四大姓。

二、畲药定义和特点

畲医药是畲族民众在长期生产、生活实践中，为适应环境和生存健康要求，积累和探索创造的各种医药经验集成，是祖国医学宝库的一个重要组成部分，也是世界优秀文化遗产的一部分。

畲民用药来源多为聚居地所产的天然药物，因为畲族与汉族聚居区地理位置的天然重叠，作为药材来源的植物大部分相同或相近。畲民因传统习惯和自身环境条件等不同，保留着自身独特的医药知识，我们将畲药分成三个层次：一为畲民独特使用的常用药物，包括新药源（中药和其他少数民族药学典籍及药材标准未收载，可以是民间草药、药用部位不同或不同炮制工艺而形成的药物）和新医源（不同的适应证或用药方法）等，以食凉茶（柳叶蜡梅或浙江蜡梅的叶）、嘎狗噜（地菍全草）、搁公扭根（掌叶覆盆子根及残茎）等 11 种最常用畲药（2015 年版《浙江省中药炮制规范》中以畲族习用药材名义收录）和 27 种次常用畲药为典型代表；二为畲民与汉民共同使用的其他畲药，这占畲民用药的大半，畲民在使用这些药材的习惯方面仍有其独特性；三为全般套用中药或其他少数民族用药，在用药习惯和药材名称等方面都没有其独特性，这不是我们研究关注所在。

畲族民间用药有其独特性，不同于其他民族医药及中医药。调查研究发现，畲医药非常独特，有以下几大特点：① 植物药为主，95%以上的畲药均为植物药，仅少量使用动物药，几乎不用矿物药；② 习惯使用鲜品，用药讲求新鲜，跨年药一般不用或很少使用；③ 常用单味，即使复方，也大多不超过 5 味；④ 以原生物为主，少数经过特别的加工炮制。

本书筛选了畲族民间用药中 278 个相对较为常用的药材开展研究，涉及的近 300 个物种主要分布在浙江西南、福建北部和江西等地区，海拔在 100～1500 m，大多在 100～1000 m。

三、畲药命名

畲药研究工作者开展了畲药调查和整理，对畲药名称进行了归纳和总结，分析畲药的取名原则、特点和规律，发现其大致有以下几种方式。

（1）音译命名：即将畲民口语音译为汉字表达，如嘎狗噜（地菍）、搁公扭根（掌叶覆盆子根）、坚七扭（檵木）、嘎狗黏（小槐花）、哈罗丁（东风菜）、孬巨（芒萁）、旗彭（胡颓子）、马殿西（美丽胡枝子）等。

（2）按药材/基原植物形态或其类似物体名称取名：此类畲药名称最多，使用最通俗，占所有药名的绝大多数，如铜丝藤（海金沙）、金线吊葫芦（三叶崖爬藤）、八角金盘（六角莲、八角莲）、金烛台（华重楼）、松树须（松萝）、山海带（江南星蕨）、攀蓬（薜荔）、土人参（商陆、垂序商陆）、高骨矮（朱砂根）、新米花（木槿）、野棉花（梵天花）、破铜钱（积雪草）、竹叶草（淡竹叶）、耳朵草（虎耳草）、马蹄莲（血水草）、鸭掌柴（树参）、老虎爪（栝楼）、蛤蟆衣（车前，指小叶面呈蛤蟆皮状）等。

（3）按基原植物独特的形态、动态特征或生长习性取名：一些植物的形态、动态特征或生长习性较为独特，特征非常明显，辨识度高，如百鸟不歇（楤木、棘茎楤木，指树干布满棘刺，连鸟都无法立足）、千人拔（牛筋草）、牛乳柴（天仙果）、满田星（谷精草）、常青柏（侧柏，意为一年四季常绿）等。

（4）按基原植物生长环境取名：如水杨梅（细叶水团花）、田岸青（马兰）、石蕈（石木耳）、石豇豆（吊石苣苔）、枫寄生（槲寄生）、石岩竹（络石）、冷水草（赤车）等。

（5）按功效取名：根据功能主治或疗效来取名，如食凉茶（柳叶蜡梅、浙江蜡梅）、乌发药（何首乌）、活血丹（丹参）、细叶活血丹（华鼠尾草）、救心草（暖地大叶藓）、咬虱药（杠板归）等。

（6）按药材基原植物的气、味取名：如田鲜臭菜（鱼腥草）、臭桐柴（臭牡丹）、苦草（金疮小草或紫背金盘）、苦连饭（三脉紫菀）、甜缸（金樱子）、酸草（酢浆草）、酸苋（马齿苋）、甜石榴（金锦香）、茶叶香（藁本）等。

（7）按药用部位取名：如搁公扭根（掌叶覆盆子的根）、白山毛桃根（毛花猕猴桃的根）、苍蝇子（苍耳的果实）、石岩竹（络石的藤）等。

（8）按颜色取名：如山里黄根（栀子）、墨黑草（鳢肠）、绿花白根草（蓝花草）、白头翁（佩兰）、田岸青（马兰）、黄省藤（大血藤）、大黄花（金钟花）、金钩吊（钩藤）、黄母鸡（构棘）等。

（9）按药材/基原植物的形似动物或相关的动物行为取名：如五爪金龙（葎草）、猢狲姜（槲蕨，根状茎上密被钻状披针形鳞片，如猢狲皮毛一般）、黄狗头（紫萁）、狗骨草（红柳叶牛膝）、鸦雀草（鸭跖草）、白脚鸡（井栏边草）、山裹猫（石松）、猫屎藤（粉防己）、细粒草（原拉拉藤）、老鼠屎（天葵）、土茵陈（牛至）、介狗珠（薏苡）、鸡娘草（繁缕）、白脚鸡（凤尾蕨）等。

（10）沿用汉语或中草药汉语名称取名：有半数以上畲药沿用中草药汉语名或借用汉语命名，这种命名方式大多数贯穿至其他方式中。如还魂草（卷柏）、九节茶（草珊瑚）、水辣蓼（水蓼）、土人参（商陆、垂序商陆）、月月红（月季花）、铁马鞭 （马鞭草）、金线吊葫芦（三叶崖爬藤）等。

（11）运用汉语加特定含义畲语的音译组合进行命名，音译部分的谐音汉字为畲语的含义，而非汉字原意。如石壁果果（蛇足石杉，意为生长在石壁上的多层塔），“果果”为音译，意为多层塔。

（12）特定含义命名：老虎脚迹（毛茛），既形象化，又有药效强烈似老虎之意；公孙树，意为银杏树生长缓慢，其寿命却很长，“公公种树，孙子得果”等。

上述各种畲药命名方式有时会交叉结合起来使用，一个畲药名包含了两种甚至多种命名方式，此处不进行赘述。

四、畲药研究进展

由于政治、经济、文化、历史、地理等诸多因素的影响，畲医药的传承和流传一直面临种种困难。畲族本身存在技艺不外传、传男不传女的习俗，畲族自有语言但没有本民族的文字，民间畲医大多年事已高，畲医药一度濒临失传。同时由于畲药基原植物相近种属物种表型相似，在实际使用中容易造成混用，限制了畲药的传承与发展。

庆幸的是，在过去的十余年间，一批年富力强的科研力量加入到畲药研究开发队伍，先后研究整理出版了《中国畲族医药学》、《福安畲医畲药》、《中国畲药学》等多部畲医药著作，《浙江省中药炮制规范》（2005 年版）首次收录了食凉茶等常用畲药。2007 年，“畲族医药”被列入浙江省非物质文化遗产名录。2008 年，浙江省丽水市申报的“畲族医药——痧症疗法”被国务院颁布列入第二批国家级非物质文化遗产保护名录。2011 年，福安畲族医药被列为福建省第四批省级非物质文化遗产。畲族医药入选非物质文化遗产，有力助推了畲药的传承和创新发展。《浙江省中药炮制规范》（2015 年版）将 11 种药材以畲族习用药材名义收录并增加了各项检测的详细内容，标准化水平得到有力提升。2017 年，本团队出版了专著《整合畲药学研究》，内容涵盖常用畲药植物资源、栽培、功能主治、临床应用、化学成分、药理活性、质量标准、产地加工与饮片炮制等诸多方面内容，弥补了相关研究专著的空白。在畲族医药非物质文化遗产得到大力保护的同时，畲药研究与产业化正在快速发展。

畲药的准确鉴定是研究畲药品种和质量，制定畲药质量标准，寻找和扩大药源的前提和基础。以往开展的畲药资源调查、收集和整理工作积累了许多有益的经验，但是由于这些工作依赖于传统分类学，对各种形态特征齐全的标本的依赖性强，其分类方法所要求的专业性较高，费时费力。由于畲族没有文字明确记载，畲医药完全依赖口口相传，加上畲药来源复杂及专业分类人员的缺乏导致药品鉴定不清、替代混用、以假乱真等现象在畲药种植、流通、使用和研究过程中普遍存在，限制了畲药的发展和推广。在畲药现代化研究过程中，迫切需要一项快速简便的现代化鉴定技术来保障畲药的长足发展。

第二节　DNA 条形码技术概况

DNA 条形码是指生物体内能够代表该物种的、标准的、有足够变异的、易扩增且相对较短的 DNA 片段。DNA 条形码技术是利用基因组中一段公认的、相对较短的 DNA 序列来进行物种鉴定的一种分子生物学技术，是传统形态鉴别的辅助手段和有效补充。

一、DNA 条形码技术的由来

条形码技术最初由加拿大学者 Paul Hebert 研究团队 (Hebert et al., 2003) 提出，他的研究团队通过对动物界中 11 门 13 320 个物种分析后，正式提出将一段长 658 bp 的线粒体细胞色素 C 氧化酶亚基 I (cytochromec oxidase subunit I, COI) 基因作为动物鉴定的通用条形码序列。该技术摆脱了传统形态鉴定方法依赖长期经验的束缚，鉴定快速准确，是传统生物鉴定方法的有效补充和重大突破，因此 DNA 条形码技术自提出以来，便受到传统生物分类学家、分子生物学家和生物信息学家等多学科专家的关注和认可，大量相关研究报道和评论见诸于 *Science*、*Nature*、PNAS、*Trends in Ecology & Evolution* 等国际权威学术期刊。2004 年成立的生物条形码联盟 The Consortium for the Barcode of Life (CBOL; http://www.barcoding.si.edu) 已有 50 个国家的 200 多个组织加入成为会员。

二、DNA 条形码核心序列的研究进展

DNA 条形码技术的关键之一为找到合适的核心条形码，理想的 DNA 条形码应当符合以下四个标准：① 种间差异显著，种内差异小；② 条形码要标准化，必须能用相同的 DNA 片段区分不同的分类类群；③ 片段大小合适，可靠性强，易于基因分离和 PCR 扩增；④ 序列两侧翼保守便于设计通用引物。自 DNA 条形码技术提出以来，国内外学者都对各物种理想的 DNA 条形码序列高度重视并进行了积极的探索和研究。

对动物而言，来源于线粒体的 COI 基因具有引物通用性高和进化速率快等优点，是理想的动物 DNA 条形码。该序列在很多类群中已得到验证，如蝶类等鳞翅目昆虫、鸟类和鱼类等。COI 在真菌和藻类中亦可使用，分辨率较高。

陆地植物线粒体基因组进化速率较慢，遗传分化低，使得 COI 基因在植物中应用性较差，需要寻找适用于植物的理想 DNA 条形码，导致 DNA 条形码技术在植物分类学上的研究进展相对较慢。Cho 等 (Cho et al., 2004) 和 Chase 等 (Chase et al., 2005) 尝试从叶绿体基因组和核基因组中寻找理想的 DNA 条形码。不同学者对陆地植物 50 多个基因或 DNA 片段进行评价，提出了多个备选的条形码或条形码组合。2009 年，国际条形码协会植物工作组 (CBOL Plant Working Group, 2009) 对来自 550 个物种 907 个样品的 7 个序列 (*rbcL*、*matK*、*rpoC1*、*ropB*、*psbA-trnH*、*psbK-psbI*、*atpF-atpH*) 进行了分析比较，建议将 *rbcL+matK* 组合作为植物通用条形码，但其在物种水平的鉴定成功率仅为

72%。在药用植物DNA条形码序列筛选研究中，陈士林团队（Chen et al., 2010）比较了7个候选DNA条形码（*psbA-trnH*、*matK*、*rbcL*、*rpoC1*、*ycf5*、ITS2、ITS），筛选的标准包括PCR扩增效率、种内/种间遗传变异及barcoding gap，指出核糖体内转录间隔区ITS2（internal transcribed spacer 2）是最适合的DNA条形码，该研究进一步发现ITS2在物种水平的鉴定效率高达92.7%，因此建议将ITS2作为药用植物标准DNA条形码，同时建议ITS2可作为新的通用条形码用于鉴定更广泛的植物类群。中国DNA条形码植物工作组（China Plant BOL Group, 2011）对来自42目75科141属1757物种的6286样本的*rbcL*、*mat*K、*psbA-trnH*和ITS进行研究，其结果进一步验证了ITS2的鉴定能力，建议ITS/ITS2应成为种子植物的核心条形码，当ITS难以扩增和测序时，ITS2可以有效地弥补该缺陷。

三、中药材DNA条形码分子鉴定法指导原则的建立

为解决中药行业对中药材基原物种鉴定的需求，陈士林团队基于大量实验样本在国际上首先验证并确立ITS2序列作为药用植物通用条形码，并在大量中药材基原物种及其混伪品的鉴定工作中得到良好应用。随着中药材DNA条形码分子鉴定方法研究的深入与普及，国家药典委员会于2012年讨论通过在《中国药典》（2010年版）增补本中列入中药材DNA条形码分子鉴定指导原则，该指导原则已收录至《中国药典》（2015年版）通则中，使中药材DNA条形码鉴定进一步规范化。该指导原则主要内容为以ITS2为主体条形码序列的中药材鉴定方法体系，其中植物类中药材选用ITS2/ITS为主体序列，以叶绿体*psbA-trnH*为辅助序列，动物类中药材采用COI为主体序列，ITS2为辅助序列。

四、DNA条形码技术在中药材鉴定中的应用

中药材品种繁多，习用品、代用品及多基原、同名异物、同物异名等现象一直是影响中药安全性、有效性的重要问题。传统的基原、性状、显微和理化鉴定等方法对鉴定者的专业水平和经验依赖性较强，易受主观因素的影响，同时也存在局限性，难以满足实际工作需求。

以ITS2为主、*psbA-trnH*为辅的植物类药材的DNA条形码鉴定体系和以COI为主的动物类药材的DNA条形码鉴定体系已收录为《中国药典》（2015年版）四部通则之一，DNA条形码技术在中药材领域的应用必将促使我国中药材市场更加标准化、规范化，与时俱进。基于大量中药材样本DNA条形码鉴定研究，ITS2已成为植物类药材有效的鉴定工具，从基因层面解决了中药材与混伪品的物种识别问题，创建中药材DNA条形码分子鉴定体系，为中草药建立了“基因身份证”。2012年和2015年，陈士林团队先后出版的专著《中药DNA条形码分子鉴定》和《中国药典中药材DNA条形码标准序列》，奠定了我国中药材DNA条形码分子鉴定体系的理论和应用基础，标志着中药鉴定学迈入通用化、标准化基因鉴定时代。

第三节　DNA 条形码分子鉴定技术流程

一、样品采集与保存

对于中药材原植物，采集用作 DNA 条形码研究的实验材料应为健康、新鲜，没被真菌、细菌和病毒等感染的叶片、花、芽、果实或种子等组织或器官，要遵循一定的采样规范，注意样本个数、压制凭证标本、拍摄原植物照片及生境照片，并详细观察记录原植物形态特征，同时用 GPS 仪定位，记录海拔等。

一般来说，新鲜材料采集后最好及时提取 DNA，如在野外，不便提取，则应尽可能快地放在避光的冷环境中，如液氮罐、干冰箱、冰壶、冰袋中，并尽快运回实验室处理备用。对于那些分布在远离实验室交通极为不便的边远地区，要采集和及时运输新鲜材料提取 DNA 十分困难，目前普遍采取的取样和保存植物样品的方法是硅胶干燥法。

干燥时应注意以下事项：

（1）对于易失水的遗传物质材料（如纸质叶或幼嫩叶等），在采集后应立即放入柔软且通气性好的纸袋内，将纸袋直接放入装有硅胶且密封较好的自封袋中进行快速干燥，这样可使纸袋中的样品与硅胶能全面接触；同时有效防止干样品在运输过程中与硅胶碰撞发生破碎；样品与硅胶分开放置，硅胶可以反复利用。为保证遗传物质材料能快速干燥，同一份遗传物质材料不能过多，可放入不同的纸袋中进行干燥。一旦发现硅胶从深蓝色变成粉红色，要及时更换新的硅胶。

（2）对于不易失水的遗传物质材料（如革质叶或蜡质叶等），在采集后可放置一段时间（在叶片脱水前），然后再干燥；或者采集后立刻放入硅胶的自封袋中干燥。一般来说，硅胶与叶片的比例至少要 10∶1，以保证叶片在 12 h 之内干燥。

（3）对于难于用硅胶快速干燥的遗传物质材料（如较厚或多浆的叶片或种子等），可将这些材料碎成小片后放入纸袋中用硅胶快速干燥。

（4）同种不同个体的遗传物质材料不能混在一起采集，应分开保存干燥。

（5）确保将遗传物质材料和具有其采集编号及其他信息的标签一起处理，干燥遗传物质材料的小袋上也应提供相同的信息，做到一一对应。

对于采集回来的新鲜样品如要长期保存，应经液氮处理后储存在–80 ℃冰箱或直接储放于液氮中，且在与提取缓冲液接触前，应防止冰冻的样品在空气中融化，否则酚类易被氧化。对于已干燥好的植物材料，仍可置于塑料袋中，并留有少许硅胶，放在室温下的干燥器中几个月或长期储存在–80 ℃冰箱中待用，但注意要密封好，以防吸潮。

二、DNA 提取

中药材 DNA 的提取都包括破碎细胞、释放核酸，DNA 的分离和纯化，DNA 的浓缩、沉淀与洗涤等步骤。

（一）试剂盒法（适用于动物、植物和真菌类药材）

使用试剂盒与其他方法相比较更省时省力，方法相对简洁、易控，对于普通样品大多数实验室可采用商业化的试剂盒提取 DNA。具体操作步骤参照相关试剂盒的说明书，使用时可根据需要进行调整，在大多数动物药材、植物药材中都获得了较为理想的结果。

（二）CTAB 法（适用于植物和真菌类药材 DNA 提取）

（1）原药材用无水乙醇擦洗表面后，用刀片取其内部组织 0.02～0.1 g，在液氮中迅速研磨使呈糊状或粉状，在研磨时及时加入少许抗坏血酸钠和 PVP 干粉（加入量视样品材料而定），或用研磨仪进行研磨。

（2）将糊状或粉状物转入 1.5～2 mL 离心管后，加入 600～1000 μL 65℃预热的 2% CTAB 提取液（2% CTAB，100 mmol/L pH 8.0 Tris-HCl，1.4 mol/L NaCl，20 mmol/L EDTA），0.1%～2% β-巯基乙醇，放入水浴锅中 65 ℃保温 30～60 min（对于保存时间较久的样品，可适当增加水浴时间），其间温和混匀数次。

（3）12 000 r/min 离心 10 min。将上层溶液转入另一个 1.5 mL 离心管，加入等体积的氯仿-异戊醇（24∶1），缓慢翻转离心管使内含物充分混匀后形成乳浊液，在 12 000 r/min 离心 10 min，小心取出上清液转入新离心管。

（4）重复上述步骤一次。

（5）取上清液，加入 2/3 体积的–20 ℃预冷的异丙醇，置于–20 ℃ 30 min 或过夜。

（6）在 12 000 r/min 离心 10～20 min 收集沉淀，70%～75%乙醇清洗，室温下或超净工作台中自然风干 DNA。

（7）将此沉淀加入合适体积的无菌双蒸水或 TE 缓冲液，4 ℃保存备用或放入–20 ℃保存。

（三）中药材 DNA 提取注意事项

由于植物类中药材数量繁多，可根据所研究中药材的具体情况对提取方法加以改进。中药材植物细胞内储存了大量的种类繁多的次生代谢产物，如多糖、多酚、乳汁、树脂等，这些物质在提取 DNA 的过程中与 DNA 共沉淀，形成黏稠的胶状物难以溶解或产生褐变，严重影响 DNA 提取的产量与质量，以及后续的 PCR 扩增。对中药材中酚类物质的去除，一般是在提取液中加入适量的抗氧化剂和螯合剂，防止多酚类成分氧化褐变。在提取 DNA 过程中加入 β-巯基乙醇，可以抑制氧化反应，避免褐化。在样品液氮研磨及提取缓冲液中加入高分子螯合剂 PVP 等能络合多酚和萜类物质，离心或氯仿抽提除去，有效地防止多酚物质氧化成醌类，避免溶液变褐。其用量视杂质的多少而定，一般在 1%～6%之间。PVP 同时能有效去除多糖。因此将 PVP 和 β-巯基乙醇配合使用并调整用量，能够有效地防止多酚污染。必要时，选择合适的试剂盒进一步纯化 DNA。对于多糖含量高的类群，CTAB 浓度可提高至 3%。高浓度盐也可以除去多糖，在氯仿-异戊醇（24∶1）抽提后的水相中加入 0.5 倍体积的 5 mol/L NaCl，然后再加 2 倍体积的乙醇使 DNA 沉淀，此时大部分多糖仍在上清液中，这种简单、迅速的方法可有效去除植物 DNA

中的多糖。此外，稀释 DNA 提取液也是排除多糖抑制作用的有效途径。

根、根茎、皮、茎木类：通常根和根茎组织中多酚、多糖含量高，在研磨时极易氧化变褐，而且蛋白质类含量较高，DNA 提取溶液较为浑浊，DNA 外观有一定颜色，产率较低，所以在提取根及根茎类药材时一定要注意多糖、多酚的处理。提取根及根茎类药材时水浴时间一般为 90 min，CTAB 的用量为 3%。此外，根茎类药材由于含纤维和储藏物质等较多，需较多样品量才能提取到需要的 DNA，因此可用大的离心管 5 mL 或 15 mL 抽提。皮类中药材组织中富含薄壁组织和纤维等，加液氮不易研磨成细粉，需适当增加样品量。此外，多糖、多酚类物质含量也较高，因而也要注意提高 CTAB 浓度，并增加 β-巯基乙醇和 PVP 的含量。

叶、花、全草类：该类药材采用 CTAB 法或试剂盒一般都能得到比较理想的结果，但对保存时间较久的叶、花、全草类药材可适当增加水浴时间，同时适当降低水浴温度，如延长水浴时间，56 ℃水浴过夜。

果实、种子类：果实及种子类中药材中多富含油脂，研磨时易被氧化，且易黏着在研钵壁上，损失较大，所以提取时需增加样品量。另外对粉碎后的材料可用丙酮浸提，去除脂溶性酚类化合物。

三、PCR 扩增

聚合酶链式反应 (polymerase chain reaction, PCR) 是快速扩增 DNA 序列最常用的方法。首先待扩增 DNA 模板加热变性解链，随之将反应混合物冷却至某一温度，这一温度可使引物与它的靶序列发生退火，再将温度升高使退火引物在 DNA 聚合酶作用下得以延伸。这种热变性→复性→延伸的过程就是一个 PCR 循环，PCR 就是在合适条件下这种循环的不断重复。各 DNA 条形码序列所用 PCR 通用引物如下：

ITS2 片段

正向引物 ITS2F：5′-ATGCGATACTTGGTGTGAAT-3′；

反向引物 ITS3R：5′-GACGCTTCTCCAGACTACAAT-3′。

***psbA-trnH* 片段**

正向引物：5′-GTTATGCATGAACGTAATGCTC-3′；

反向引物：5′-CGCGCATGGTG-GATTCACAATCC-3′。

COI 序列

正向引物 LCO1490：5′-GGTCAACAAATCATAAAGATATTGG-3′；

反向引物 HCO2198：5′-TAAACTTTCAGGGTGACCAAAAAATCA-3′。

PCR 反应体系以 25 μL 为参照，反应体系为：PCR 缓冲液 (10×) 2.5 μL，$MgCl_2$ (25 mmol/L) 2 μL，dNTPs 混合物 (2.5 mmol/L) 2 μL，上游和下游引物 (2.5 μmol/L) 各 1.0 μL，模板 DNA，Taq DNA 聚合酶 1.0 U，加无菌双蒸水至 25 μL，也可根据具体情况加以调整。应设置未加模板 DNA 的阴性对照。ITS2 序列扩增程序：94 ℃ 5 min；94 ℃ 30 s，56 ℃ 30 s，72 ℃ 45 s，36～40 个循环；72 ℃ 10 min。*psbA-trnH* 序列扩增程序：94 ℃ 5 min；94 ℃ 1 min，55 ℃ 1 min，72 ℃ 1.5 min，30 个循环；72 ℃ 7 min。COI 序列扩增程序：94 ℃ 1 min；94 ℃ 1 min，45 ℃ 1.5 min，72 ℃ 1.5 min，5 个循环；94 ℃

1 min，50 ℃ 1.5 min，72 ℃ 1 min，35 个循环；72 ℃ 5 min。其他 DNA 条形码序列 PCR 扩增引物应参考相关研究结果。

模板 DNA 浓度也是影响 PCR 扩增效果的一个重要因素。在最初扩增时需根据具体样品，设计模板浓度梯度，考察模板适宜浓度，以获得理想的扩增条带。

采取琼脂糖凝胶电泳方法检测 PCR 产物。电泳后，阴性对照应无条带，目的产物如条带单一，可直接测序；如有多条带或出现拖尾现象，则需在紫外光下快速有效地切下所需片段所在位置的凝胶，然后再选用琼脂糖凝胶 DNA 回收试剂盒纯化回收，回收后的产物还要进一步经琼脂糖凝胶电泳检测后，测序。

测序原理同 Sanger 测序法，PCR 扩增引物作为测序引物，使用 DNA 序列测序仪进行双向测序，目前各地均有专业的测序服务公司进行 DNA 测序服务。

四、序列拼接流程

（一）序列质量与方向

为确保 DNA 条形码序列的可靠性，序列拼接时，需对测序质量进行评估，去除测序结果两端的低质量部分。序列方向应与 PCR 扩增正向引物方向一致。

（二）序列拼接

应用专业的序列拼接软件进行序列拼接及校对。首先，进行测序质量评估及预处理，即去除测序结果两端的低质量部分，并对剩余部分进行质量评估，如果满足质量要求，方可用于序列拼接。获得高质量序列后，对于 ITS2 序列，根据 Hidden Markov Model (HMM)模型，去除序列两端 5.8S 和 28S 基因区，获得完整的 ITS2 基因间隔区序列；对于 *psbA-trnH*，根据 GenBank 数据库中同科属物种 *psbA-trnH* 的注释，去除序列两端的 *psbA* 和 *trnH* 基因，获得完整的 *psbA-trnH* 基因间隔区；COI 序列可直接进行后续分析。

五、物种鉴定流程

将获得的序列应用 BLAST (Basic Local Alignment Search Tool)方法进行结果判定，BLAST 法是通过两两序列局部比对来查询数据库中与之最匹配的序列。BLAST 结果中相似性最高的序列对应的物种为查询序列对应的物种。可以在中药材 DNA 条形码鉴定系统 (www.tcmbarcode.cn) 或 GenBank 数据库中进行 BLAST 鉴定。

第四节 畲药 DNA 条形码分子鉴定研究实例

一、DNA 条形码技术对畲药鉴定的适用性

目前研究表明 DNA 条形码适用于绝大多数的中药材及其基原植物的鉴定，但对于已经过炮制加工（简单切制、低温干燥等除外）的饮片，此方法具有局限性。由于中药

材在存放和复杂的炮制过程中 DNA 可能会发生降解，如果 DNA 降解过于严重则无法成功获得其条形码序列而影响鉴定。如市售山茱萸药材多采用文火烘或置沸水中略烫以去除果核，再行干燥，如此处理方法使市售山茱萸药材 DNA 降解严重，无法获得满足后续实验的基因组DNA，因此DNA条形码分子鉴定法对于新鲜或自然干燥样本的鉴定更为适用。

畲族民间用药习惯使用鲜品，跨年药一般不用或很少使用，基本以原生物为主，少数经过特别的加工炮制，因此畲药多为新鲜或自然干燥的植物样本，可以很大程度上保证药材的 DNA 未被降解，非常适宜用 DNA 条形码技术进行鉴定。

二、食凉茶及其混伪品的 ITS2 条形码分子鉴定

食凉茶为蜡梅科 (Calycanthaceae) 蜡梅属植物柳叶蜡梅 (*Chimonanthus salicifolius* S. Y. Hu) 或浙江蜡梅 (*Chimonanthus zhejiangensis* M. C. Liu) 的干燥叶，又名食凉餐、食凉青、石凉撑、山蜡茶、黄金茶、香风茶等，是畲族应用最广的药材之一，有“畲药第一味”之称，以畲族习用药材名义收载于 2015 年版《浙江省中药炮制规范》。一直以来，蜡梅属植物的系统分类、起源和进化都存在争议，传统形态鉴定比较困难。食凉茶基原物种的相关鉴定研究不多，竺叶青等 (1987) 和金建平等 (1992) 曾从传统形态学方面对蜡梅属植物进行系统分类、鉴定。

由于食凉茶基原植物的化学成分及药理作用与同科蜡梅属其他物种如蜡梅 [*Chimonanthus praecox* (L.) Link]、山蜡梅 (*Chimonanthus nitens* Oliv.)、西南蜡梅 (*Chimonanthus campanulatus* R.H. Chang et C. S. Ding) 和夏蜡梅属美国蜡梅 (*Calycanthus floridus* L.)、夏蜡梅 [*Calycanthus chinensis* (W.C. Cheng et S.Y. Chang) W. C. Cheng et S. Y. Chang ex P. T. Li] 存在明显差异，混用乱用严重影响食凉茶的临床疗效与用药安全，因此对其进行准确鉴定显得尤为重要。我们对食凉茶基原植物及其混伪品进行 DNA 条形码鉴定研究。首先，采集了多个区域的蜡梅属和夏蜡梅属的多种植物及部分商业茶产品，具体样品采集情况见表 1-1。

表 1-1 食凉茶及混伪品样品信息

植物名称	序列数	样本号或 GenBank 登录号	样品来源
柳叶蜡梅 (*Ch. Salicifolius*)	23	Ch3-6、Ch16、Ch17*、Ch18*、Ch19、Ch21-26、RC_Ch4-6、RC_Ch16, JQ781681-85	浙江莲都、开化、松阳、淳安，江西婺源、德兴，陕西西安，安徽休宁，GenBank
浙江蜡梅 (*Ch. Zhejiangensis*)	15	Ch7、Ch9、Ch27-34, JQ781668-72	浙江莲都、松阳、青田、云和、景宁、龙泉、泰顺，福建寿宁，GenBank
蜡梅 (*Ch. Praecox*)	10	Ch1, JQ781691-95、AY786095-98	浙江莲都，陕西西安，GenBank
山蜡梅 (*Ch. nitens*)	6	Ch11, JQ781664-67、AY786094	广西阳朔，GenBank
西南蜡梅 (*Ch. campanulatus*)	7	Ch13、RC_Ch13, JQ781686-90	浙江莲都，GenBank
夏蜡梅 (*Ca. chinensis*)	5	Ch15、Ch36、RC_ Ch15, KF547941、AY524084	浙江莲都，GenBank
美国蜡梅 (*Ca. floridus*)	5	Ch14、AY524078、AY786084-86	浙江莲都，GenBank

* 食凉茶商业茶样品。

经分析后发现，柳叶蜡梅 23 条 ITS2 序列的 GC 含量平均为 71.23%，有 3 个单倍型，单倍型 A1 有 16 条，占 69.56%，A2 有 5 条，占 21.74%，A3 有 2 条，占 8.70%，种内 K2P 遗传距离为 0～0.008；浙江蜡梅 ITS2 序列有 15 条，GC 含量平均为 71.07%，有 2 个单倍型，单倍型 B1 有 14 条，占 93.33%，B2 有 1 条，占 6.67%，种内 K2P 遗传距离为 0～0.004，柳叶蜡梅与浙江蜡梅间 K2P 距离为 0.004～0.008（表 1-2 和表 1-3）。其他近缘混伪品 ITS2 序列长度为 256～260 bp，GC 含量为 70.98%～72.73%。食凉茶基原物种及其混伪品 ITS2 序列长度、GC 含量及品种间序列比对等具体情况见表 1-2 和图 1-1。畲药食凉茶基原物种与混伪品的种间遗传距离为 0.004～0.078，食凉茶基原物种柳叶蜡梅和浙江蜡梅与夏蜡梅种间 K2P 距离均最大（表 1-3）。通过基于 ITS2 序列（单倍型）构建的食凉茶基原植物及其混伪品的 NJ 系统聚类树（图 1-2）可以看出，食凉茶基原植物柳叶蜡梅和浙江蜡梅的序列聚为一支，其近缘物种蜡梅、山蜡梅、西南蜡梅、美国蜡梅及夏蜡梅各自聚为一支，能够与食凉茶基原植物明显区分开。市场上流通的两个食凉茶商业茶样品 Ch17、Ch18 经鉴定其基原植物为柳叶蜡梅。上述蜡梅科 7 种植物的 ITS2 主导单倍型序列特征如图 1-3 所示。因此，ITS2 序列可作为食凉茶的 DNA 条形码，能够准确、有效地鉴别食凉茶基原植物及其混伪品 (Ma et al., 2017)。

表 1-2　食凉茶基原植物及其混伪品 ITS2 序列特征

物种名	序列长度/bp	平均 GC 含量/%
柳叶蜡梅（*Ch. Salicifolius)*	256～258	71.23
浙江蜡梅（*Ch. Zhejiangensis*)	256	71.07
蜡梅（*Ch. Praecox*)	259	71.73
山蜡梅（*Ch. nitens*)	256	70.98
西南蜡梅（*Ch. campanulatus*)	256～257	72.73
夏蜡梅（*Ca. chinensis*)	257～260	71.45
美国蜡梅（*Ca. floridus*)	258～259	72.04

表 1-3　食凉茶基原植物及其混伪品种间 K2P 距离计算结果

物种	1	2	3	4	5	6	7
1	0.000～0.008	0.004～0.008	0.036	0.008～0.016	0.040	0.073～0.078	0.061～0.066
2		0.000～0.004	0.032～0.036	0.004～0.016	0.036～0.040	0.070～0.078	0.057～0.066
3			0.000	0.028～0.036	0.016	0.069～0.074	0.052～0.057
4				0.000～0.012	0.032～0.040	0.074～0.088	0.061～0.075
5					0.000	0.074～0.078	0.057～0.061
6						0.000～0.004	0.032～0.040
7							0.000～0.004

1. 柳叶蜡梅（*Ch. Salicifolius*), 2. 浙江蜡梅（*Ch. zhejiangensis*), 3. 蜡梅（*Ch. praecox*), 4. 山蜡梅（*Ch. nitens*), 5. 西南蜡梅（*Ch. campanulatus*), 6.夏蜡梅（*Ca. chinensis*), 7. 美国蜡梅（*Ca. floridus*)。

```
                                1111112 2222222222 2
                     1222333447 8990024490 0011122346 6
                     5569457586 9394962800 6715778050 1
Ch. salicifolius A1  C-AGACTTCA CGACAGGGCC TTGGCTTAAT T
Ch. salicifolius A2  .-........ .C........ .G........ .
Ch. salicifolius A3  .C........ .C........ .G........ .
Ch. zhejiangensis B1 .-........ .C........ .......... .
Ch. zhejiangensis B2 .-........ .C.......T .......... .
Ch. praecox C1       .ACC..CC.. .C........ ..A...C... A
Ch. praecox C2       .ACC..CC.. .C........ ..A...C... A
Ch. nitens D1        T-........ .C........ .......... .
Ch. nitens D2        .-.....C.. AC........ ......C... .
Ca. floridus E1      .ACA..C..C .C.A...CT. C..-T..CCG A
Ca. floridus E2      .ACA..C..C .C.A..ACT. C..-T..CCG A
Ch. campanulatus F1  .ACC..AC.. .CG....... ......C..C A
Ch. campanulatus F2  .ACC..AC.. .CG....... ......C..C A
Ca. chinensis G1     .ACAGAG.TC .C.AT..CT. ...CTC.CC. A
Ca. chinensis G2     .ACAGAG.TC .C.AT..CT. ...CTC.CC. A
Ca. chinensis G3     .ACAGAG.TC .C.ATC.CT. ...-TC.CC. A
```

图 1-1 食凉茶基原植物及其混伪品种间序列比对（拉丁名后为单倍型编号）

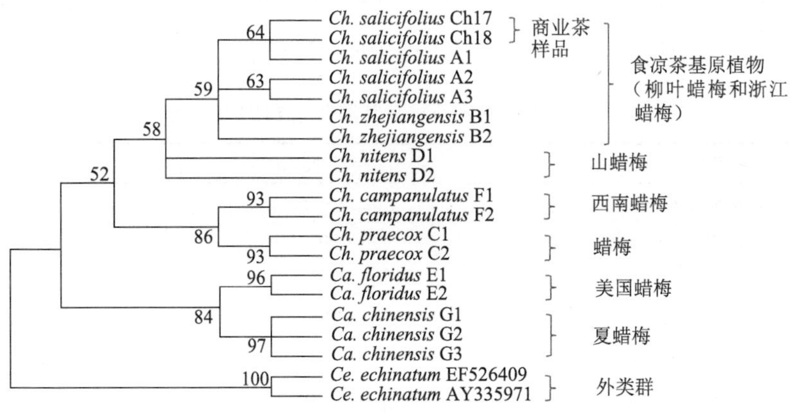

图 1-2 基于 ITS2 序列的食凉茶基原植物及其混伪品的 NJ 树

（拉丁名后为单倍型编号，Bootstrap 1000 次重复，支上数值仅显示自展支持率≥50%，以金鱼藻 *Ceratophyllum echinatum* 序列 EF526409、AY335971 作为外类群）

食凉茶：柳叶蜡梅 (*Chimonanthus salicifolius* S. Y. Hu)

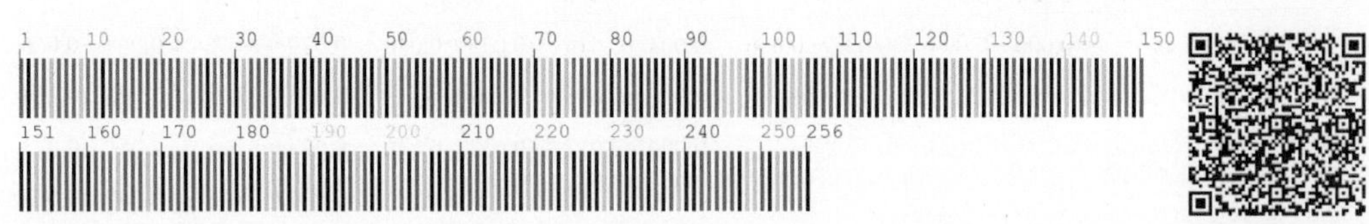

食凉茶：浙江蜡梅 (*Chimonanthus zhejiangensis* M. C. Liu)

蜡梅 (*Ch. praecox*)

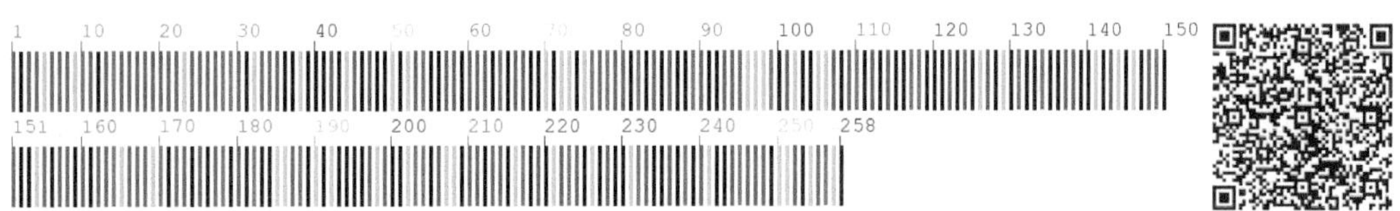

山蜡梅 (*Ch. nitens*)

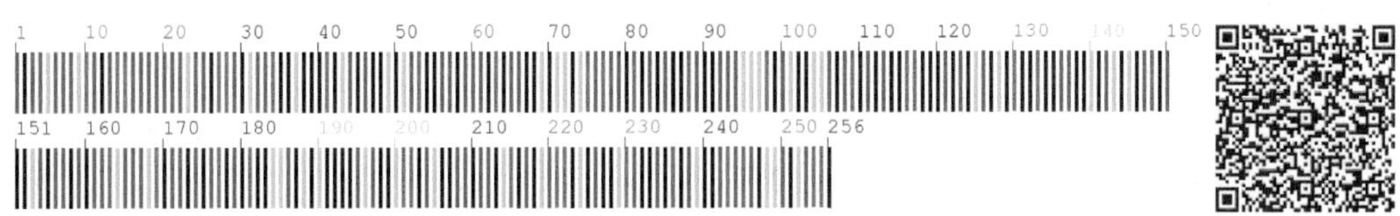

西南蜡梅 (*Ch. campanulatus*)

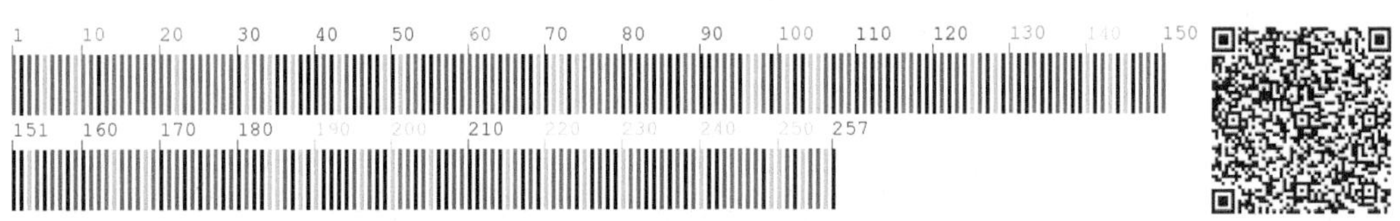

夏蜡梅 (*Ca. chinensis*)

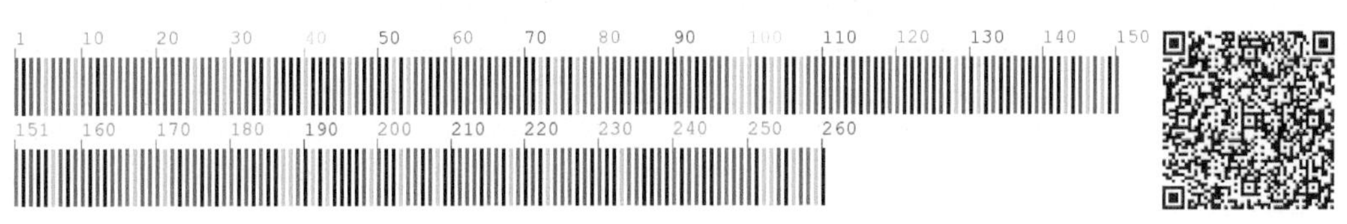

美国蜡梅 (*Ca. floridus*)

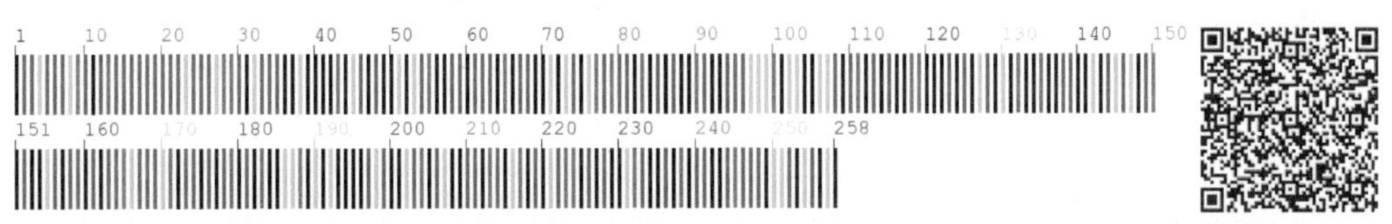

图 1-3 食凉茶基原植物及其混伪品 ITS2 主导单倍型序列特征

物种名称位于其序列特征图左上方，四种碱基表示为：■A■T■C■G

三、搁公扭根及其同属混伪品的 ITS2 条形码分子鉴定

搁公扭根为蔷薇科悬钩子属植物掌叶覆盆子（*Rubus chingii* H. H. Hu）的干燥根及残茎，以畲族习用药材名义收载于 2015 年版《浙江省中药炮制规范》。其混伪品基原植物主要有蓬蘽、山莓、插田泡、硬枝黑琐莓、粉枝梅、茅莓等。赵建邦等 (1995, 1996) 曾对掌叶覆盆子及其混伪品在性状、组织构造、粉末特征等的区别上进行研究，相关研究均集中于植物的形态特征差异进行物种鉴别。虽然悬钩子属植物在叶片形状上有较大差异，但是这些植物的花和果实形状非常接近，而且生境相近，甚至常有数种易混物种在

同一地点生长，准确鉴定需要较强的植物分类学专业背景。因此，非常有必要利用 DNA 条形码技术对掌叶覆盆子及其同属易混种进行鉴别。

我们采集了浙江省丽水市常见的易与掌叶覆盆子混淆的悬钩子属植物高粱泡 (*Rubus lambertianus* Ser.)、山莓 (*Rubus corchorifolius* L. f.)、蓬蘽 (*Rubus hirsutus* Thunb.)、茅莓 (*Rubus parvifolius* L.)、寒莓 (*Rubus buergeri* Miq.) 等多个样品（表 1-4），并进行进一步的 DNA 条形码分析。研究结果显示所有样品 ITS2 序列长度为 211～212 bp，GC 含量为 52.6%～58.0%。其中掌叶覆盆子有两个单倍型，单倍型 A1 有 13 条，占 81.25%；A2 有 3 条，占 18.75%，种内 K2P 遗传距离为 0～0.0095。搁公扭根基原物种及其混伪品 ITS2 序列长度、GC 含量及变异位点数等具体情况见表 1-5 和图 1-4。搁公扭根基原植物及其混伪品的种间遗传距离为 0.0096～0.1032。其中，掌叶覆盆子与山莓的种间 K2P 距离均最小，为 0.0096～0.0193；与蓬蘽种间 K2P 距离均最大，为 0.0815～0.1032（表 1-6）。通过基于 ITS2 序列（单倍型）构建的搁公扭根基原植物及其混伪品的 NJ 系统聚类树（图 1-5）可以看出，掌叶覆盆子序列聚为一支，其混伪品高粱泡、山莓、寒莓、茅莓及蓬蘽各自聚为一支，能够与掌叶覆盆子明显区分开；掌叶覆盆子与山莓在进化树上最为接近，与蓬蘽距离最远。上述 6 种植物的 ITS2 主导单倍型序列特征如图 1-6 所示。因此，ITS2 序列能够准确、有效地鉴别搁公扭根基原植物及其混伪品（吕群丹等，2018）。

表 1-4　搁公扭根基原植物及其混伪品样品信息

物种名	序列数	样本号或 GenBank 登录号	样品来源
掌叶覆盆子 (*R. chingii* H. H. Hu)	16	RC_171_1-10, GQ434662、KU881068	浙江莲都、松阳、景宁、开化，GenBank
高粱泡 (*R.lambertianus* Ser.)	20	RL_172_1-12, AF055796、KU881112、FJ472904-05、EF034132、KU881113-15	浙江莲都、云和、松阳、景宁、龙泉、开化，GenBank
山莓 (*R.corchorifolius* L. f.)	17	RCO_173_1-13, AY083360、KP241723-25	浙江莲都、青田、云和、松阳、开化，GenBank
蓬蘽 (*R. hirsutus* Thunb.)	14	RH_175_1-12, KU881092、FJ472891	浙江莲都、庆元、云和、景宁、开化，GenBank
茅莓 (*R. parvifolius* L.)	12	RP_177-1-10, FJ472921、AY818218	浙江莲都、云和、松阳，GenBank
寒莓 (*R. buergeri* Miq.)	11	RB_174_1-10, KU881064	浙江莲都、松阳、景宁，GenBank

表 1-5　搁公扭根基原植物及其混伪品 ITS2 序列特征

物种名	序列长度/bp	平均 GC 含量/%	变异位点	插入缺失位点
掌叶覆盆子 (*R. chingii* H. H. Hu)	211～212	56.50	2	1
高粱泡 (*R.lambertianus* Ser.)	212	57.83	2	—
山莓 (*R.corchorifolius* L. f.)	211～212	55.60	—	1
蓬蘽 (*R. hirsutus* Thunb.)	211	52.60	3	—
茅莓 (*R. parvifolius* L.)	211～212	57.40	2	1
寒莓 (*R. buergeri* Miq.)	212	58.00	—	—

表 1-6 搁公扭根基原植物及其混伪品种间 K2P 距离计算结果

物种	1	2	3	4	5	6
1	0.0000～0.0095	0.0342～0.0544	0.0096～0.0193	0.0815～0.1032	0.0394～0.0598	0.0393～0.0494
2		0.0000～0.0095	0.0444～0.0546	0.0922～0.1143	0.0095～0.0290	0.0144～0.0241
3			0.0000	0.0926～0.1036	0.0394～0.0496	0.0496～0.0496
4				0.0000～0.0144	0.0922～0.1036	0.1036～0.1148
5					0.0000～0.0095	0.0193～0.0291
6						0.0000

1. 掌叶覆盆子 (*R. chingii* H. H. Hu), 2. 高粱泡 (*R. lambertianus* Ser.), 3. 山莓 (*R. corchorifolius* L. f.), 4. 蓬蘽 (*R. hirsutus* Thunb.), 5. 茅莓 (*R. parvifolius* L.), 6. 寒莓 (*R. buergeri* Miq.)。

```
                        111111111 1111111111 11
             1222455669 9000112445 5567778888 99
             8157428670 6578380692 4650260458 12
R.chingii A1           CCCCGGCCTC CTACTACAAT CCCGTCCACT CG
R.chingii A2           -........A .C........ .......... ..
R.lambertianus B1      A.......C. ....C...G. .....A.G.C T.
R.lambertianus B2      A.......C. ....C..GG. .....A.G.C T.
R.lambertianus B3      A....C..C. ....C..GG. .....A.G.C T.
R.corchorifolius C1    .T........ .......... ........T. ..
R.corchorifolius C2    -T........ .......... ........T. ..
R.hirsutus D1          -.T.A.TT.. T.CTC.T.G. TT.ACTG... ..
R.hirsutus D2          -.T.A.TT.. T.CTC.T.G. TTTACTA... .C
R.parvifolius E1       ........C. ....C...G. .....T.GTC T.
R.parvifolius E2       -......TC. ....CC..G. .....T.GTC T.
R.buergeri F1          A..A....C. ....C...GC .......G.C T.
```

图 1-4 搁公扭根基原植物及其混伪品种间序列比对（拉丁名后为单倍型编号）

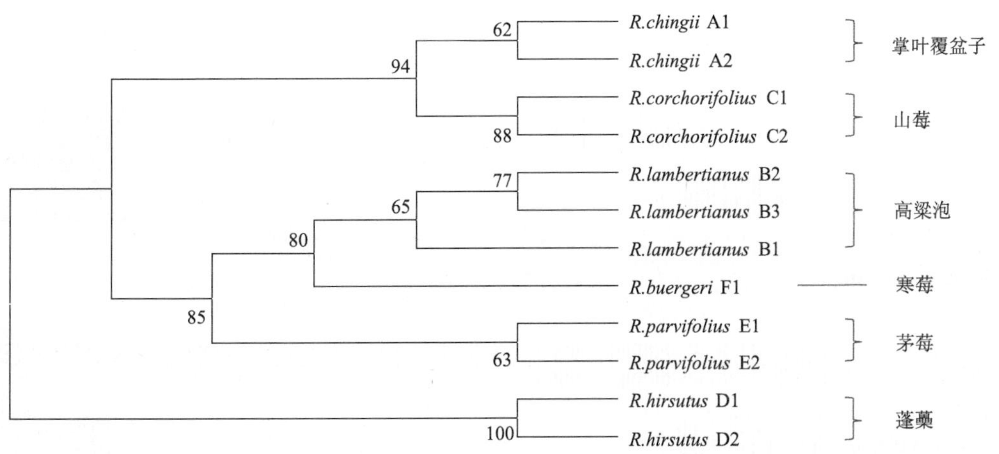

图 1-5 基于 ITS2 序列的搁公扭根基原植物及其混伪品的 NJ 树

（拉丁名后为单倍型编号，Bootstrap 1000 次重复，支上数值仅显示自展支持率≥50%）

掌叶覆盆子（*Rubus chingii* H. H. Hu）

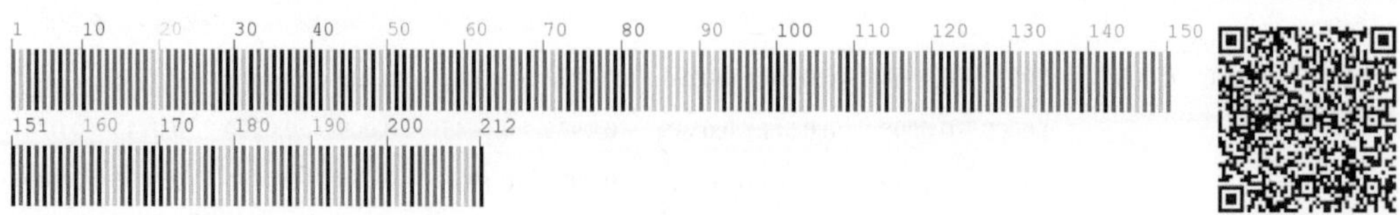

高粱泡（*R. lambertianus* Ser.）

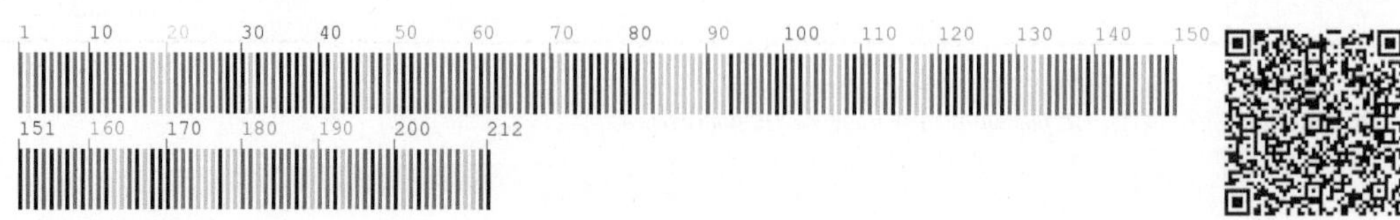

山莓（*R. corchorifolius* L. f.）

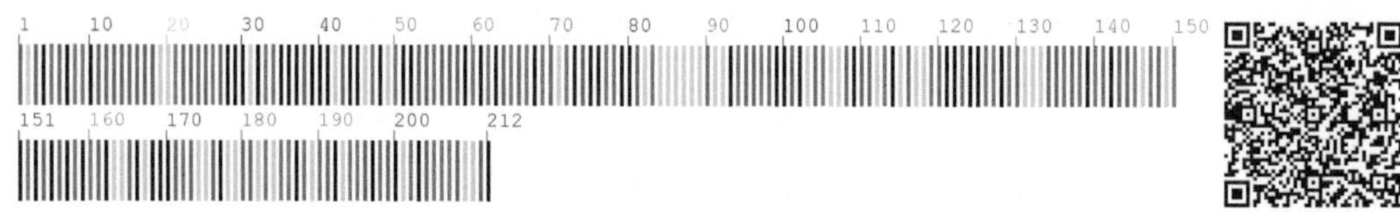

蓬藥（*R. hirsutus* Thunb.）

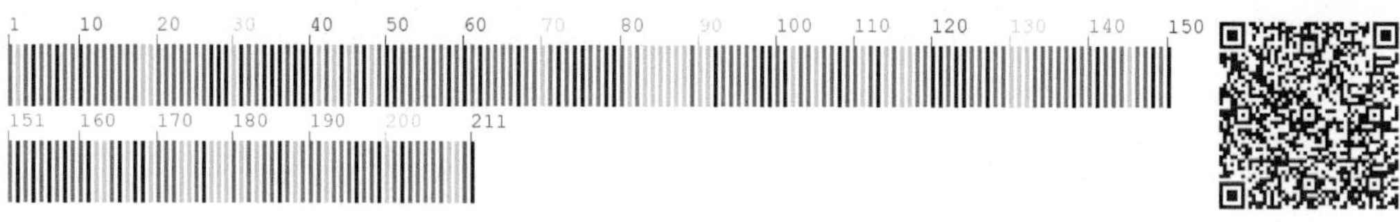

茅莓（*R. parvifolius* L.）

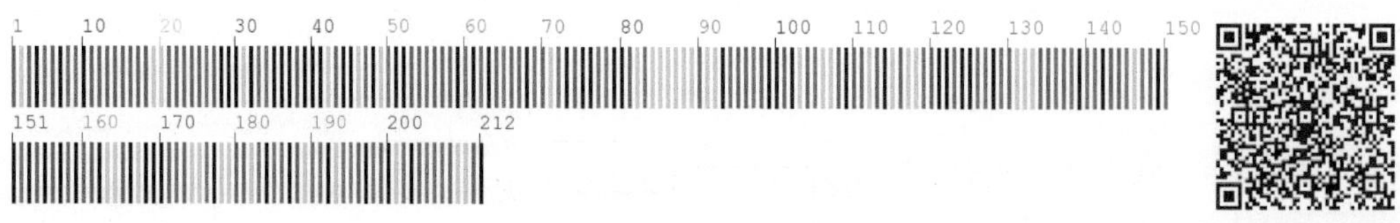

寒莓（*R. buergeri* Miq.）

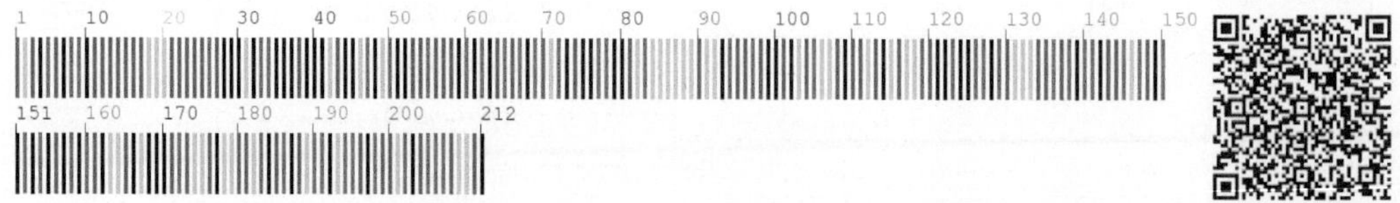

图 1-6　搁公扭根基原植物及其混伪品 ITS2 主导单倍型序列特征

物种名称位于其序列特征图左上方，四种碱基表示为：■A■T■C■G

四、基于 ITS2 序列鉴别畲药八角金盘基原植物

畲药八角金盘为小檗科鬼臼属植物六角莲[*Dysosma pleiantha* (Hance) Woods.]或八角莲[*Dysosma versipellis* (Hance) M. Cheng ex Ying]的干燥根茎。八角金盘的两种基原植物非常相似，通过叶片较难区分，主要依靠在开花期观察花的着生位置来加以区别。六角莲开花位置位于两页叶柄交叉处，而八角莲开花位置靠近上面叶片的叶柄上（见本书232号药材八角金盘）。但是六角莲花期只有两三个月，非花期则难以依靠外形鉴别。因此，非常有必要利用 DNA 条形码技术对六角莲和八角莲进行鉴别以摆脱需要开花才能鉴别的限制。由于目前这两种植物较为罕见，尤其是八角莲几乎难以见到踪迹，我们只于丽水市庆元县采集到 2 个样本，而六角莲则采集了 3 个地域 8 个样本，出于保护植物种群考虑，我们均采集这两种植物的叶片样本进行鉴定。经研究发现，两者的 ITS2 序列长度均为 242 bp，其中六角莲有 1 个变异位点（183 位点 A-G 变异），而八角莲有 3 个变异位点（分别为 135 位点 G-C 变异、170 位点 C-T 变异和 181 位点 C-T 变异），两者序列有 10 余个碱基的差异，可以简便、准确地根据 ITS2 序列鉴别两种植物。六角莲和八角莲的 ITS2 序列主导单倍型特征见图 1-7。因此，可以根据 ITS2 序列来鉴别两种植物。

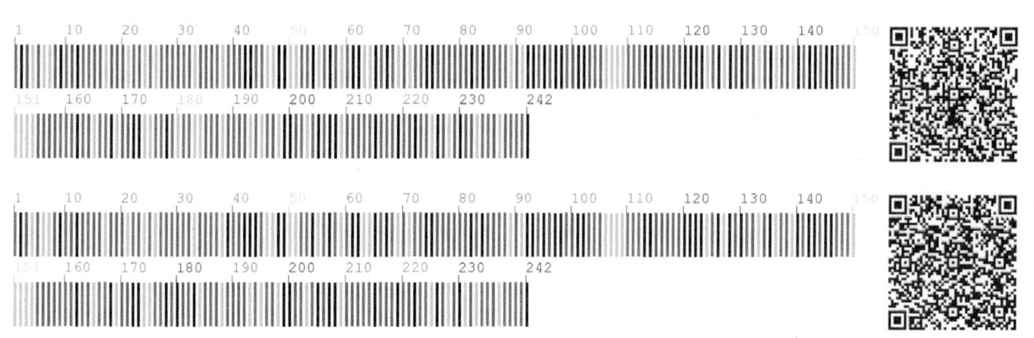

图 1-7 八角金盘基原植物六角莲（上）和八角莲（下）ITS2 序列特征

五、畲药鉴定的问题及对策

在研究过程中，我们发现得到 ITS2 序列之后，在提交至中药材 DNA 条形码鉴定系统 (http://www.tcmbarcode.cn) 鉴定时会发现有些物种鉴定结果与实际有偏差。如畲药小香勾两种基原植物条叶榕 (*Ficus pandurata* Hance var. *angustifolia* Cheng) 和全叶榕 (*Ficus pandurata* Hance var. *holophylla* Migo) 为琴叶榕 (*Ficus pandurata* Hance) 的两个变种。一般而言，ITS2 序列只能鉴定至种的水平，无法鉴别原变种和变种。我们的研究结果显示条叶榕和全叶榕的 ITS2 序列只有 1 个碱基的差异，但两者的序列输入中药材 DNA 条形码鉴定系统序列库后鉴定结果均显示为原变种琴叶榕（图 1-8 和图 1-9）。而检索 *Flora of China* 发现，现在已将条叶榕和琴叶榕归并为琴叶榕。由于三者形态有一定差异，而畲民习惯喜用条叶榕和全叶榕，不用琴叶榕，因此在本书中我们将小香勾的基原植物还是沿用传统习俗定为条叶榕和全叶榕。在鉴定为琴叶榕种后，我们可以根据叶片形状来区别条叶榕和全叶榕，从而成功鉴别小香勾的两种基原植物。另外，我们发现在

鉴定畲药百鸟不歇其中一种基原植物楤木（*Aralia chinensis*）时显示结果为辽东楤木（*Aralia elata*）（图 1-10），且匹配度为 99.6%，将楤木的 ITS2 序列在 NCBI 网站进行 BLAST 之后，发现序列最相近的物种也为辽东楤木。这可能是因为楤木为畲药特有的用药品种，中药或者其他民族药研究者们还未对此物种的 ITS2 序列进行研究，中药材 DNA 条形码鉴定系统序列库中还未收录楤木的序列，导致楤木得不到完全匹配的序列，只得到与其序列最为接近的物种信息。实际上，辽东楤木与楤木外形上非常相近，序列比对结果与其形态特征可以互相印证，目前的鉴定结果很有参考价值。同时也说明，中药材 DNA 条形码鉴定系统还需进一步完善，收录更多的物种 DNA 条形码序列信息，尤其是我国各个民族药的特有品种，或者在有条件的情况下，建立民族药 DNA 条形码鉴定系统。相信不久的将来，通过科研工作者的共同努力，中药材 DNA 条形码鉴定系统将会越来越完善，对中药及民族药的研究发挥越来越大的作用。

查询结果

>Ficus pandurata var angustifolia
CACGCCGTTGCTCCCCCCAAACCCCCCTCCCGCTCCCTGCGGGGCGAGGGGGGACCGTGGGGGGCGGAAAATGACCTCCCGTGCGCGCTTCGAGCCGC
GGTTGGTCCAAAAATCGAGTCCCCTGTCACGTCGTCTTGGCAAACAGGTAGTCGATCATTCGGTACCCGCCGCCACGTGCGTCGGACGCGCATCGGGACTCC
GACAGACCCCACTGCGCCCGTCACGGGTGCCTCCAACG

物种鉴定结果

这里是与您所查询序列最接近的物种: Ficus pandurata.
Ficus gasparriniana.

序列比对信息

编号/登录号	物种	序列相似性(%)	分值	E值
JQ773946	Ficus pandurata	100.0	474.0	e-133

图 1-8　小香勾-条叶榕（*Ficus pandurata* Hance var. *angustifolia* Cheng）物种鉴定结果

查询结果

>Ficus pandurata var holophylla
CACGCCGTTGCTCCCCCCAAACCCCCCTCCCGCTCCCTGCGGGGCGAGGGGGGATCGTGGGGGGCGGAAAATGACCTCCCGTGCGCGCTTCGAGCCGC
GGTTGGTCCAAAAATCGAGTCCCCTGTCACGTCGTCTTGGCAAACAGGTAGTCGATCATTCGGTACCCGCCGCCACGTGCGTCGGACGCGCATCGGGACTCC
GACAGACCCCACTGCGCCCGTCACGGGTGCCTCCAACG

物种鉴定结果

这里是与您所查询序列最接近的物种: Ficus pandurata.

序列比对信息

编号/登录号	物种	序列相似性(%)	分值	E值
JQ773937	Ficus pandurata	100.0	474.0	e-133

图 1-9　小香勾-全叶榕（*Ficus pandurata* Hance var. *holophylla* Migo）物种鉴定结果

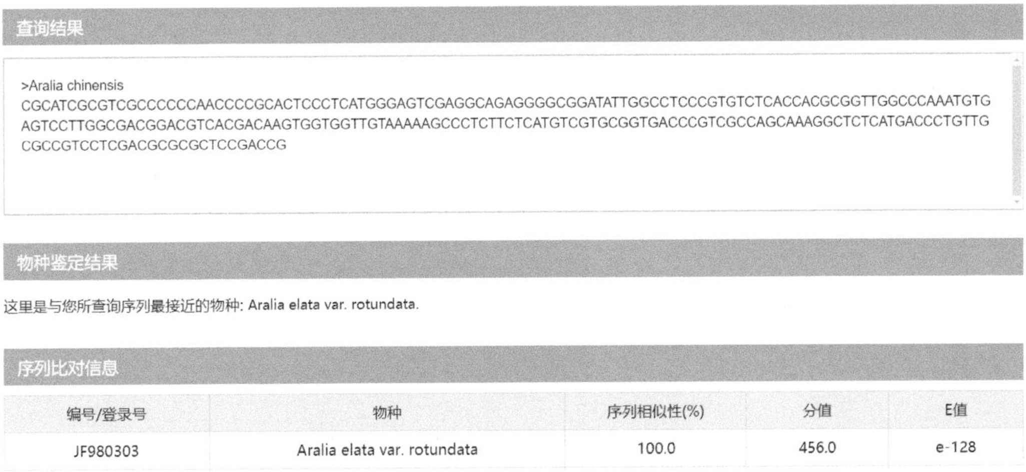

查询结果

>Aralia chinensis
CGCATCGCGTCGCCCCCCAACCCCGCACTCCCTCATGGGAGTCGAGGCAGAGGGGCGGATATTGGCCTCCCGTGTCTCACCACGCGGTTGGCCCAAATGTG
AGTCCTTGGCGACGGACGTCACGACAAGTGGTGGTTGTAAAAAGCCCTCTTCTCATGTCGTGCGGTGACCCGTCGCCAGCAAAGGCTCTCATGACCCTGTTG
CGCCGTCCTCGACGCGCGCTCCGACCG

物种鉴定结果

这里是与您所查询序列最接近的物种: Aralia elata var. rotundata.

序列比对信息

编号/登录号	物种	序列相似性(%)	分值	E值
JF980303	Aralia elata var. rotundata	100.0	456.0	e-128

图 1-10 百鸟不歇-楤木 (*Aralia chinensis*) 物种鉴定结果

第二章

常用畜药

1 食 凉 茶

Shiliangcha

CHIMONANTHI FOLIUM

本品为蜡梅科蜡梅属植物柳叶蜡梅（*Chimonanthus salicifolius* S. Y. Hu）或浙江蜡梅（*Chimonanthus zhejiangensis* M. C. Liu）的干燥叶。食凉茶又名食凉餐、食凉青、石凉撑、山蜡茶、黄金茶等。

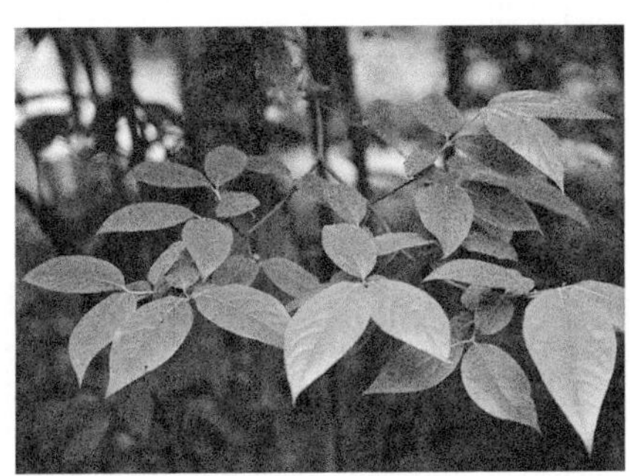

柳叶蜡梅

浙江蜡梅

【中国药典】 无。

【植物形态】 **柳叶蜡梅**：半常绿灌木，高达 3 m；小枝细，被硬毛；叶对生，叶片纸质或薄革质，呈长椭圆形、长卵状披针形、线状及披针形，先端钝或渐尖，基本楔形，全缘，上面粗糙，下面灰绿色，有白粉，被柔毛；叶柄被短毛，花单生叶腋，稀双生，淡黄色；果托梨形，先端收缩，瘦果长 1～1.4 cm，深褐色，被疏毛，果脐平；花期 10～12 月，果期翌年 5 月。**浙江蜡梅**：常绿灌木，全株具香气；叶片革质，卵状椭圆形、椭圆形，先端渐尖，基部楔形或宽楔形，上面光亮，深绿色，下面淡绿色，无白色或偶见嫩叶稍具白粉，均无毛；花单生叶腋，少有双生，淡黄色；果托薄而小，多钟形，外网纹微隆起，先端微收缩；瘦果椭圆形，有柔毛，暗褐色；花期 10～12 月，果期翌年 6 月。

【生态环境】 柳叶蜡梅生于海拔 600 m 以下乱石山坡疏林下、灌木丛中，浙江蜡梅生于海拔 900 m 以下山坡灌木丛中。有栽培。

【采收季节】 夏、秋季采收叶，低温干燥。

【功效】 祛风解表，清热解毒，理气健脾，消导止泻。

【主治】 风热表证，脾虚食滞，泄泻，胃脘痛，嘈杂，吞酸。

【材料来源】 基原植物柳叶蜡梅样本共 23 份。样本采自浙江省杭州市临安区、淳安县，丽水市莲都区、青田县、松阳县，衢州市开化县；江西省上饶市婺源县、德兴市；陕西省西安市；安徽省黄山市休宁县；四川省达州市。基原植物浙江蜡梅样本共 15 份。

样本采自浙江省杭州市临安区，丽水市莲都区、青田县、松阳县、云和县、景宁县、龙泉市，温州市泰顺县；福建省宁德市寿宁县。

【DNA 提取及序列扩增】 取基原植物样本叶片约 30 mg，均按照叶类药材 DNA 提取方法操作。序列扩增按照《中国药典》2015 年版的“中药材 DNA 条形码分子鉴定法指导原则”进行。

【ITS2 序列特征】 柳叶蜡梅共 23 条序列：序列长度为 256～258 bp；有 2 个变异位点，分别为 91 位点 G-C 变异和 204 位点 T-G 变异；有一处插入/缺失，为 15～16 位点；GC 含量为 71.1%～71.7%。主导单倍型序列特征如下：

浙江蜡梅共 15 条序列：序列长度为 256～257 bp；有 3 个变异位点，分别为 71、145 位点 G-A 变异和 196 位点 C-T 变异；有一处插入/缺失，为 15 位点；GC 含量为 71.1%～71.2%。主导单倍型序列特征如下：

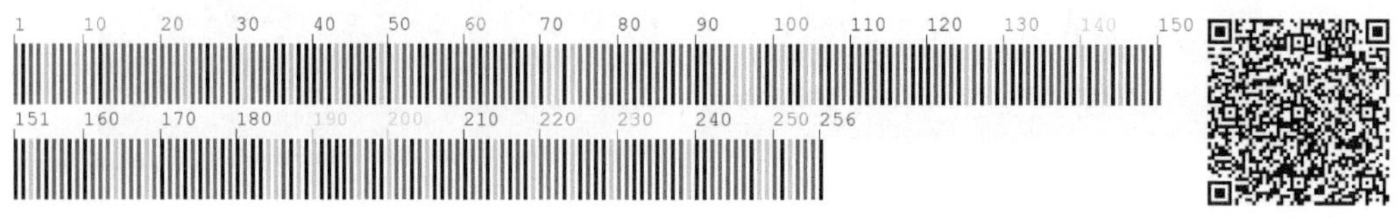

【ITS2 序列二级结构】

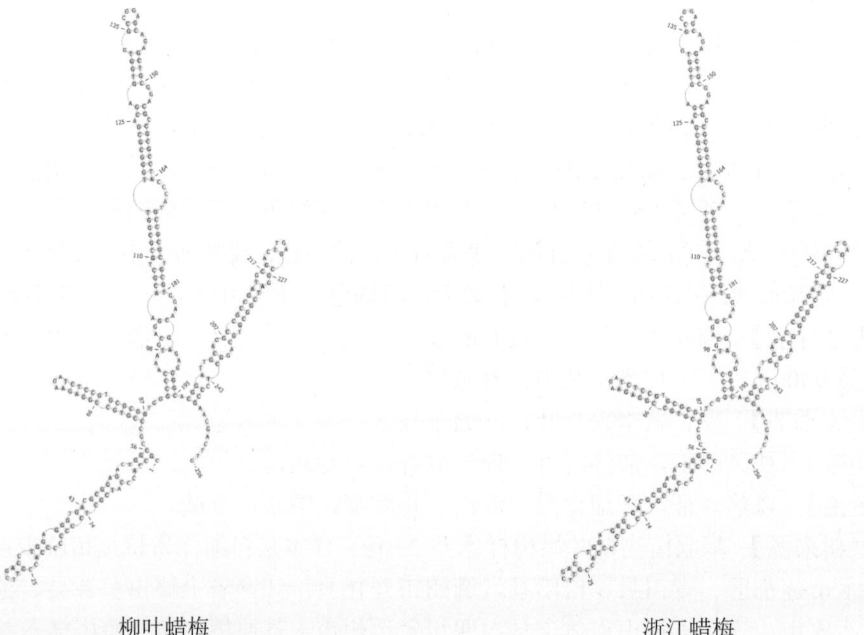

柳叶蜡梅　　　　浙江蜡梅

2 嘎 狗 噜

Gagoulu

MELASTOMAE DODECANDRI HERBA

本品为野牡丹科野牡丹属植物地菍（*Melastoma dodecandrum* Lour.）的干燥全草。嘎狗噜又名牛屎板、崩迪、屎桶板、山螺丝、地螺丝草、铺地锦、地茄、地葡萄等；地菍又名地稔。

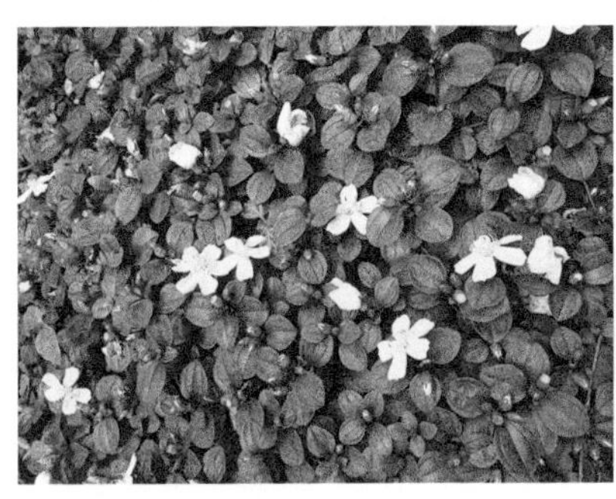

地菍（花期）

地菍（果期）

【中国药典】 无。

【植物形态】 小灌木，茎匍匐上升，逐节生根，分枝多，披散，幼时被糙伏毛，以后无毛。叶片坚纸质，卵形或椭圆形，顶端急尖，基部广楔形，全缘或具密浅细锯齿，3～5 基出脉，叶面通常仅边缘被糙伏毛，有时基出脉行间被 1～2 行疏糙伏毛，背面仅沿基部脉上被极疏糙伏毛，侧脉互相平行；叶柄被糙伏毛。聚伞花序，顶生，花梗被糙伏毛，上部具苞片 2。花期 5～7 月，果期 7～9 月。

【生态环境】 生于海拔 1300 m 以下的山坡草丛和疏林下。

【采收季节】 夏季采收全草，洗净，鲜用或干燥；8～12 月挖根，洗净，切片，鲜用或干燥。

【功效】 全草：清热解毒，活血止血。根：活血，止血，利湿，解毒。

【主治】 全草：高热，肺痈，咽肿，牙痛，赤白痢疾，黄疸，水肿，痛经，崩漏，带下，产后腹痛，瘰疬，痈肿，疔疮，痔疮，毒蛇咬伤。根：痛经，难产，产后腹痛，胞衣不下，崩漏，白带，咳嗽，吐血，痢疾，黄疸，淋痛，久疟，风湿痛，牙痛，瘰疬，疝气，跌打劳伤，毒蛇咬伤。

【材料来源】 基原植物样本共 16 份。样本采自浙江省杭州市临安区、淳安县，丽水市莲都区、青田县、松阳县、云和县，衢州市开化县；江西省上饶市婺源县。

【DNA 提取及序列扩增】 取基原植物样本叶片约 30 mg，均按照叶类药材 DNA 提取方法操作。序列扩增按照《中国药典》2015 年版的 “中药材 DNA 条形码分子鉴定法指导原则” 进行。

【ITS2 序列特征】 地菍共 16 条序列：序列长度为 224 bp；无变异位点；GC 含量为 69.2%。序列特征如下：

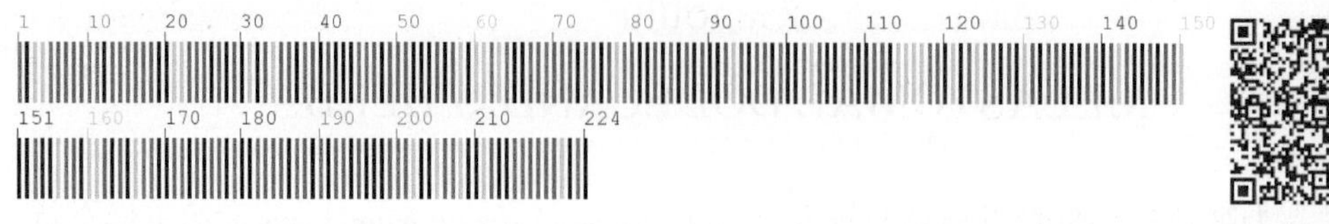

【ITS2 序列二级结构】

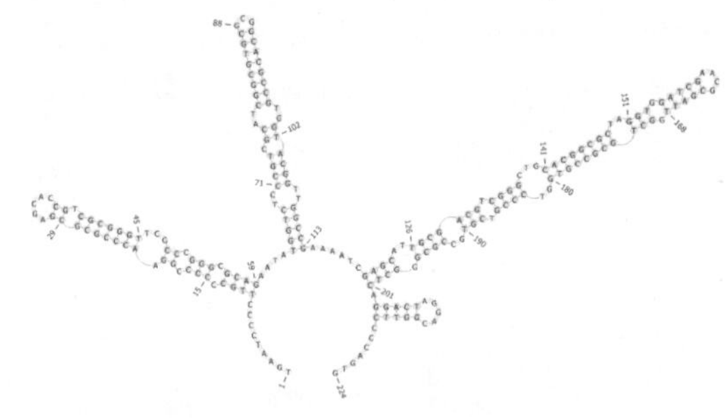

3 搁 公 扭 根

Gegongniugen

RUBI RADIX ET RHIZOMA

本品为蔷薇科悬钩子属植物掌叶覆盆子（*Rubus chingii* H.H. Hu）的干燥根及残茎。搁公扭根又名上树搁公扭、山狗公、搁公、搁公扭、公公扭等。《中国药典》中掌叶覆盆子称为华东覆盆子。*Flora of China* 中掌叶覆盆子写为掌叶复盆子。

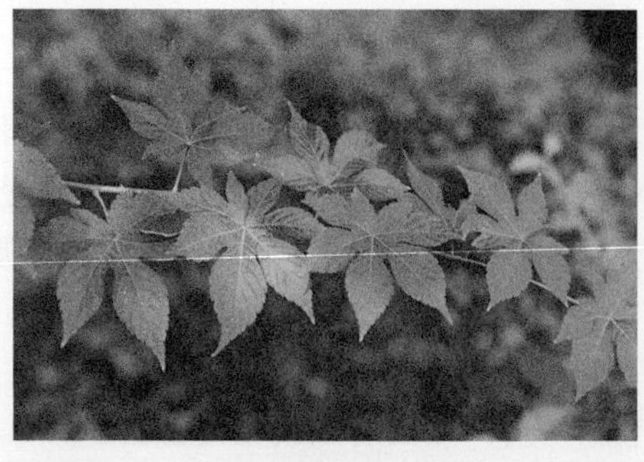

掌叶覆盆子

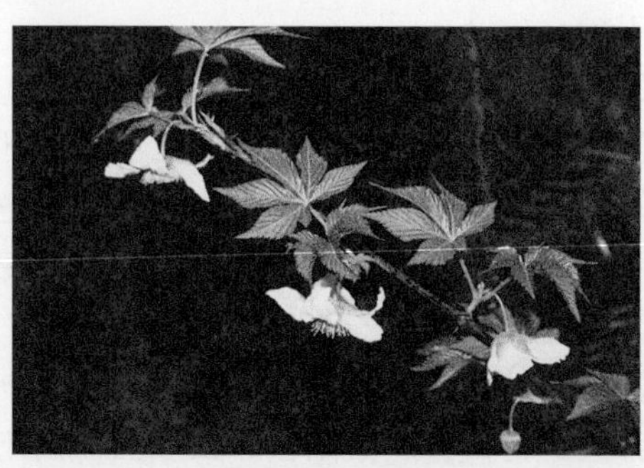

掌叶覆盆子（花）

【中国药典】 覆盆子：华东覆盆子的干燥果实。

【植物形态】 落叶灌木，根系分布不深，地上部为 1 年生枝和 2 年生枝组成。新枝略带蔓性，紫褐色，幼枝绿色，被白粉，有少数倒刺。叶互生，近圆形，掌状 5 裂，偶有 7 裂，基部心形，中裂片菱状卵形，边缘具不整齐锯齿；叶柄散生细刺，基部有 2 枚条状针形托叶。花两性，单生于枝端叶腋；萼片 5，卵形或长椭圆形，被灰白色柔毛。果实为小核果，密被淡黄白色短柔毛。花期 3～4 月，果期 5～6 月。

【生态环境】 生于山坡疏林、灌丛或山麓林缘。有栽培。

【采收季节】 全年可采挖根，洗净，切片，干燥。

【功效】 祛风止痛，明目退翳，和胃止呕。

【主治】 牙痛，风湿痹痛，目翳，呕逆。

【材料来源】 基原植物样本共 29 份。样本采自浙江省丽水市莲都区、景宁县、青田县、松阳县，金华市东阳市，衢州市龙游县；江西省上饶市婺源县。

【DNA 提取及序列扩增】 取基原植物样本根约 30 mg，均按照根类药材 DNA 提取方法操作。序列扩增按照《中国药典》2015 年版的“中药材 DNA 条形码分子鉴定法指导原则”进行。

【ITS2 序列特征】 掌叶覆盆子共 29 条序列：序列长度为 211～212 bp；有 2 个变异位点，分别为 150 位点 T/G/A 变异和 206 位点 T-A 变异；有一处插入/缺失，为 11 位点；GC 含量为 56.4%～57.1%。主导单倍型序列特征如下：

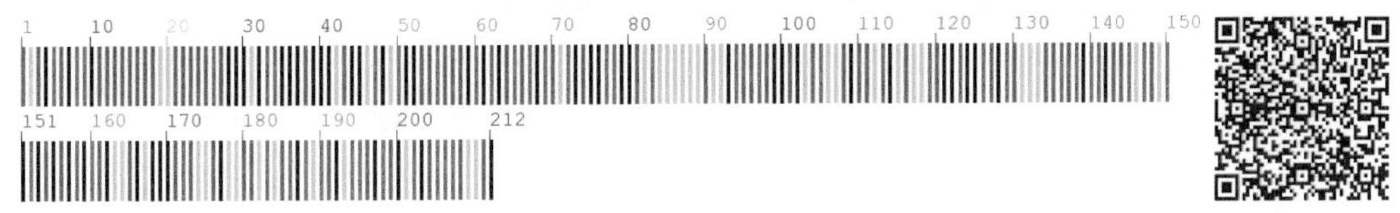

【ITS2 序列二级结构】

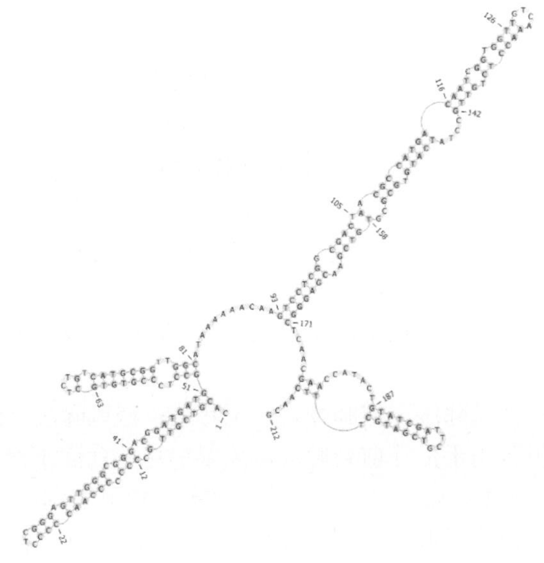

4 小　香　勾

Xiaoxianggou
FICI PANDURATAE RADIX ET CAULIS

本品为桑科榕属植物条叶榕（*Ficus pandurata* Hance var. *angustifolia* Cheng）或全缘琴叶榕（简称全叶榕）（*Ficus pandurata* Hance var. *holophylla* Migo）的干燥根及茎。小香勾又名小康补。*Flora of China* 已将条叶榕、全叶榕与琴叶榕合并为琴叶榕（*Ficus pandurata* Hance）一种。条叶榕和全叶榕是浙江西南地区广泛使用的药膳用材，民间常取其全株用于烹饪鸡、猪脚等荤菜。

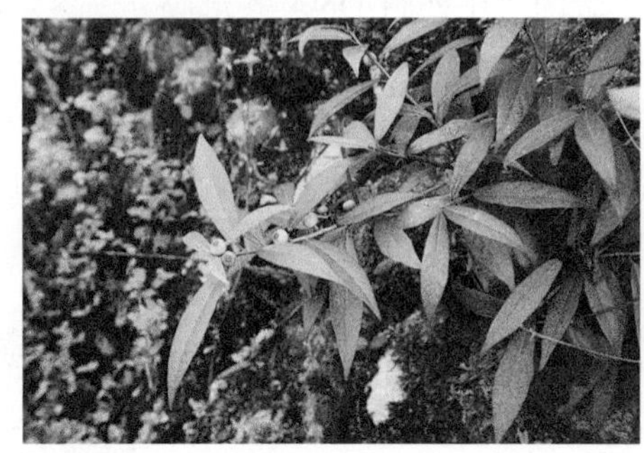

条叶榕　　　　全叶榕

【中国药典】 无。

【植物形态】 **条叶榕**：落叶小灌木，高 0.5～1.5 m，小枝，叶柄幼时被白短柔毛，后期变为无毛；叶片厚纸质，狭披针形或线状披针形，先端渐尖，基部圆形或楔形，上面无毛，下面仅脉上有疏毛，有小乳突，叶柄疏被糙毛；托叶披针形，无毛，迟落；隐头花序单生叶腋，隐花果椭圆形或球形，成熟时红色；花期 5～7 月，果期 9～11 月。**全叶榕**与条叶榕区别在于叶片倒卵形、狭倒卵形或倒披针形，叶纸质；隐花果近球形，花果期 5～12 月。

【生态环境】 条叶榕生于山沟水边、田梗石缝、山坡路边旷野处，全叶榕生于山沟水边、田梗石缝、疏林下。有栽培。

【采收季节】 条叶榕于夏、秋季采挖根茎，洗净，鲜用或干燥。全叶榕深秋采挖根茎，洗净，鲜用或干燥。

【功效】 条叶榕：祛风除湿，健脾开胃；全叶榕：祛风除湿，解毒消肿。

【主治】 条叶榕根茎用于治疗前列腺炎，风湿痹痛，食欲不振。全叶榕根用于治疗风湿痹痛，风寒感冒，血淋，带下，乳少，乳痈初起，痈疽溃疡，跌打损伤，毒蛇咬伤。

【材料来源】 基原植物条叶榕样本共 10 份，样本采自浙江省丽水市莲都区、松阳县、庆元县、青田县。基原植物全叶榕样本共 10 份，样本采自浙江省丽水市莲都区、松阳县、庆元县、景宁县。

【DNA 提取及序列扩增】 取基原植物样本根约 40 mg，均按照根类药材 DNA 提取方法操作。序列扩增按照《中国药典》2015 年版的“中药材 DNA 条形码分子鉴定法指导原则”进行。

【ITS2 序列特征】 条叶榕共 10 条序列：序列长度为 239 bp；有 1 个变异位点，为 91 位点 C-T 变异；GC 含量为 68.2%～68.6%。主导单倍型序列特征如下：

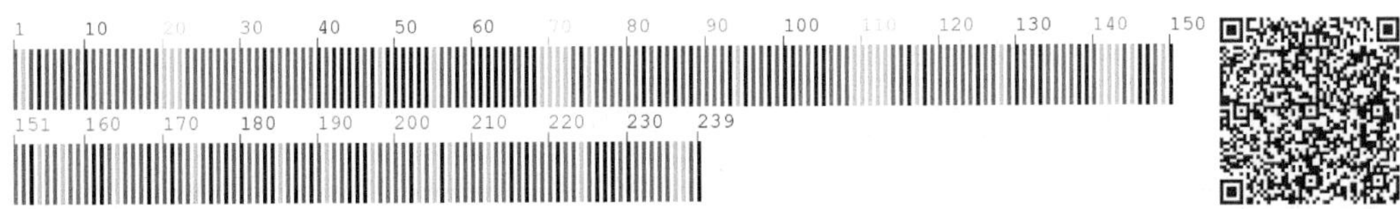

全叶榕共 10 条序列：序列长度为 239 bp；无变异位点；GC 含量为 68.6%。序列特征如下：

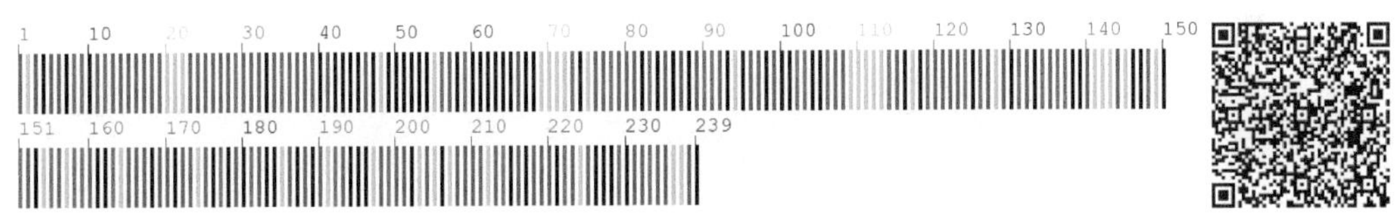

【ITS2 序列二级结构】

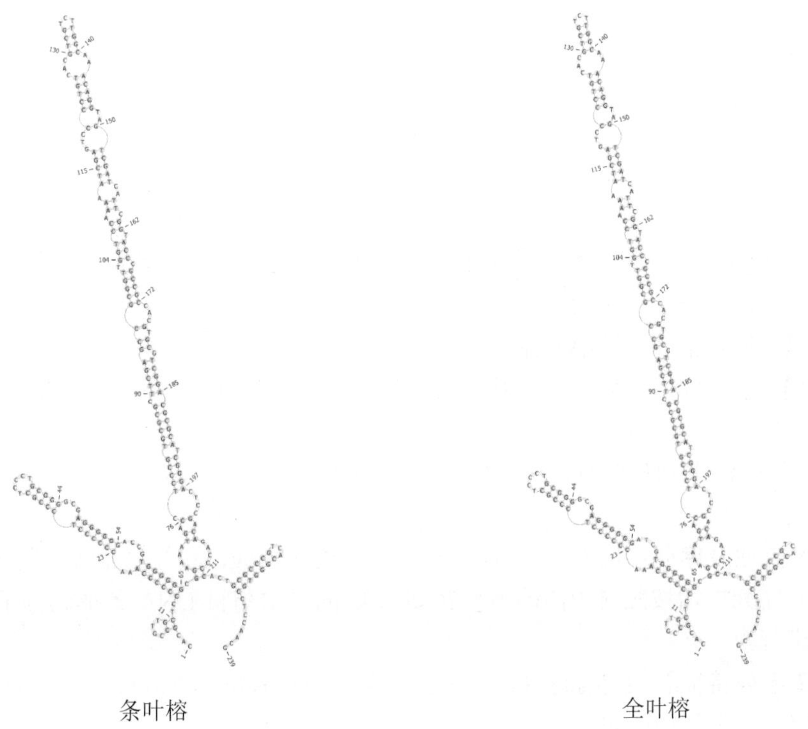

条叶榕　　　全叶榕

5 白山毛桃根

Baishanmaotaogen

ACTINIDIAE ERIANTHAE RADIX

本品为猕猴桃科猕猴桃属植物毛花猕猴桃（*Actinidia eriantha* Benth.）的干燥根。毛花猕猴桃又名毛花杨桃、白藤梨、白毛桃、毛阳桃、毛冬瓜等。

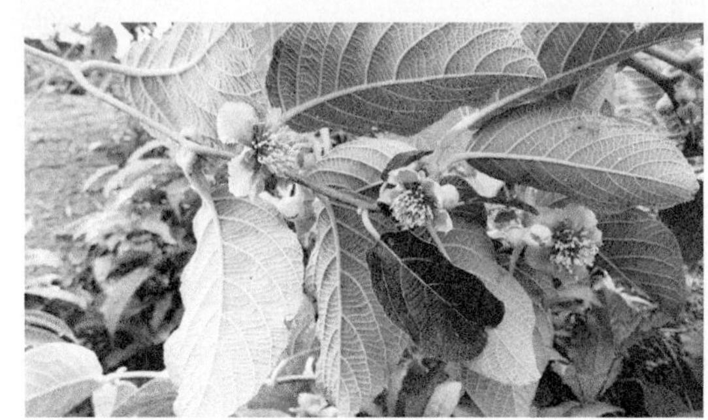

毛花猕猴桃花

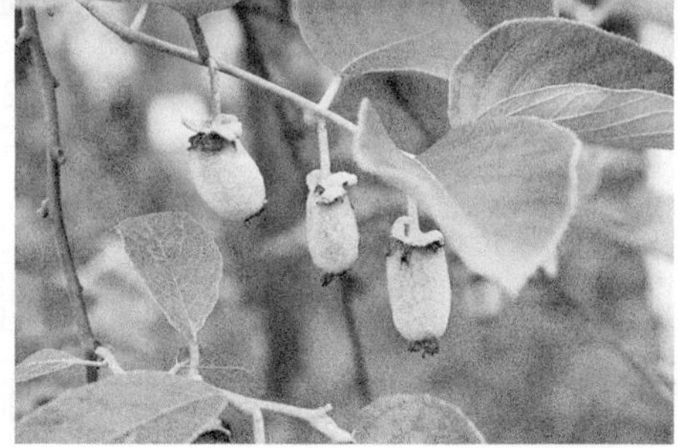

毛花猕猴桃果实

【中国药典】 无。

【植物形态】 大型落叶藤本。幼枝及叶柄密生灰白色或灰褐色绒毛，老枝无毛。叶对生，厚纸质，矩圆形至圆形，基部圆形、截形或浅心形，老时上面仅沿叶脉有疏毛，下面密生灰白色或灰褐色星状绒毛。花淡红色，2～3 朵成聚伞花序；萼片常为 2 片，连同花柄密生灰白色绒毛；花瓣 5～6 瓣，雄蕊多数；花柱丝状，多数。果实表面密生灰白色长绒毛。

【生态环境】 生于海拔 250～1000 m 的山林下或灌丛中。有栽培。

【采收季节】 全年可采根，洗净，切片，鲜用或干燥。

【功效】 解毒消肿，清热利湿。

【主治】 热毒痈肿，乳痈，肺热失音，湿热痢疾，淋浊，带下，风湿痹痛，胃癌，食道癌。根皮外用治跌打损伤。

【材料来源】 基原植物样本共 23 份。样本采自浙江省丽水市莲都区、云和县、青田县、松阳县、景宁县。

【DNA 提取及序列扩增】 取基原植物样本根约 30 mg，均按照根类药材 DNA 提取方法操作。序列扩增按照《中国药典》2015 年版的“中药材 DNA 条形码分子鉴定法指导原则”进行。

【ITS2 序列特征】 毛花猕猴桃共 23 条序列：序列长度为 226 bp；无变异位点；GC 含量为 57.5%。序列特征如下：

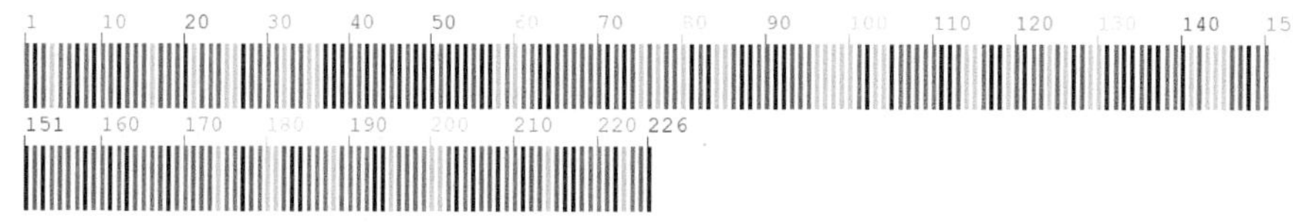

【ITS2 序列二级结构】

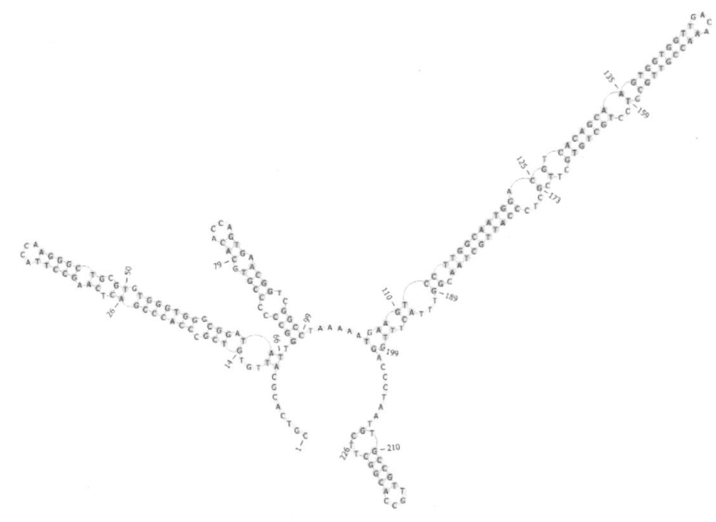

6 山里黄根

Shanlihuanggen

GARDENIAE RADIX ET RHIZOMA

本品为茜草科栀子属植物栀子（*Gardenia jasminoides* Ellis）的干燥根及根茎。山里黄根又名黄山里、黄枝根、山枝根等。

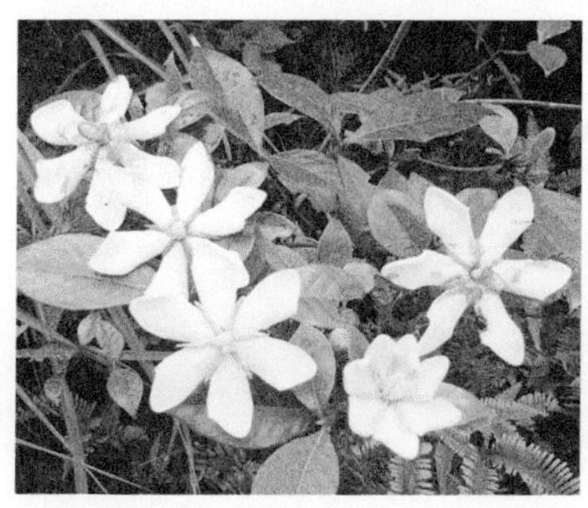

栀子花

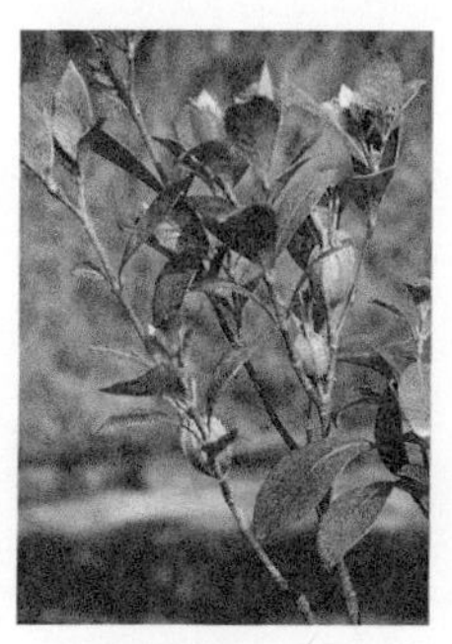

栀子果

【中国药典】 栀子：栀子的干燥成熟果实。

【植物形态】 灌木，高 0.3～3 m；嫩枝常被短毛，枝圆柱形，灰色。叶对生，革质，稀为纸质，叶形多样，通常为长圆状披针形、倒卵状长圆形、倒卵形或椭圆形，顶端渐尖、骤然长渐尖或短尖而钝，基部楔形或短尖，两面常无毛，上面亮绿，下面色较暗。花芳香，通常单朵生于枝顶。果卵形、近球形、椭圆形或长圆形，黄色或橙红色；种子多数，扁，近圆形而稍有棱角。花期 3～7 月，果期 5 月至翌年 2 月。

【生态环境】 生于海拔 900 m 以下的山坡、山谷溪沟边及路旁林下灌丛中或岩石上。有栽培。

【采收季节】 全年可采根，洗净，干燥。

【功效】 清热利湿，凉血止血。

【主治】 黄疸型肝炎，痢疾，胆囊炎，感冒高热，吐血，衄血，尿路感染，肾炎水肿，乳痈，风火牙痛，疮痈肿毒，跌打损伤。

【材料来源】 基原植物样本共 17 份。样本采自浙江省丽水市莲都区、云和县、青田县、松阳县、景宁县，金华市东阳市，衢州市龙游县。

【DNA 提取及序列扩增】 取基原植物样本根或根茎约 40 mg，均按照根或根茎类药材 DNA 提取方法操作。序列扩增按照《中国药典》2015 年版的“中药材 DNA 条形码分子鉴定法指导原则”进行。

【ITS2 序列特征】 栀子共 17 条序列：序列长度为 201 bp；有 3 个变异位点，分别为 40 位点 G-A 变异、49 位点 C-T 变异和 135 位点 G-T 变异；GC 含量为 73.6%～74.1%。主导单倍型序列特征如下：

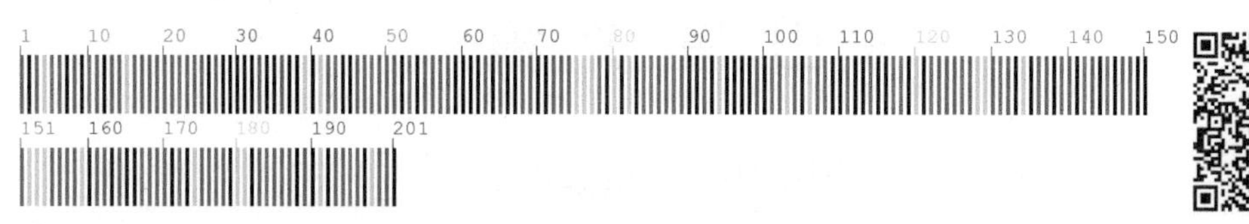

【ITS2 序列二级结构】

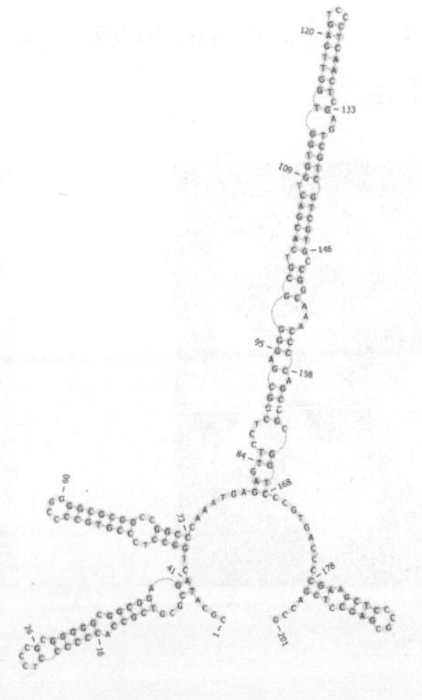

7 盐 芋 根

Yanyugen

RHI CHINENSIS RADIX

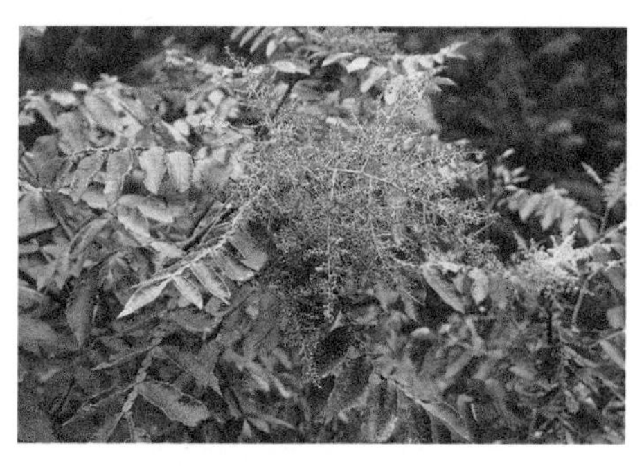

本品为漆树科盐肤木属植物盐肤木（*Rhus chinensis* Mill.）的干燥根。盐芋根又名盐肤根、盐肤柴、盐葡萄、盐肤子根等。

【中国药典】 无。

【植物形态】 落叶灌木或小乔木，高2～10 m。小枝棕褐色，被锈色柔毛，具圆形小皮孔。奇数羽状复叶互生，叶轴及叶柄常有翅；小叶片纸质，多形，长卵形至卵状长圆形，先端急尖，基部宽楔形或圆形，稍偏斜，边缘具粗锯齿，上面暗绿色，沿中脉被锈色短柔毛或近无毛，下面粉绿色，被白粉，密被锈色柔毛；无柄或近无柄。圆锥花序宽大，顶生，多分枝。核果球形，略压扁，成熟时橙红色。花期 8～9 月，果期 10 月。

【生态环境】 生于向阳山坡、林缘、沟谷或灌丛中。

【采收季节】 全年可采挖根，洗净，切片，鲜用或干燥。

【功效】 祛风胜湿，利水消肿，活血散毒。

【主治】 风湿痹痛，水肿，咳嗽，跌打肿痛，乳痈，癣疮。

【材料来源】 基原植物样本共 18 份。样本采自浙江省丽水市莲都区、云和县、青田县、遂昌县、松阳县，金华市永康市、东阳市，衢州市龙游县。

【DNA 提取及序列扩增】 取基原植物样本根约 40 mg，均按照根类药材 DNA 提取方法操作。序列扩增按照《中国药典》2015 年版的“中药材 DNA 条形码分子鉴定法指导原则”进行。

【ITS2 序列特征】 盐肤木共 18 条序列：序列长度为 224 bp；有 2 个变异位点，分别为 164 位点和 180 位点 T-C 变异；GC 含量为 61.2%～62.1%。主导单倍型序列特征如下：

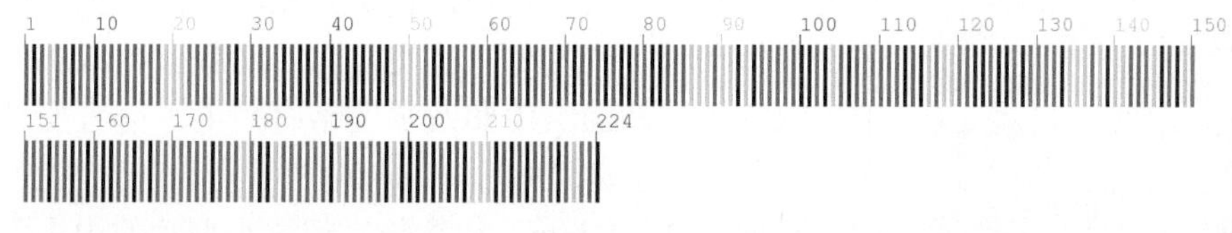

【ITS2 序列二级结构】

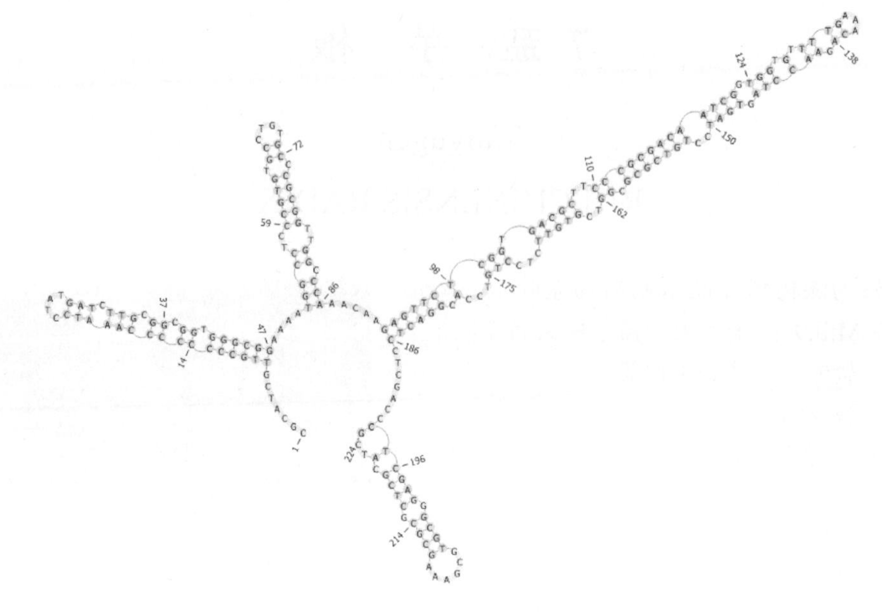

8 铜丝藤根

Tongsitenggen

LYGODII RHIZOMA ET RADIX

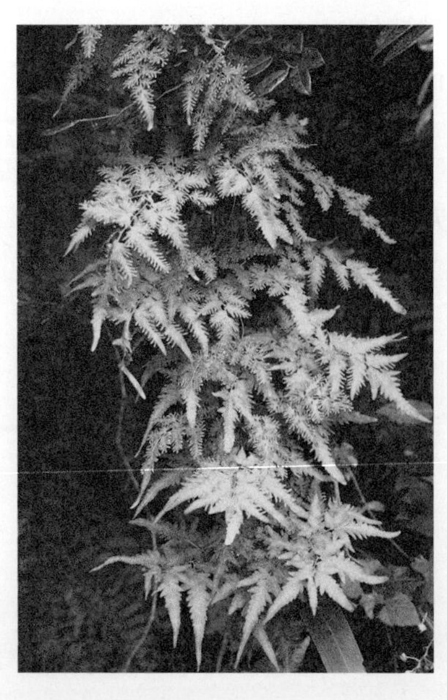

本品为海金沙科海金沙属植物海金沙[*Lygodium japonicum* (Thunb.) Sw.]的干燥根茎及根。铜丝藤根又名过路青、上树狼衣。

【中国药典】 海金沙：海金沙的干燥成熟孢子。

【植物形态】 藤本，植株高攀达 1～4 m。叶轴上面有两条狭边，羽片多数，对生于叶轴上的短距两侧，平展。不育羽片尖三角形，长宽几相等，同羽轴一样多少被短灰毛，两侧并有狭边，二回羽状。叶纸质，干后绿褐色。两面沿中肋及脉上略有短毛。能育羽片卵状三角形，长宽几相等，或长稍过于宽，二回羽状。孢子囊穗长 2～4 mm，往往长远超过小羽片的中央不育部分，排列稀疏，暗褐色，无毛。

【生态环境】 生于海拔 1000 m 以下的林中、林缘、灌草丛中或田头地角。

【采收季节】 秋、冬季采挖根茎及根，干燥。

【功效】 清热解毒，利湿消肿。

【主治】 肺炎，感冒高热，乙脑，急性胃肠炎，痢疾，急性传染性黄疸性肝炎，尿路感染，膀胱结石，风湿腰腿痛，乳腺炎，腮腺炎，睾丸炎，蛇咬伤，月经不调。

【材料来源】 基原植物样本共 17 份。样本采自浙江省丽水市莲都区、青田县、云和县、松阳县、庆元县，金华市东阳市，衢州市龙游县、开化县。

【DNA 提取及序列扩增】 取基原植物样本根茎约 40 mg，均按照根茎类药材 DNA 提取方法操作。序列扩增按照《中国药典》2015 年版的“中药材 DNA 条形码分子鉴定法指导原则”进行。

【ITS2 序列特征】 海金沙共 17 条序列：序列长度为 265 bp，无变异位点；GC 含量为 64.2%。序列特征如下：

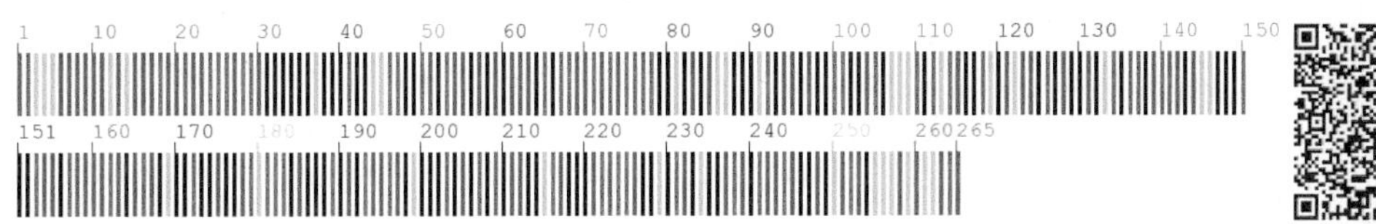

【ITS2 序列二级结构】

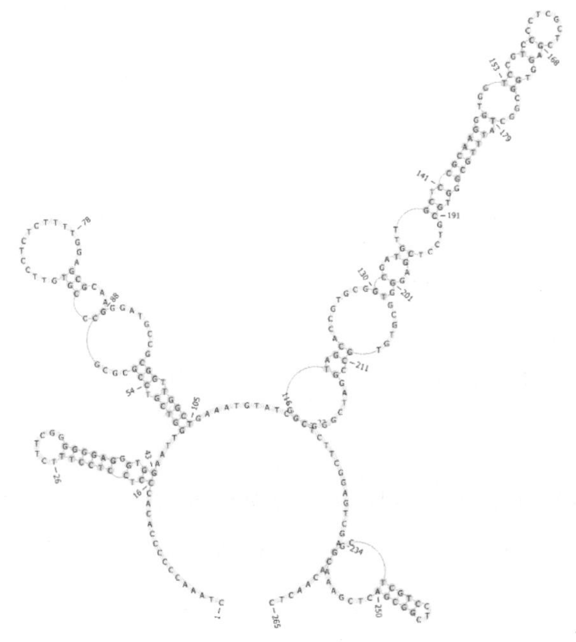

9 坚 七 扭

Jianqiniu

LOROPETALI CHINENSE RADIX

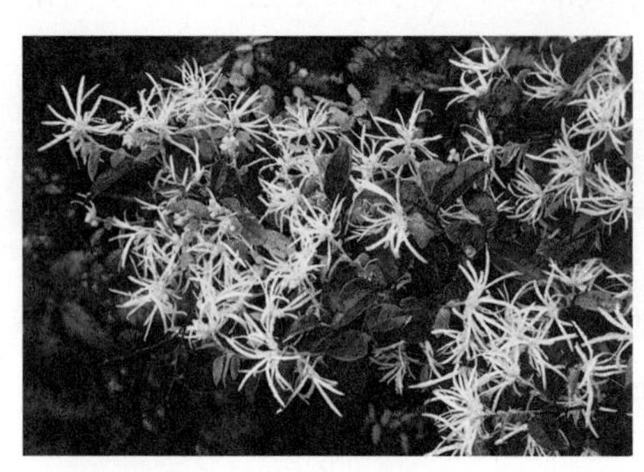

本品为金缕梅科檵木属植物檵木[*Loropetalum chinense* (R. Br.) Oliv.]的干燥根。坚七扭又名七七扭、坚漆。

【中国药典】 无。

【植物形态】 灌木，有时为小乔木，多分枝，小枝有星毛。叶革质，卵形，先端尖锐，基部钝，不等侧，上面略有粗毛或秃净，干后暗绿色，无光泽，下面被星毛，稍带灰白色，侧脉约 5 对，在上面明显，在下面突起，全缘；叶柄有星毛；托叶膜质，三角状披针形。花簇生，有短花梗，白色，比新叶先开放，或与嫩叶同时开放。蒴果卵圆形，先端圆，被褐色星状绒毛。种子圆卵形，黑色，发亮。花期 3～4 月。

【生态环境】 生于向阳山坡灌丛中。

【采收季节】 全年可采挖根，洗净，切片，干燥。

【功效】 止血，活血，收敛固涩。

【主治】 咯血，便血，外伤出血，崩漏，产后恶露不尽，风湿关节疼痛，跌打损伤，泄泻，痢疾，白带，脱肛。

【材料来源】 基原植物样本共 22 份。样本采自浙江省丽水市莲都区、青田县、云和县、松阳县，金华市东阳市，衢州市开化县。

【DNA 提取及序列扩增】 取基原植物样本根约 40 mg，均按照根类药材 DNA 提取方法操作。序列扩增按照《中国药典》2015 年版的“中药材 DNA 条形码分子鉴定法指导原则”进行。

【ITS2 序列特征】 檵木共 22 条序列：序列长度为 243 bp；有 2 个变异位点，分别为 135 位点 G-A 变异和 198 位点 T-C 变异；GC 含量为 67.5%～68.3%。主导单倍型序列特征如下：

【ITS2 序列二级结构】

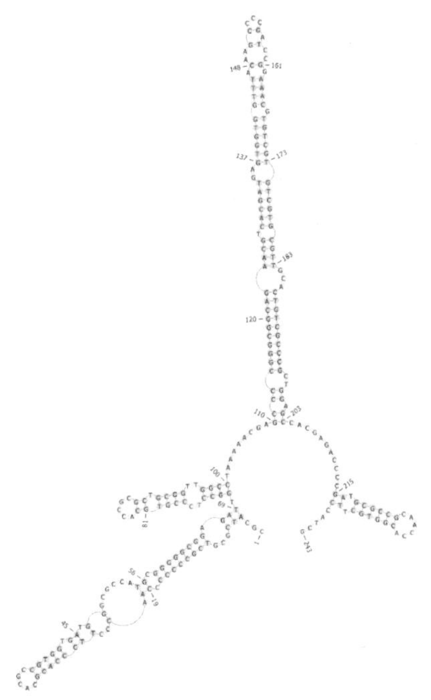

10 百 鸟 不 歇

Bainiaobuxie

ARALIAE CAULIS

本品为五加科楤木属植物楤木（*Aralia chinensis* L.）或棘茎楤木（*Aralia echinocaulis* Hand. -Mazz.）的干燥茎。楤木又名鸟不宿、白百鸟不歇；棘茎楤木又名红楤木。在畲族民间，楤木和棘茎楤木的根和根茎也作为药用部位，且多为根皮入药。

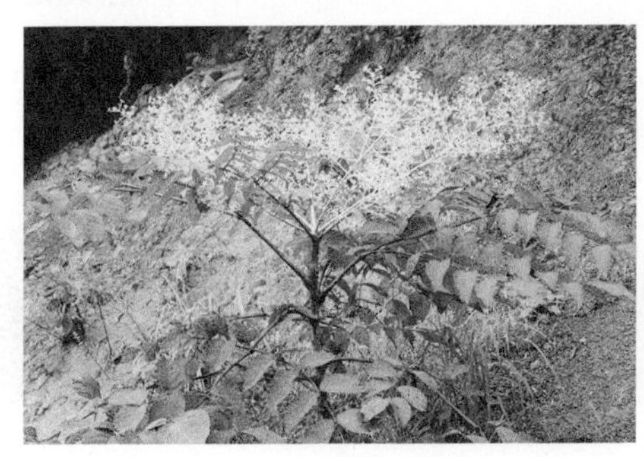

楤木

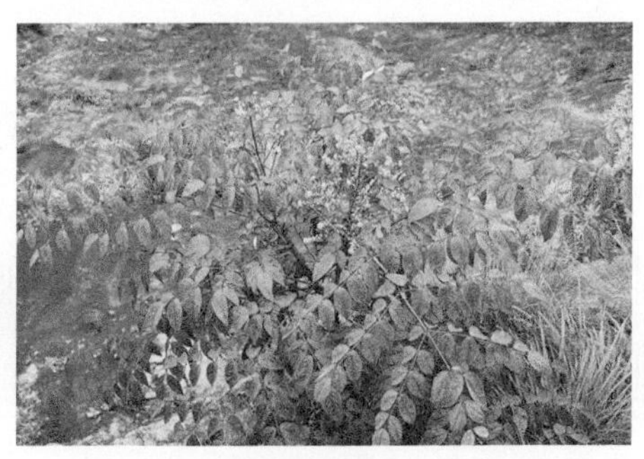

棘茎楤木

【中国药典】 无。

【植物形态】 **楤木**：灌木或乔木，树皮灰色，疏生粗壮直刺；小枝通常淡灰棕色，有黄棕色绒毛，疏生细刺；叶为二回或三回羽状复叶；叶柄粗壮；小叶片纸质至薄革质，卵形、阔卵形或长卵形，先端渐尖或短渐尖，基部圆形，上面粗糙，疏生糙毛，下面有淡黄色或灰色短柔毛，脉上更密，边缘有锯齿，稀为细锯齿或不整齐粗重锯齿；小叶无柄或有长 3 mm 的柄；圆锥花序大，密生淡黄棕色或灰色短柔毛；果实球形，黑色；花期 7～9 月，果期 9～12 月。**棘茎楤木**：小乔木，小枝密生细长直刺；叶为二回羽状复叶，小叶片膜质至薄纸质，长圆状卵形至披针形；圆锥花序大，伞形花序有花 12～20 朵，稀 30 朵；果实球形；花期 6～8 月，果期 9～11 月。

【生态环境】 生于低山坡、山谷疏林中或林下较阴处，也可见于郊野路边旷地或灌丛中。

【采收季节】 夏、秋季采收茎，鲜用或切片干燥。

【功效】 楤木：祛风利湿，活血通络，解毒散结；棘茎楤木：祛风除湿，活血行气，解毒消肿。

【主治】 楤木：风热感冒，咳嗽，风湿痹痛，腰膝酸痛，淋浊，水肿，膨胀，黄疸，带下，痢疾，胃脘痛，跌打损伤，瘀血经闭，血崩，牙疳，阴疽，瘰疬，痔疮；棘茎楤木：风湿痹痛，跌打肿痛，骨折，胃脘胀痛，疝气，崩漏，骨髓炎，痈疽，蛇咬伤。

【材料来源】 基原植物楤木样本共 13 份，棘茎楤木样本共 10 份。样本均采自浙江省丽水市莲都区、青田县、庆元县，金华市东阳市，衢州市龙游县、开化县。

【DNA 提取及序列扩增】 取基原植物样本茎约 40 mg，均按照茎类药材 DNA 提取方法操作。序列扩增按照《中国药典》2015 年版的“中药材 DNA 条形码分子鉴定法指导原则”进行。

【ITS2 序列特征】 楤木共 13 条序列：序列长度为 230 bp；有 3 个变异位点，分别为 43 位点 C-T 变异、165 位点 G-T 变异和 201 位点 T-C 变异；GC 含量为 63.9%～64.8%。主导单倍型序列特征如下：

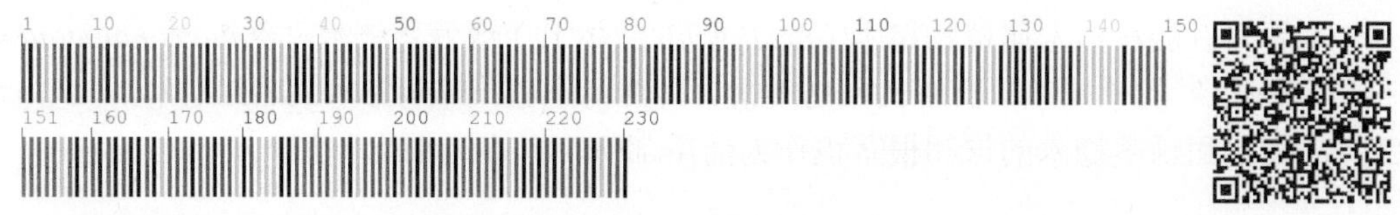

棘茎楤木共 10 条序列：序列长度为 230 bp；有 2 个变异位点，分别为 166 位点 C-G 变异和 220 位点 T-C 变异；GC 含量为 64.3%～64.8%。主导单倍型序列特征如下：

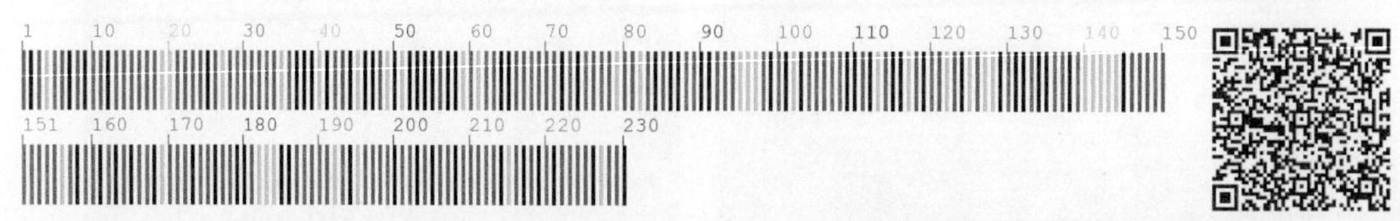

【ITS2 序列二级结构】

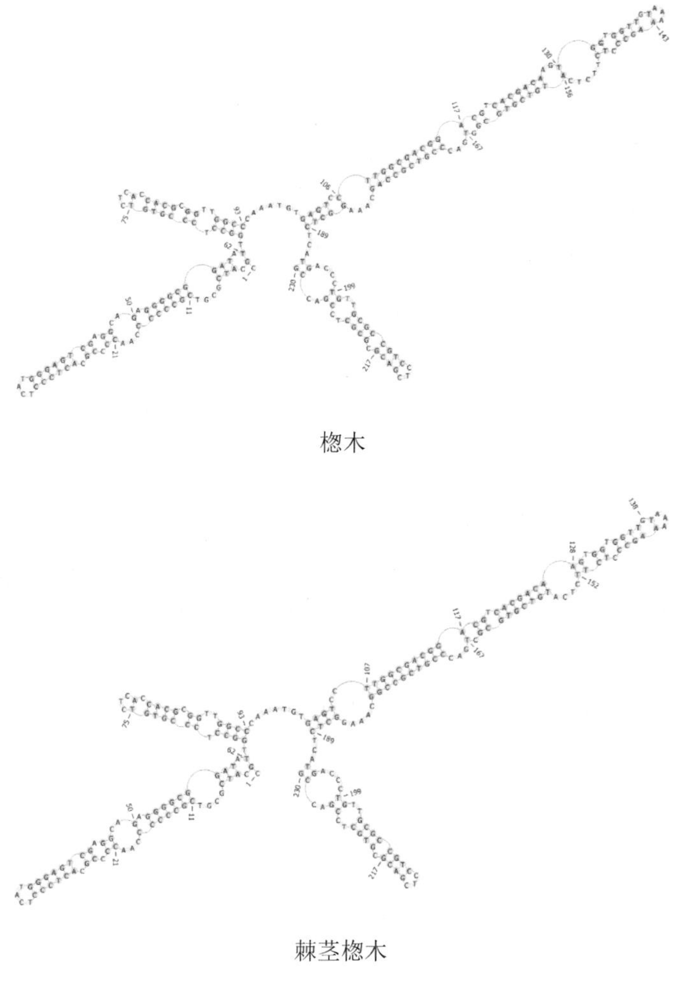

楤木

棘茎楤木

11 嘎　狗　粘

Gagounian

DESMODII CAUDATI HERBA

本品为豆科山蚂蝗属植物小槐花[*Desmodium caudatum* (Thunb.) DC.]的干燥全草。嘎狗粘又名狗屎粘。

【中国药典】 无。

【生态环境】 生于山坡、山沟疏林下、灌草丛中或空旷地。

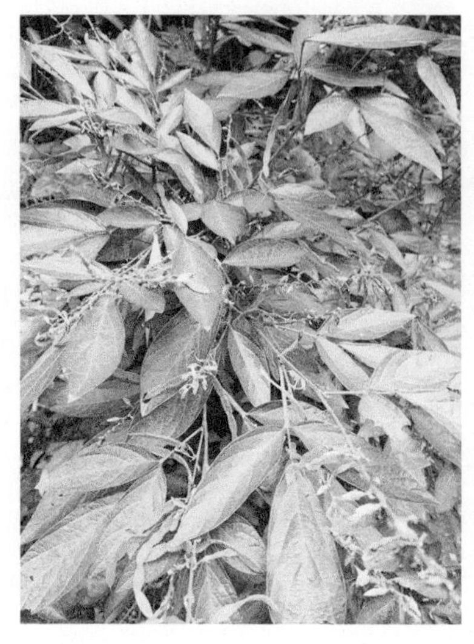

【采收季节】 9～10 月采收地上部分、根，洗净，切段，干燥。

【植物形态】 直立灌木或亚灌木。树皮灰褐色，分枝多，上部分枝略被柔毛。叶为羽状三出复叶；花冠绿白或黄白色，具明显脉纹，旗瓣椭圆形，瓣柄极短，翼瓣狭长圆形，具瓣柄，龙骨瓣长圆形，具瓣柄。荚果线形，扁平，稍弯曲，被伸展的钩状毛，腹背缝线浅缢缩。花期 7～9 月，果期 9～11 月。

【功效】 地上部分：清热利湿，消积散瘀；根：祛风利湿，化瘀拔毒。

【主治】 地上部分：劳伤咳嗽，吐血，水肿，小儿疳积，痈疮溃疡，跌打损伤；根：风湿痹痛，痢疾，痈疽，瘰疬，跌打损伤。

【材料来源】 基原植物样本共 16 份。样本采自浙江省丽水市莲都区、青田县、松阳县、云和县、景宁县、庆元县，衢州市开化县；江西省上饶市婺源县。

【DNA 提取及序列扩增】 取基原植物样本叶片约 20 mg，均按照叶类药材 DNA 提取方法操作。序列扩增按照《中国药典》2015 年版的“中药材 DNA 条形码分子鉴定法指导原则”进行。

【*psbA-trnH* 序列特征】 小槐花共 16 条序列：序列长度为 311 bp；无变异位点；GC 含量为 29.3%。序列特征如下：

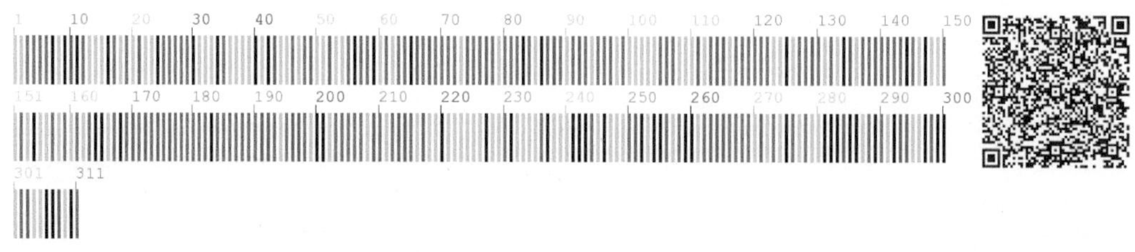

第三章

次常用畲药

12 三 脚 风 炉

Sanjiaofenglu

PIMPINELLAE DIVERSIFOLIAE HERBA

本品为伞形科茴芹属植物异叶茴芹（*Pimpinella diversifolia* DC.）的干燥全草。异叶茴芹又名八月白、苦爹菜、千年隔。

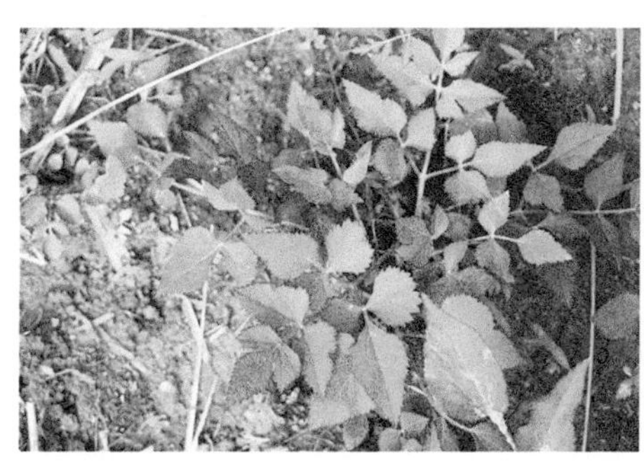

异叶茴芹　　　　异叶茴芹花

【中国药典】 无。

【植物形态】 多年生草本。通常为须根，稀为圆锥状根。茎直立，有条纹，被柔毛，中上部分枝。叶异形，基生叶有长柄；叶片三出分裂，裂片卵圆形，两侧的裂片基部偏斜，顶端裂片基部心形或楔形；茎中、下部叶片三出分裂或羽状分裂；茎上部叶较小，有短柄或无柄，具叶鞘，花柄不等长。花瓣倒卵形，白色，基部楔形，顶端凹陷，小舌片内折，背面有毛。幼果卵形，有毛，成熟的果实卵球形，果棱线形。花果期 5～10 月。

【生态环境】 生于山地沟谷林下阴湿处。

【采收季节】 夏、秋季采收，洗净，鲜用或干燥。

【功效】 散风宣肺，理气止痛，消积健脾，活血通络，除湿解毒。

【主治】 感冒，咳嗽，肺痈，头痛，胃气痛，风湿关节痛，消化不良，痛经等。

【材料来源】 基原植物样本共 15 份。样本采自浙江省丽水市莲都区、青田县、松阳县，金华市东阳市，衢州市龙游县。

【DNA 提取及序列扩增】 取基原植物样本叶片约 20 mg，均按照叶类药材 DNA 提取方法操作。序列扩增按照《中国药典》2015 年版的“中药材 DNA 条形码分子鉴定法指导原则”进行。

【ITS2 序列特征】 异叶茴芹共 15 条序列：序列长度为 226 bp；无变异位点；GC 含量为 57.5%。序列特征如下：

【ITS2 序列二级结构】

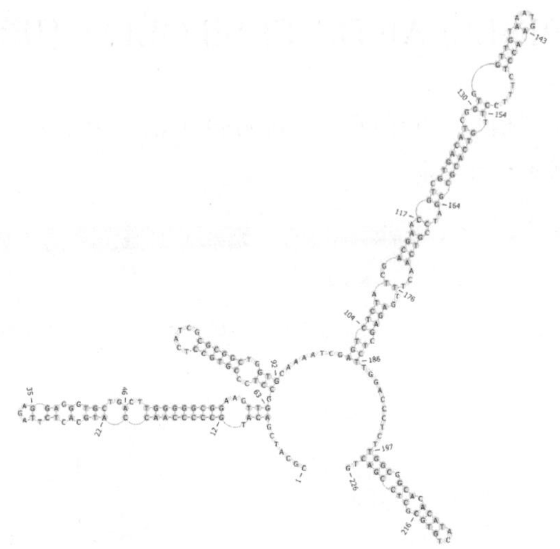

13 美 人 蕉 根

Meirenjiaogen

CANNAE INDICAE RADIX

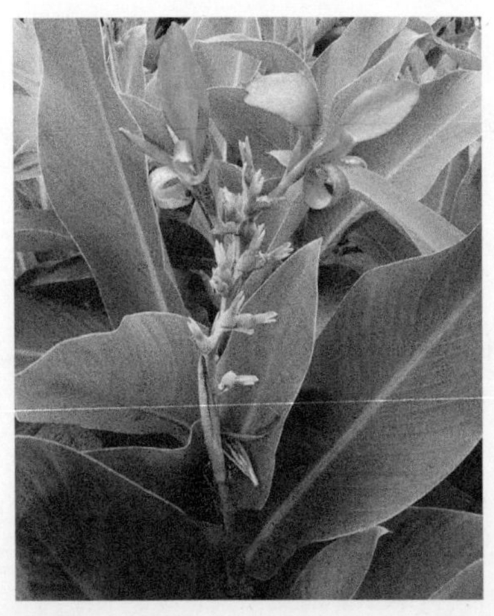

本品为美人蕉科美人蕉属植物美人蕉（*Canna indica* L.）的干燥根。

【中国药典】 无。

【植物形态】 植株全部绿色，高可达 1.5 m。叶片卵状长圆形。总状花序疏花，略超出于叶片之上；花红色，单生；苞片卵形，绿色；萼片披针形，绿色而有时染红；花冠裂片披针形，绿色或红色；外轮退化，雄蕊 2～3 枚，鲜红色，其中 2 枚倒披针形，另一枚如存在则特别小；唇瓣披针形，弯曲。蒴果绿色，长卵形，有软刺，长 1.2～1.8 cm。花果期 3～12 月。

【生态环境】 栽培于公园、庭园、路边。

【采收季节】 全年可采收根，洗净，切片，鲜用或干燥。

【功效】 清热解毒，调经，利水。

【主治】 月经不调，带下，黄疸，痢疾，疮疡肿毒。

【材料来源】 基原植物样本共 12 份。样本采自浙江省丽水市莲都区、松阳县、青田县，金华市永康市，衢州市开化县。

【DNA 提取及序列扩增】 取基原植物样本根约 40 mg，均按照根类药材 DNA 提取方法操作。序列扩增按照《中国药典》2015 年版的“中药材 DNA 条形码分子鉴定法指导原则”进行。

【ITS2 序列特征】 美人蕉共 12 条序列：序列长度为 240 bp；无变异位点；GC 含量为 71.3%。序列特征如下：

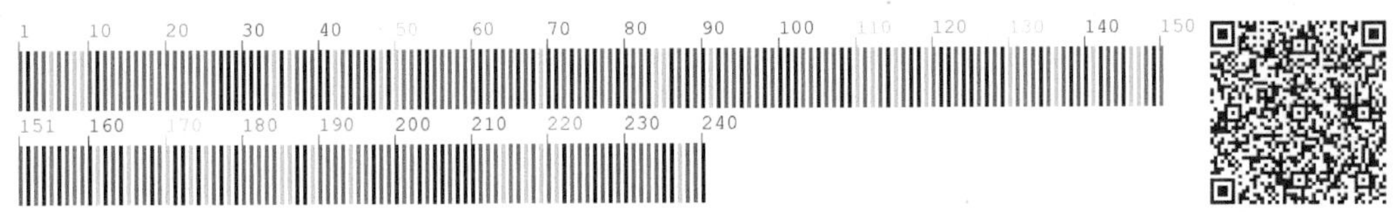

【ITS2 序列二级结构】

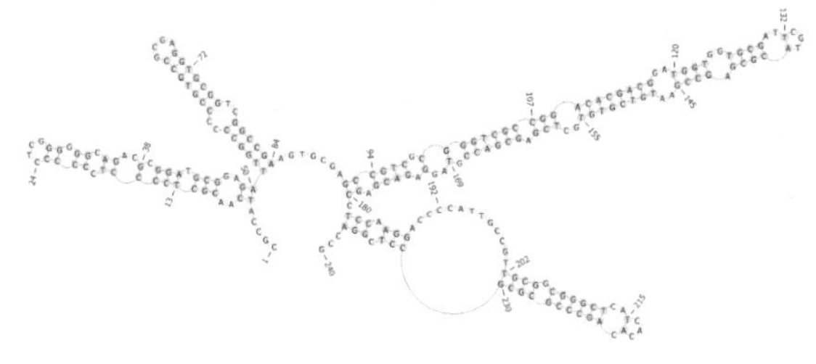

14 铁 拳 头

Tiequantou

RABDOSIAE AMETHYSTOIDIS HERBA

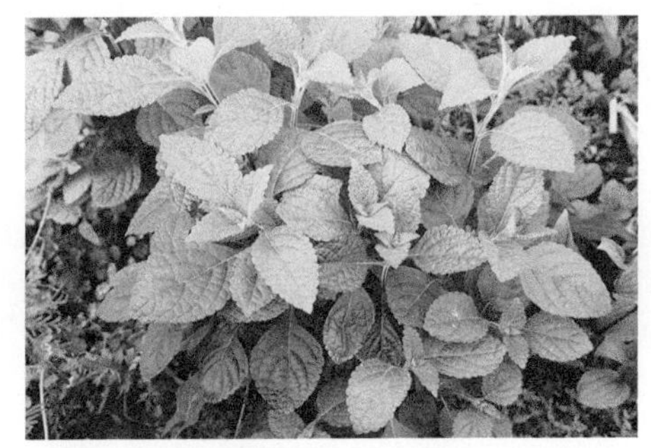

本品为唇形科香茶菜属植物香茶菜[*Rabdosia amethystoides* (Benth.) Hara]的干燥全草。铁拳头又名铁菱角、铁丁头、菱角三七等。

【中国药典】 无。

【植物形态】 多年生直立草本。根茎肥大，疙瘩状，木质，向下密生纤维状须根。茎四棱形，具槽，密被向下贴生疏柔毛或短柔毛。叶卵状圆形，卵形至披针形，大小不一，生于主茎中、下部的较大，生于侧枝及主茎上部的较小，边缘除基部全缘外具圆齿，草质。花序为由聚伞花序组成的顶生圆锥花序，疏散。成熟小坚果卵形，黄栗色，被黄色及白色腺点。花期 6～10 月，果期 9～11 月。

【生态环境】 生于林下、山坡路边湿润处或草丛中。

【采收季节】 7～9 月开花时割取地上部分，干燥；深秋采挖根茎，洗净，干燥。

【功效】 地上部分：清热利湿，活血散瘀，解毒消肿；根茎：清热解毒，消肿止痛。

【主治】 地上部分：湿热黄疸，水肿，咽喉肿痛，关节痹痛，跌打损伤，毒蛇咬伤；根茎：胃脘疼痛，疮疡肿毒，经闭，跌打损伤，肿痛。

【材料来源】 基原植物样本共 14 份。样本采自浙江省丽水市莲都区、青田县、松阳县、景宁县，金华市东阳市，衢州市龙游县。

【DNA 提取及序列扩增】 取基原植物样本叶片约 20 mg，均按照叶类药材 DNA 提取方法操作。序列扩增按照《中国药典》2015 年版的“中药材 DNA 条形码分子鉴定法指导原则”进行。

【ITS2 序列特征】 香茶菜共 14 条序列：序列长度为 211 bp；无变异位点；GC 含量为 67.8%。序列特征如下：

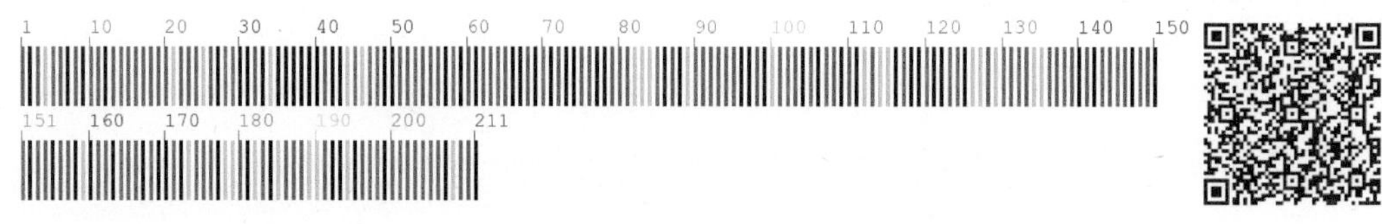

【ITS2 序列二级结构】

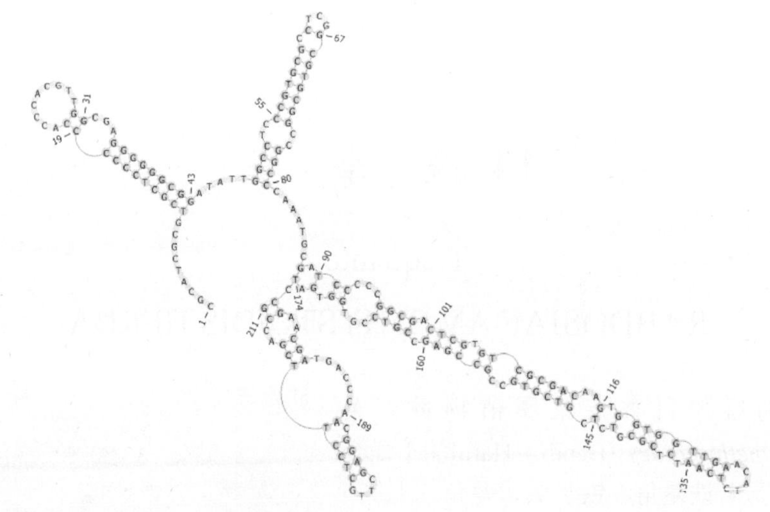

15 毛 道 士

Maodaoshi

SOLANI LYRATI HERBA

本品为茄科茄属植物白英（*Solanum lyratum* Thunb.）的干燥全草。毛道士又名母根菜、飞扬草、谷筛草、苦杍草等。

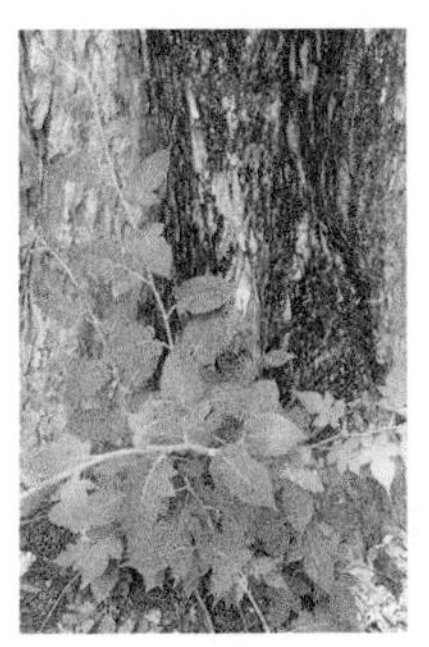

白英

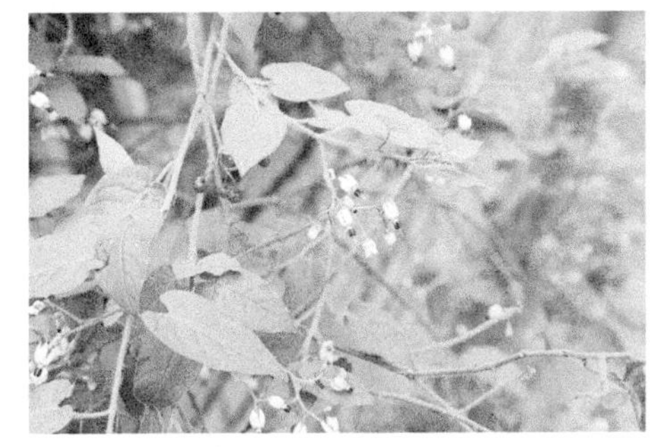

白英花果期

【中国药典】 无。

【植物形态】 草质藤本，茎及小枝均密被具节长柔毛。叶互生，多数为琴形，基部常3～5深裂，裂片全缘，侧裂片越近基部的越小，中裂片较大，通常卵形，两面均被白色发亮的长柔毛，中脉明显，侧脉在下面较清晰；少数在小枝上部的为心脏形，被有与茎枝相同的毛被。浆果球状，成熟时红黑色；种子近盘状，扁平。花期夏秋，果熟期秋末。

【生态环境】 生于阴湿路边、山坡、灌木林中。亦有零星栽培。

【采收季节】 夏、秋季采收全草，鲜用或干燥。

【功效】 清热利湿，解毒消肿。

【主治】 湿热黄疸，胆囊炎，胆石症，肾炎水肿，风湿关节痛，湿热带下，小儿高热惊搐。

【材料来源】 基原植物样本共18份。样本采自浙江省丽水市莲都区、青田县、松阳县、云和县，金华市东阳市，衢州市龙游县。

【DNA 提取及序列扩增】 取基原植物样本叶片约20 mg，均按照叶类药材DNA提取方法操作。序列扩增按照《中国药典》2015年版的“中药材DNA条形码分子鉴定法指导原则”进行。

【ITS2 序列特征】 白英共18条序列：序列长度为214 bp；有3个变异位点，分别为97位点C-T变异、174位点C-T变异和191位点C-A变异；GC含量为71.0%～72.0%。主导单倍型序列特征如下：

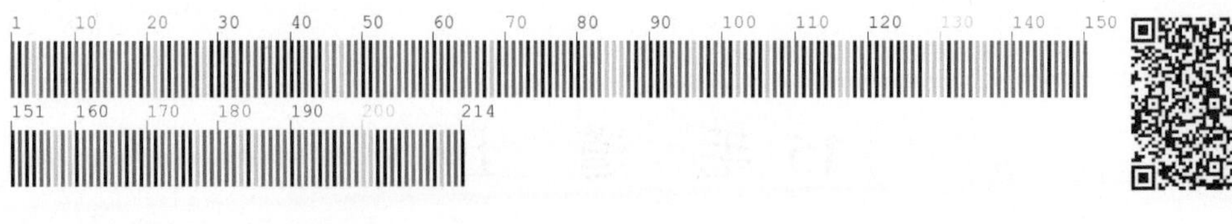

【ITS2 序列二级结构】

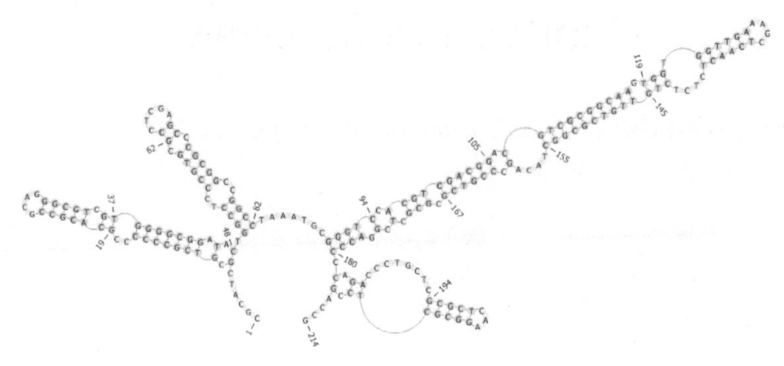

16 石 壁 果 果

Shibiguoguo

HUPERZIAE SERRATAE HERBA

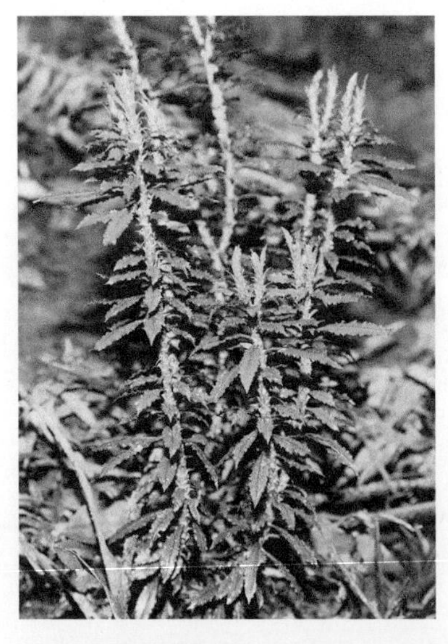

本品为石杉科石杉属植物蛇足石杉[*Huperzia serrate* (Thunb.) Trev.]的干燥全草。蛇足石杉又名蛇足石松、千层塔等。*Flora of China* 将蛇足石杉置于石松科石杉属。

【中国药典】 无。

【植物形态】 多年生土生草本植物。茎直立或斜生，枝连叶宽 1.5～4.0 cm，2～4 回二叉分枝，枝上部常有芽孢。叶螺旋状排列，疏生，平伸，狭椭圆形，向基部明显变狭，通直，基部楔形，下延有柄，先端急尖或渐尖，边缘平直不皱曲，有粗大或略小而不整齐的尖齿，两面光滑，有光泽，中脉突出明显，薄革质。孢子叶与不育叶同形；孢子囊生于孢子叶的叶腋，两端露出，肾形，黄色。

【生态环境】 生于阔叶林或针阔混交林下阴湿处。

【采收季节】 7～8 月采收，去泥土，鲜用或干燥。

【功效】 散瘀止血，消肿止痛，除湿，清热解毒。

【主治】 跌打损伤，劳伤吐血，尿血，白带，肿毒，溃疡久不收口，烫火伤。

【材料来源】 基原植物样本共 10 份。样本采自浙江省丽水市莲都区、青田县、松阳县，金华市东阳市。

【DNA 提取及序列扩增】 取基原植物样本叶片约 30 mg，均按照叶类药材 DNA 提取方法操作。序列扩增按照《中国药典》2015 年版的“中药材 DNA 条形码分子鉴定法指导原则”进行。

【ITS2 序列特征】 蛇足石杉共 10 条序列：序列长度为 259 bp；无变异位点；GC 含量为 71.4%。序列特征如下：

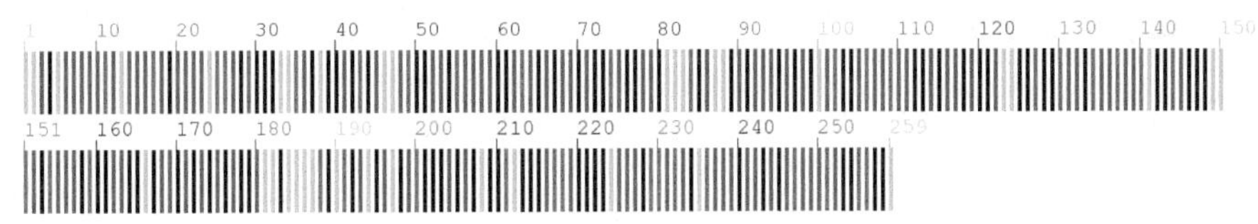

【ITS2 序列二级结构】

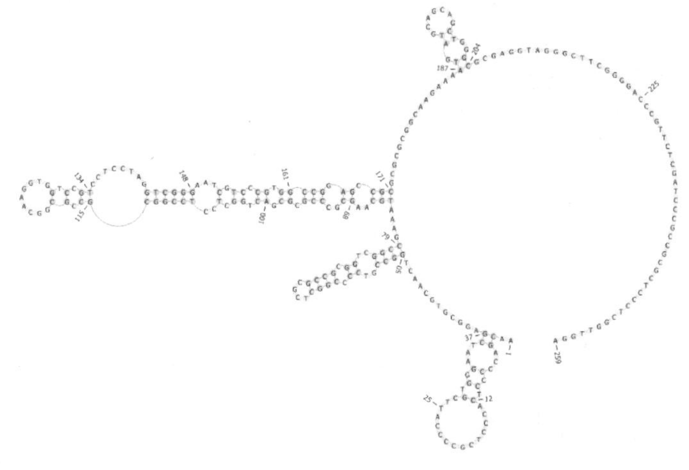

17 坛 头 刷

Tantoushua

LYCOPODII CERNUI HERBA

本品为石松科垂穗石松属植物垂穗石松（*Lycopodium cernuum* L.）的干燥全草。坛头刷又名灯笼刷；垂穗石松又名过山龙、灯笼草、铺地蜈蚣等。*Flora of China* 将垂穗石松置于石松科石松属。

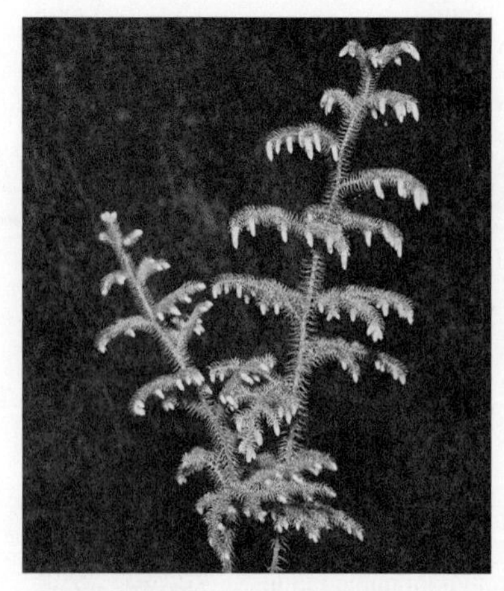

【中国药典】 无。

【植物形态】 中型至大型土生植物。主茎直立，高达 60 cm，圆柱形，光滑无毛；主茎上的叶螺旋状排列，稀疏，钻形至线形，通直或略内弯，基部圆形，下延，无柄，先端渐尖，边缘全缘，中脉不明显，纸质。孢子囊穗单生于小枝顶端，短圆柱形，成熟时通常下垂，淡黄色，无柄；孢子叶卵状菱形，覆瓦状排列，先端急尖，尾状，边缘膜质，具不规则锯齿；孢子囊生于孢子叶腋，内藏，圆肾形，黄色。

【生态环境】 生于海拔 500 m 以下草地、林缘。有少量栽培。

【采收季节】 夏季采收，干燥。

【功效】 舒筋活络，清热解毒，收敛止血。

【主治】 风湿痹痛，腰肌劳损，跌打损伤，月经不调，结膜炎，水火烫伤，疮疡肿毒。

【材料来源】 基原植物样本共 16 份。样本采自浙江省丽水市莲都区、青田县、松阳县、云和县，衢州市开化县。

【DNA 提取及序列扩增】 取基原植物样本叶片约 30 mg，均按照叶类药材 DNA 提取方法操作。序列扩增按照《中国药典》2015 年版的“中药材 DNA 条形码分子鉴定法指导原则”进行。

【*psbA-trnH* 序列特征】 垂穗石松共 16 条序列：序列长度为 225 bp；无变异位点；GC 含量为 31.1%。序列特征如下：

18 伤 皮 树

Shangpishu

ULMI PARVIFOLIAE RADIX, CORTEX ET FOLIUM

本品为榆科榆属植物榔榆（*Ulmus parvifolia* Jacq.）的干燥根、树皮及叶。伤皮树又名伤药。

【中国药典】 无。

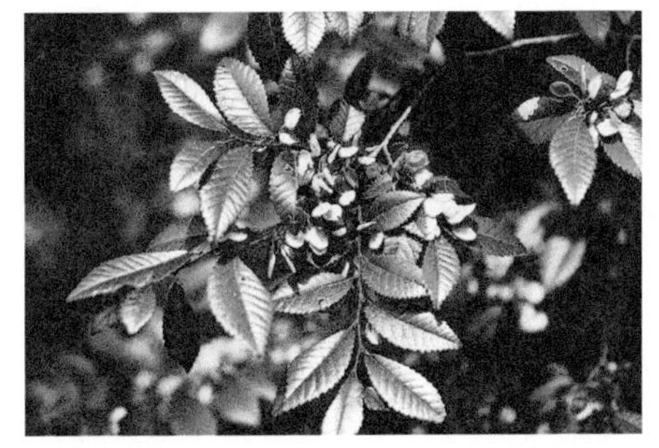

【植物形态】落叶乔木，冬季叶变为黄色或红色宿存至第二年新叶开放后脱落，高可达 25 m，胸径可达 1 m；树冠广圆形，树干基部有时成板状根，树皮灰色或灰褐，裂成不规则鳞状薄片剥落，露出红褐色内皮；当年生枝密被短柔毛，深褐色；冬芽卵圆形，无毛。叶质地厚，披针状卵形或窄椭圆形，稀卵形或倒卵形，中脉两侧长宽不等，叶面深绿色，有光泽。花秋季开放，3～6 数在叶腋簇生或排成簇状聚伞花序，花被上部杯状。翅果椭圆形或卵状椭圆形。花果期 8～10 月。

【生态环境】生于海拔 600 m 以下的山溪河流边、山林路边等地。

【采收季节】全年可采根、树皮，洗净，干燥；夏、秋季采收叶，鲜用。

【功效】根、树皮：清热利水，解毒消肿，凉血止血；叶：清热解毒，消肿止痛。

【主治】根、树皮：热淋，小便不利，疮疡肿毒，乳痈，水火烫伤，痢疾，胃肠出血，尿血，痔血，腰背酸痛，外伤出血；叶：热毒疮疡，牙痛。

【材料来源】基原植物样本共 15 份。样本采自浙江省丽水市莲都区、青田县、景宁县，衢州市开化县。

【DNA 提取及序列扩增】取基原植物样本叶片约 30 mg，均按照叶类药材 DNA 提取方法操作。序列扩增按照《中国药典》2015 年版的“中药材 DNA 条形码分子鉴定法指导原则”进行。

【ITS2 序列特征】榔榆共 15 条序列：序列长度为 215～216 bp；有 1 个变异位点，为 176 位点 G-A 变异；有一处插入/缺失，为 156 位点；GC 含量为 69.9%～70.2%。主导单倍型序列特征如下：

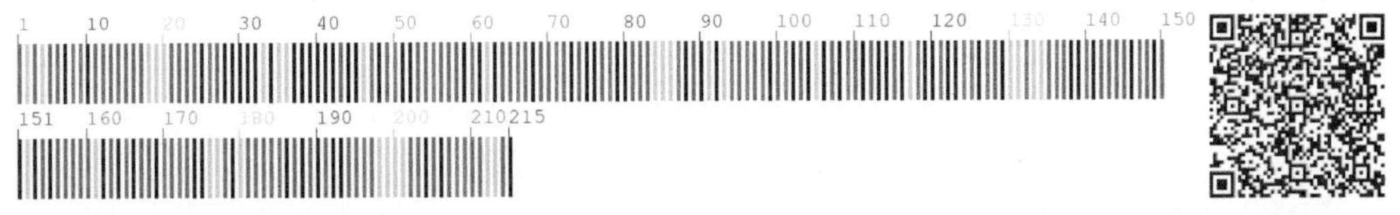

【ITS2 序列二级结构】

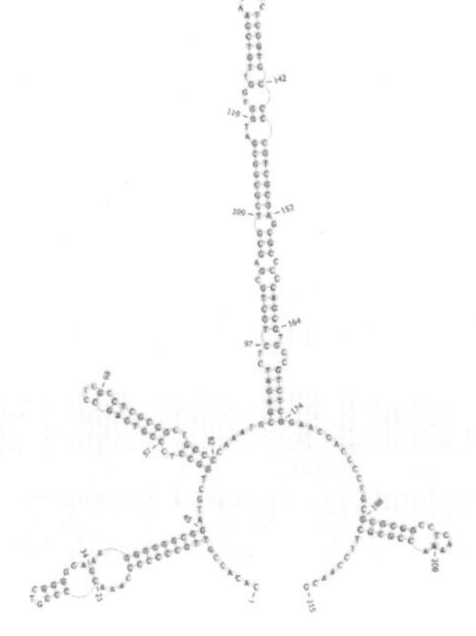

19 石 差 豆

Shichadou

HUMATAE REPENTIS HERBA

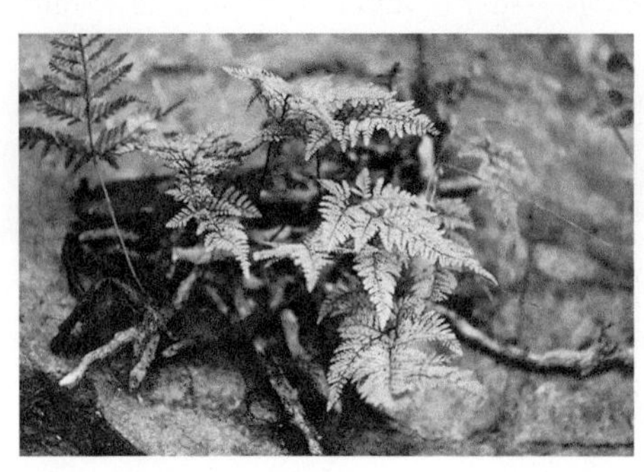

本品为骨碎补科阴石蕨属植物阴石蕨[*Humata repens* (L.f.) Diels]的干燥全草。

【中国药典】 无。

【植物形态】 多年生植物。植株高 10～20 cm，根状茎长而横走，密被鳞片；鳞片披针形，红棕色，伏生，盾状着生。叶远生；柄长 5～12 cm，棕色或棕禾秆色，疏被鳞片，老则近光滑；叶片三角状卵形，上部伸长，向先端渐尖，二回羽状深裂。叶脉上面不见，下面粗而明显，褐棕色或深棕色，羽状。叶革质，干后褐色，两面均光滑或下面沿叶轴偶有少数棕色鳞片。孢子囊群沿叶缘着生；囊群盖半圆形，棕色，全缘，质厚，基部着生。

【生态环境】 生于低海拔溪沟边树上或岩石上。

【采收季节】 全年可采挖，除去须根、叶柄，洗净，鲜用或干燥。

【功效】 活血止痛，清热利湿，续筋接骨。

【主治】 风湿痹痛，腰肌劳损，跌打损伤，牙痛，吐血，便血，尿路感染，白带，痈疮肿毒。

【材料来源】 基原植物样本共 12 份。样本采自浙江省丽水市莲都区、青田县、松阳县、云和县、庆元县，衢州市开化县；江西省上饶市婺源县。

【DNA 提取及序列扩增】 取基原植物样本叶片约 20 mg，均按照叶类药材 DNA 提取方法操作。序列扩增按照《中国药典》2015 年版的“中药材 DNA 条形码分子鉴定法指导原则”进行。

【*psbA-trnH* 序列特征】 阴石蕨共 12 条序列：序列长度为 436 bp；无变异位点；GC 含量为 41.3%。序列特征如下：

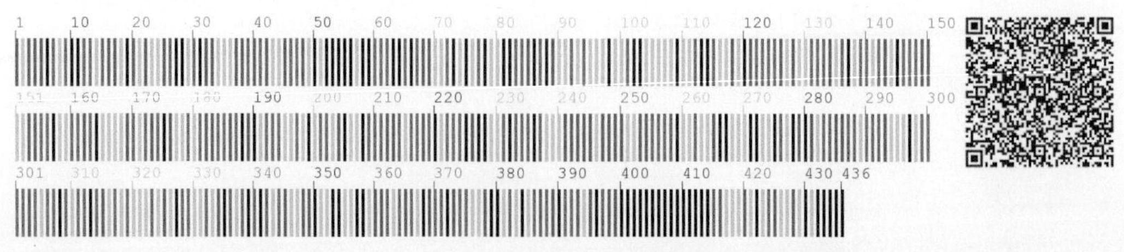

20 牛 乳 柴

Niuruchai

FICI ERECTAE RADIX

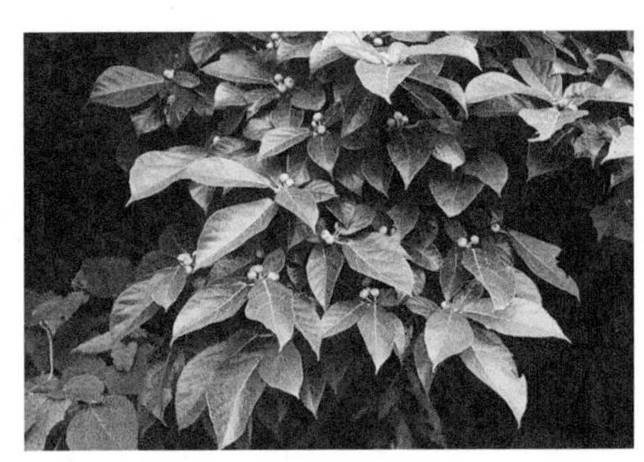

本品为桑科榕属植物天仙果（*Ficus erecta* Thunb.）的干燥根。

【中国药典】 无。

【植物形态】 落叶小乔木或灌木；树皮灰褐色，小枝密生硬毛。叶厚纸质，倒卵状椭圆形，基部圆形至浅心形，全缘或上部偶有梳齿，表面较粗糙，疏生柔毛，背面被柔毛，侧脉5～7对，弯拱向上，基生脉延长；叶柄长1～4 cm，纤细，密被灰白色短硬毛。托叶三角状披针形，膜质，早落。榕果单生叶腋，具总梗，球形或梨形。花果期5～6月。

【生态环境】 生于山坡林下阴湿处、山谷、溪边灌丛和田野沟边。有栽培。

【采收季节】 全年可采挖根，洗净，鲜用或干燥。

【功效】 益气健脾，活血通络，祛风除湿。

【主治】 劳倦乏力，食少，脾虚白带，月经不调，头风疼痛，跌打损伤，风湿性关节炎。

【材料来源】 基原植物样本共12份。样本采自浙江省丽水市莲都区、青田县、松阳县、景宁县，衢州市开化县。

【DNA 提取及序列扩增】 取基原植物样本根约40 mg，均按照根类药材DNA提取方法操作。序列扩增按照《中国药典》2015年版的“中药材DNA条形码分子鉴定法指导原则”进行。

【ITS2 序列特征】 天仙果共12条序列：序列长度为239 bp；有2个变异位点，分别为28位点C-T变异和204位点G-A变异；GC含量为68.6%～69.5%。主导单倍型序列特征如下：

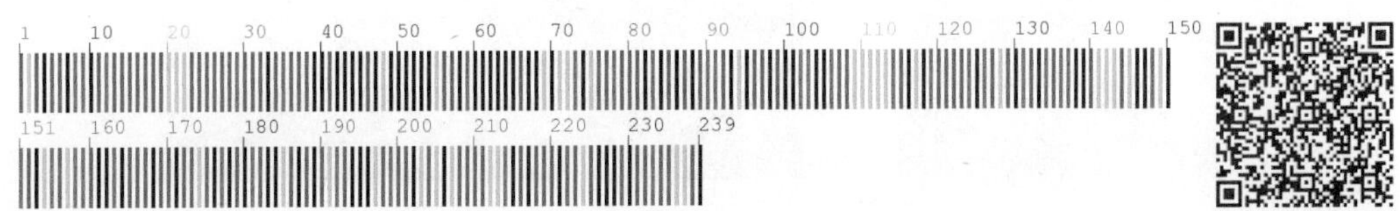

【ITS2 序列二级结构】

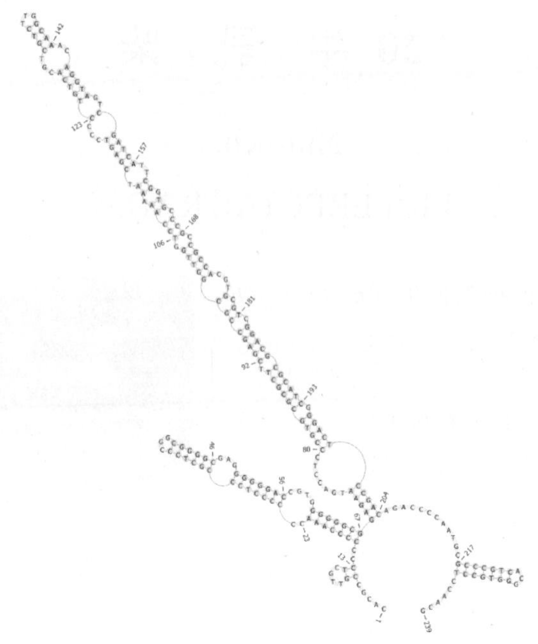

21 白鸡骨草

Baijigucao

ACHYRANTHIS BIDENTATAE RADIX

本品为苋科牛膝属植物牛膝（*Achyranthes bidentata* Bl.）的干燥根。

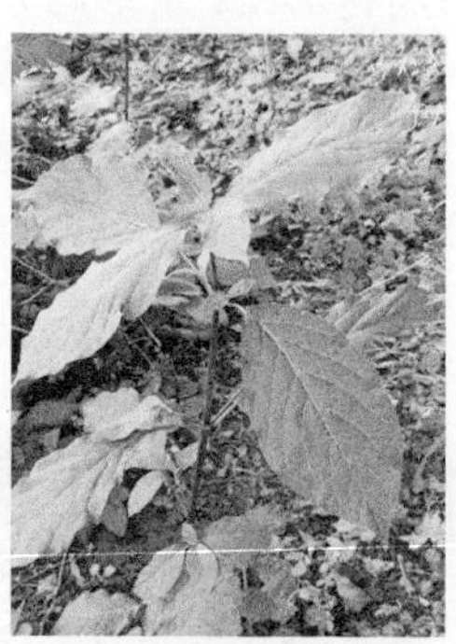

牛膝

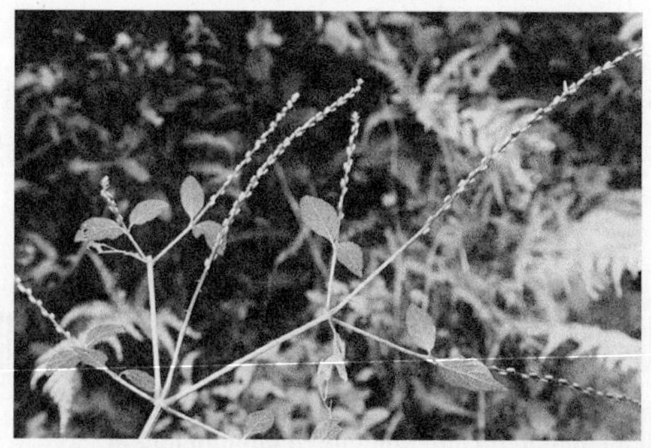

牛膝花序

【中国药典】 牛膝：牛膝的干燥根。

【植物形态】 多年生草本；根圆柱形，土黄色；茎有棱角或四方形，绿色或带紫色，有白色贴生或展开柔毛，或近无毛，分枝对生。叶片椭圆形或椭圆披针形，少数倒披针形，基部楔形或宽楔形，两面有贴生或展开柔毛；叶柄长 5～30 mm，有柔毛。穗状花序顶生及腋生。胞果矩圆形，黄褐色，光滑。种子矩圆形，黄褐色。花期 7～9 月，果期 9～10 月。

【生态环境】 生于山坡疏林下、沟边、路旁阴湿处。有栽培。

【采收季节】 11 月采挖根，洗净，干燥。

【功效】 补肝肾，强筋骨，活血通络，引血(火)下行，利尿通淋。

【主治】 腰膝酸软，下肢痿软，血滞经闭，热淋，血淋，跌打损伤，疮肿恶疮，咽喉肿痛。

【材料来源】 基原植物样本共 20 份。样本采自浙江省丽水市莲都区、青田县、松阳县、景宁县、遂昌县，金华市东阳市。

【DNA 提取及序列扩增】 取基原植物样本根约 40 mg，均按照根类药材 DNA 提取方法操作。序列扩增按照《中国药典》2015 年版的“中药材 DNA 条形码分子鉴定法指导原则”进行。

【ITS2 序列特征】 牛膝共 20 条序列：序列长度为 199 bp；有 1 个变异位点，为 128 位点 G-A 变异；GC 含量为 57.3%～57.8%。主导单倍型序列特征如下：

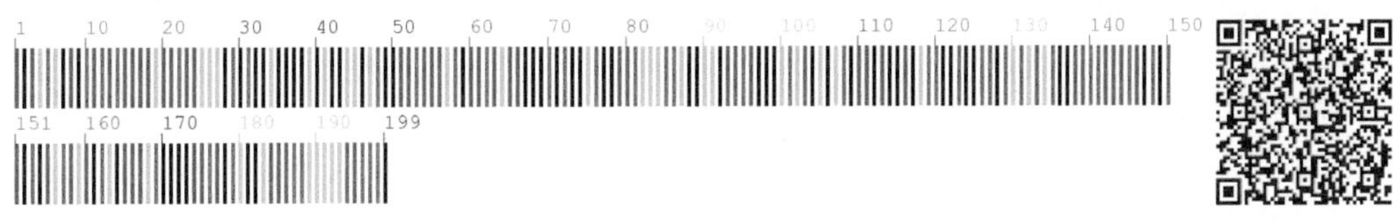

【ITS2 序列二级结构】

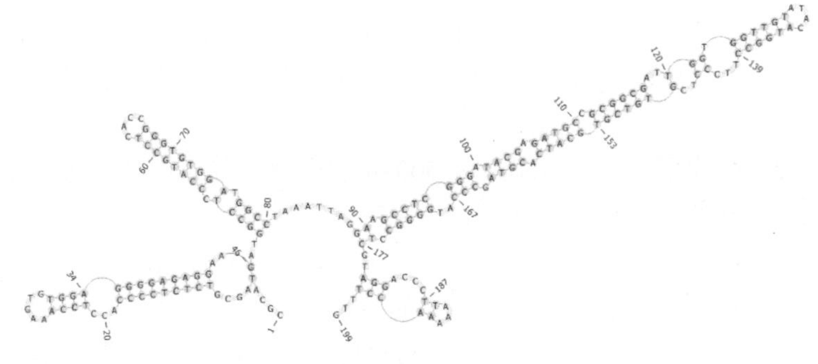

22 铁 丁 头

Tiedingtou

ANTENORONTIS FILIFORME HERBA

本品为蓼科金线草属植物金线草[*Antenoron filiforme* (Thunb.) Rob. et Vaut.]或短毛金线草[*Antenoron filiforme* (Thunb.) Rob. et Vaut. var. *neofiliforme* (Nakai) A. J. Li]的干燥全草。铁丁头又名大叶蓼、人字草、天油草等。

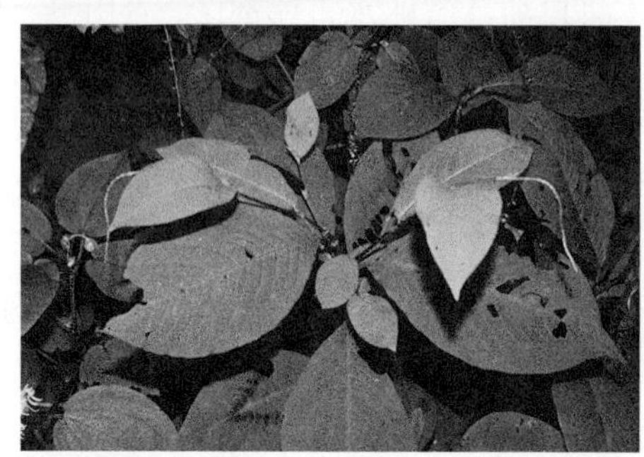

金线草　　短毛金线草

【中国药典】 无。

【植物形态】 **金线草**：多年生草本；根状茎粗壮；茎直立，具糙伏毛，有纵沟，节部膨大；叶椭圆形或长椭圆形，顶端短渐尖或急尖，基部楔形，全缘，两面均具糙伏毛；叶柄长 1～1.5 cm，具糙伏毛；托叶鞘筒状，膜质，褐色，具短缘毛；总状花序呈穗状，通常数个，顶生或腋生，花序轴延伸，花排列稀疏；瘦果卵形，双凸镜状，褐色，有光泽，包于宿存花被内；花期 7～8 月，果期 9～10 月。**短毛金线草**（变种）与原变种金线草的主要区别是叶顶端长渐尖，两面疏生短糙伏毛。

【生态环境】 金线草生于海拔 100～2500 m 的山坡林缘、山谷路旁，短毛金线草生于海拔 150～2200 m 的山坡林下、林缘、山谷湿地。

【采收季节】 夏、秋季采收全草、根茎，洗净，鲜用或干燥。

【功效】 凉血止血，清热利湿，散瘀止痛。

【主治】 咳血，吐血，便血，胃痛，经期腹痛，跌打损伤，风湿痹痛，瘰疬，痈肿。

【材料来源】 基原植物金线草样本共 12 份，短毛金线草样本共 10 份。样本均采自浙江省丽水市莲都区、青田县、松阳县、景宁县，衢州市龙游县。

【DNA 提取及序列扩增】 取基原植物样本叶片约 20 mg，均按照叶类药材 DNA 提取方法操作。序列扩增按照《中国药典》2015 年版的“中药材 DNA 条形码分子鉴定法指导原则”进行。

【ITS2 序列特征】 金线草共 12 条序列：序列长度为 247 bp；无变异位点；GC 含量为 67.2%。序列特征如下：

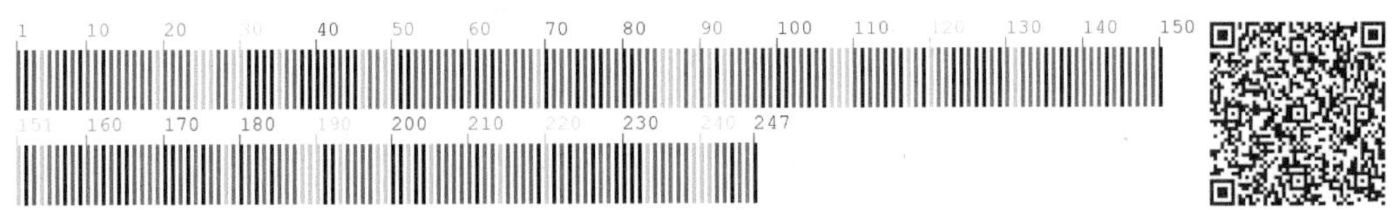

短毛金线草共 10 条序列：序列长度为 247 bp；无变异位点；GC 含量为 66.4%。序列特征如下：

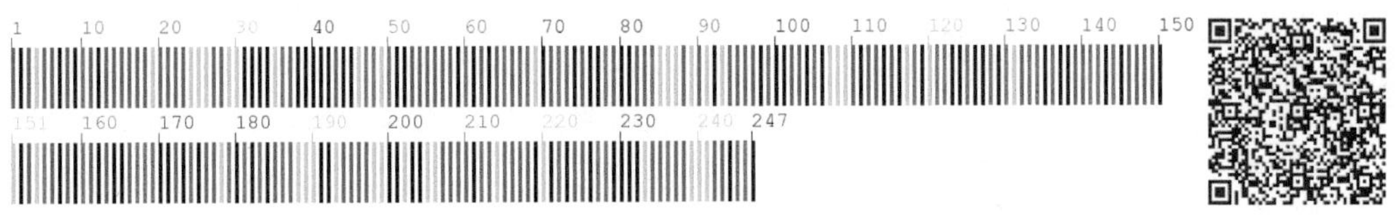

【ITS2 序列二级结构】

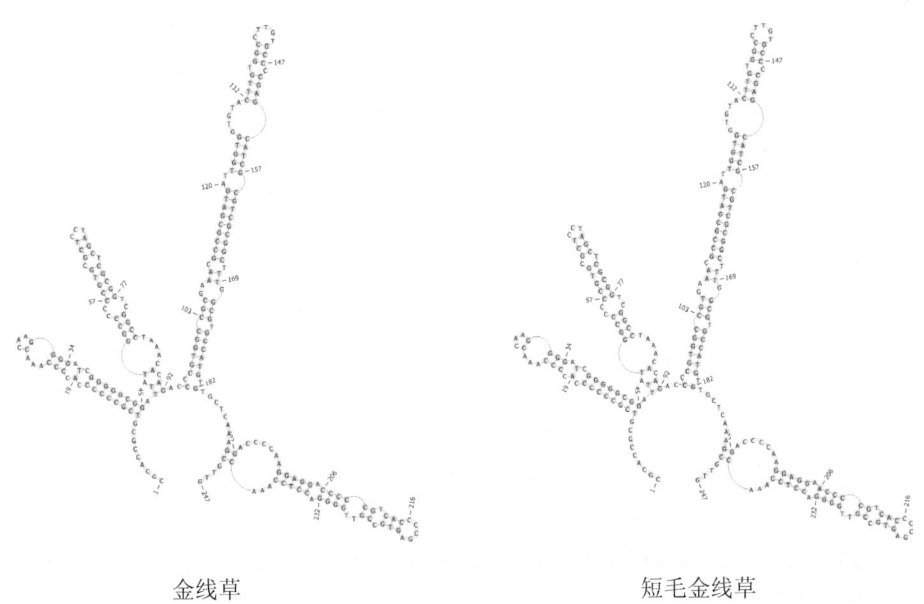

金线草　　　　短毛金线草

23 山 苍 子

Shancangzi

LITSEAE CUBEBAE RADIX, FOLIUM ET FRUCTUS

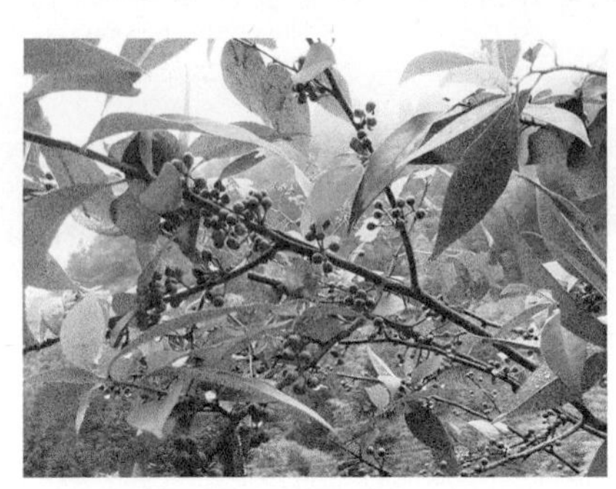

本品为樟科木姜子属植物山鸡椒[*Litsea cubeba* (Lour.) Pers.]的干燥根、叶和果实。山苍子又名山苍柴、姜母柴、理气柴等。

【中国药典】 荜澄茄：山鸡椒的干燥成熟果实。

【植物形态】 落叶灌木或小乔木；幼树树皮黄绿色，光滑，老树树皮灰褐色。小枝细长，绿色，无毛，枝、叶具芳香味。顶芽圆锥形，外面具柔毛。叶互生，披针形或长圆形，先端渐尖，基部楔形，纸质，上面深绿色，下面粉绿色，两面均无毛；叶柄长 6～20 mm，纤细，无毛。伞形花序单生或簇生，总梗细长；苞片边缘有睫毛。果近球形，无毛，幼时绿色，成熟时黑色。花期 2～3 月，果期 7～8 月。

【生态环境】 生于海拔 1200 m 以下向阳山坡、旷地、疏林内、采伐迹地、火烧迹地。

【采收季节】 7～8 月当果实青色布有白色斑点，用手捻碎有强烈生姜味时，采收，干燥；深秋采挖根，抖尽泥土，干燥；夏、秋季采收叶，鲜用或干燥。

【功效】 果实：温中止痛，行气活血，平喘，利尿；根：祛风散寒，除湿，温中，理气止痛；叶：理气散结，解毒消肿，止血。

【主治】 果实：食积气胀，反胃呕吐，哮喘，牙痛，寒湿痹痛，跌打损伤；根：感冒头痛，心胃冷痛，腹痛吐泻，风湿痹痛，跌打损伤，近用于脑血栓形成；叶：痈疽肿毒痛，乳痈，蛇虫咬伤，外伤出血，脚肿。

【材料来源】 基原植物样本共 18 份。样本采自浙江省丽水市莲都区、青田县、松阳县、景宁县，衢州市龙游县；江西省上饶市婺源县。

【DNA 提取及序列扩增】 取基原植物样本叶片约 20 mg，均按照叶类药材 DNA 提取方法操作。序列扩增按照《中国药典》2015 年版的“中药材 DNA 条形码分子鉴定法指导原则”进行。

【ITS2 序列特征】 山鸡椒共 18 条序列：序列长度为 238 bp；无变异位点；GC 含量为 75.2%。序列特征如下：

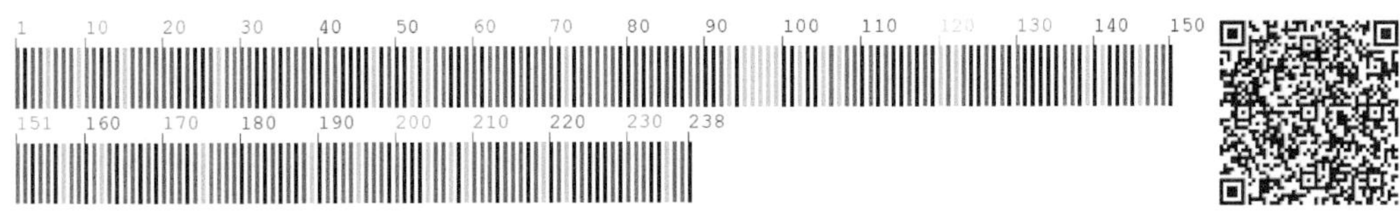

【ITS2 序列二级结构】

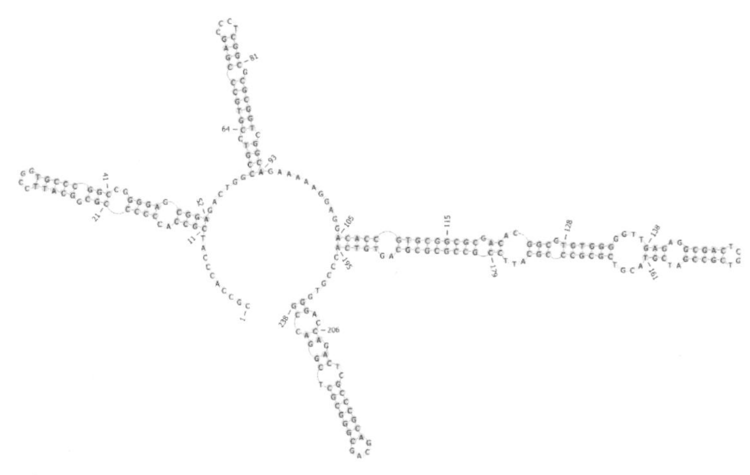

24 山　　枣

Shanzao

CRATAEGI CUNEATAE RADIX ET FRUCTUS

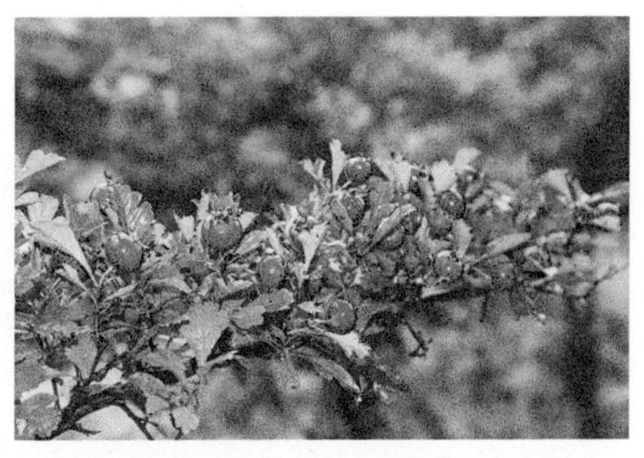

本品为蔷薇科山楂属植物野山楂（*Crataegus cuneata* Sieb. et Zucc.）的干燥根及果实。山枣又名不哩、山楂根。

【中国药典】 无。

【植物形态】 落叶灌木，高可达 15 m，分枝密，通常具细刺；小枝细弱，圆柱形，有棱，幼时被柔毛，一年生枝紫褐色，无毛，老枝灰褐色，散生长圆形皮孔。叶片宽倒卵形至倒卵状长圆形，先端急尖，基部楔形，下延连于叶柄，边缘有不规则重锯齿，上面无毛，有光泽，下面具稀疏柔毛，沿叶脉较密；叶柄两侧有叶翼。总花梗和花梗均被柔毛。果实近球形或扁球形，红色或黄色，常具有宿存反折萼片或 1 苞片。花期 5～6 月，果期 9～11 月。

【生态环境】 生于海拔 1500 m 以下的山谷、多石湿地或灌丛中。

【采收季节】全年可采挖根，洗净，切片，干燥；秋季果实成熟时采摘果实，干燥。

【功效】根：消积和胃，祛风，止血，消肿；果实：健脾消食，活血化瘀。

【主治】根：食积，反胃，痢疾，风湿痹痛，咯血，痔漏，水肿；果实：食滞肉积，脘腹胀痛，产后瘀痛，漆疮，冻疮。

【材料来源】 基原植物样本共 18 份。样本采自浙江省丽水市莲都区、青田县、松阳县、云和县，衢州市龙游县，金华市东阳市。

【DNA 提取及序列扩增】 取基原植物样本根约 40 mg，均按照根类药材 DNA 提取方法操作。序列扩增按照《中国药典》2015 年版的“中药材 DNA 条形码分子鉴定法指导原则”进行。

【ITS2 序列特征】 野山楂共 18 条序列：序列长度为 218 bp；有 3 个变异位点，分别为 169 位点 C-A 变异、208 位点 G-T 变异和 218 位点 G-C 变异；GC 含量为 69.7%～70.2%。主导单倍型序列特征如下：

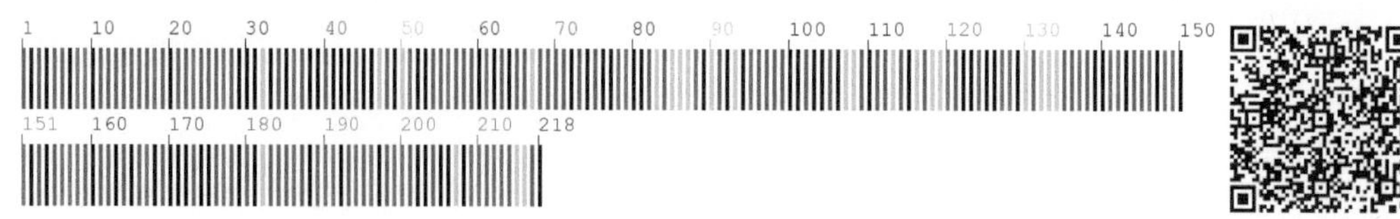

【ITS2 序列二级结构】

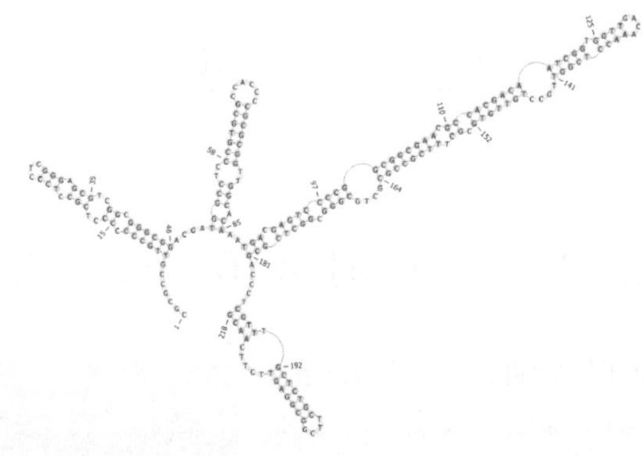

25 野 割 绳

Yegesheng

PUERARIAE MONTANAE RADIX

本品为豆科葛属植物葛[*Pueraria montana* (Lour.) Merr.]的干燥根。野割绳又名葛根、野葛根、野葛藤、葛绳等。《中国药典》中葛称为野葛，拉丁名为 *Pueraria lobata* (Willd.) Ohwi。

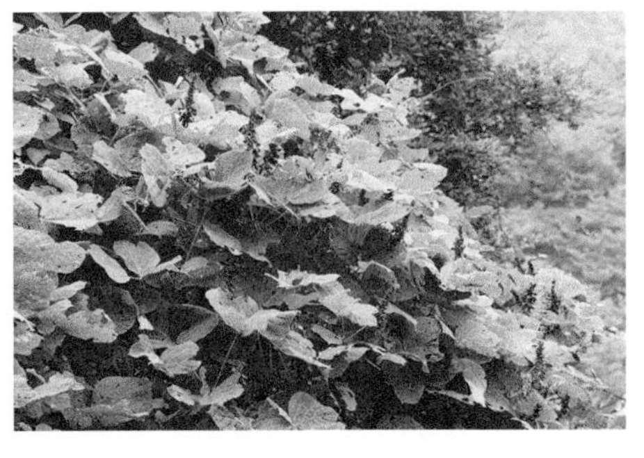

【中国药典】 葛根：野葛的干燥根。

【植物形态】 粗壮藤本，长可达 8 m，全体被黄色长硬毛，茎基部木质，有粗厚的块状根。羽状复叶具 3 小叶；托叶背着，卵状长圆形，具线条；小托叶线状披针形，与小叶柄等长或较长；小叶三裂，偶尔全缘，顶生小叶宽卵形或斜卵形，先端长渐尖，侧生小叶斜卵形，稍小，上面被淡黄色、平伏的疏柔毛，下面较密。总状花序中部以上有颇密集的花。荚果长椭圆形，扁平，被褐色长硬毛。花期 9～10 月，果期 11～12 月。

【生态环境】 生于山坡草地、沟边、路边或疏林中。有栽培。

【采收季节】 冬季叶片发黄后采挖块根，洗净，刮去外粗皮，切纵片，鲜用或干燥。

【功效】 解肌退热，发表透疹，生津止渴，升阳止泻。

【主治】 外感发热，头项强痛，麻疹初起，疹出不畅，温病口渴，消渴病，高血压，冠心病。

【材料来源】 基原植物样本共 16 份。样本采自浙江省丽水市莲都区、青田县、松阳县、景宁县、庆元县，金华市东阳市。

【DNA 提取及序列扩增】 取基原植物样本根约 40 mg，均按照根类药材 DNA 提取方法操作。序列扩增按照《中国药典》2015 年版的“中药材 DNA 条形码分子鉴定法指导原则”进行。

【ITS2 序列特征】 葛共 16 条序列：序列长度为 246 bp；无变异位点；GC 含量为 61.8%。主导单倍型序列特征如下：

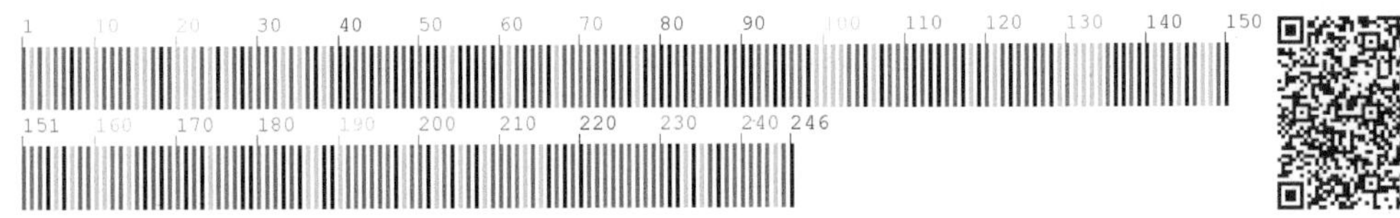

【ITS2 序列二级结构】

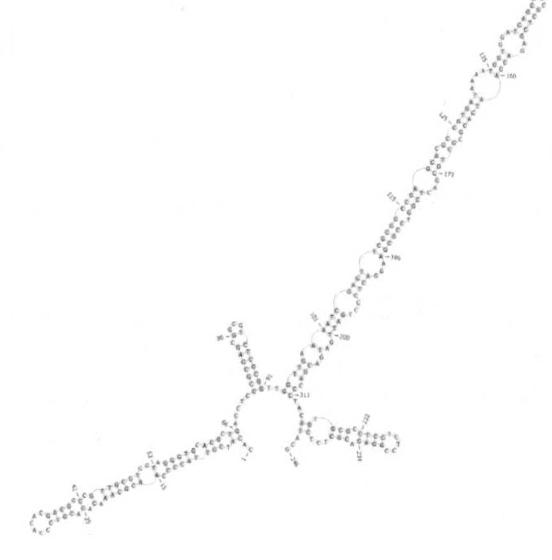

26 天雷不打石

Tianleibudashi

GLOCHIDIONIS PUBERI RADIX, FOLIUM ET FRUCTUS

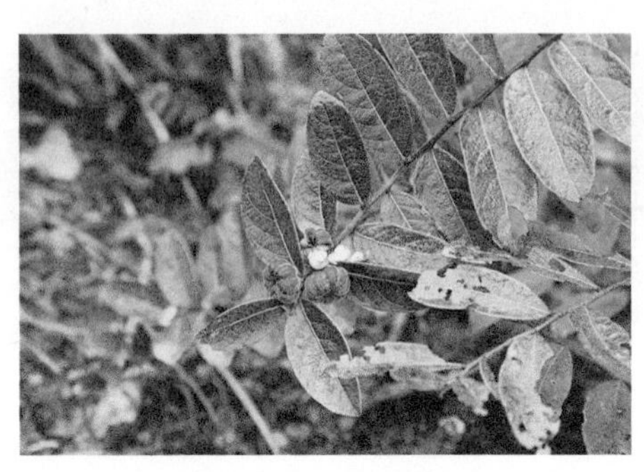

本品为大戟科算盘子属植物算盘子[*Glochidion puberum* (L.) Hutch.]的干燥根、果实和叶。天雷不打石又名雷打柿、金瓜柴、馒头柴等。

【中国药典】 无。

【植物形态】 直立灌木，高 1～5 m，多分枝，小枝灰褐色。叶片纸质或近革质，长圆形、长卵形或倒卵状长圆形，稀披针形，顶端钝、急尖、短渐尖或圆，基部楔形至钝，上面灰绿色，仅中脉被疏短柔毛或几无毛，下面粉绿色；侧脉每边 5～7 条，下面凸起，网脉明显；叶柄长 1～3 mm。花小，雌雄同株或异株。蒴果扁球状，成熟时带红色，种子近肾形，具三棱，长约 4 mm，朱红色。花期 4～8 月，果期 7～11 月。

【生态环境】 生于山地灌丛中、溪沟边。

【采收季节】 全年可采收根，洗净，切片，鲜用或干燥；秋季采收果实，干燥；夏、秋季采收叶，鲜用或干燥。

【功效】 根：清热利湿，行气活血，解毒消肿；果实：清热除湿，解毒利咽，行气活血；叶：清热利湿，解毒消肿。

【主治】 根：感冒发热，咽喉肿痛，咳嗽，牙痛，湿热泻痢，黄疸，淋浊，带下，风湿麻痹，腰痛，疝气，痛经，闭经，跌打损伤，痈肿，瘰疬，蛇虫咬伤；果实：痢疾，泄泻，黄疸，疟疾，淋浊，带下，咽喉肿痛，牙痛，疝痛，产后腹痛；叶：湿热泻痢，黄疸，淋浊，带下，发热，咽喉肿痛，痈疮疖肿，漆疮，湿疹，蛇虫咬伤。

【材料来源】 基原植物样本共 18 份。样本采自浙江省丽水市莲都区、青田县、景宁县、庆元县，衢州市龙游县，金华市东阳市、永康市。

【DNA 提取及序列扩增】 取基原植物样本叶片约 30 mg，均按照叶类药材 DNA 提取方法操作。序列扩增按照《中国药典》2015 年版的“中药材 DNA 条形码分子鉴定法指导原则”进行。

【ITS2 序列特征】 算盘子共 18 条序列：序列长度为 204 bp；无变异位点；GC 含量为 55.4%。序列特征如下：

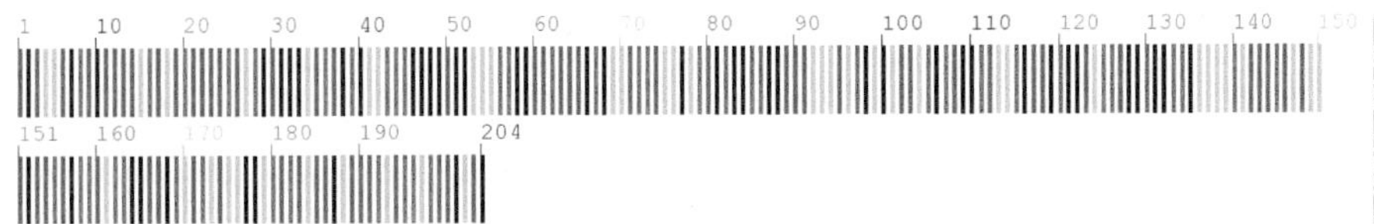

【ITS2 序列二级结构】

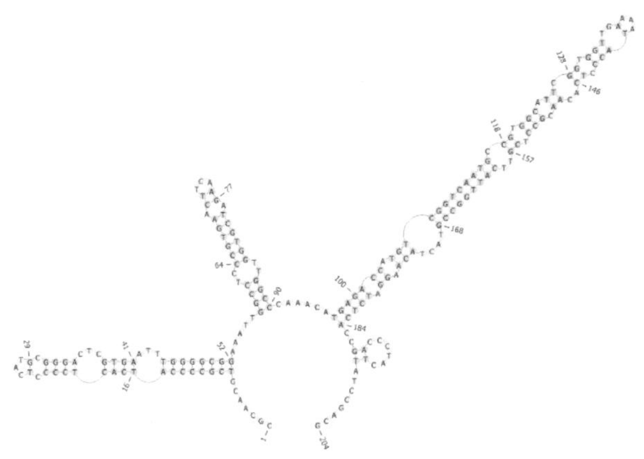

27 鸭　掌　柴

Yazhangchai

DENDROPANACIS DENTIGERIS RHIZOMA

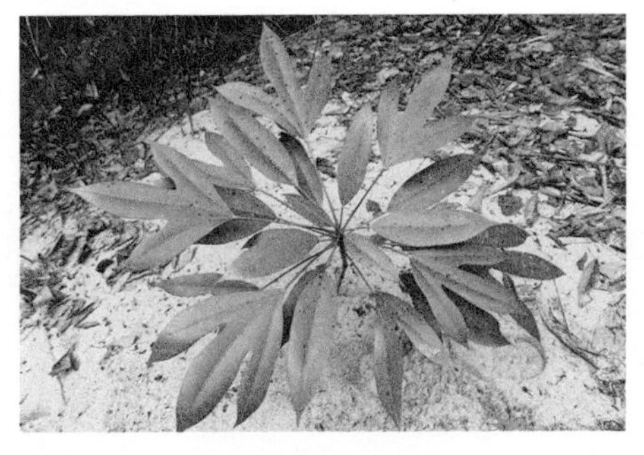

本品为五加科树参属植物树参[*Dendropanax dentiger* (Harms) Merr.]的干燥根茎。鸭掌柴又名枫荷梨、半边枫、半架风。

【中国药典】 无。

【植物形态】 乔木或灌木，高 2～8 m。叶片厚纸质或革质，叶形变异很大，不分裂叶片通常为椭圆形、稀长圆状椭圆形、椭圆状披针形、披针形或线状披针形，分裂叶片倒三角形，两面均无毛，边缘全缘，或近先端处有不明显细齿一至数个，或有明显疏离的牙齿；叶柄长 0.5～5 cm，无毛。伞形花序顶生。果实长圆状球形，稀近球形；宿存花柱长 1.5～2 mm。花期 8～10 月，果期 10～12 月。

【生态环境】 生于海拔 200～1200 m 的山谷溪沟边石隙旁或山坡林中及林缘。

【采收季节】 秋、冬季采收，洗净，切片，鲜用或干燥。

【功效】 祛风除湿，活血消肿。

【主治】 风湿痹痛，偏瘫，头痛，月经不调，跌打损伤，疮肿。

【材料来源】 基原植物样本共 12 份。样本采自浙江省丽水市莲都区、青田县、松阳县、景宁县，金华市东阳市。

【DNA 提取及序列扩增】 取基原植物样本根茎约 40 mg，均按照根茎类药材 DNA 提取方法操作。序列扩增按照《中国药典》2015 年版的“中药材 DNA 条形码分子鉴定法指导原则”进行。

【ITS2 序列特征】 树参共 12 条序列：序列长度为 230 bp；有 3 个变异位点，分别为 83 位点 C-T 变异、88 位点 C-T 变异和 171 位点 T-C 变异；GC 含量为 63.0%～63.5%。主导单倍型序列特征如下：

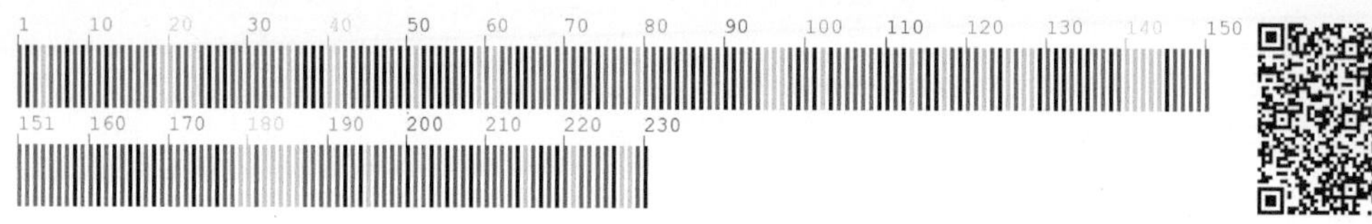

【ITS2 序列二级结构】

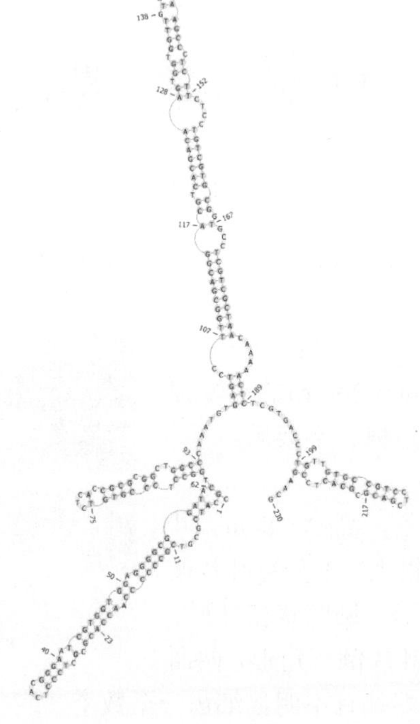

28 山 当 归

Shandanggui

ANGELICAE DECURSIVI RADIX

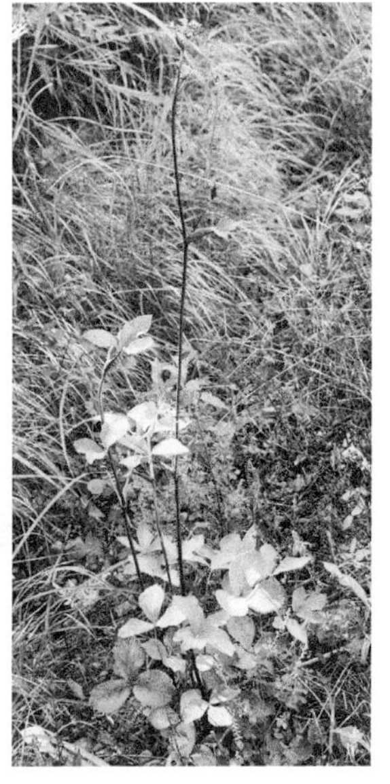

本品为伞形科当归属植物紫花前胡[*Angelica decursiva* (Miq.) Franch. et Sav.]的干燥根。山当归又名陌生草、大香头、大猫脚趾等。《中国药典》将紫花前胡收录为前胡属(*Peucedanum* L.)植物，拉丁名为 *Peucedanum decursivum* (Miq.) Maxim.。

【中国药典】 紫花前胡：紫花前胡的干燥根。

【植物形态】 多年生草本，根圆锥状，有少数分枝，外表棕黄色至棕褐色，有强烈气味。茎高 1～2 m，直立，单一，中空，光滑，常为紫色，无毛，有纵沟纹。根生叶和茎生叶有长柄，基部膨大成圆形的紫色叶鞘，抱茎，外面无毛；叶片三角形至卵圆形，坚纸质，一回三全裂或一至二回羽状分裂；茎上部叶简化成囊状膨大的紫色叶鞘。复伞形花序顶生或侧生，花深紫色。果实长圆形至卵状圆形，无毛。花期 8～9 月，果期 9～11 月。

【生态环境】 生于山坡林下、林缘湿润处、郊野、路旁阴湿草丛中。有栽培。

【采收季节】 秋、冬季采收，洗净，干燥。

【功效】 降气化痰，散风清热。

【主治】 痰热咳喘，咯痰黄稠，风热咳嗽痰多。

【材料来源】 基原植物样本共 15 份。样本采自浙江省丽水市莲都区、青田县、松阳县、景宁县、庆元县，衢州市龙游县。

【DNA 提取及序列扩增】 取基原植物样本根约 40 mg，均按照根类药材 DNA 提取方法操作。序列扩增按照《中国药典》2015 年版的“中药材 DNA 条形码分子鉴定法指导原则”进行。

【ITS2 序列特征】 紫花前胡共 15 条序列：序列长度为 227 bp；无变异位点；GC 含量为 58.1%。序列特征如下：

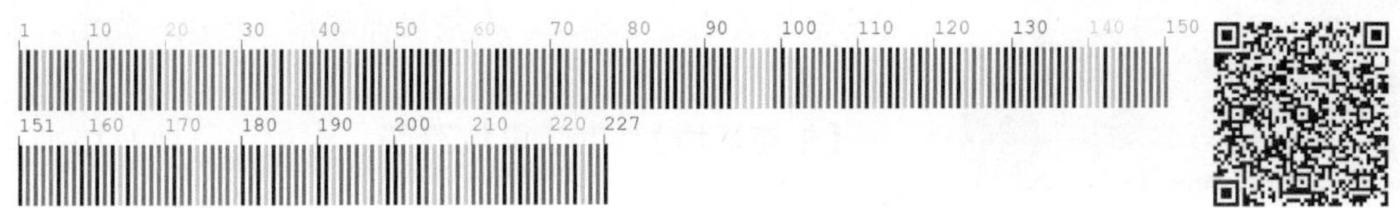

【ITS2 序列二级结构】

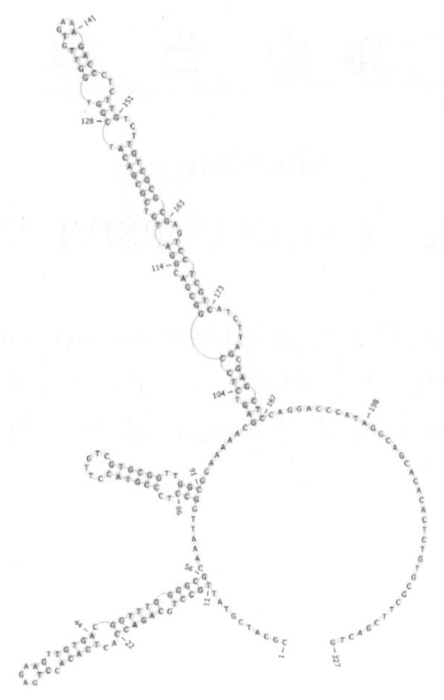

29 野 仙 草

Yexiancao

CLINOPODII GRACILIS HERBA

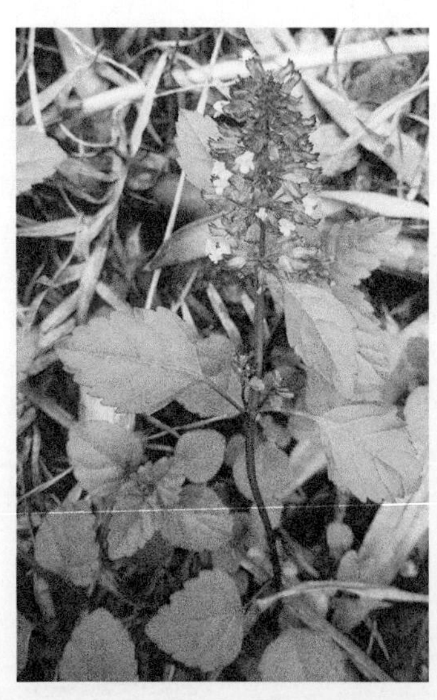

本品为唇形科风轮菜属植物细风轮菜[*Clinopodium gracile* (Benth.) Matsum.]的干燥全草。野仙草又名野香草、瘦风轮、风轮菜。

【中国药典】 无。

【植物形态】 纤细草本，茎多数，自匍匐茎生出，柔弱，上升，不分枝或基部具分枝，被倒向的短柔毛。最下部的叶圆卵形，细小，先端钝，基部圆形，边缘具疏圆齿，较下部或全部叶均为卵形，较大；上部叶及苞叶卵状披针形，先端锐尖，边缘具锯齿。轮伞花序分离，或密集于茎端成短总状花序，疏花。小坚果卵球形，褐色，光滑。花期 6～8 月，果期 8～10 月。

【生态环境】 生于山坡路旁、沟边、草地及墙脚草丛中。

【采收季节】 6～8 月采收，鲜用或干燥。

【功效】 祛风清热，行气活血，解毒消肿。

【主治】 感冒发热，食积腹胀，呕吐，泄泻，咽喉肿痛，痈肿丹毒，荨麻疹，毒虫咬伤，跌打肿痛，外伤出血。

【材料来源】 基原植物样本共 20 份。样本采自浙江省丽水市莲都区、青田县、松阳县、景宁县，金华市东阳市，衢州市龙游县、开化县。

【DNA 提取及序列扩增】 取基原植物样本叶片约 20 mg，均按照叶类药材 DNA 提取方法操作。序列扩增按照《中国药典》2015 年版的“中药材 DNA 条形码分子鉴定法指导原则”进行。

【ITS2 序列特征】 细风轮菜共 20 条序列：序列长度为 237 bp；有 1 个变异位点，为 213 位点 G-C 变异；GC 含量为 70.0%。主导单倍型序列特征如下：

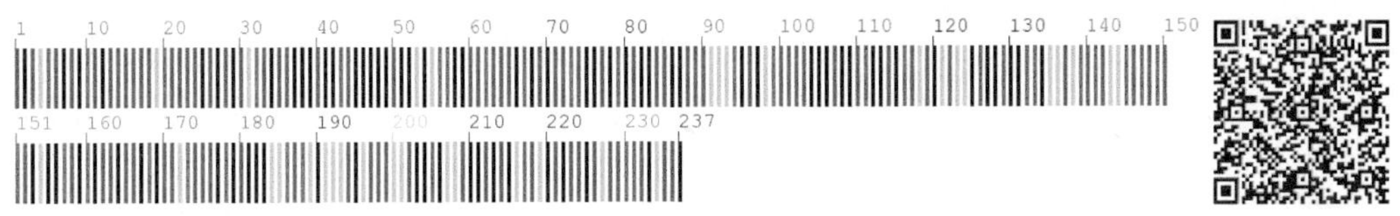

【ITS2 序列二级结构】

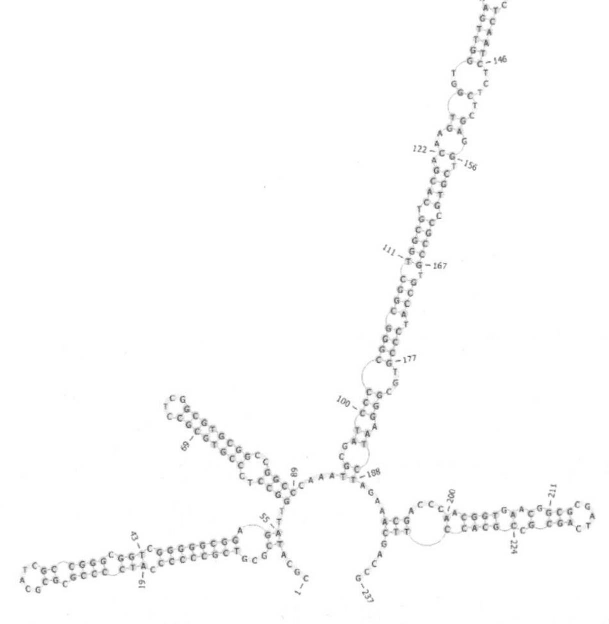

30 热 红 草

Rehongcao

SALVIAE BOWLEYANAE RADIX

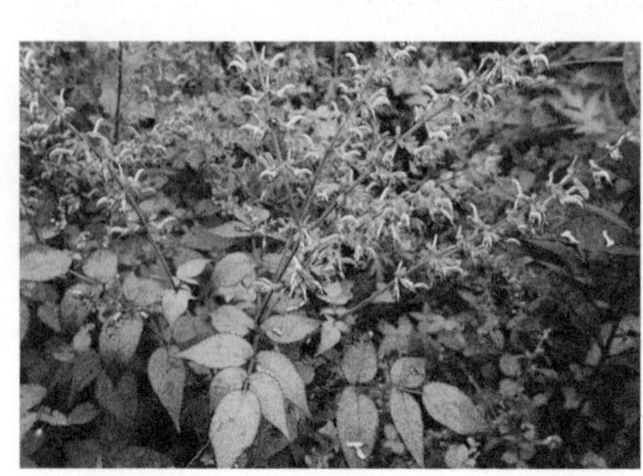

本品为唇形科鼠尾草属植物南丹参（*Salvia bowleyana* Dunn.）的干燥根。热红草又名月风草、活血丹。

【中国药典】 无。

【植物形态】 多年生草本；根肥厚，外表红赤色，切面淡黄色。茎粗大，钝四棱形，具四槽，被下向长柔毛。叶为羽状复叶，顶生小叶卵圆状披针形，先端渐尖或尾状渐尖，基部圆形或浅心形或稍偏斜，边缘具圆齿状锯齿或锯齿，草质，两面除脉上略被小疏柔毛外余部均无毛；叶柄长 4～6 cm，腹凹背凸，被长柔毛。轮伞花序 8 至多花，组成长 14～30 cm 顶生总状花序或总状圆锥花序；苞片披针形。小坚果椭圆形，褐色，顶端有毛。花期 3～7 月。

【生态环境】 生于山坡林下、灌丛中、溪沟边或山脚草丛中。

【采收季节】 深秋采挖，洗净，干燥。

【功效】 活血化瘀，调经止痛。

【主治】 胸痹绞痛，心烦，心悸，脘腹疼痛，月经不调，乳汁稀少，产后瘀滞腹痛，崩漏，关节痛，疮肿。

【材料来源】 基原植物样本共 12 份。样本采自浙江省丽水市莲都区、青田县、景宁县，衢州市龙游县，金华市东阳市。

【DNA 提取及序列扩增】 取基原植物样本根约 40 mg，均按照根类药材 DNA 提取方法操作。序列扩增按照《中国药典》2015 年版的“中药材 DNA 条形码分子鉴定法指导原则”进行。

【ITS2 序列特征】 南丹参共 12 条序列：序列长度为 228 bp；有 1 个变异位点，为 192 位点 A-C 变异；GC 含量为 65.8%～66.2%。主导单倍型序列特征如下：

【ITS2 序列二级结构】

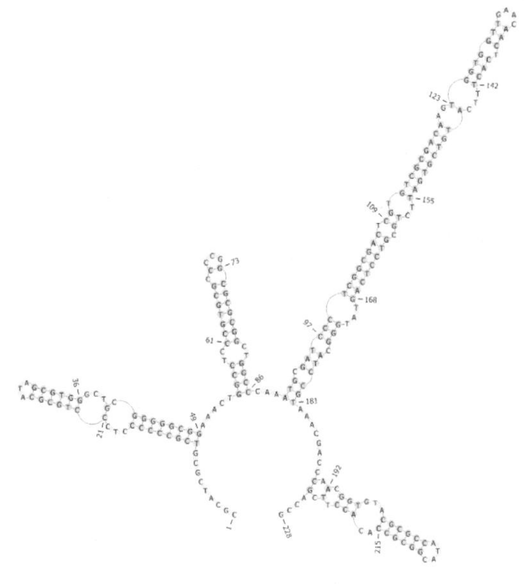

31 大　发　散

Dafasan

EUPATORII JAPONICI SEU EUPATORII CHINENSIS FLOS

本品为菊科泽兰属植物白头婆（*Eupatorium japonicum* Thunb.）或多须公（*Eupatorium chinense* L.）的干燥带花序枝的头状花序。大发散又名千里橘；白头婆又名泽兰，多须公又名华泽兰。

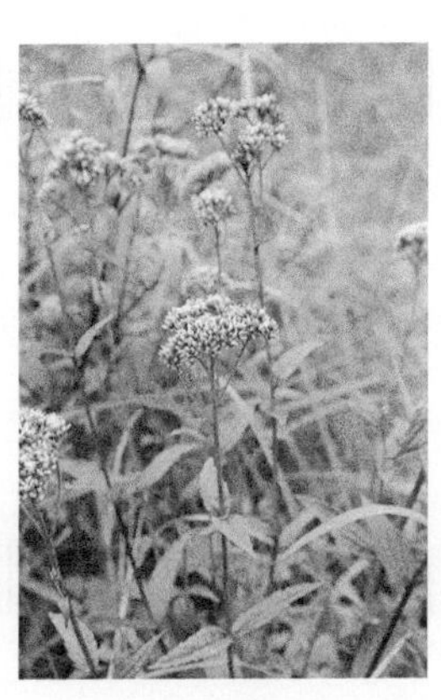

白头婆

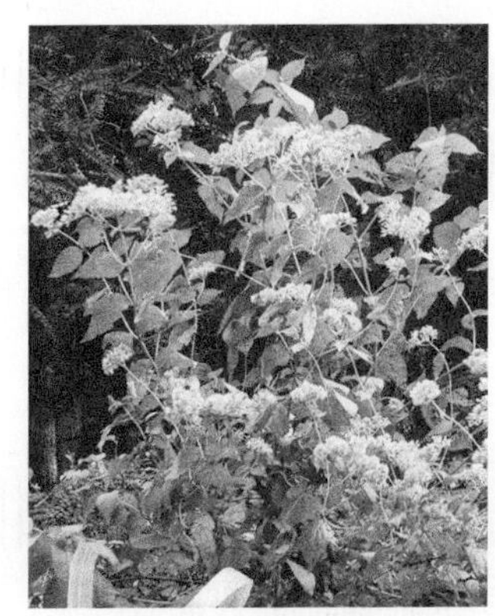

多须公

【中国药典】 无。

【植物形态】 **白头婆**：多年生草本；根茎短，有细长侧根；茎直立，下部或至中部或全部淡紫红色，基部通常不分枝，或仅上部有伞房状花序分枝，全部茎枝被白色皱波状短柔毛；叶对生，有叶柄，质地稍厚；中部茎叶椭圆形或长椭圆形或卵状长椭圆形或披针形，基部宽或狭楔形；头状花序在茎顶或枝端排成紧密的伞房花序；花白色或带红紫色或粉红色；瘦果淡黑褐色，椭圆状，5 棱，被多数黄色腺点，无毛；花果期 6～11 月。**多须公**：多年生草本，小灌木或半小灌木状，基部、下部或中部以下茎木质；全株多分枝，分枝斜升，茎上部分枝伞房状；全部茎枝被污白色短柔毛；叶对生，无柄或几无柄；中部茎叶卵形、宽卵形，少有卵状披针形、长卵形或披针状卵形，基部圆形，顶端渐尖或钝；头状花序多数在茎顶及枝端排成大型疏散的复伞房花序，花序径达 30 cm；花白色、粉色或红色；瘦果淡黑褐色，椭圆状，5 棱，散布黄色腺点；花果期 6～11 月。

【生态环境】 白头婆生于海拔 120～3000 m 的山坡、林下或灌草丛中，多须公生于海拔 800～1900 m 的山坡草地、林缘或林下灌丛。

【采收季节】 在 4 月上、中旬开始收获，一年可收 2～3 次。

【功效】 祛风镇痛，温中祛寒，止痛，杀虫。

【主治】 风湿麻木，关节痛，麻风，胃痛及感冒，流感发烧，肠道寄生虫。

【材料来源】 基原植物白头婆样本共 18 份。样本采自浙江省丽水市莲都区、青田县、松阳县、云和县，衢州市龙游县，金华市东阳市。基原植物多须公样本共 20 份。样本采自浙江省丽水市莲都区、青田县、松阳县、云和县，衢州市龙游县，金华市东阳市、永康市；江西省上饶市婺源县。

【DNA 提取及序列扩增】 取基原植物样本花序约 30 mg，均按照花类药材 DNA 提取方法操作。序列扩增按照《中国药典》2015 年版的“中药材 DNA 条形码分子鉴定法指导原则”进行。

【ITS2 序列特征】 白头婆共 18 条序列：序列长度为 218 bp；有 2 个变异位点，分别为 36 位点 A-G 变异和 182 位点 T-C 变异；GC 含量为 56.4%～57.3%。主导单倍型序列特征如下：

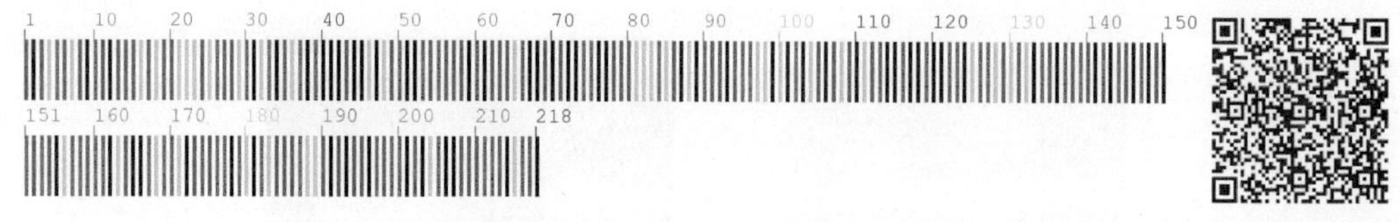

多须公共 20 条序列：序列长度为 218 bp；无变异位点；GC 含量为 56.9%。序列特征如下：

【ITS2 序列二级结构】

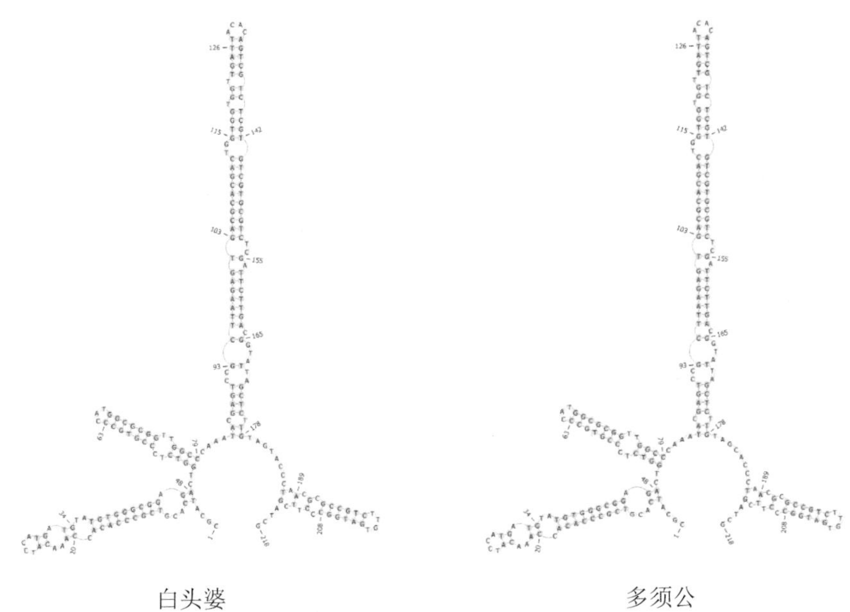

白头婆　　多须公

32 鸦　雀　草

Yaquecao

COMMELINAE HERBA

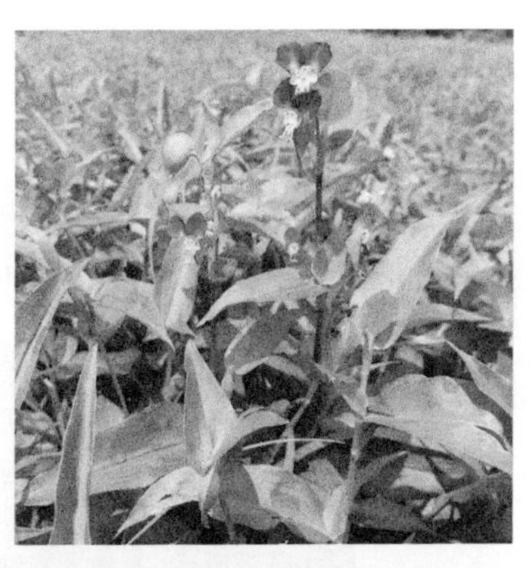

本品为鸭跖草科鸭跖草属植物鸭跖草（*Commelina communis* L.）的干燥全草。鸦雀草又名竹叶草。

【中国药典】 鸭跖草：鸭跖草的干燥地上部分。

【植物形态】 一年生披散草本。茎匍匐生根，多分枝，长可达 1 m，下部无毛，上部被短毛。叶披针形至卵状披针形。总苞片佛焰苞状，与叶对生，折叠状，展开后为心形，顶端短急尖，基部心形，边缘常有硬毛；聚伞花序，下面一枝仅有花 1 朵，不孕；上面一枝具花 3～4 朵，具短梗。花梗长仅 3 mm，果期弯曲，长不过 6 mm。蒴果椭圆形，长 5～7 mm，2 室，2 爿裂，有种子 4 颗。种子长 2～3 mm，棕黄色，一端平截、腹面平，有不规则窝孔。

【生态环境】 生于田边、路边或山坡沟边潮湿处。有栽培。

【采收季节】 夏、秋季采收，洗净，鲜用或干燥。

【功效】 祛风解表，清热解毒，理气健脾，消导止泻。

【主治】 风热表证，脾虚食滞，泄泻，胃脘痛，嘈杂，吞酸。

【材料来源】 基原植物样本共 18 份。样本采自浙江省丽水市莲都区、青田县、松阳县、云和县，衢州市龙游县，金华市永康市。

【DNA 提取及序列扩增】 取基原植物样本叶片约 30 mg，均按照叶类药材 DNA 提取方法操作。序列扩增按照《中国药典》2015 年版的“中药材 DNA 条形码分子鉴定法指导原则”进行。

【*psbA-trnH* 序列特征】 鸭跖草共 18 条序列：序列长度为 603 bp；无变异位点；GC 含量为 34.2%。序列特征如下：

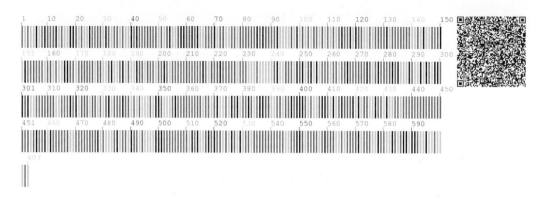

33 千　年　运

Qiannianyun

POLYGONATI CYRTONEMAE SEU POLYGONATI FILIPIS RHIZOMA

本品为百合科黄精属植物多花黄精（*Polygonatum cyrtonema* Hua）或长梗黄精（*Polygonatum filipes* Merr. ex C. Jeffrey et McEwan）的干燥根茎。千年运又名山姜。

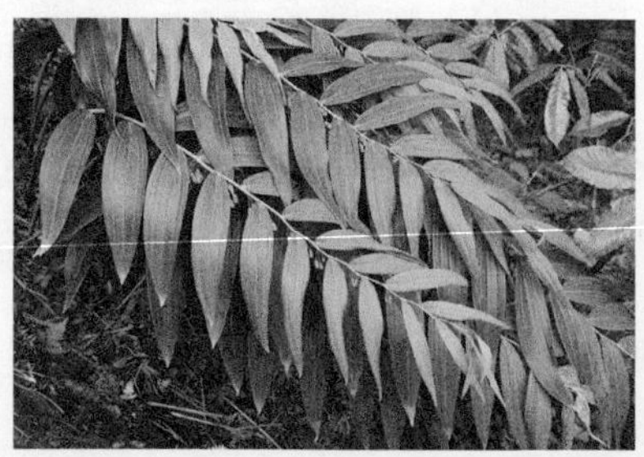

多花黄精

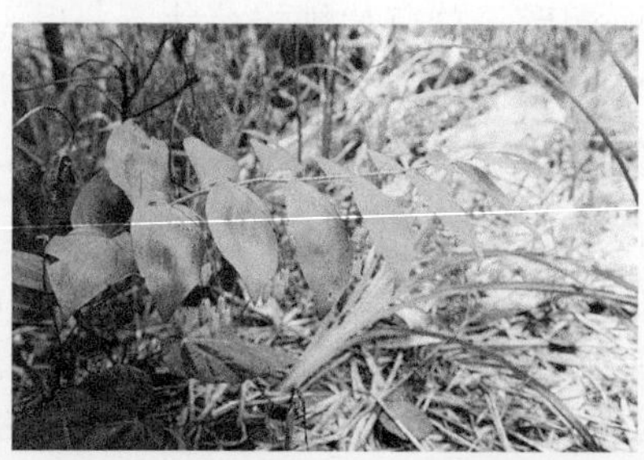

长梗黄精

【中国药典】 黄精：百合科植物滇黄精（*Polygonatum kingianum* Coll. et Hemsl.）、黄精（*Polygonatum sibiricum* Red.）或多花黄精的干燥根茎。

【植物形态】 **多花黄精**：根状茎肥厚，通常连珠状或结节成块，少有近圆柱形；茎高 50～100 cm；叶互生，椭圆形、卵状披针形至矩圆状披针形，少有稍作镰状弯曲；花序具（1～）2～7（～14）花，伞形；浆果黑色，直径约 1 cm，具 3～9 颗种子；花期 5～6 月，果期 8～10 月。**长梗黄精**：根状茎连珠状或有时“节间”稍长，直径 1～1.5 cm；茎高 30～70 cm；叶互生，矩圆状披针形至椭圆形，先端尖至渐尖，长 6～12 cm，下面脉上有短毛；花序具 2～7 花，总花梗细丝状；浆果直径约 8 mm，具 2～5 颗种子。

【生态环境】 多花黄精生于海拔 500～2100 m 的林下、灌丛或山坡阴处，长梗黄精生于海拔 200～600 m 的林下、灌丛或草坡。有栽培。

【采收季节】 秋季采收，除去须根，洗净，蒸至内无白心，干燥。

【功效】 养阴润肺，补脾益气，滋肾填精。

【主治】 脾胃虚弱，体倦乏力，口干食少，肺虚咳嗽，精血不足，内热消渴。

【材料来源】 基原植物多花黄精样本共 26 份。样本采自浙江省丽水市莲都区、青田县、遂昌县、庆元县、龙泉市、松阳县，衢州市龙游县、开化县，金华市东阳市。基原植物长梗黄精样本共 22 份。样本采自浙江省丽水市莲都区、青田县、遂昌县、庆元县、松阳县，衢州市龙游县、开化县，金华市东阳市。

【DNA 提取及序列扩增】 取基原植物样本根茎约 40 mg，均按照根茎类药材 DNA 提取方法操作。序列扩增按照《中国药典》2015 年版的“中药材 DNA 条形码分子鉴定法指导原则”进行。

【ITS2 序列特征】 多花黄精共 26 条序列：序列长度为 219 bp；无变异位点；GC 含量为 79.5%。序列特征如下：

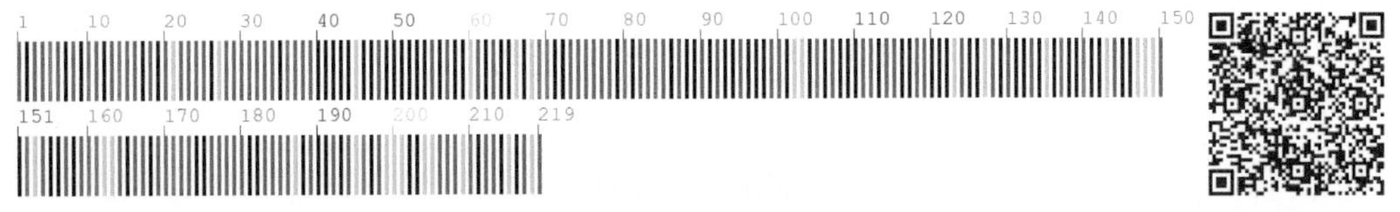

长梗黄精共 22 条序列：序列长度为 218 bp；无变异位点；GC 含量为 80.3%。序列特征如下：

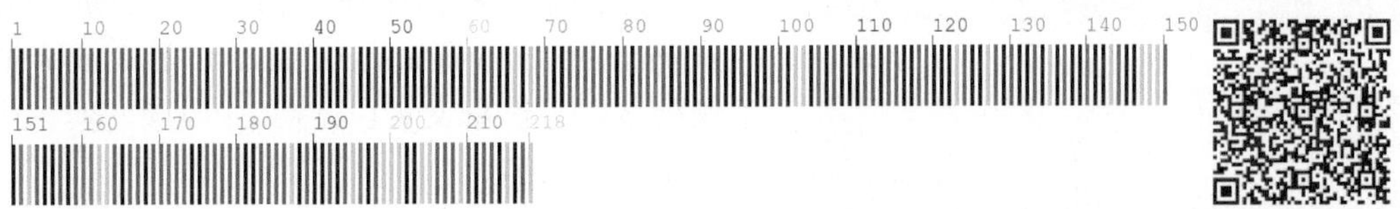

【ITS2 序列二级结构】

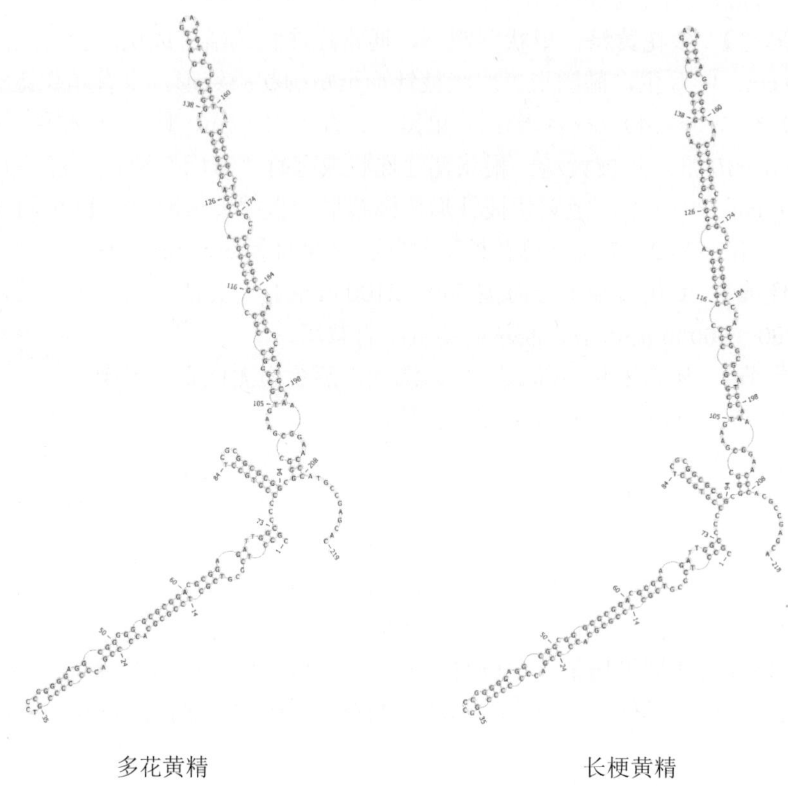

多花黄精　　　　长梗黄精

34 毛　筋　草

Maojincao

IMPERATAE RHIZOMA

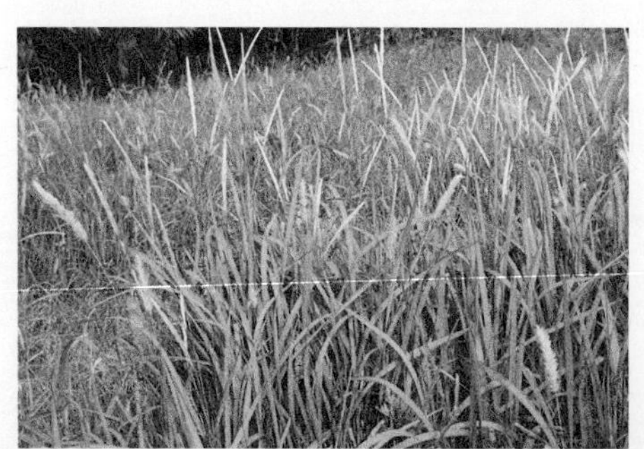

本品为禾本科白茅属植物大白茅[*Imperata cylindrica* Beauv. var. *major* (Ness) C. E. Hubb.]的干燥根茎。毛筋草又名白茅根。《中国药典》中大白茅称为白茅。

【中国药典】 白茅根：禾本科植物白茅的干燥根茎。

【植物形态】 多年生植物，具粗壮的长根状茎。秆直立，节无毛。叶鞘聚集于秆基，甚长于其节间，质地较厚，老后破碎呈纤维状；叶舌膜质，紧贴其背部或鞘口具柔毛；秆生叶片长1～3 cm，窄线形，通常内卷，顶端渐尖呈刺状，下部渐窄，或具柄，质硬，被有白粉，基部上面具柔毛。圆锥花序稠密；两颖草质及边缘膜质，近相等。颖果椭圆形，胚长为颖果之半。花果期4～6月。

【生态环境】 生于山坡、路边、田边及旷野荒野草丛中。

【采收季节】 春、秋二季采挖根茎，洗净，鲜用或干燥。

【功效】 凉血止血，清热生津，利尿通淋。

【主治】 血热吐血、尿血，热病烦渴，黄疸，水肿，热淋涩痛，急性肾炎水肿。

【材料来源】 基原植物样本共18份。样本采自浙江省丽水市莲都区、青田县、松阳县、云和县，衢州市龙游县，金华市东阳市。

【DNA提取及序列扩增】 取基原植物样本根茎约40 mg，均按照根茎类药材DNA提取方法操作。序列扩增按照《中国药典》2015年版的“中药材DNA条形码分子鉴定法指导原则”进行。

【ITS2序列特征】 大白茅共18条序列：序列长度为220 bp；无变异位点；GC含量为73.2%。序列特征如下：

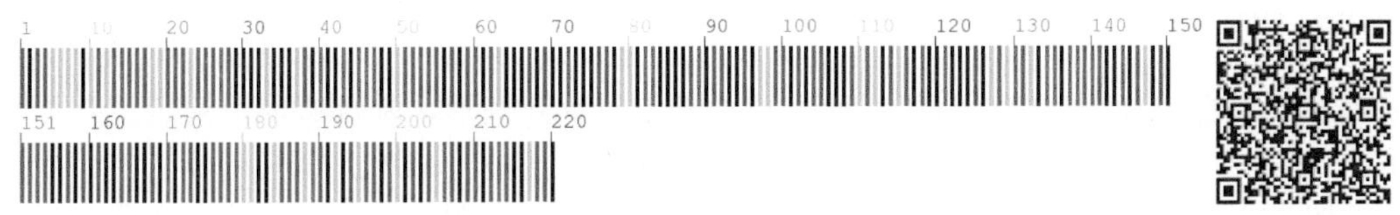

【ITS2序列二级结构】

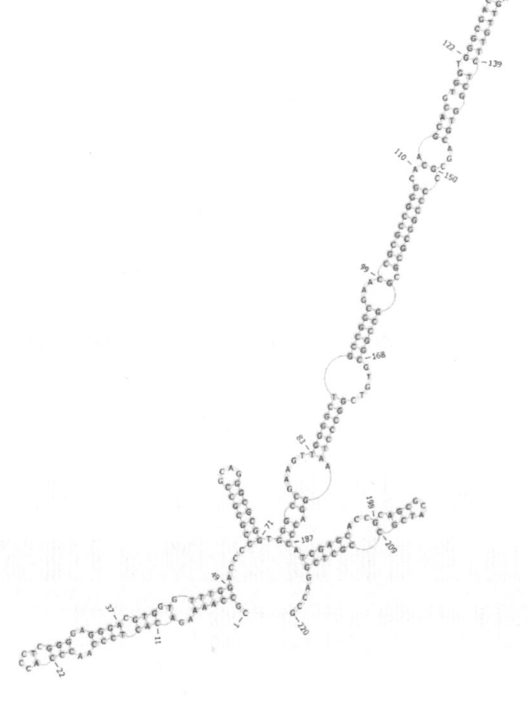

35 槲 狲 姜

Husunjiang

DRYNARIAE RHIZOMA

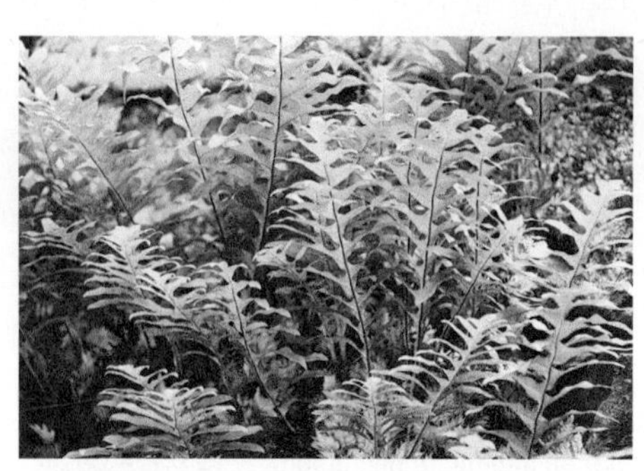

本品为槲蕨科槲蕨属植物槲蕨（*Drynaria roosii* Nakaike）的干燥根茎。猢狲姜又名猴姜。《中国药典》中槲蕨拉丁名为 *Drynaria fortunei* (Kunze) J. Sm.。*Flora of China* 将槲蕨置于水龙骨科槲蕨属。

【中国药典】 骨碎补：槲蕨的干燥根茎。

【植物形态】 通常附生岩石上，匍匐生长，或附生树干上，螺旋状攀援。根状茎密被鳞片；鳞片斜升，盾状着生，边缘有齿。叶二型，基生不育叶圆形，基部心形，浅裂至叶片宽度的 1/3，边缘全缘，黄绿色或枯棕色。正常能育叶叶柄长 4～7 cm，具明显的狭翅；叶片深羽裂到距叶轴 2～5 mm 处，裂片 7～13 对，互生，稍斜向上，披针形；叶脉两面均明显；叶干后纸质，仅上面中肋略有短毛。孢子囊群圆形，椭圆形，叶片下面全部分布。

【生态环境】 生于海拔 300 m 以下的岩石上或树干上。

【采收季节】 全年可采，洗净，燎去毛状鳞片，鲜用或干燥。

【功效】 补肾强骨，续伤止痛。

【主治】 肾虚腰痛，足膝痿弱，耳鸣耳聋，牙痛，久泄，遗尿，跌打骨折，斑秃。

【材料来源】 基原植物样本共 18 份。样本采自浙江省丽水市莲都区、青田县、松阳县、庆元县，衢州市龙游县，金华市东阳市。

【DNA 提取及序列扩增】 取基原植物样本根茎约 40 mg，均按照根茎类药材 DNA 提取方法操作。序列扩增按照《中国药典》2015 年版的“中药材 DNA 条形码分子鉴定法指导原则”进行。

【*psbA-trnH* 序列特征】 槲蕨共 18 条序列：序列长度为 423 bp；无变异位点；GC 含量为 40.9%。序列特征如下：

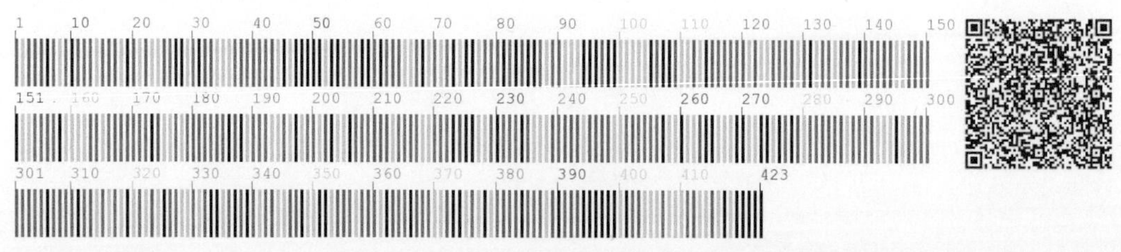

36 红 豆 树

Hongdoushu

ORMOSIAE HOSIEI SEMEN

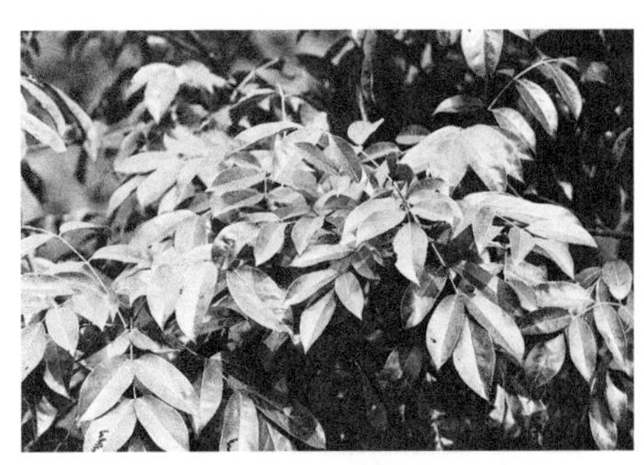

本品为豆科红豆属植物红豆树（*Ormosia hosiei* Hemsl. et E. H. Wils.）的干燥种子。红豆树又名鄂西红豆树。

【中国药典】 无。

【植物形态】 常绿或落叶乔木，高达 20～30 m，胸径可达 1 m；树皮灰绿色，平滑。小枝绿色，幼时有黄褐色细毛，后变光滑；冬芽有褐黄色细毛。奇数羽状复叶；叶轴在最上部一对小叶处延长生顶小叶；小叶薄革质，卵形或卵状椭圆形，稀近圆形，上面深绿色，下面淡绿色，幼叶疏被细毛，老则脱落无毛或仅下面中脉有疏毛。圆锥花序顶生或腋生，下垂；花疏，有香气。荚果近圆形，扁平；种子近圆形或椭圆形。花期 4～5 月，果期 10～11 月。

【生态环境】 生于河边、林缘或常绿阔叶林中，海拔 200～900 m，稀达 1350 m。

【采收季节】 秋季果实成熟时采收种子，干燥。

【功效】 理气活血，清热解毒。

【主治】 心胃气痛，疝气疼痛，血滞经闭，无名肿毒，疔疮。

【材料来源】 基原植物样本共 10 份。样本采自浙江省丽水市莲都区、龙泉市、庆元县，金华市东阳市；江西省上饶市婺源县。

【DNA 提取及序列扩增】 取基原植物样本种子约 40 mg，均按照种子类药材 DNA 提取方法操作。序列扩增按照《中国药典》2015 年版的“中药材 DNA 条形码分子鉴定法指导原则”进行。

【*psbA-trnH* 序列特征】 红豆树共 10 条序列：序列长度为 247 bp；无变异位点；GC 含量为 31.2%。序列特征如下：

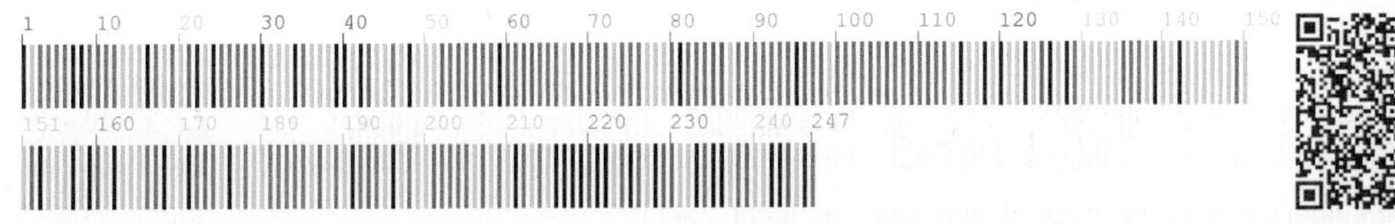

37 金线吊葫芦

Jinxiandiaohulu

TETRASTIGMAE HEMSLEYANI HERBA

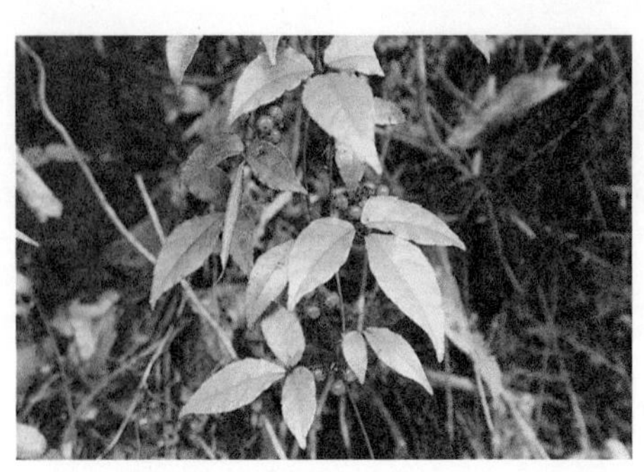

本品为葡萄科崖爬藤属植物三叶崖爬藤（*Tetrastigma hemsleyanum* Diels et Gilg）的干燥全草。金线吊葫芦又名三叶青。

【中国药典】 无。

【植物形态】 草质藤本。小枝纤细，有纵棱纹，无毛或被疏柔毛。须卷不分枝，相隔 2 节间断与叶对生。叶为 3 小叶，小叶披针形、长椭圆披针形或卵披针形；侧脉 5～6 对，网脉两面不明显，无毛；叶柄长 2～7.5 cm，中央小叶柄长 0.5～1.8 cm，侧生小叶柄较短，长 0.3～0.5 cm，无毛或被疏柔毛。花序腋生，下部有节。果实近球形或倒卵球形；种子倒卵椭圆形，顶端微凹，基部圆钝，表面光滑，花期 4～6 月，果期 8～11 月。

【生态环境】 生于山坡、山沟、溪谷两旁林下阴湿处。有栽培。

【采收季节】 冬季采收，洗净，鲜用或干燥。

【功效】 清热解毒，祛风活血。

【主治】 小儿高热惊风，百日咳，淋巴结结核，毒蛇咬伤，肺炎，肝炎，肾炎，风湿痹痛。

【材料来源】 基原植物样本共 18 份。样本采自浙江省丽水市莲都区、青田县、松阳县、云和县、景宁县，衢州市龙游县，金华市东阳市。

【DNA 提取及序列扩增】 取基原植物样本叶片约 40 mg，均按照叶类药材 DNA 提取方法操作。序列扩增按照《中国药典》2015 年版的“中药材 DNA 条形码分子鉴定法指导原则”进行。

【ITS2 序列特征】 三叶崖爬藤共 18 条序列：序列长度为 253 bp；有 3 个变异位点，分别为 36 位点 A-G 变异、169 位点 G-C 变异和 190 位点 A-T 变异；GC 含量为 62.5%～62.8%。主导单倍型序列特征如下：

【ITS2 序列二级结构】

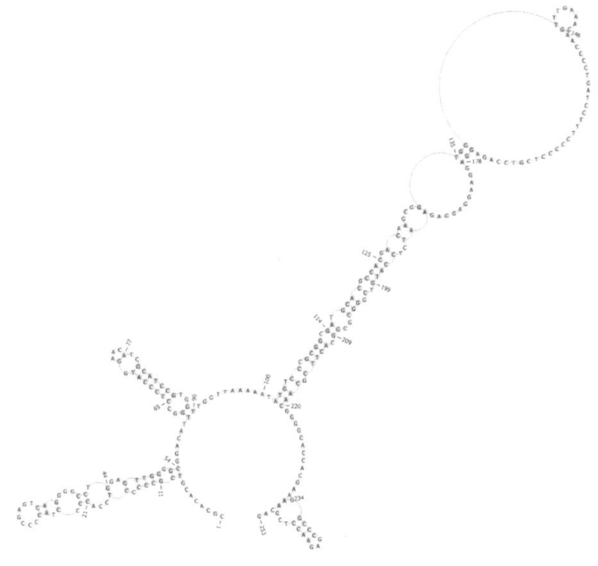

38 金 线 莲

Jinxianlian

ANOECTOCHILI ROXBURGHII HERBA

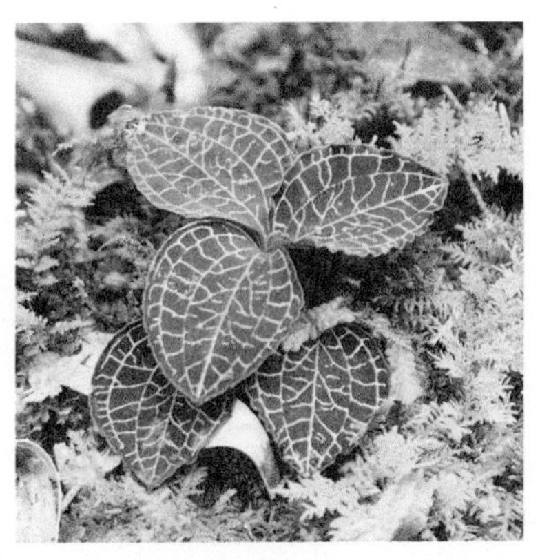

本品为兰科开唇兰属植物金线兰[*Anoectochilus roxburghii* (Wall.) Lindl.]的干燥全草。金线兰又名花叶开唇兰。*Flora of China* 将金线兰置于兰科金线兰属。

【中国药典】 无。

【植物形态】 植株高 8～18 cm。根状茎匍匐，伸长，肉质，具节，节上生根。茎直立，肉质，圆柱形，具(2～)3～4 枚叶。叶片卵圆形或卵形，上面暗紫色或黑紫色；叶柄基部扩大成抱茎的鞘。总状花序具 2～6 朵花；花序轴淡红色，和花序梗均被柔毛，花序梗具 2～3 枚鞘苞片；花苞片淡红色，卵状披针形或披针形；子房长圆柱形，不扭转，被柔毛；花白色或淡红色，不倒置（唇瓣位于上方）；萼片背面被柔毛。花期(8～)9～11(～12)月。

【生态环境】 生于阔叶林下阴湿处。有栽培。

【采收季节】 夏、秋季采收，洗净，鲜用或干燥。

【功效】 清热凉血，除湿解毒。

【主治】 肺热咳嗽，小儿惊风，破伤风，肾炎水肿，风湿痹痛，跌打损伤，毒蛇咬伤。

【材料来源】 基原植物样本共 8 份。样本采自浙江省丽水市莲都区、青田县、松阳县，金华市东阳市。

【DNA 提取及序列扩增】 取基原植物样本叶片约 30 mg，均按照叶类药材 DNA 提取方法操作。序列扩增按照《中国药典》2015 年版的“中药材 DNA 条形码分子鉴定法指导原则”进行。

【ITS2 序列特征】 金线兰共 8 条序列：序列长度为 257 bp；无变异位点；GC 含量为 48.6%。序列特征如下：

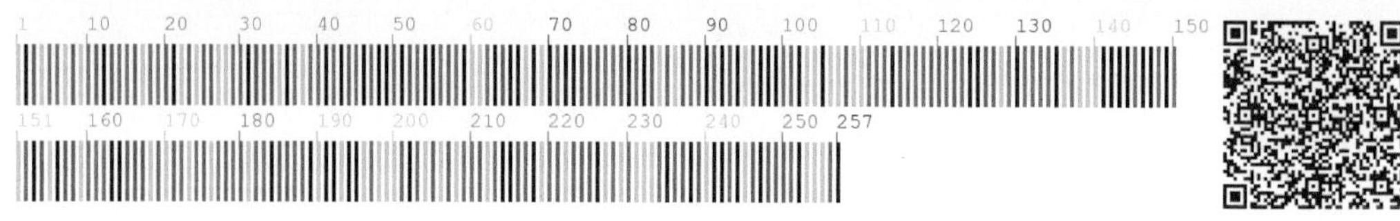

【ITS2 序列二级结构】

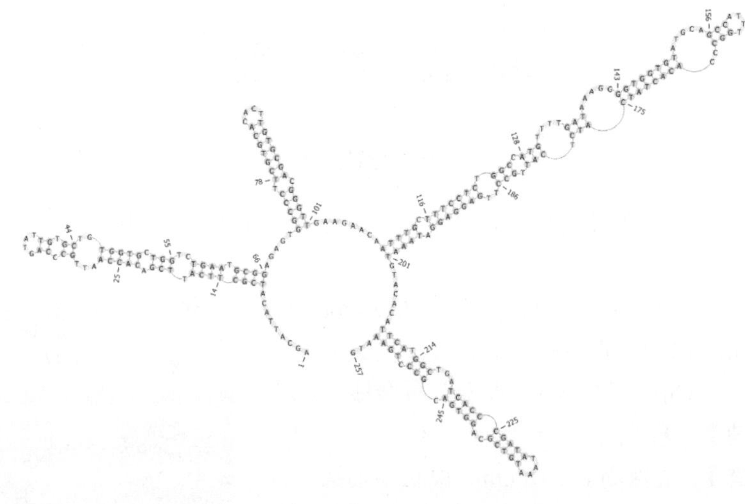

第四章

其他畲药

39 枫 树 蕈

Fengshuxun

GANODERMA

本品为灵芝科灵芝属真菌灵芝[*Ganoderma lucidum* (Curtis) P. Karst.]或紫芝（*Ganoderma sinense* J.D. Zhao）的干燥子实体。灵芝又名红芝、赤芝。《中国药典》中灵芝称为赤芝。

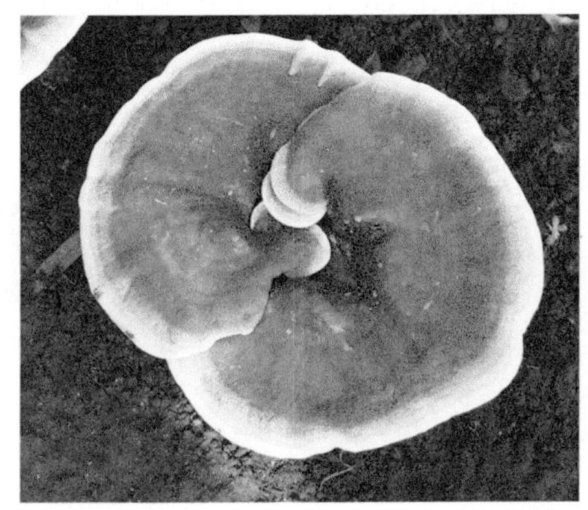

灵芝

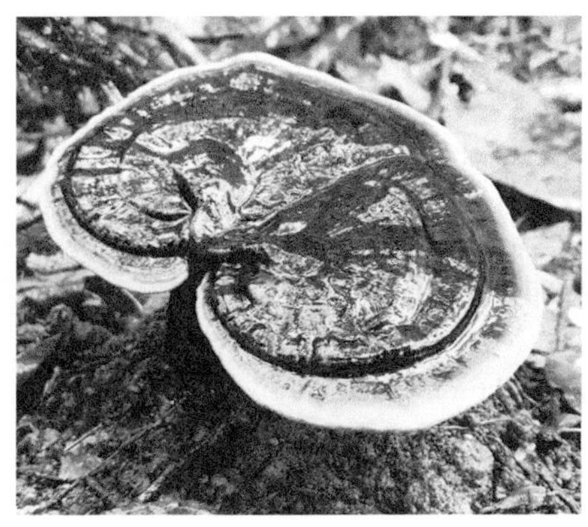

紫芝

【中国药典】 灵芝：多孔菌科真菌赤芝或紫芝的干燥子实体。

【子实体形态】 **灵芝：**菌盖木栓质，半圆形或肾形，宽 12～20 cm，厚约 2 cm；皮壳坚硬，初黄色，渐变成红褐色，有光泽，具环状棱纹和辐射状皱纹，边缘薄，常稍内卷；菌盖下表面菌肉白色至浅棕色，由无数菌管构成；菌柄侧生，长达 19 cm，粗约 4 cm，红褐色，有漆样光泽；菌管内有多数孢子。**紫芝：**菌盖木栓质，多呈半圆形至肾形，少数近圆形，大型个体长宽可达 20 cm，一般个体 4.7 cm× 4 cm，小型个体 2 cm× 1.4 cm，表面黑色，具漆样光泽，有环形同心棱纹及辐射状棱纹；菌肉锈褐色；菌管管口与菌肉同色，管口圆形；菌柄侧生，长可达 15 cm，直径约 2 cm，黑色，有光泽；孢子广卵圆形，（10～12.5）μm×（7～8.5）μm，内壁有显著小疣。

【生态环境】 生于阔叶树或松树的树桩旁，亦有生于木头、立木或倒木上。有栽培。

【采收季节】 菌盖外缘不再生长时采收，55 ℃干燥。

【功效】 补气安神，止咳平喘，健脾养胃。

【主治】 虚劳，心悸，失眠，神疲乏力，久咳气喘，冠心病，矽肺，肿瘤。

【材料来源】 基原物种灵芝样本共 10 份。样本采自浙江省丽水市莲都区、青田县、庆元县，金华市东阳市。基原物种紫芝样本共 8 份。样本采自浙江省丽水市莲都区、青田县、庆元县，衢州市龙游县。

【DNA 提取及序列扩增】 取基原物种样本子实体约 40 mg，均按照真菌类药材 DNA 提取方法操作。序列扩增按照《中国药典》2015 年版的“中药材 DNA 条形码分子鉴定法指导原则”进行。

【ITS2 序列特征】 灵芝共 10 条序列：序列长度为 195 bp；无变异位点；GC 含量为 49.2%。序列特征如下：

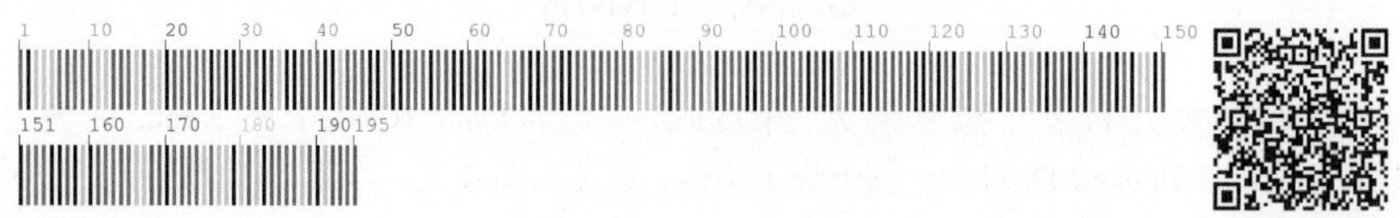

紫芝共 8 条序列：序列长度为 207 bp；无变异位点；GC 含量为 46.9%。序列特征如下：

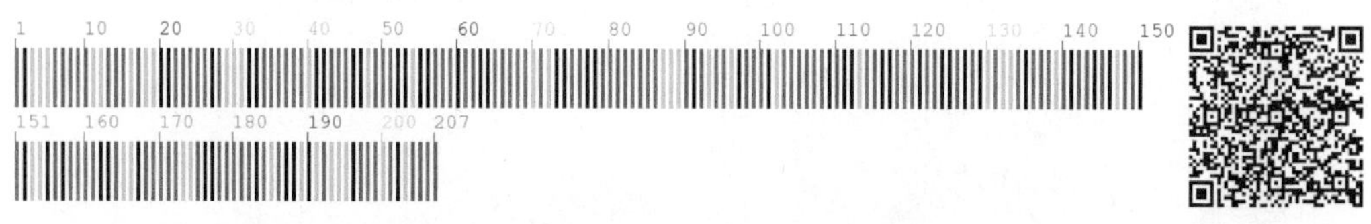

【ITS2 序列二级结构】

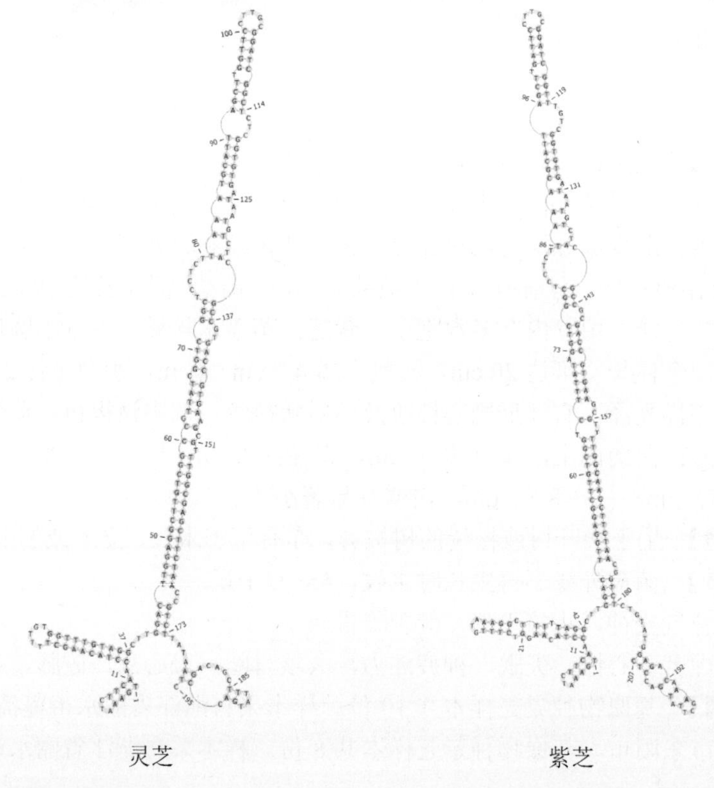

灵芝　　紫芝

40 石　蕈

Shixun

UMBILICARIAE ESCULENTAE THALLUS

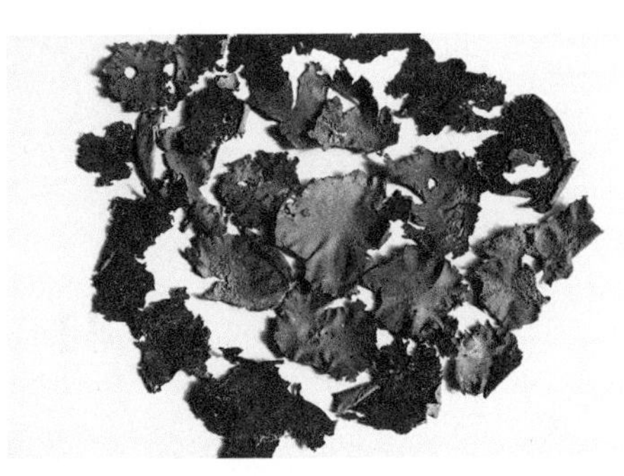

本品为脐衣科石耳属石木耳[*Umbilicaria esculenta* (Miyoshi) Minks]的干燥地衣体。石木耳又名岩衣。

【中国药典】 无。

【地衣体形态】 地衣体单片型，幼小时正圆形，长大后为椭圆形或稍不规则，直径约 12 cm，大者可达 18 cm，革质。裂片边缘浅撕裂状；上表面褐色，近光滑，局部粗糙无光泽，或局部斑点脱落而露白色髓层；下表面棕黑色至黑色，具细颗粒状突起，密生黑色粗短而具分叉的假根，中央脐部青灰色至黑色，直径 5～12 mm，有时自脐部向四周放射的脉络明显而突出。

【生态环境】 生于悬崖峭壁向阳面的岩石上。

【采收季节】 全年可采，洗净，干燥。

【功效】 养阴，止血。

【主治】 肺虚劳咳，吐血，崩漏，肠风下血，脱肛，淋浊，毒蛇咬伤，烫伤，刀伤。

【材料来源】 基原物种样本共 12 份。样本采自浙江省丽水市莲都区、青田县、松阳县、云和县，衢州市龙游县。

【DNA 提取及序列扩增】 取基原物种样本地衣体约 20 mg，均按照叶类药材 DNA 提取方法操作。序列扩增按照《中国药典》2015 年版的“中药材 DNA 条形码分子鉴定法指导原则”进行。

【ITS2 序列特征】 石木耳共 12 条序列：序列长度为 168 bp；有 1 个变异位点，为 158 位点 A-T 变异；GC 含量为 56.0%。主导单倍型序列特征如下：

【ITS2 序列二级结构】

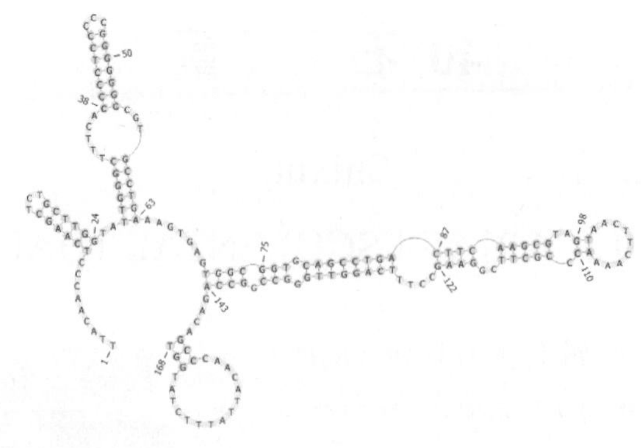

41 松 树 须

Songshuxu

USNEAE FLORIDAE PROTONEMA

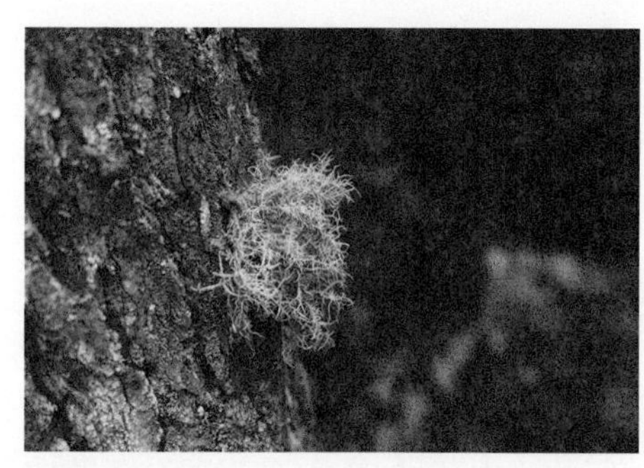

本品为松萝科松萝属植物松萝[*Usnea florida* (L.) Weber ex F. H. Wigg.]的干燥地衣体。松萝又名云雾草、老君须。

【中国药典】 无。

【地衣体形态】 呈丝团状，灰绿色或草绿色。主枝二叉状分枝，直径 1～1.5 mm；侧枝渐细如发丝，表面有环节状裂纹，环间距 0.5～2 cm。

【生态环境】 生于树林较茂密的树干、树枝上。

【采收季节】 全年可采，除去杂质，干燥。

【功效】 化痰止咳，清热明目，活络，止血。

【主治】 咳喘，头痛，痈肿疮毒，烫火伤，毒蛇咬伤，风湿痹痛，跌打损伤，骨折，外伤出血，月经不调。

【材料来源】 基原物种样本共 15 份。样本采自浙江省丽水市莲都区、青田县、松阳县、云和县，衢州市龙游县，金华市东阳市。

【DNA 提取及序列扩增】 取基原物种样本地衣体约 20 mg，均按照叶类药材 DNA 提取方法操作。序列扩增按照《中国药典》2015 年版的“中药材 DNA 条形码分子鉴定法指导原则”进行。

【ITS2 序列特征】 松萝共 15 条序列：序列长度为 155～156 bp；有 2 个变异位点，

分别为 119 位点 C-A 变异和 145 位点 G-A 变异；有一处插入/缺失，为 145 位点；GC 含量为 56.4%～57.7%。主导单倍型序列特征如下：

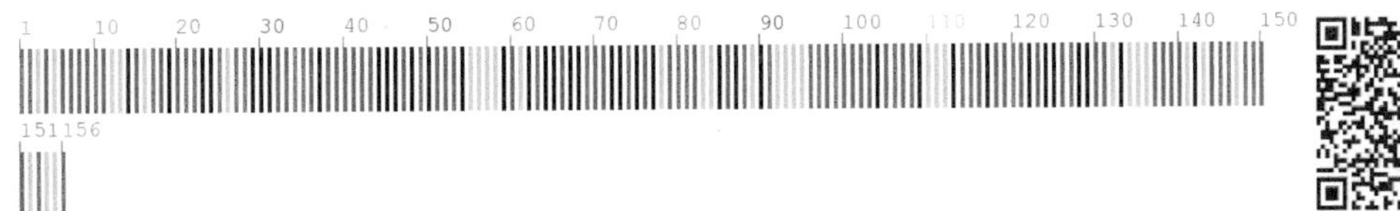

【ITS2 序列二级结构】

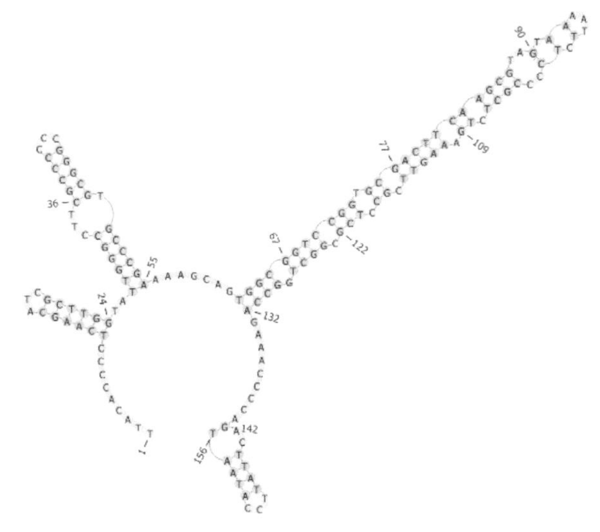

42 救　心　草

Jiuxincao

RHODOBRYI GIGANTEI HERBA

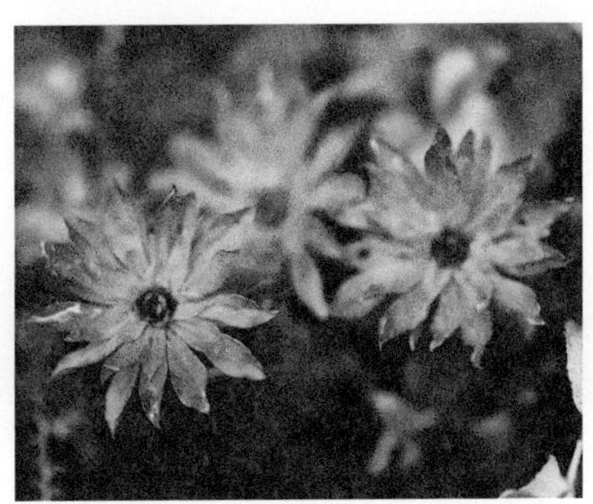

本品为真藓科大叶藓属植物暖地大叶藓（*Rhodobryum giganteum* Par.）的干燥全草。

【中国药典】 无。

【植物形态】 体矮而形大，鲜绿色，略具光泽，成片散生。茎横生，匍匐伸展，直立茎下部叶片小而呈鳞片状，覆瓦状贴茎，顶部叶簇生，呈大型花苞状，长倒卵形或长舌形，锐尖；叶边分化，上部具齿，下部略背卷；中肋单一，长达叶尖；叶细胞薄壁，六角形，基部细胞长方形。雌雄异株。蒴柄着生直立茎顶端，单个或多个簇生。孢蒴圆柱形，平列或重倾。

【生态环境】 生于植被较好的溪沟边碎石缝中和潮湿林地。

【采收季节】 夏、秋季采收，洗净，鲜用或干燥。

【功效】 养心安神，清肝明目。

【主治】 心悸怔忡，神经衰弱，目赤肿痛，冠心病，高血压。

【材料来源】 基原植物样本共 10 份。样本采自浙江省丽水市莲都区、青田县、松阳县、云和县，衢州市龙游县，金华市东阳市；江西省上饶市婺源县。

【DNA 提取及序列扩增】 取基原植物样本叶片约 20 mg，均按照叶类药材 DNA 提取方法操作。序列扩增按照《中国药典》2015 年版的"中药材 DNA 条形码分子鉴定法指导原则"进行。

【ITS2 序列特征】 暖地大叶藓共 10 条序列：序列长度为 334 bp；无变异位点；GC 含量为 60.8%。序列特征如下：

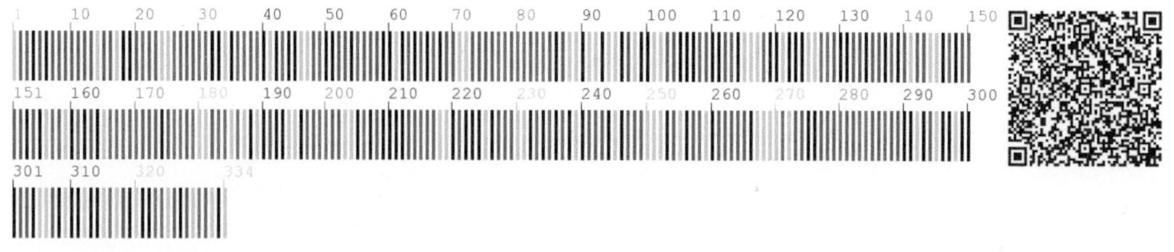

【ITS2 序列二级结构】

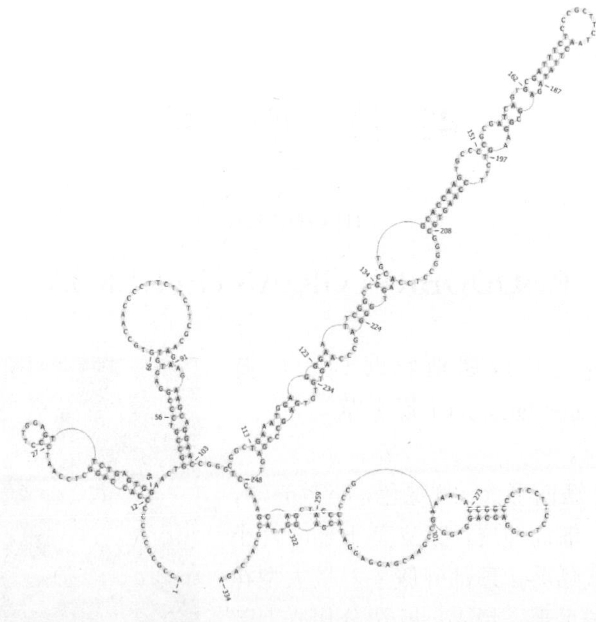

43 白 脚 鸡

Baijiaoji

PTERIS MULTIFIDAE HERBA

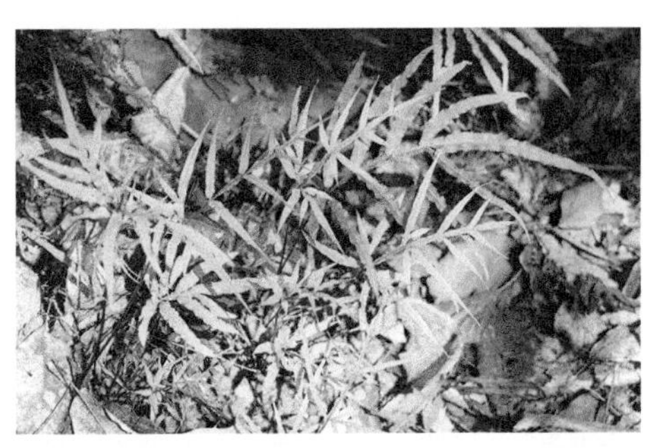

本品为凤尾蕨科凤尾蕨属植物井栏边草（*Pteris multifida* Poir.）的干燥全草。井栏边草又名凤尾草。

【中国药典】 无。

【植物形态】 植株高 30～45 cm。根状茎短而直立，先端被黑褐色鳞片。叶多数，密而簇生，明显二型；不育叶柄长禾秆色或暗褐色而有禾秆色的边，稍有光泽，光滑；叶片卵状长圆形，一回羽状；能育叶有较长的柄，羽片 4～6 对，狭线形。主脉两面均隆起，禾秆色，侧脉明显，稀疏，单一或分叉，有时在侧脉间具有或多或少的与侧脉平行的细条纹。叶干后草质，暗绿色，遍体无毛；叶轴禾秆色，稍有光泽。

【生态环境】 生于山地、村庄、墙缝、井边、沟旁、石缝等。

【采收季节】 夏、秋季采收，洗净，干燥。

【功效】 清热利湿，消肿解毒，凉血止血。

【主治】 痢疾，黄疸，淋巴结核，腮腺炎，乳腺炎，高热抽搐，蛇虫咬伤，外伤出血。

【材料来源】 基原植物样本共 26 份。样本采自浙江省丽水市莲都区、青田县、松阳县、云和县，衢州市龙游县、开化县，金华市东阳市、永康市。

【DNA 提取及序列扩增】 取基原植物样本叶片约 20 mg，均按照叶类药材 DNA 提取方法操作。序列扩增按照《中国药典》2015 年版的“中药材 DNA 条形码分子鉴定法指导原则”进行。

【*psbA-trnH* 序列特征】 井栏边草共 26 条序列：序列长度为 310 bp；有 3 个变异位点，分别为 83 位点 C-T 变异、137 位点 C-T 变异和 160 位点 C-T 变异；GC 含量为 75.6%～76.5%。主导单倍型序列特征如下：

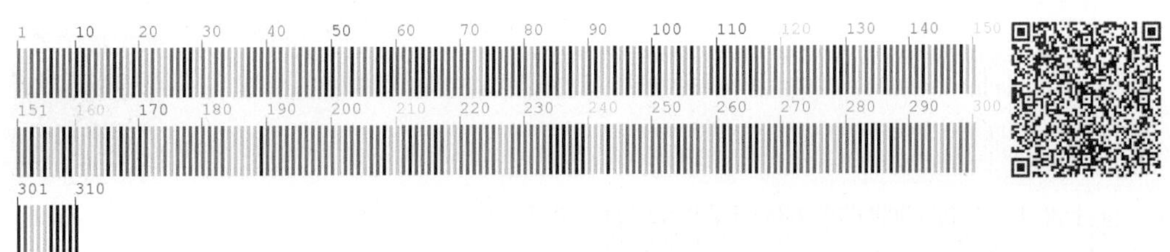

44 凤 尾 蕨

Fengweijue

PTERIDIS NERVOSAE HERBA

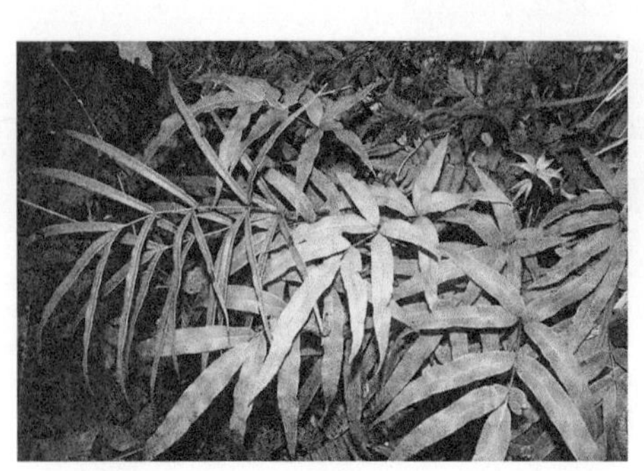

本品为凤尾蕨科凤尾蕨属植物凤尾蕨[*Pteris cretica* L. var. *nervosa* (Thunb.) Ching et S. H. Wu]的干燥全草。

【中国药典】 无。

【植物形态】 植株高 50～70 cm。根状茎短而直立或斜升，先端被黑褐色鳞片。叶簇生，二型或近二型；柄长 30～45 cm，基部粗约 2 mm，禾秆色，有时带棕色，偶为栗色，表面平滑；叶片卵圆形，一回羽状；不育叶的羽片(2)3～5 对（有时为掌状），通常对生，斜向上；能育叶的羽片 3～5(8)对，对生或向上渐为互生，斜向上。主脉下面强度隆起，禾秆色，光滑；侧脉两面均明显，稀疏，斜展。叶干后纸质，绿色或灰绿色，无毛；叶轴禾秆色，表面平滑。

【生态环境】 生于海拔 100～1200 m 林缘、疏林下或岩石缝中。

【采收季节】 全年可采，洗净，鲜用或干燥。

【功效】 清热利湿，止血生肌，解毒消肿。

【主治】 泄泻，痢疾，黄疸，淋证，水肿，便血，刀伤出血，跌打肿痛，疮痈，水火烫伤。

【材料来源】 基原植物样本共 10 份。样本采自浙江省丽水市莲都区、青田县、松阳县、云和县、景宁县，衢州市龙游县。

【DNA 提取及序列扩增】 取基原植物样本叶片约 20 mg，均按照叶类药材 DNA 提取方法操作。序列扩增按照《中国药典》2015 年版的“中药材 DNA 条形码分子鉴定法指导原则”进行。

【*psbA-trnH* 序列特征】 凤尾蕨共 10 条序列：序列长度为 399 bp；无变异位点；GC 含量为 45.1%。序列特征如下：

45 还 魂 草

Huanhuncao

SELAGINELLAE TAMARISCINAE HERBA

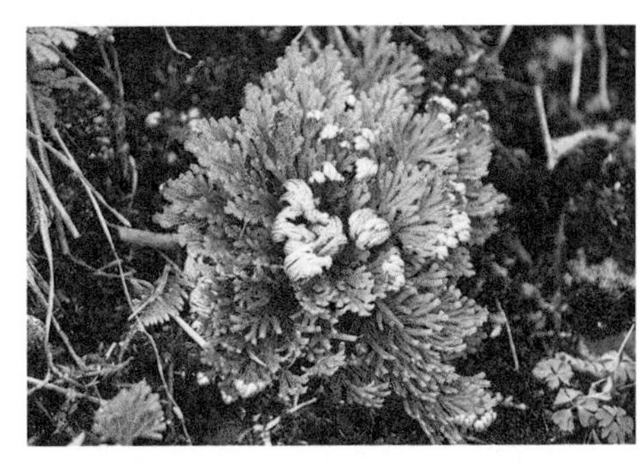

本品为卷柏科卷柏属植物卷柏[*Selaginella tamariscina* (P. Beauv.) Spring]的干燥全草。还魂草又名九死还魂草。

【中国药典】 卷柏：卷柏或垫状卷柏[*Selaginella pulvinata* (Hook. Et Grev) Maxim.]的干燥全草。

【植物形态】 土生或石生，复苏植物，呈垫状。根托只生于茎的基部，根多分叉，密被毛，和茎及分枝密集形成树状主干。主茎自中部开始羽状分枝或不等二叉分枝，不呈“之”字形，无关节，禾秆色或棕色，不分枝的主茎卵圆柱状，不具沟槽，光滑。孢子叶穗紧密，四棱柱形，单生于小枝末端；孢子叶一形，卵状三角形，边缘有细齿，具白边，先端有尖头或具芒；大孢子叶在孢子叶穗上下两面不规则排列。大孢子浅黄色；小孢子橘黄色。

【生态环境】 多生于岩石上，少数生于岩石旁土中。

【采收季节】 全年可采，去根，洗净，干燥。

【功效】 生用：活血通络；炒用：化瘀止血。

【主治】 生用：经闭，癥瘕，血闭，绝子；炒用：吐血，便血，尿血。

【材料来源】 基原植物样本共 15 份。样本采自浙江省丽水市莲都区、青田县、松阳县、云和县，衢州市龙游县，金华市东阳市。

【DNA 提取及序列扩增】 取基原植物样本叶片约 20 mg，均按照叶类药材 DNA 提取方法操作。序列扩增按照《中国药典》2015 年版的“中药材 DNA 条形码分子鉴定法指导原则”进行。

【ITS2 序列特征】 卷柏共 15 条序列：序列长度为 171 bp；有 2 个变异位点，分别为 115 位点 T-C 变异和 159 位点 G-C 变异；GC 含量为 65.5%～66.1%。主导单倍型序列特征如下：

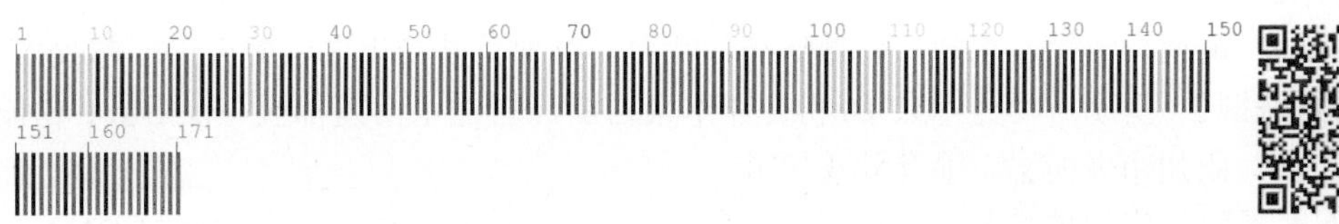

【ITS2 序列二级结构】

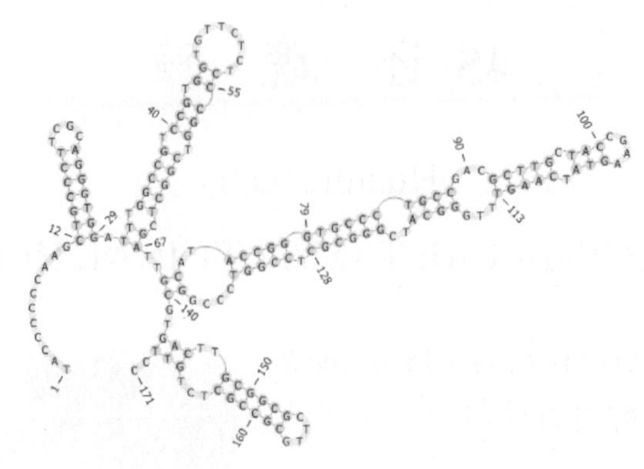

46 地塌蓬

Ditapeng

SELAGINELLAE UNCINATAE HERBA

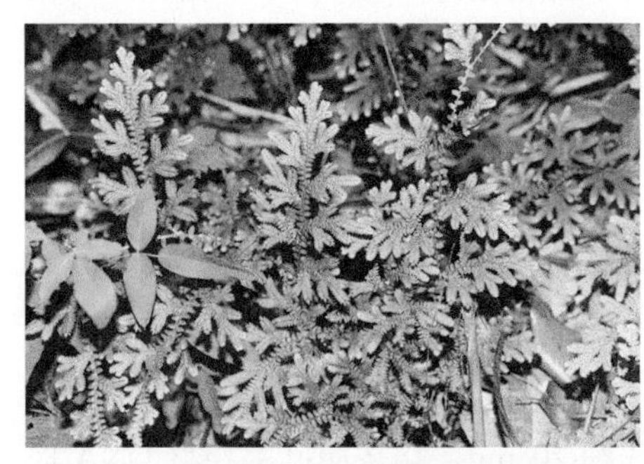

本品为卷柏科卷柏属植物翠云草[*Selaginella uncinata* (Desv.) Spring]的干燥全草。

【中国药典】 无。

【植物形态】 主茎先直立而后攀援状，无横走地下茎。根托只生于主茎的下部或沿主茎断续着生，自主茎分叉处下方生出。主茎自近基部羽状分枝，不呈“之”字形，无关节，禾秆色。叶全部交互排列，草质，表面光滑。主茎上的腋叶明显大于分枝上的，肾形，或略心形。孢子叶穗紧密，四棱柱形；孢子叶一形，卵状三角形，边缘全缘，具白边；大孢子叶分布于孢子叶穗下部的下侧或中部的下侧或上部的下侧。大孢子灰白色或暗褐色；小孢子淡黄色。

【生态环境】 生于山谷林下、梯田间或山间小路旁。

【采收季节】 全年可采，鲜用或干燥。

【功效】 清热利湿，收敛止血。

【主治】 黄疸，泄泻，水肿，筋骨痹痛，吐血，咳血，外伤出血，烫火伤，蛇咬伤。

【材料来源】 基原植物样本共 18 份。样本采自浙江省丽水市莲都区、青田县、松阳县、景宁县，衢州市龙游县，金华市东阳市。

【DNA 提取及序列扩增】 取基原植物样本叶片约 20 mg，均按照叶类药材 DNA 提取方法操作。序列扩增按照《中国药典》2015 年版的“中药材 DNA 条形码分子鉴定法

指导原则”进行。

【ITS2 序列特征】 翠云草共 18 条序列：序列长度为 164 bp；有 1 个变异位点，为 23 位点 C-T 变异；GC 含量为 47.0%～47.6%。主导单倍型序列特征如下：

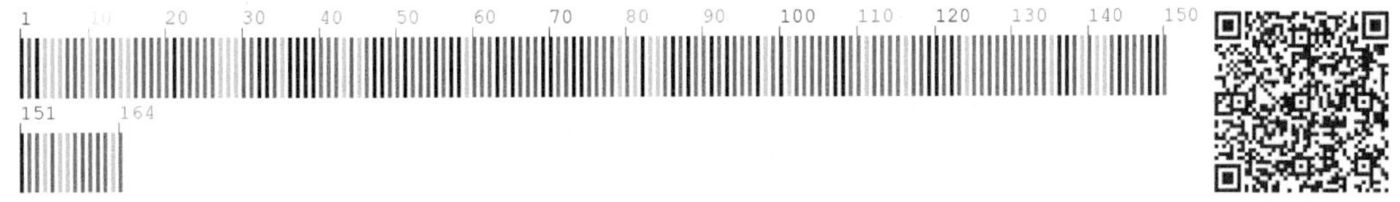

【ITS2 序列二级结构】

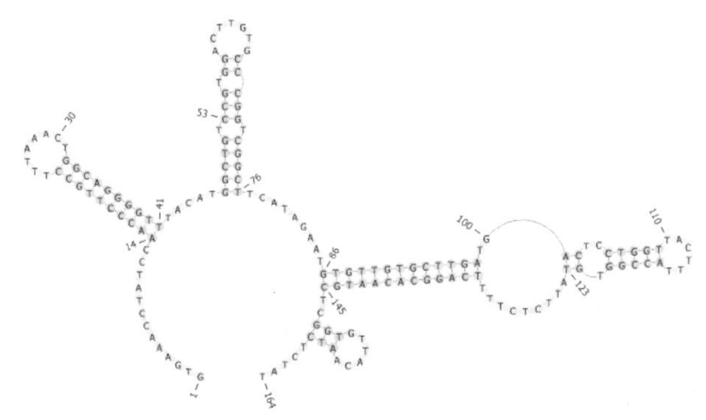

47 石　豇　豆

Shijiangdou

LYSIONOTI HERBA

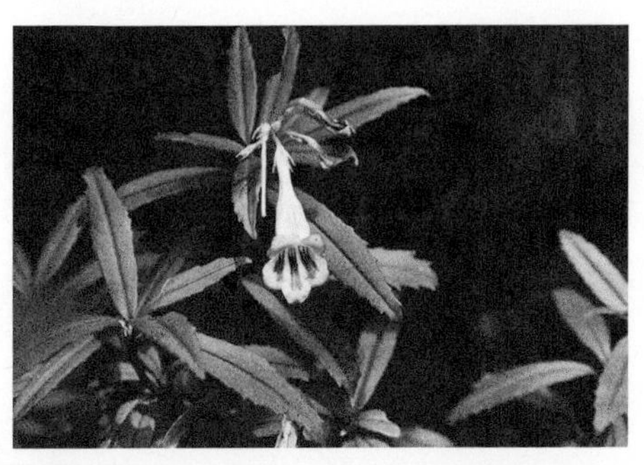

本品为苦苣苔科吊石苣苔属植物吊石苣苔（*Lysionotus pauciflorus* Maxim.）的干燥全草。石豇豆又名石杨梅、石壁、石吊兰等。

【中国药典】 石吊兰：吊石苣苔的干燥地上部分。

【植物形态】 小灌木。茎长 7～30 cm，分枝或不分枝，无毛或上部疏被短毛。叶 3 枚轮生，有时对生或多枚轮生，具短柄或近无柄；叶片革质，形状变化大；叶柄长 1～4（～9）mm，上面常被短伏毛。花序有 1～2（～5)花；花序梗纤细，无毛；苞片披针状线形，无毛。花萼长 3～4（～5）mm，5 裂达或近基部，无毛或疏被短伏毛；裂片狭三角形或线状三角形。蒴果线形，无毛。种子纺锤形。花期

7～10 月。

【生态环境】 生于阴湿的峭壁岩缝和岩脚壁下或树上。

【采收季节】 秋季采收，鲜用或干燥。

【功效】 软坚散结，祛风除湿，化痰止咳，祛瘀通经。

【主治】 瘰疬结核，风湿痹痛，咳喘痰多，月经不调，痛经，跌打损伤。

【材料来源】 基原植物样本共 15 份。样本采自浙江省丽水市莲都区、青田县、松阳县、云和县，衢州市龙游县，金华市东阳市。

【DNA 提取及序列扩增】 取基原植物样本叶片约 20 mg，均按照叶类药材 DNA 提取方法操作。序列扩增按照《中国药典》2015 年版的“中药材 DNA 条形码分子鉴定法指导原则”进行。

【ITS2 序列特征】 吊石苣苔共 15 条序列：序列长度为 251～252 bp；无变异位点；有一个插入/缺失，为 33 位点；GC 含量为 57.5%～57.8%。主导单倍型序列特征如下：

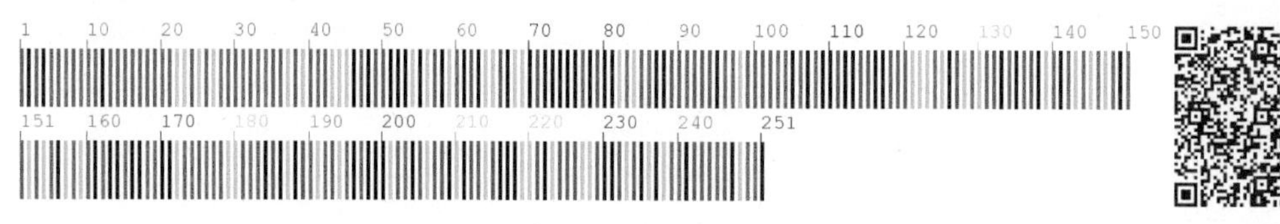

【ITS2 序列二级结构】

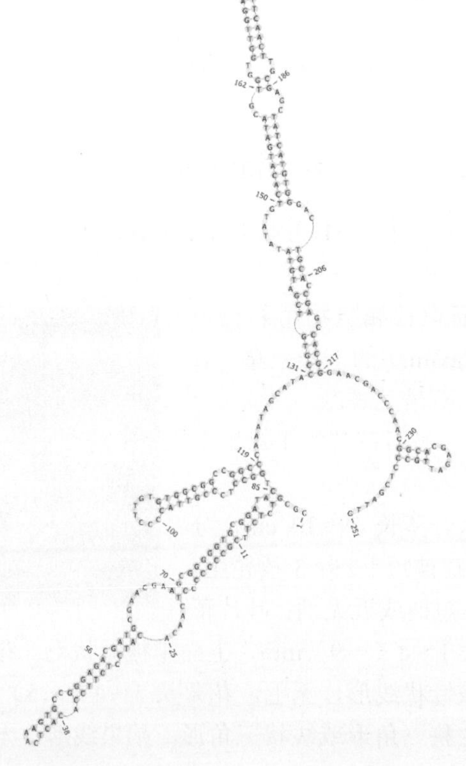

48 猱　巨

Naoju

DICRANOPTERIS PEDATAE HERBA

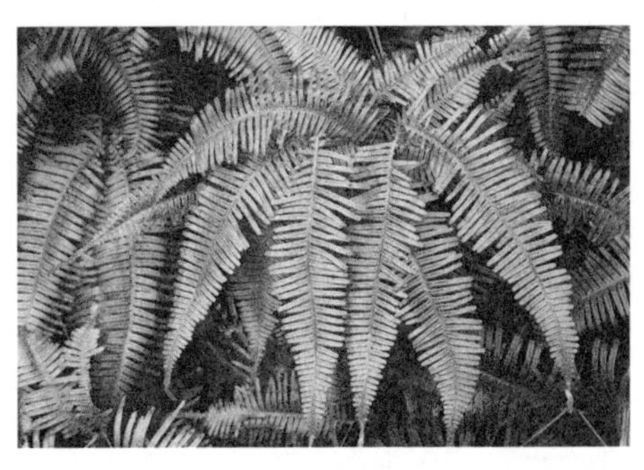

本品为里白科芒萁属植物芒萁[*Dicranopteris pedata* (Houtt.) Nakaike]的干燥全草。猱巨又名蒙干笋、狼衣。

【中国药典】 无。

【植物形态】 根状茎横走，密被暗锈色长毛。叶远生，棕禾秆色，光滑，基部以上无毛；叶轴一至二（三）回二叉分枝；芽孢卵形，边缘具不规则裂片或粗牙齿，偶为全缘；各回分叉处两侧均各有一对托叶状的羽片，平展，宽披针形，等大或不等。侧脉两面隆起，明显，斜展。叶为纸质，上面黄绿色或绿色，沿羽轴被锈色毛，后变无毛，下面灰白色。孢子囊群圆形，一列，着生于基部上侧或上下两侧小脉的弯弓处，由5～8个孢子囊组成。

【生态环境】 生于海拔1000 m以下无林或疏林的山地。

【采收季节】 全年可采，洗净，鲜用或干燥。

【功效】 清热利湿，化瘀止血，止咳，清热利尿，解毒消肿。

【主治】 湿热膨胀，小便涩痛，阴部湿痒，白带，跌打损伤，外伤出血，烫伤，毒虫咬伤。

【材料来源】 基原植物样本共20份。样本采自浙江省丽水市莲都区、青田县、松阳县、云和县，衢州市龙游县，金华市东阳市、永康市。

【DNA 提取及序列扩增】 取基原植物样本根茎约40 mg，均按照根茎类药材DNA提取方法操作。序列扩增按照《中国药典》2015年版的“中药材DNA条形码分子鉴定法指导原则”进行。

【*psbA-trnH* 序列特征】 芒萁共20条序列：序列长度为418 bp；无变异位点；GC含量为36.8%。序列特征如下：

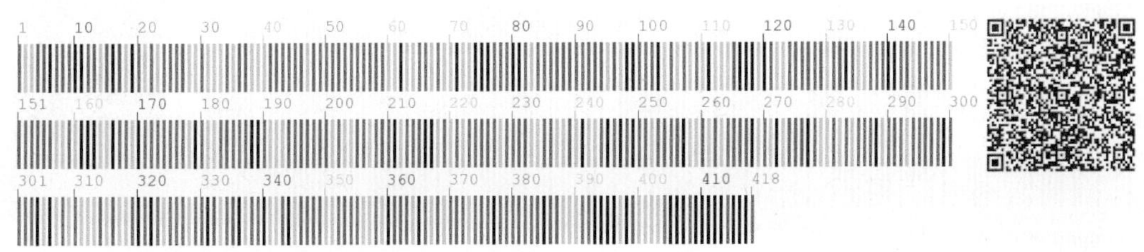

49 鸡 公 吊

Jigongdiao

CYRTOMII FORTUNEI RHIZOMA

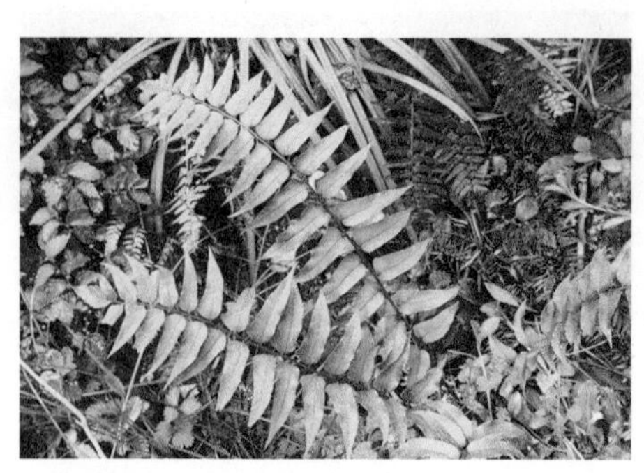

本品为鳞毛蕨科鳞毛蕨属植物贯众（*Cyrtomium fortunei* J. Smith）的干燥根茎。贯众又名墙蕨。*Flora of China* 将贯众置于鳞毛蕨科贯众属。

【中国药典】 无。

【植物形态】 植株高 25～50 cm。根茎直立，密被棕色鳞片。叶簇生，叶柄长 12～26 cm，基部直径 2～3 mm，禾秆色，腹面有浅纵沟，密生卵形及披针形棕色有时中间为深棕色鳞片，鳞片边缘有齿，有时向上部秃净；叶片矩圆披针形；侧生羽片 7～16 对，互生，近平伸，柄极短，披针形，多少上弯成镰状。叶为纸质，两面光滑；叶轴腹面有浅纵沟，疏生披针形及线形棕色鳞片。孢子囊群遍布羽片背面；囊群盖圆形，盾状，全缘。

【生态环境】 生于海拔 1000 m 以下的林下。

【采收季节】 全年可采挖，除去须根、叶柄，洗净，干燥。

【功效】 清热解毒，凉血祛瘀，驱虫。

【主治】 感冒，热病斑疹，白喉，黄疸，崩漏，痔血，带下，跌打损伤，肠道寄生虫。

【材料来源】 基原植物样本共 12 份。样本采自浙江省杭州市临安区，丽水市莲都区、青田县、庆元县，衢州市开化县。

【DNA 提取及序列扩增】 取基原植物样本根茎约 40 mg，均按照根茎类药材 DNA 提取方法操作。序列扩增按照《中国药典》2015 年版的“中药材 DNA 条形码分子鉴定法指导原则”进行。

【*psbA-trnH* 序列特征】 贯众共 12 条序列：序列长度为 475 bp；无变异位点；GC 含量为 40.8%。序列特征如下：

50 红　萍

Hongping

AZOLLAE IMBRICATAE HERBA

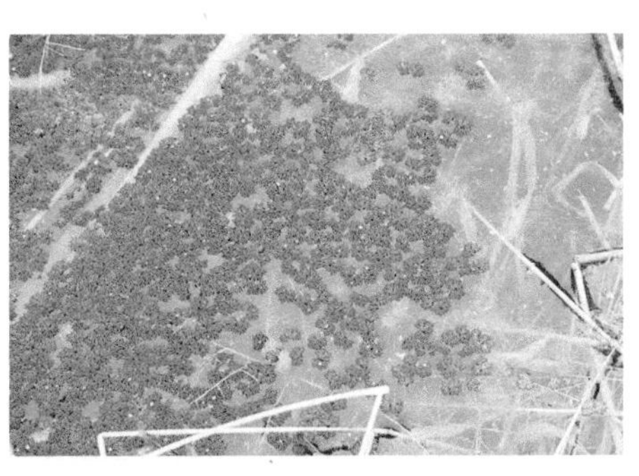

本品为满江红科满江红属植物满江红[*Azolla imbricata* (Roxb.) Nakai]的干燥全草。红萍又名天女散花、仙女散花。

【中国药典】 无。

【植物形态】 小型漂浮植物。植物体呈卵形或三角状，根状茎细长横走，侧枝腋生。叶小如芝麻，互生，无柄，叶片深裂分为背裂片和腹裂片两部分，背裂片长圆形或卵形，肉质，绿色，但在秋后常变为紫红色，边缘无色透明；腹裂片贝壳状，无色透明。孢子果双生于分枝处，大孢子果体积小，长卵形，顶部喙状，内藏一个大孢子囊；小孢子果体积远较大，球圆形或桃形，顶端有短喙，果壁薄而透明，内含多数具长柄的小孢子囊。

【生态环境】 生于水田、水塘、水池或流速较稳定的浅水水域。

【采收季节】 夏、秋季捞取，洗净，干燥。

【功效】 解表透疹，祛风除湿，解毒，润肺，止咳。

【主治】 感冒咳嗽，风湿疼痛，小便不利，水肿，荨麻疹，皮肤瘙痒，烫火伤，肺痨咳嗽。

【材料来源】 基原植物样本共15份。样本采自浙江省丽水市莲都区、青田县、松阳县、云和县，衢州市开化县，金华市永康市。

【DNA提取及序列扩增】 取基原植物样本叶片约20 mg，均按照叶类药材DNA提取方法操作。序列扩增按照《中国药典》2015年版的“中药材DNA条形码分子鉴定法指导原则”进行。

【*psbA-trnH*序列特征】 满江红共15条序列：序列长度为536 bp；无变异位点；GC含量为42.0%。序列特征如下：

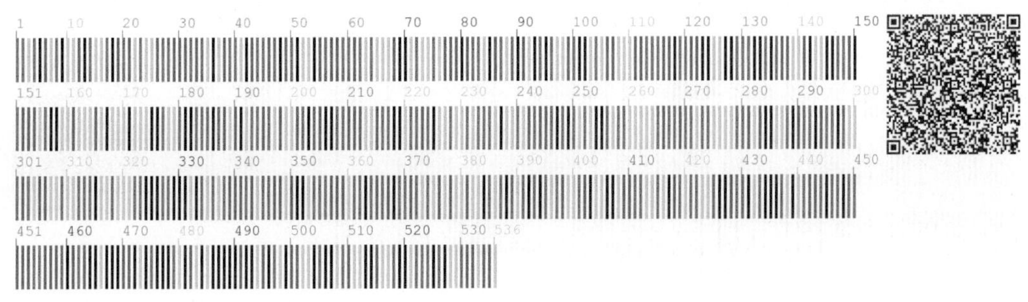

51 带脚郎衣

Daijiaolangyi

NEPHROLEPIS CORDIFOLIAE HERBA

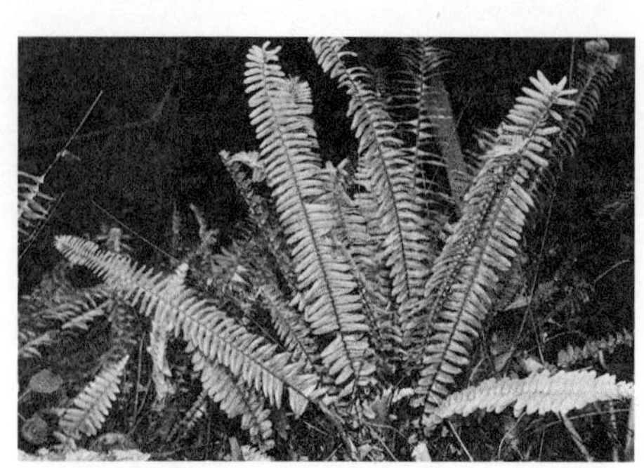

本品为肾蕨科肾蕨属植物肾蕨[*Nephrolepis cordifolia* (L.) C. Presl]的干燥全草。

【中国药典】 无。

【植物形态】 附生或土生。根状茎直立，被蓬松的淡棕色长钻形鳞片，下部有粗铁丝状的匍匐茎向四方横展，匍匐茎棕褐色；匍匐茎上生有近圆形的块茎，密被与根状茎上同样的鳞片。叶簇生，叶片线状披针形或狭披针形。叶脉明显，侧脉纤细，自主脉向上斜出，在下部分叉。叶坚草质或草质，干后棕绿色或褐棕色，光滑。孢子囊群成 1 行位于主脉两侧，肾形，少有为圆肾形或近圆形；囊群盖肾形，褐棕色，边缘色较淡，无毛。

【生态环境】 生于海拔 500 m 以下的向阳山坡林下。

【采收季节】 夏、秋季采收，洗净，鲜用或干燥。

【功效】 清热利湿，通淋，止咳，消肿解毒。

【主治】 感冒发热，肺热咳嗽，黄疸，小便涩痛，泄泻，带下，烫伤，刀伤，淋巴结炎。

【材料来源】 基原植物样本共 10 份。样本采自浙江省丽水市莲都区、青田县、庆元县，衢州市龙游县。

【DNA 提取及序列扩增】 取基原植物样本叶片约 20 mg，均按照叶类药材 DNA 提取方法操作。序列扩增按照《中国药典》2015 年版的“中药材 DNA 条形码分子鉴定法指导原则”进行。

【*psbA-trnH* 序列特征】 肾蕨共 10 条序列：序列长度为 422 bp；无变异位点；GC 含量为 38.2%。序列特征如下：

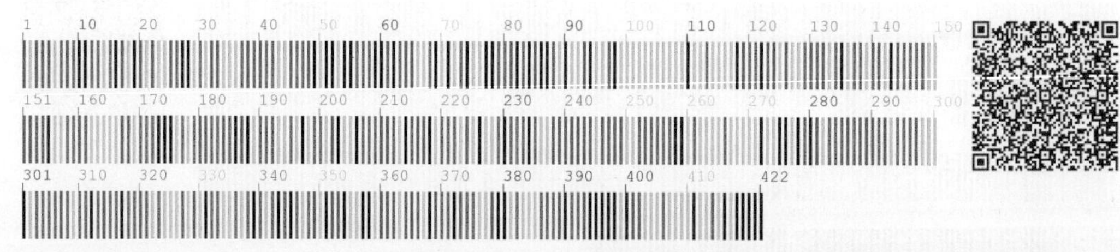

52 山　裹　猫

Shanguomao

LYCOPODII HERBA

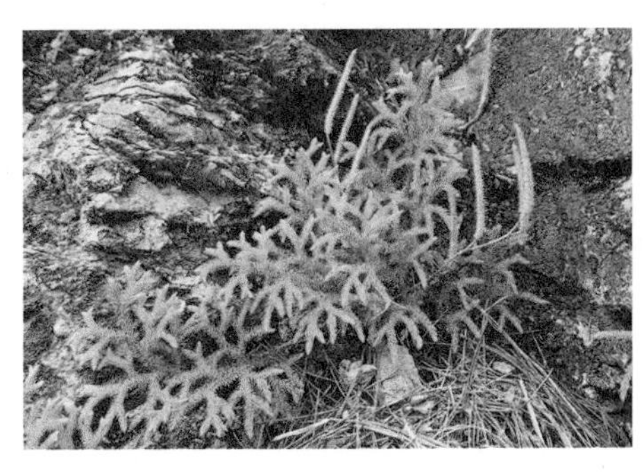

本品为石松科石松属植物石松（*Lycopodium japonicum* Thunb.）的干燥全草。山裹猫又名山猫绳。

【中国药典】 伸筋草：石松的干燥全草。

【植物形态】 多年生土生植物。匍匐茎地上生，细长横走，2～3 回分叉，绿色，被稀疏的叶；侧枝直立，高达 40 cm，多回二叉分枝，稀疏，压扁状 (幼枝圆柱状) ，枝连叶直径 5～10 mm。叶螺旋状排列，密集，上斜，披针形或线状披针形。孢子囊穗 (3) 4～8 个集生于长达 30 cm 的总柄，总柄上苞片螺旋状稀疏着生，薄草质，形状如叶片；孢子囊穗不等位着生；孢子叶阔卵形；孢子囊生于孢子叶腋，略外露，圆肾形，黄色。

【生态环境】 生于灌草丛中、林间湿地。

【采收季节】 夏、秋季采收，干燥。

【功效】 祛风除湿，舒筋活络。

【主治】 风湿痹痛，关节酸痛，皮肤麻木，四肢软弱，黄疸，咳嗽，跌打损伤，疮疡，疱疹，烫伤。

【材料来源】 基原植物样本共 12 份。样本采自浙江省丽水市莲都区、青田县、松阳县、云和县，衢州市龙游县。

【DNA 提取及序列扩增】 取基原植物样本叶片约 20 mg，均按照叶类药材 DNA 提取方法操作。序列扩增按照《中国药典》2015 年版的“中药材 DNA 条形码分子鉴定法指导原则”进行。

【*psbA-trnH* 序列特征】 石松共 12 条序列：序列长度为 220 bp；无变异位点；GC 含量为 28.2%。序列特征如下：

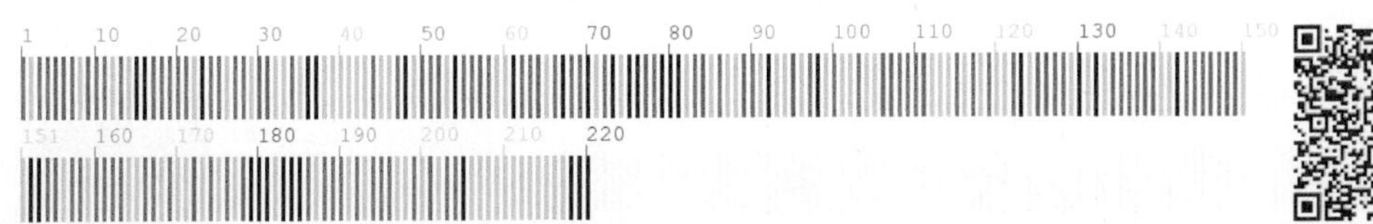

53 山 海 带

Shanhaidai

NEOLEPISORI FORTUNEI HERBA

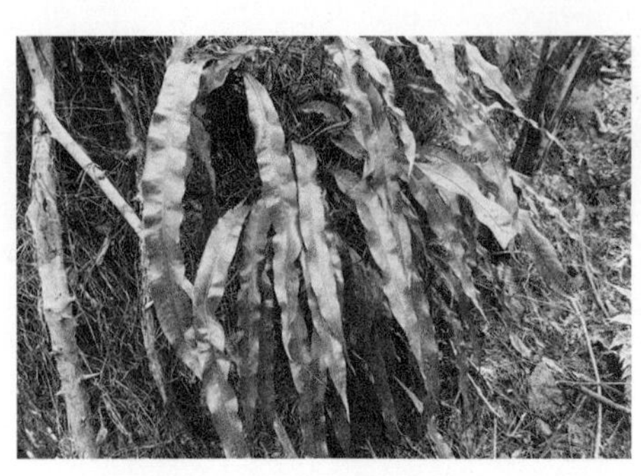

本品为水龙骨科星蕨属植物江南星蕨[*Neolepisorus fortunei* (T. Moore) Li Wang]的干燥全草。山海带又名七星剑。*Flora of China* 将江南星蕨置于水龙骨科盾蕨属。

【中国药典】 无。

【植物形态】 附生，植株高 30～100 cm。根状茎长而横走，顶部被鳞片；鳞片棕褐色，卵状三角形。叶远生，相距 1.5 cm；叶柄禾秆色，上面有浅沟，基部疏被鳞片，向上近光滑；叶片线状披针形至披针形；中脉两面明显隆起，侧脉不明显，小脉网状，略可见；叶厚纸质，下面淡绿色或灰绿色，两面无毛。孢子囊群大，圆形，沿中脉两侧排列成较整齐的一行或有时为不规则的两行，靠近中脉。孢子豆形，周壁具不规则褶皱。

【生态环境】 生于海拔 700 m 以下林下湿润地的岩石上。

【采收季节】 全年可采，洗净，鲜用或干燥。

【功效】 清热利湿，凉血解毒。

【主治】 热淋，小便不利，痢疾，黄疸，痈肿疮毒，毒蛇咬伤，风湿疼痛，跌打骨折。

【材料来源】 基原植物样本共 15 份。样本采自浙江省丽水市莲都区、青田县、松阳县、云和县、景宁县。

【DNA 提取及序列扩增】 取基原植物样本叶片约 20 mg，均按照叶类药材 DNA 提取方法操作。序列扩增按照《中国药典》2015 年版的“中药材 DNA 条形码分子鉴定法指导原则”进行。

【*psbA-trnH* 序列特征】 江南星蕨共 15 条序列：序列长度为 426 bp；无变异位点；GC 含量为 42.0%。序列特征如下：

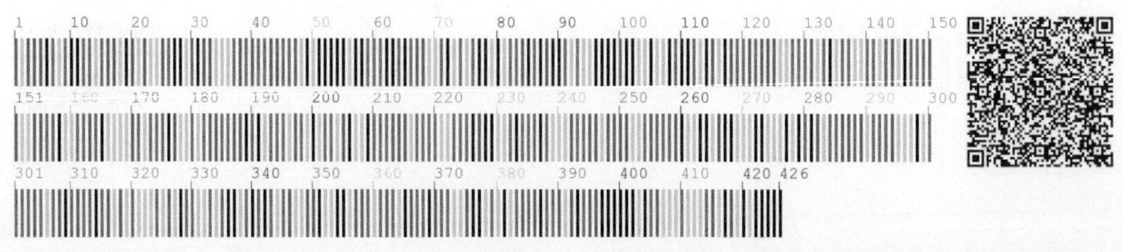

54 岩石藤儿

Yanshitenger

LEPIDOGRAMMITIS DRYMOGLOSSOIDIS HERBA

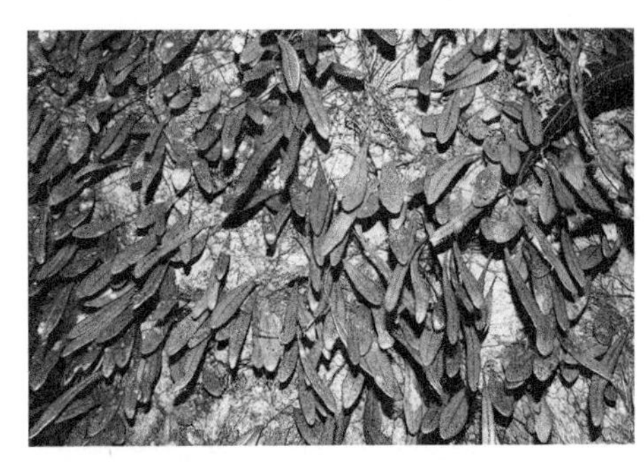

本品为水龙骨科骨牌蕨属植物抱石莲[*Lepidogrammitis drymoglossoides* (Bak.) Ching]的干燥全草。抱石莲又名仙人指甲、豆爿草。*Flora of China* 将抱石莲置于水龙骨科伏石蕨属。

【中国药典】 无。

【植物形态】 根状茎细长横走，被钻状有齿棕色披针形鳞片。叶远生，相距 1.5～5 cm，二型；不育叶长圆形至卵形，长 1～2 cm 或稍长，圆头或钝圆头，基部楔形，几无柄，全缘；能育叶舌状或倒披针形，长 3～6 cm，宽不及 1 cm，基部狭缩，几无柄或具短柄，有时与不育叶同形，肉质，干后革质，上面光滑，下面疏被鳞片。孢子囊群圆形，沿主脉两侧各成一行，位于主脉与叶边之间。

【生态环境】 生于海拔 700 m 以下的林下岩石上。

【采收季节】 全年可采，洗净，鲜用或干燥。

【功效】 清热解毒，利水通淋，消瘀止血。

【主治】 小儿高热，风火牙痛，外伤出血，疔疮痈肿，跌打损伤，高血压，鼻炎，气管炎。

【材料来源】 基原植物样本共 15 份。样本采自浙江省丽水市莲都区、青田县、松阳县、云和县、景宁县。

【DNA 提取及序列扩增】 取基原植物样本叶片约 20 mg，均按照叶类药材 DNA 提取方法操作。序列扩增按照《中国药典》2015 年版的“中药材 DNA 条形码分子鉴定法指导原则”进行。

【*psbA-trnH* 序列特征】 抱石莲共 15 条序列：序列长度为 430 bp；无变异位点；GC 含量为 42.1%。序列特征如下：

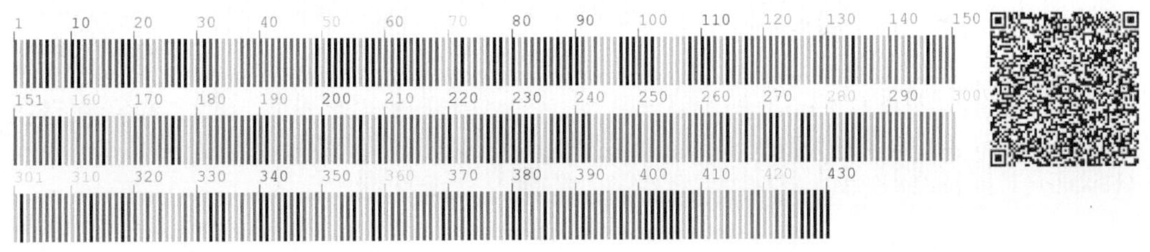

55 石　　刀

Shidao

PYRROSIAE SHEARERI HERBA

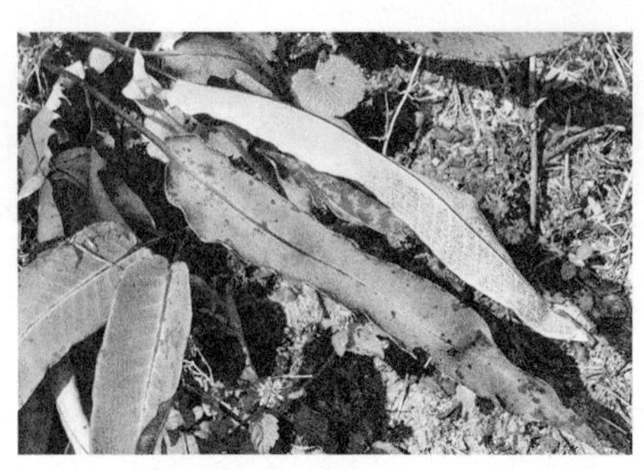

本品为水龙骨科石韦属植物庐山石韦[*Pyrrosia sheareri* (Bak.) Ching]的干燥全草。

【中国药典】 石韦：庐山石韦、石韦[*Pyrrosia lingua* (Thunb.) Farwell]或有柄石韦[*Pyrrosia petiolosa* (Christ) Ching]的干燥叶。

【植物形态】 植株通常高 20～50 cm。根状茎粗壮，横卧，密被线状棕色鳞片；鳞片长渐尖头，边缘具睫毛，着生处近褐色。叶近生，叶柄粗壮，基部密被鳞片，向上疏被星状毛；叶片椭圆状披针形。主脉粗壮，两面均隆起，侧脉可见，小脉不显。孢子囊群呈不规则的点状排列于侧脉间，布满基部以上的叶片下面，无盖，幼时被星状毛覆盖，成熟时孢子囊开裂而呈砖红色。

【生态环境】 生于海拔 450～1550 m 的林下岩石上或树干上。

【采收季节】 全年可采，洗净，鲜用或干燥。

【功效】 利水通淋，清肺化痰，凉血止血。

【主治】 淋病，水肿，小便不利，痰热咳喘，咯血，血崩，外伤出血。

【材料来源】 基原植物样本共 18 份。样本采自浙江省丽水市莲都区、青田县、松阳县、云和县、景宁县，衢州市开化县；福建省南平市武夷山市。

【DNA 提取及序列扩增】 取基原植物样本叶片约 20 mg，均按照叶类药材 DNA 提取方法操作。序列扩增按照《中国药典》2015 年版的“中药材 DNA 条形码分子鉴定法指导原则”进行。

【*psbA-trnH* 序列特征】 庐山石韦共 18 条序列：序列长度为 424 bp；无变异位点；GC 含量为 40.8%。序列特征如下：

56 石　缸　头

Shigangtou

POLYPODIODIS NIPPONICAE RHIZOMA

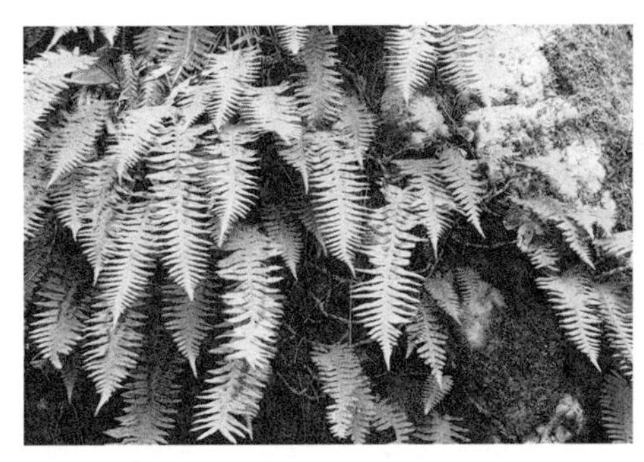

本品为水龙骨科水龙骨属植物水龙骨[*Polypodiodes nipponica* (Mett.) Ching]的干燥根茎。

【中国药典】 无。

【植物形态】 植株高 10～40 cm。根茎长而横生，分叉，通常光秃而有白粉，顶端被卵圆形披针形鳞片，长渐尖，边缘有细锯齿，盾状着生。叶远生；叶柄长 5～20 cm，以关节着生于根茎；叶片薄纸质，长圆状披针形，两面密被灰白色短柔毛，羽状深裂几达叶轴；裂片全缘，钝头或短尖头，基部一对裂片斜向下；叶脉网状，沿中脉两侧各有 1 行网眼。孢子囊群圆形，生于内藏小脉先端，在中脉两侧各成 1 行。无囊群盖。

【生态环境】 生于海拔 200～800 m 林下、林缘、山沟水边岩石上，或树干上。

【采收季节】 全年可采，洗净，鲜用或干燥。

【功效】 清热利湿，活血通络。

【主治】 小便淋浊，泄泻，痢疾，风湿痹痛，跌打损伤。

【材料来源】 基原植物样本共 15 份。样本采自浙江省丽水市莲都区、青田县、松阳县、景宁县，衢州市龙游县。

【DNA 提取及序列扩增】 取基原植物样本根茎约 40 mg，均按照根茎类药材 DNA 提取方法操作。序列扩增按照《中国药典》2015 年版的“中药材 DNA 条形码分子鉴定法指导原则”进行。

【*psbA-trnH* 序列特征】 水龙骨共 15 条序列：序列长度为 415 bp；无变异位点；GC 含量为 41.0%。序列特征如下：

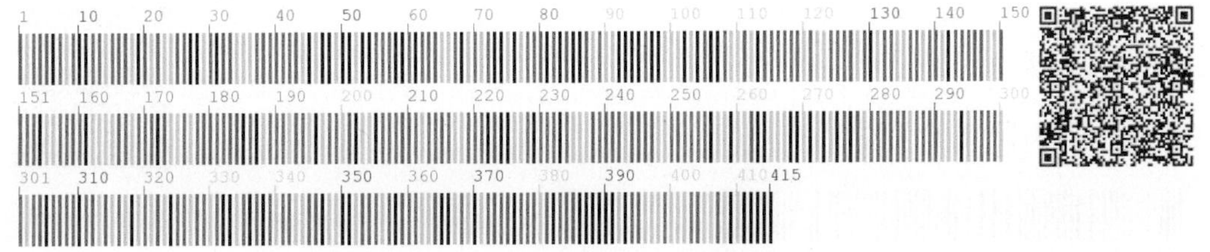

57 贯 众 花

Guanzhonghua

WOODWARDIAE PROLIFERAE RHIZOMA

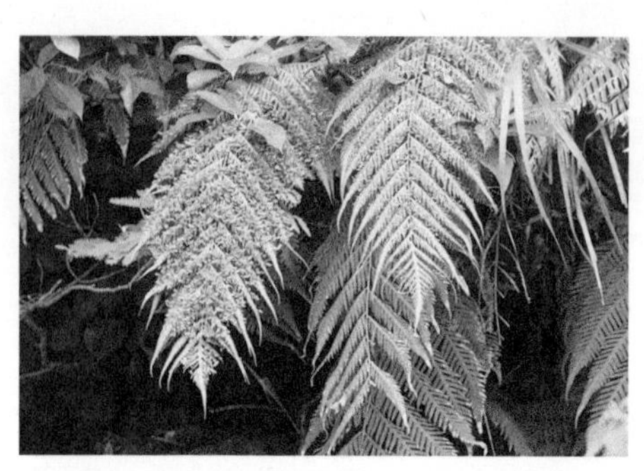

本品为乌毛蕨科狗脊属植物珠芽狗脊（*Woodwardia prolifera* Hook. et Arn.）的干燥根茎。珠芽狗脊又名胎生狗脊。

【中国药典】 无。

【植物形态】 根状茎横卧，黑褐色，与叶柄下部密被蓬松的大鳞片；鳞片狭披针形或线状披针形。叶近生；柄粗壮，褐色，向上为棕禾秆色且鳞片逐渐稀疏，鳞片脱落后常留下弯拱短线形的鳞痕；叶片长卵形或椭圆形。叶脉明显，羽轴及主脉均隆起。孢子囊群粗短，形似新月形，先端略向外弯，着生于主脉两侧的狭长网眼上，深陷叶肉内，在叶上面形成清晰的印痕；囊群盖同形，薄纸质，隆起，开向主脉，宿存。

【生态环境】 生于海拔较低的山地丘陵。

【采收季节】 深秋挖取根状茎，削去叶柄、须根，洗净，干燥。

【功效】 祛风除湿，补肝肾，强腰膝。

【主治】 风湿痹痛，肾虚腰痛。

【材料来源】 基原植物样本共 20 份。样本采自浙江省丽水市莲都区、青田县、松阳县、云和县、庆元县，衢州市龙游县，金华市东阳市。

【DNA 提取及序列扩增】 取基原植物样本根茎约 40 mg，均按照根茎类药材 DNA 提取方法操作。序列扩增按照《中国药典》2015 年版的“中药材 DNA 条形码分子鉴定法指导原则”进行。

【*psbA-trnH* 序列特征】 珠芽狗脊共 20 条序列：序列长度为 460 bp；有 1 个变异位点，为 454 位点 A-G 变异；GC 含量为 41.1%～41.3%。主导单倍型序列特征如下：

58 独脚郎衣

Dujiaolangyi

BOTRYCHII TERNATI HERBA

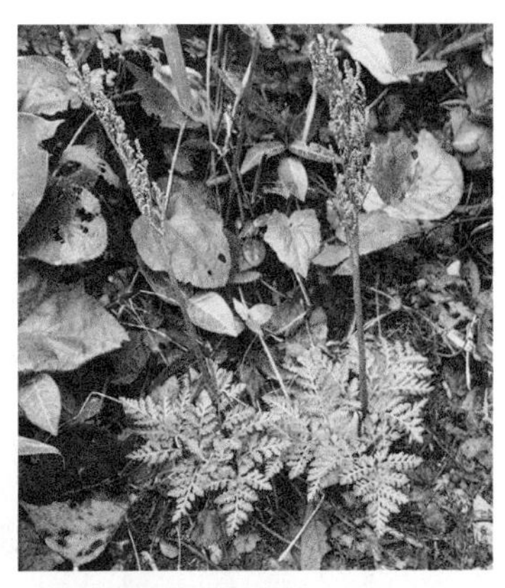

本品为阴地蕨科阴地蕨属植物阴地蕨[*Botrychium ternatum* (Thunb.) Sw.]的干燥全草。*Flora of China* 将阴地蕨置于瓶尔小草科阴地蕨属。

【中国药典】 无。

【植物形态】 根状茎短而直立，有一簇粗健肉质的根。总叶柄短，细瘦，淡白色。营养叶片的柄细，光滑无毛；叶片为阔三角形；侧生羽片 3～4 对，几对生或近互生，有柄；一回小羽片 3～4 对，有柄，几对生，基部下方一片较大，稍下先出；末回小羽片为长卵形至卵形。第二对起的羽片渐小，长圆状卵形。叶干后为绿色，厚草质，遍体无毛，表面皱凸不平。叶脉不见。孢子叶有长柄，孢子囊穗为圆锥状， 2～3 回羽状，小穗疏松，略张开，无毛。

【生态环境】 生于海拔 900 m 以下的林下。

【采收季节】 春末或深秋采挖，洗净，鲜用或干燥。

【功效】 清热解毒，平肝熄风，止咳，止血，明目去翳。

【主治】 小儿高热抽搐，肺热咳嗽，咳血，百日咳，痫疾，疮疡肿毒，毒蛇咬伤，目赤火眼。

【材料来源】 基原植物样本共 12 份。样本采自浙江省丽水市莲都区、青田县、松阳县、云和县、庆元县，金华市东阳市，衢州市开化县；江西省上饶市婺源县。

【DNA 提取及序列扩增】 取基原植物样本叶片约 20 mg，均按照叶类药材 DNA 提取方法操作。序列扩增按照《中国药典》2015 年版的“中药材 DNA 条形码分子鉴定法指导原则”进行。

【*psbA-trnH* 序列特征】 阴地蕨共 12 条序列：序列长度为 568 bp；有 1 个变异位点，为 332 位点 C-T 变异；GC 含量为 41.5%～41.7%。主导单倍型序列特征如下：

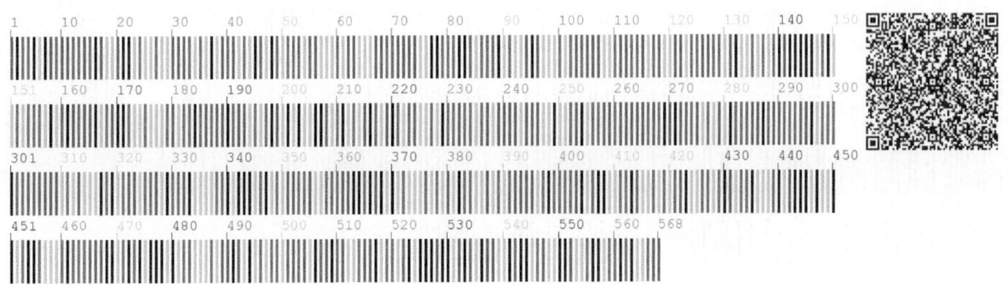

59 黄 狗 头

Huanggoutou

OSMUNDAE RHIZOMA

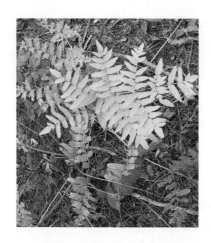

本品为紫萁科紫萁属植物紫萁（*Osmunda japonica* Thunb.）的干燥根茎及叶柄残基。

【中国药典】 紫萁贯众：紫萁的干燥根茎和叶柄残基。

【植物形态】 植株高 50～80 cm 或更高。根状茎短粗，或成短树干状而稍弯。叶簇生，直立，柄长 20～30 cm，禾秆色，幼时被密绒毛，不久脱落；叶片为三角广卵形；羽片 3～5 对，对生，长圆形。叶为纸质，成长后光滑无毛。孢子叶同营养叶等高，或经常稍高，羽片和小羽片均短缩，小羽片变成线形，沿中肋两侧背面密生孢子囊。

【生态环境】 生于海拔 1500 m 以下的林缘或林下较湿润处。

【采收季节】 春末或深秋采挖根茎，洗净，干燥；春季采摘嫩苗，鲜用或干燥。

【功效】 清热解毒，祛瘀止血，杀虫。

【主治】 流感，流脑，乙脑，腮腺炎，麻疹，水痘，痢疾，带下，钩虫等肠道寄生虫病。

【材料来源】 基原植物样本共 18 份。样本采自浙江省丽水市莲都区、青田县、松阳县、庆元县，衢州市龙游县，金华市东阳市。

【DNA 提取及序列扩增】 取基原植物样本根茎约 40 mg，均按照根茎类药材 DNA 提取方法操作。序列扩增按照《中国药典》2015 年版的“中药材 DNA 条形码分子鉴定法指导原则”进行。

【*psbA-trnH* 序列特征】 紫萁共 18 条序列：序列长度为 554 bp；无变异位点；GC 含量为 39.7%。序列特征如下：

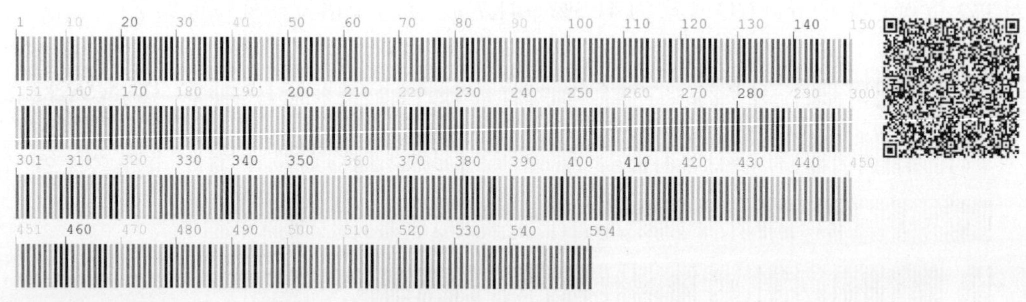

60 常　青　柏

Changqingbai

PLATYCLADI CACUMEN

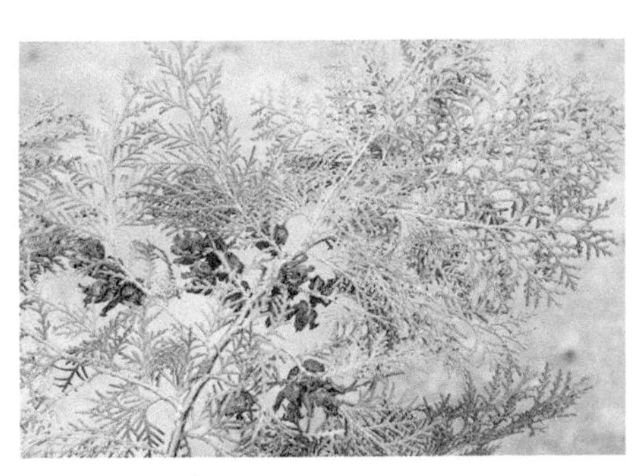

本品为柏科侧柏属植物侧柏[*Platycladus orientalis* (L.) Franco]的干燥枝叶。

【中国药典】 柏子仁：柏科植物侧柏的干燥成熟种仁；侧柏叶：侧柏的干燥枝梢和叶。

【植物形态】 乔木，高达 20 m，胸径 1 m；树皮薄，浅灰褐色，纵裂成条片；枝条向上伸展或斜展，幼树树冠卵状尖塔形，老树树冠则为广圆形；生鳞叶的小枝细，向上直展或斜展，扁平，排成一平面。叶鳞形。雄球花黄色，卵圆形；雌球花近球形，蓝绿色，被白粉。球果近卵圆形；中间两对种鳞倒卵形或椭圆形；种子卵圆形或近椭圆形，顶端微尖，灰褐色或紫褐色，长 6～8 mm，稍有棱脊，无翅或有极窄之翅。花期 3～4 月，球果 10 月成熟。

【生态环境】 生长于 250～3300 m 山地、阳坡及平原流域。

【采收季节】 全年可采枝梢及叶，阴干。

【功效】 凉血止血，止咳祛痰，祛风除湿，散肿毒。

【主治】 咯血，肠风下血，崩漏不止，咳嗽痰多，风湿痹痛，丹毒，痄腮，烫伤。

【材料来源】 基原植物样本共 15 份。样本采自浙江省丽水市莲都区、青田县、松阳县、景宁县，衢州市龙游县，金华市东阳市。

【DNA 提取及序列扩增】 取基原植物样本叶片约 20 mg，均按照叶类药材 DNA 提取方法操作。序列扩增按照《中国药典》2015 年版的“中药材 DNA 条形码分子鉴定法指导原则”进行。

【ITS2 序列特征】 侧柏共 15 条序列：序列长度为 220 bp；有 1 个变异位点，为 215 位点 A-C 变异；GC 含量为 65.0%～65.5%。主导单倍型序列特征如下：

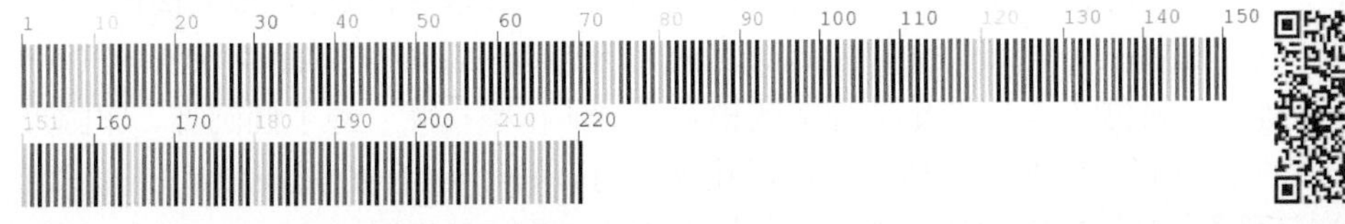

【ITS2 序列二级结构】

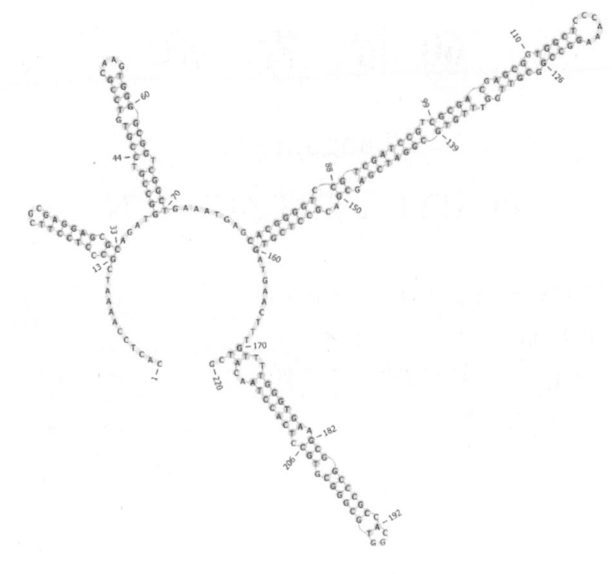

61 榧　　树

Feishu

TORREYAE SEMEN, CORTEX, FLOS, RAMULUS ET FOLIUM

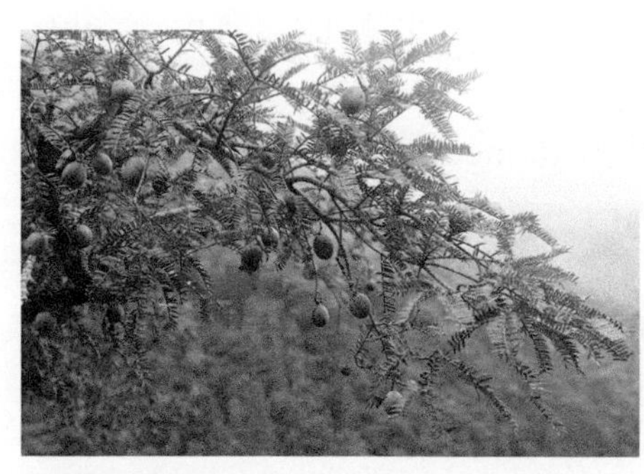

本品为红豆杉科榧树属植物榧（*Torreya grandis* Fort. ex Lindl.）的干燥种子、根皮、花和枝叶。榧又名野杉、糙榧。

【中国药典】 榧子：榧的干燥成熟种子。

【植物形态】 乔木，高可达 25 m，胸径可达 55 cm；树皮浅黄灰色、深灰色或灰褐色，不规则纵裂；一年生枝绿色，无毛，二、三年生枝黄绿色、淡褐黄色或暗绿黄色，稀淡褐色。叶条形，列成两列，通常直，先端凸尖，上面光绿色，无隆起的中脉，下面淡绿色，气孔带常与中脉带等宽，绿色边带与气孔带等宽或稍宽。雄球花圆柱状。种子椭圆形、卵圆形、倒卵圆形或长椭圆形；初生叶三角状鳞形。花期 4 月，种子翌年 10 月成熟。

【生态环境】 生于海拔 400～800 m 温凉湿润的山坡。有栽培。

【采收季节】 深秋种子成熟时采收，除去肉质外种皮，干燥；冬季挖取根，剥取根皮，洗净，干燥；春季球花将开放前采收，干燥；全年可采枝叶，干燥。

【功效】 种子：杀虫，消积，润燥；根皮：祛风除湿；花：利水，杀虫；枝叶：祛风除湿。

【主治】 种子：肠道寄生虫病，小儿疳积，肺燥咳嗽，肠燥便秘，痔疮；根皮：风湿痹痛；花：水气肿满，蛔虫病；枝叶：风湿疮毒。

【材料来源】 基原植物样本共 15 份。样本采自浙江省丽水市莲都区、青田县、松阳县、云和县，金华市东阳市。

【DNA 提取及序列扩增】 取基原植物样本叶片约 20 mg，均按照叶类药材 DNA 提取方法操作。序列扩增按照《中国药典》2015 年版的“中药材 DNA 条形码分子鉴定法指导原则”进行。

【ITS2 序列特征】 榧共 15 条序列：序列长度为 235 bp；无变异位点；GC 含量为 61.3%。序列特征如下：

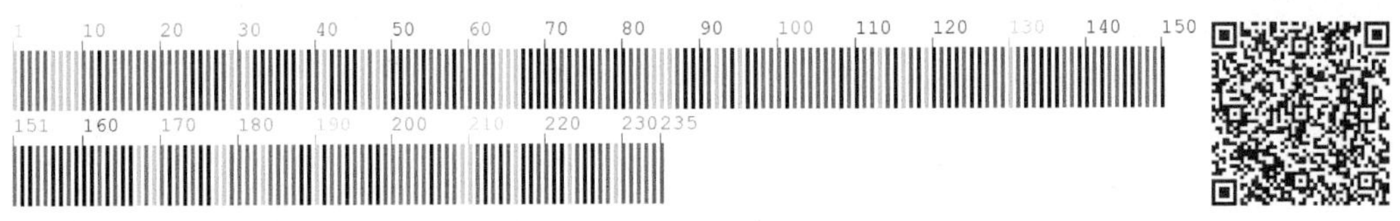

【ITS2 序列二级结构】

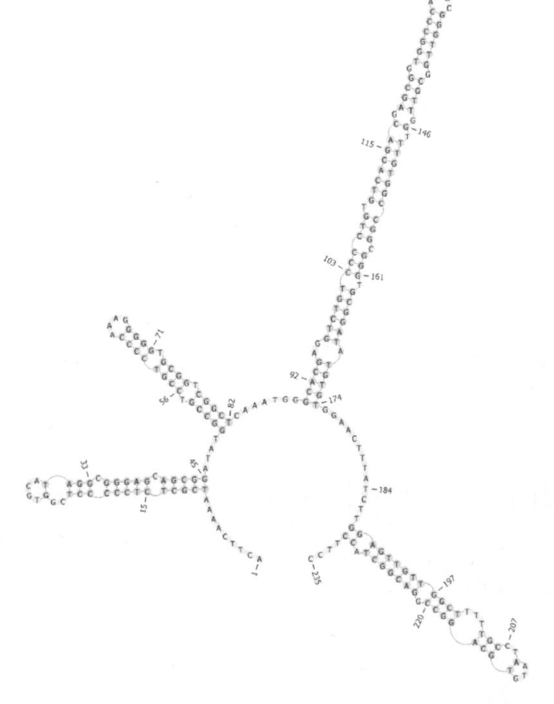

62 水 竹 柴

Shuizhuchai

CEPHALOTAXI FORTUNES RAMULUS ET FOLIUM

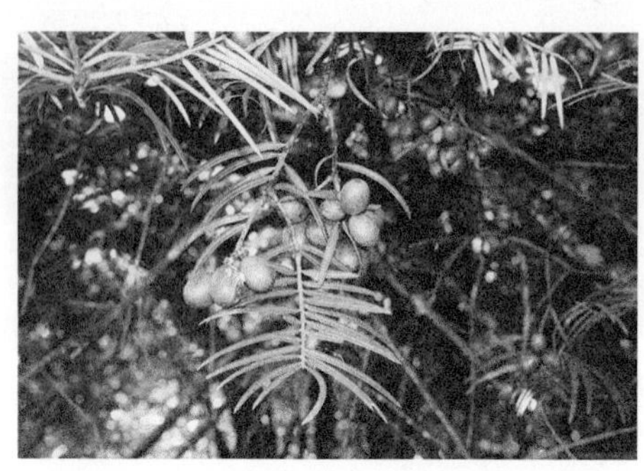

本品为三尖杉科三尖杉属植物三尖杉（*Cephalotaxus fortunei* Hook.）的干燥枝叶。

【中国药典】 无。

【植物形态】 乔木，高达 20 m，胸径达 40 cm；树皮褐色或红褐色，裂成片状脱落；枝条较细长，稍下垂；树冠广圆形。叶排成两列，披针状条形，通常微弯。雄球花 8～10 聚生成头状，雌球花的胚珠 3～8 枚发育成种子。种子椭圆状卵形或近圆球形；初生叶镰状条形，下面有白色气孔带。花期 4 月，种子 8～10 月成熟。

【生态环境】 生于海拔 1000 m 以下的山谷、溪边潮湿的阔叶混交林中。

【采收季节】 夏、秋季采收枝叶，干燥。

【功效】 抗肿瘤。

【主治】 恶性淋巴瘤，白血病，肺癌，胃癌，食道癌，直肠癌。

【材料来源】 基原植物样本共 18 份。样本采自浙江省丽水市莲都区、青田县、松阳县、云和县，衢州市龙游县，金华市东阳市。

【DNA 提取及序列扩增】 取基原植物样本叶片约 20 mg，均按照叶类药材 DNA 提取方法操作。序列扩增按照《中国药典》2015 年版的“中药材 DNA 条形码分子鉴定法指导原则”进行。

【ITS2 序列特征】 三尖杉共 18 条序列：序列长度为 230 bp；无变异位点；GC 含量为 69.1%。序列特征如下：

【ITS2 序列二级结构】

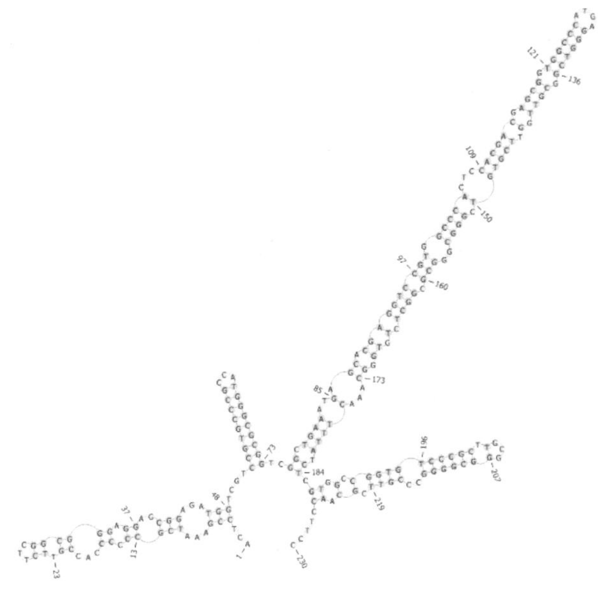

63 苍柏子树

Cangbaizishu

PINI MASSONIANAE FOLIUM, POLLEN ET LIGNUM NODI

本品为松科松属植物马尾松（*Pinus massoniana* Lamb.）的干燥叶、花粉和枝干结节。

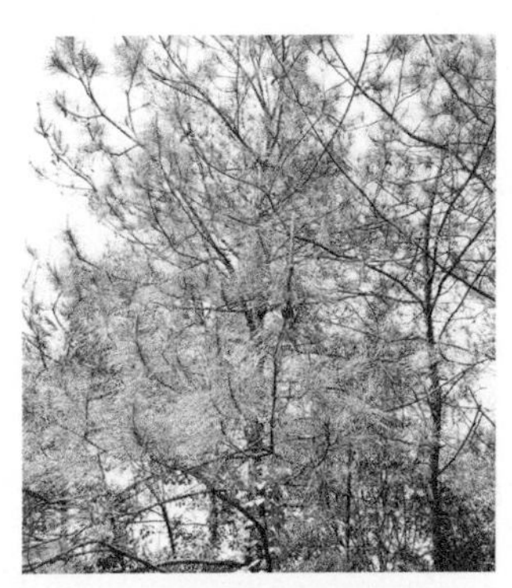

马尾松

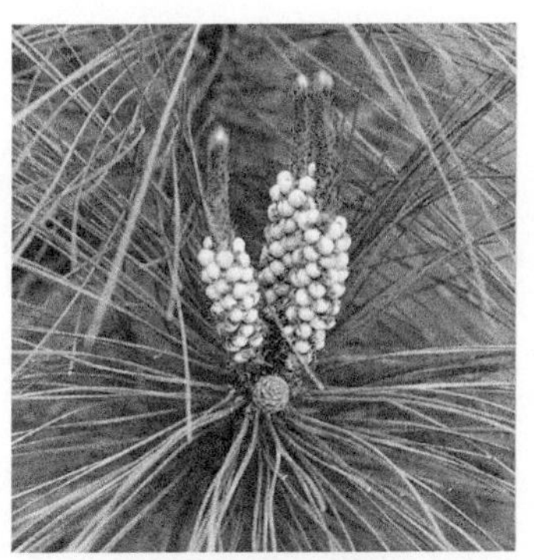

马尾松花果

【中国药典】 松花粉：马尾松、油松（*Pinus tabuliformis* Carr.）或同属数种植物的干燥花粉；油松节：马尾松或油松的干燥瘤状节或分枝节。

【植物形态】 乔木，高达 45 m，胸径 1.5 m；树皮红褐色，下部灰褐色，裂成不规则的鳞状块片；枝平展或斜展，树冠宽塔形或伞形；冬芽卵状圆柱形或圆柱形，褐色，顶端尖。针叶 2 针一束，稀 3 针一束，细柔，微扭曲，两面有气孔线，边缘有细锯齿；叶鞘初呈褐色，后渐变成灰黑色，宿存。雄球花淡红褐色，圆柱形，弯垂；雌球花单生或 2～4 个聚生于新枝近顶端，淡紫红色。球果卵圆形或圆锥状卵圆形。花期 4～5 月，球果翌年 10～12 月成熟。

【生态环境】 生于山地、土坡、溪滩边等。

【采收季节】 12 月采摘叶，鲜用或干燥；春季开花时采收雄花穗，晾干，搓下花粉，干燥；春季采收嫩枝尖端，鲜用或干燥。

【功效】 叶：祛风燥湿，杀虫止痒，活血安神；花粉：祛风益气，收敛止血；松节：祛风燥湿，舒经通络，活血止痛。

【主治】 叶：脚气，跌打损伤，神经衰弱，慢性肾炎，高血压症，预防乙脑、流感；花粉：头痛眩晕，泄泻下痢，湿疹湿疮，创伤出血；松节：风寒湿痹，历节风痛，脚疲痿软，跌打伤痛。

【材料来源】 基原植物样本共 20 份。样本采自浙江省丽水市莲都区、青田县、松阳县、云和县、庆元县，衢州市龙游县、开化县，金华市东阳市。

【DNA 提取及序列扩增】 取基原植物样本花粉或枝干结节约 40 mg，均按照花类或根茎类药材 DNA 提取方法操作。序列扩增按照《中国药典》2015 年版的“中药材 DNA 条形码分子鉴定法指导原则”进行。

【ITS2 序列特征】 马尾松共 20 条序列：序列长度为 247 bp；有 1 个变异位点，为 77 位点 C-A 变异；GC 含量为 60.3%～60.7%。主导单倍型序列特征如下：

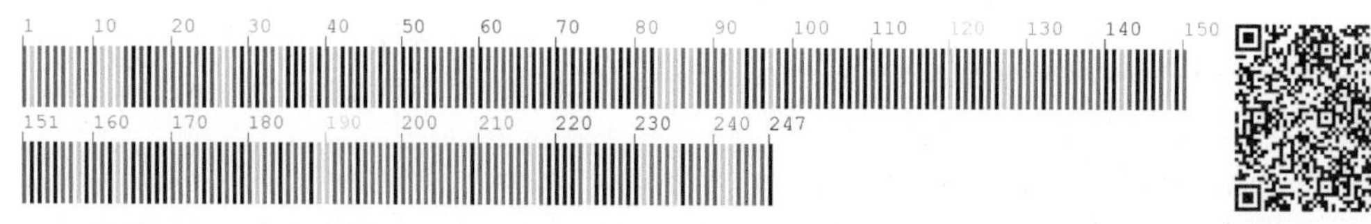

【ITS2 序列二级结构】

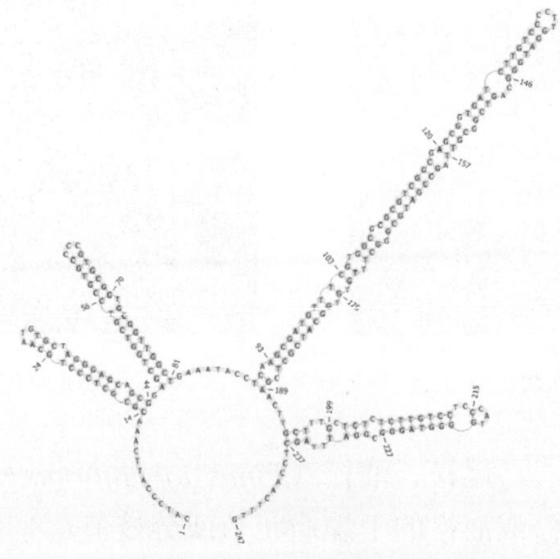

64 公 孙 树

Gongsunshu

GINKGO SEMEN

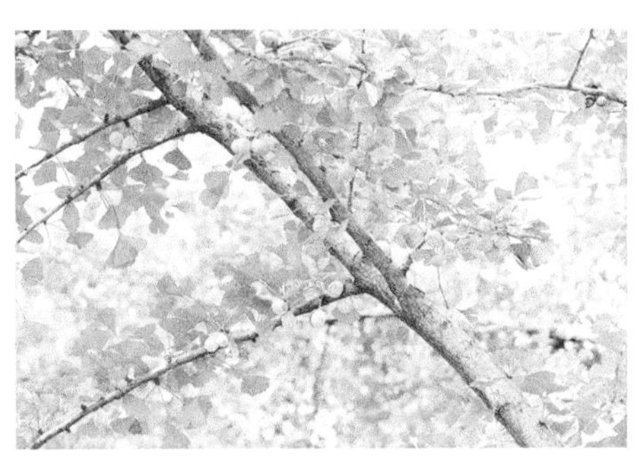

本品为银杏科银杏属植物银杏（*Ginkgo biloba* L.）的干燥种子。

【中国药典】 白果：银杏的干燥成熟种子。

【植物形态】 乔木，高达 40 m，胸径可达 4 m；幼树树皮浅纵裂，大树之皮呈灰褐色，深纵裂，粗糙；幼年及壮年树冠圆锥形，老则广卵形；枝近轮生，斜上伸展；短枝密被叶痕，黑灰色，短枝上亦可长出长枝；冬芽黄褐色，常为卵圆形，先端钝尖。叶扇形，有长柄，淡绿色，无毛，有多数叉状并列细脉。球花雌雄异株，单性。种子具长梗，下垂，常为椭圆形、长倒卵形、卵圆形或近圆球形。花期 3～4 月，种子 9～10 月成熟。

【生态环境】 生于海拔 500～1000 m、酸性（pH 5～5.5）黄壤、排水良好地带的天然林中，常与柳杉、榧树、蓝果树等针阔叶树种混生，生长旺盛。有栽培。

【采收季节】 深秋种子成熟时采收，除去肉质外种皮，洗净，干燥。

【功效】 敛肺定喘，止带缩尿。

【主治】 哮喘痰咳，白带，白浊，遗精，尿频，无名肿毒，皶鼻，癣疮。

【材料来源】 基原植物样本共 18 份。样本采自浙江省杭州市临安区，丽水市莲都区、青田县、松阳县、云和县，衢州市龙游县，金华市永康市。

【DNA 提取及序列扩增】 取基原植物样本种子约 40 mg，均按照种子类药材 DNA 提取方法操作。序列扩增按照《中国药典》2015 年版的“中药材 DNA 条形码分子鉴定法指导原则”进行。

【ITS2 序列特征】 银杏共 18 条序列：序列长度为 246 bp；无变异位点；GC 含量为 76.8%。序列特征如下：

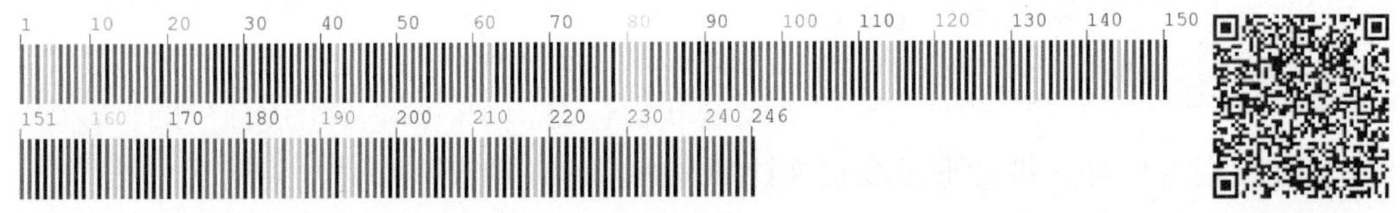

【ITS2 序列二级结构】

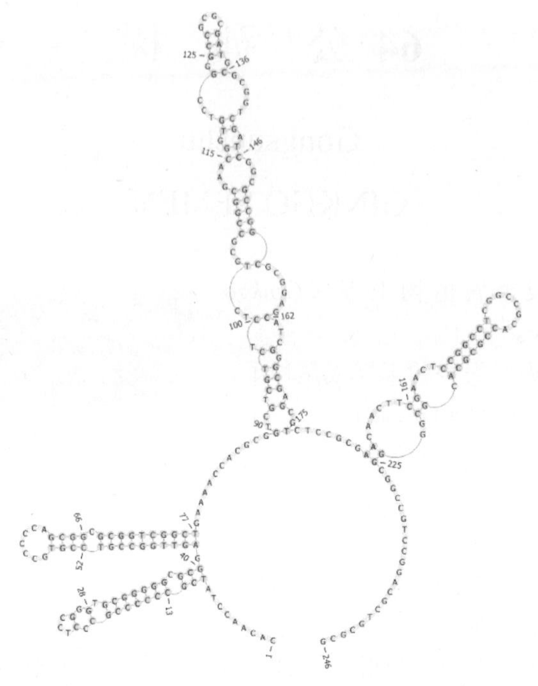

65 苦　野　菜

Kuyecai

PATRINIAE VILLOSAE HERBA

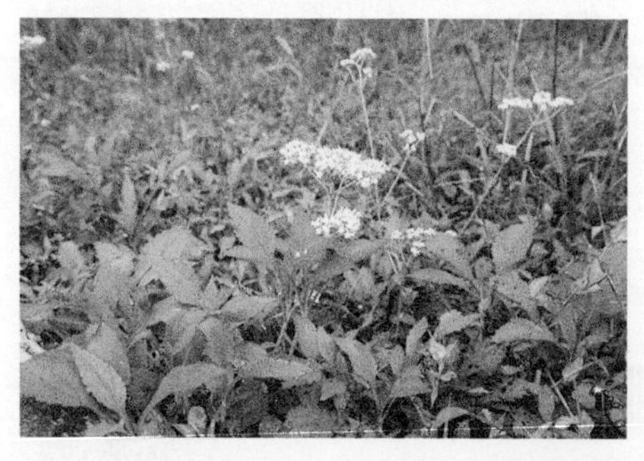

本品为败酱科败酱属植物白花败酱[*Patrinia villosa* (Thunb.) Juss.]的干燥全草。苦野菜又名苦叶菜。

【中国药典】 无。

【植物形态】 多年生草本，地下根状茎长而横走，偶在地表匍匐生长；茎密被白色倒生粗毛。基生叶丛生，叶片卵形、宽卵形或卵状披针形至长圆状披针形。由聚伞花序组成顶生圆锥花序或伞房花序；总苞叶卵状披针形至线状披针形或线形。花期 8～10 月，果期 9～11 月。

【生态环境】 生于海拔 1300 m 以下山地林下、林缘或溪沟边的草丛中及灌木丛中。

【采收季节】 秋季采收，干燥。

【功效】 清热解毒，活血排脓。

【主治】 肠痈，痢疾，肠炎，肝炎，眼结膜炎，产后瘀血腹痛，痈肿，疔疮。

【材料来源】 基原植物样本共 18 份。样本采自浙江省丽水市莲都区、青田县、松阳县、云和县，衢州市龙游县，金华市东阳市。

【DNA 提取及序列扩增】 取基原植物样本叶片约 20 mg，均按照叶类药材 DNA 提取方法操作。序列扩增按照《中国药典》2015 年版的“中药材 DNA 条形码分子鉴定法指导原则”进行。

【ITS2 序列特征】 白花败酱共 18 条序列：序列长度为 228 bp；有 7 个变异位点，分别为 20 位点 G-A 变异、36 位点 A-G 变异、45 位点 C-T 变异、143 位点 A-C 变异、145 位点 G-T 变异、177 位点 A-T 变异和 203 位点 G-A 变异；GC 含量为 69.3%～70.6%。主导单倍型序列特征如下：

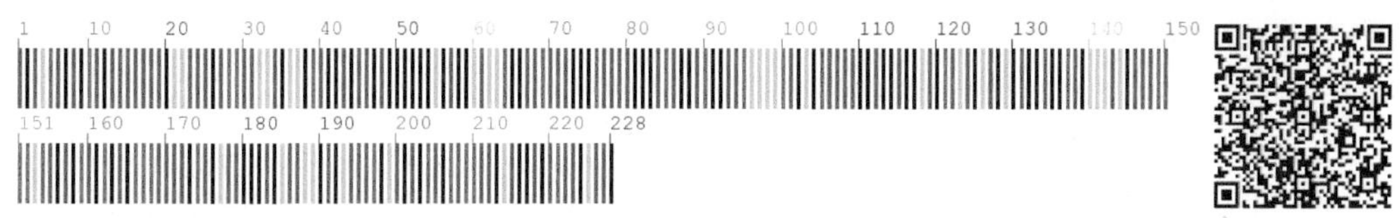

【ITS2 序列二级结构】

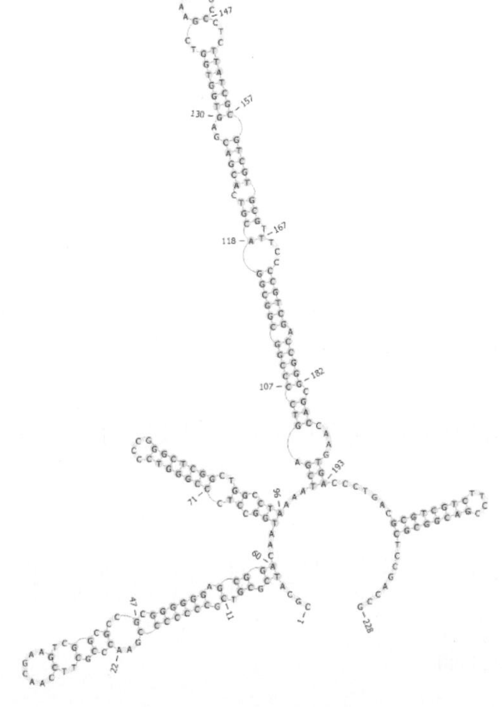

66 天 油 草

Tianyoucao
LYSIMACHIAE HERBA

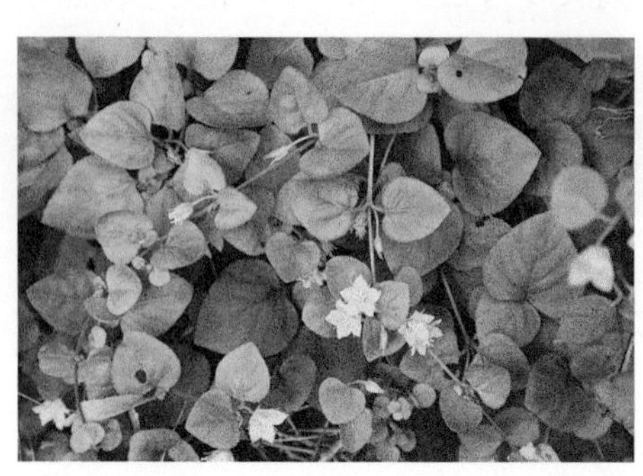

本品为报春花科珍珠菜属植物过路黄（*Lysimachia christiniae* Hance）的干燥全草。天油草又名对座草、对叶草、老鼠耳朵等。

【中国药典】 金钱草：过路黄的干燥全草。

【植物形态】 茎无毛或疏毛，下部节间较短，常有不定根。叶对生，卵圆形、近圆形以至肾圆形，先端锐尖或圆钝以至圆形，基部截形至浅心形；叶柄比叶片短或与之近等长。花单生叶腋；花梗长通常不超过叶长；花萼分裂近达基部，裂片披针形、椭圆状披针形等；花冠黄色。蒴果球形，直径 4～5 mm，无毛，有稀疏黑色腺条。花期 5～7 月，果期 7～10 月。

【生态环境】 生于土坡路边、沟边及林缘较阴湿处。

【采收季节】 夏、秋季采收，洗净，干燥。

【功效】 利水通淋，清热解毒，散瘀消肿。

【主治】 胆及泌尿系统结石，热淋，肾炎水肿，湿热黄疸，疮毒痈肿，毒蛇咬伤，跌打损伤。

【材料来源】 基原植物样本共 18 份。样本采自浙江省丽水市莲都区、青田县、松阳县、云和县，衢州市龙游县，金华市东阳市；江西省上饶市婺源县。

【DNA 提取及序列扩增】 取基原植物样本叶片约 20 mg，均按照叶类药材 DNA 提取方法操作。序列扩增按照《中国药典》2015 年版的“中药材 DNA 条形码分子鉴定法指导原则”进行。

【ITS2 序列特征】 过路黄共 18 条序列：序列长度为 218 bp；无变异位点；GC 含量为 57.3%。序列特征如下：

【ITS2 序列二级结构】

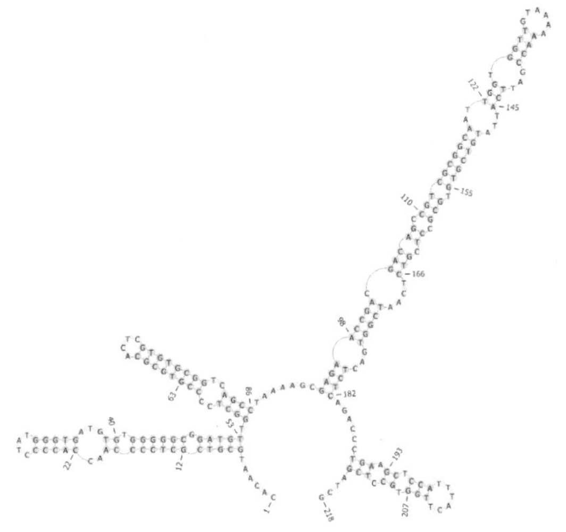

67 蛤 蟆 衣

Hamayi

PLANTAGINIS ASIATICAE HERBA

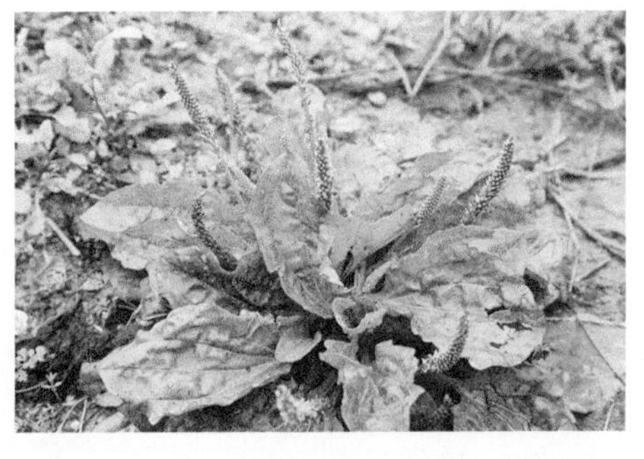

本品为车前科车前属植物车前（*Plantago asiatica* L.）的干燥全草。

【中国药典】 车前子：车前或平车前（*Plantago depressa* Willd.）的干燥成熟种子；车前草：车前或平车前的干燥全草。

【植物形态】 二年生或多年生草本。须根多数。根茎短，稍粗。叶基生呈莲座状，平卧、斜展或直立；叶片薄纸质或纸质，宽卵形至宽椭圆形，边缘波状、全缘或中部以下有锯齿、牙齿或裂齿。花序 3～10 个，穗状花序细圆柱状。花具短梗；花萼长 2～3 mm。种子 5～6（～12），卵状椭圆形或椭圆形，黑褐色至黑色。花期 4～8 月，果期 6～9 月。

【生态环境】 生于荒地、路旁草地等。

【采收季节】 夏季采挖全草，洗净，鲜用或干燥。

【功效】 清热利尿，凉血，解毒。

【主治】 热淋涩痛，水肿尿少，暑湿泄泻，痰热咳嗽，吐血衄血，痈肿疮毒。

【材料来源】 基原植物样本共 24 份。样本采自浙江省丽水市莲都区、青田县、松阳

县、云和县、庆元县，衢州市龙游县、开化县，金华市东阳市、永康市；江西省上饶市婺源县。

【DNA 提取及序列扩增】 取基原植物样本叶片约 20 mg，均按照叶类药材 DNA 提取方法操作。序列扩增按照《中国药典》2015 年版的“中药材 DNA 条形码分子鉴定法指导原则”进行。

【ITS2 序列特征】 车前共 24 条序列：序列长度为 199 bp；有 2 个变异位点，分别为 33 位点 A-C 变异和 91 位点 T-C 变异；GC 含量为 54.8%～55.8%。主导单倍型序列特征如下：

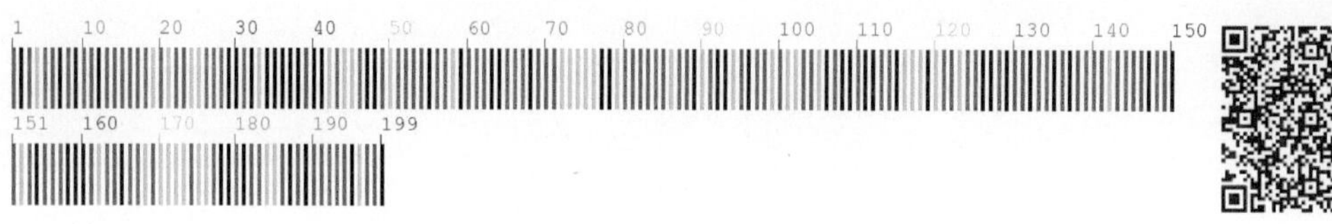

【ITS2 序列二级结构】

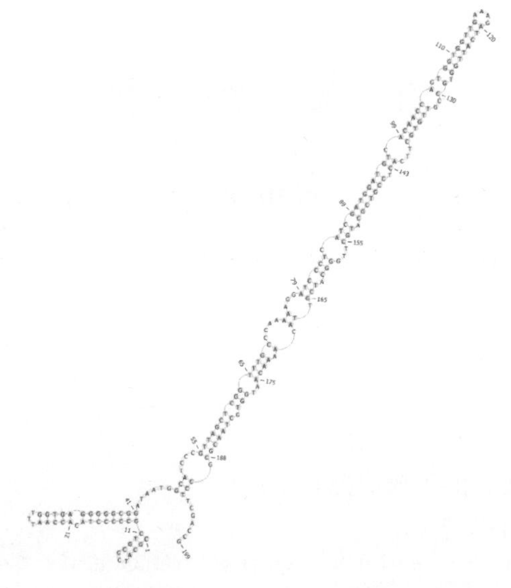

68 酸　　草

Suancao

OXALIS CORNICULATAE HERBA

本品为酢浆草科酢浆草属植物酢浆草（*Oxalis corniculata* L.）的干燥全草。酸草又名老鸦饭。

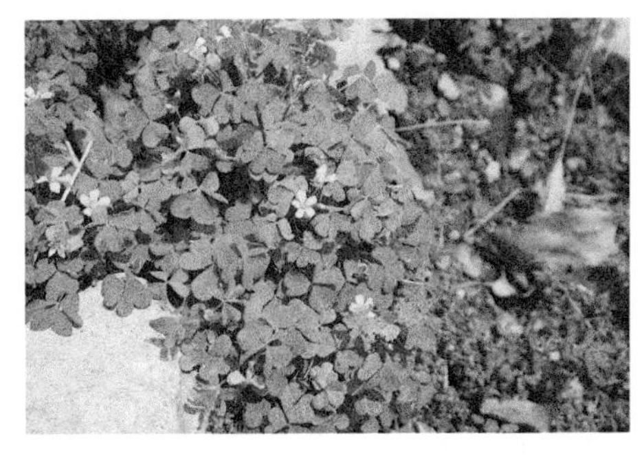

【中国药典】 无。

【植物形态】 草本，高 10～35 cm，全株被柔毛。根茎稍肥厚。茎细弱，多分枝，直立或匍匐，匍匐茎节上生根。叶基生或茎上互生；托叶小，长圆形或卵形，边缘被密长柔毛，基部与叶柄合生，或同一植株下部托叶明显而上部托叶不明显。花单生或数朵集为伞形花序状，腋生，总花梗淡红色，与叶近等长。蒴果长圆柱形，5 棱。种子长卵形，褐色或红棕色，具横向肋状网纹。花果期 2～9 月。

【生态环境】 生于房前屋后、路边、田野等处。

【采收季节】 夏、秋季采收，鲜用或干燥。

【功效】 清热利湿，凉血散瘀，解毒消肿。

【主治】 湿热泄泻，痢疾，黄疸，带下，吐血，月经不调，跌打损伤，咽喉肿痛，痈肿疔疮，丹毒，麻疹，烫火伤，蛇虫咬伤。

【材料来源】 基原植物样本共 18 份。样本采自浙江省丽水市莲都区、青田县、松阳县、云和县，衢州市开化县，金华市东阳市。

【DNA 提取及序列扩增】 取基原植物样本叶片约 20 mg，均按照叶类药材 DNA 提取方法操作。序列扩增按照《中国药典》2015 年版的“中药材 DNA 条形码分子鉴定法指导原则”进行。

【ITS2 序列特征】 酢浆草共 18 条序列：序列长度为 229 bp；有 1 个变异位点，为 184 位点 T-C 变异；GC 含量为 66.4%～65.9%。主导单倍型序列特征如下：

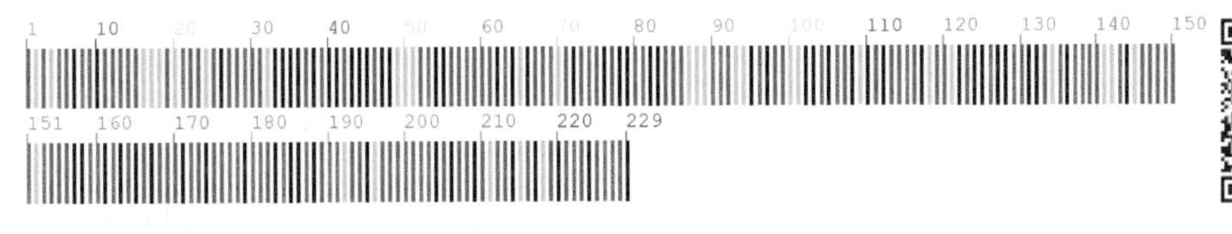

【ITS2 序列二级结构】

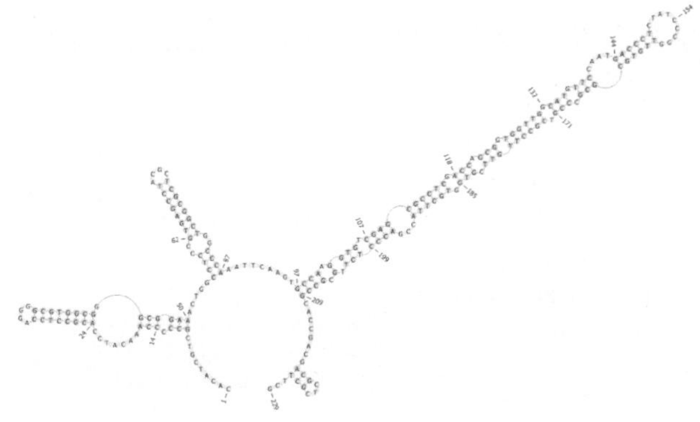

69 山 薄 荷

Shanbohe

MENTHAE CANADENSIS HERBA

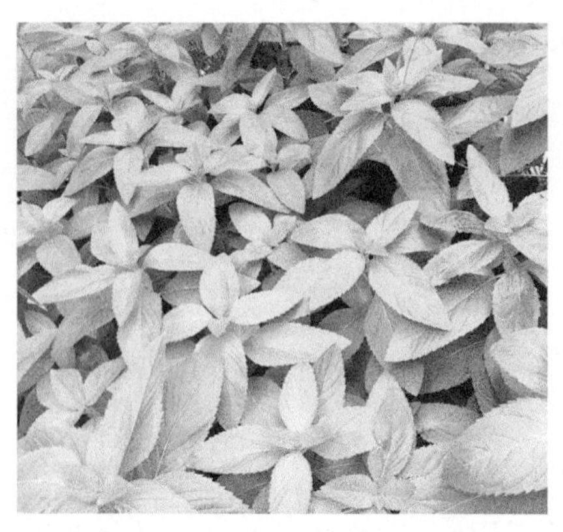

本品为唇形科薄荷属植物薄荷（*Mentha canadensis* L.）的干燥全草。山薄荷又名野薄荷、细叶薄荷。

【中国药典】 薄荷：薄荷的干燥地上部分。

【植物形态】 多年生草本。茎直立，下部数节具纤细的须根及水平匍匐根状茎，多分枝。叶片长圆状披针形，披针形，椭圆形或卵状披针形，稀长圆形；叶柄长2～10 mm，腹凹背凸，被微柔毛。轮伞花序腋生，花萼管状钟形，花冠淡紫，花盘平顶。小坚果卵珠形，黄褐色，具小腺窝。花期7～9月，果期10月。

【生态环境】 生于溪沟边草丛中、山谷及水旁阴湿处。有栽培。

【采收季节】 夏、秋二季茎叶茂盛或花开至三轮时，择晴天分次采收，低温干燥。

【功效】 散风热，清头目，利咽喉，透疹，解郁。

【主治】 风热感冒，风温初起，头痛，目赤，喉痹，口疮，风疹，胸胁胀闷。

【材料来源】 基原植物样本共12份。样本采自浙江省丽水市莲都区、青田县、松阳县、景宁县，衢州市龙游县，金华市东阳市。

【DNA 提取及序列扩增】 取基原植物样本叶片约20 mg，均按照叶类药材DNA提取方法操作。序列扩增按照《中国药典》2015年版的“中药材DNA条形码分子鉴定法指导原则”进行。

【ITS2 序列特征】 薄荷共12条序列：序列长度为236 bp；无变异位点；GC含量为68.6%。主导单倍型序列特征如下：

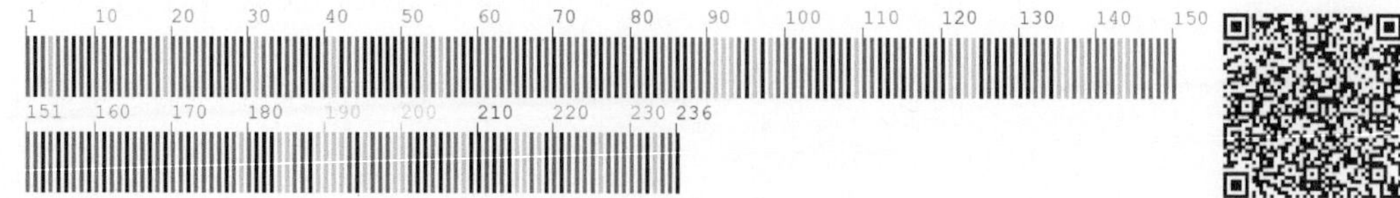

【ITS2 序列二级结构】

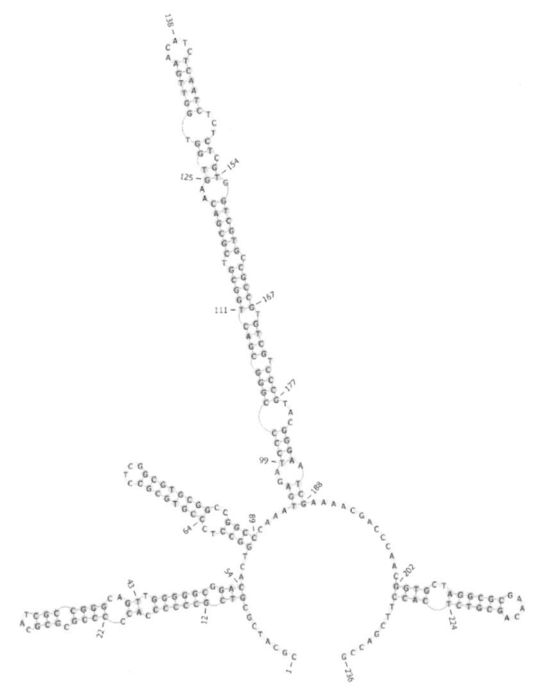

70 假　仙　草

Jiaxiancao

CLINOPODII CHINENSIS HERBA

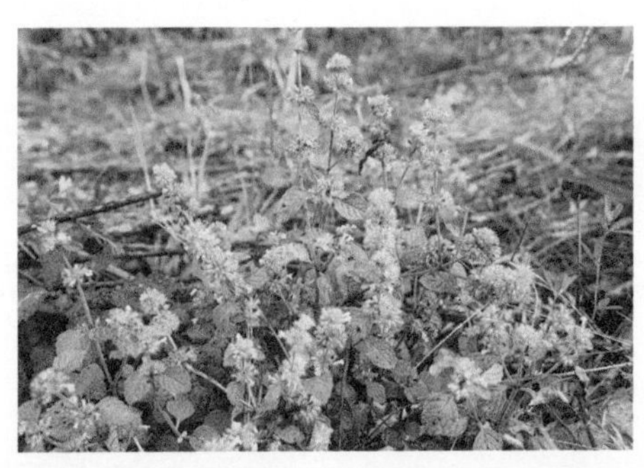

本品为唇形科风轮菜属植物风轮菜[*Clinopodium chinense* (Benth.) O. Kuntze]的干燥全草。假仙草又名野青草。

【中国药典】 断血流：灯笼草[*Clinopodium polycephalum* (Vaniot) C. Y. Wu et Hsuan]或风轮菜的干燥地上部分。

【植物形态】 多年生草本。茎基部匍匐生根，多分枝，密被短柔毛及腺微柔毛。叶卵圆形，先端急尖或钝，基部圆形呈阔楔形，边缘具大小均匀的圆齿状锯齿，坚纸质。轮伞花序多花密集，半球状，位于下部者径达 3 cm。花冠紫红色，长约 9 mm，花盘平顶。小坚果倒卵形，黄褐色。花期 5～8 月，果期 8～10 月。

【生态环境】 生于山坡、林缘、路边、草地及灌丛中。

【采收季节】 夏、秋季采收，鲜用或干燥。

【功效】 疏风清热，解毒消肿，止血。

【主治】 感冒发热，中暑，咽喉肿痛，白喉，急性胆囊炎，肝炎，肠炎，痢疾，痄腮，乳痈，疔疮肿毒，过敏性皮炎，急性结膜炎，尿血，血崩，牙龈出血，外伤出血。

【材料来源】 基原植物样本共 12 份。样本采自浙江省丽水市莲都区、青田县、松阳县，衢州市龙游县，金华市东阳市；江西省上饶市婺源县。

【DNA 提取及序列扩增】 取基原植物样本叶片约 20 mg，均按照叶类药材 DNA 提取方法操作。序列扩增按照《中国药典》2015 年版的“中药材 DNA 条形码分子鉴定法指导原则”进行。

【ITS2 序列特征】 风轮菜共 12 条序列：序列长度为 243 bp；无变异位点；GC 含量为 73.3%。序列特征如下：

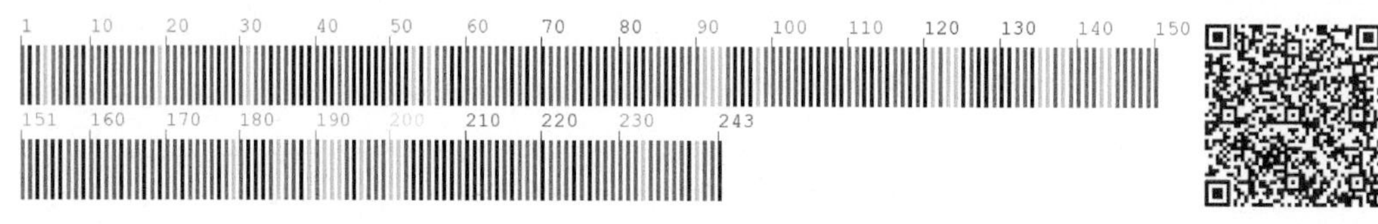

【ITS2 序列二级结构】

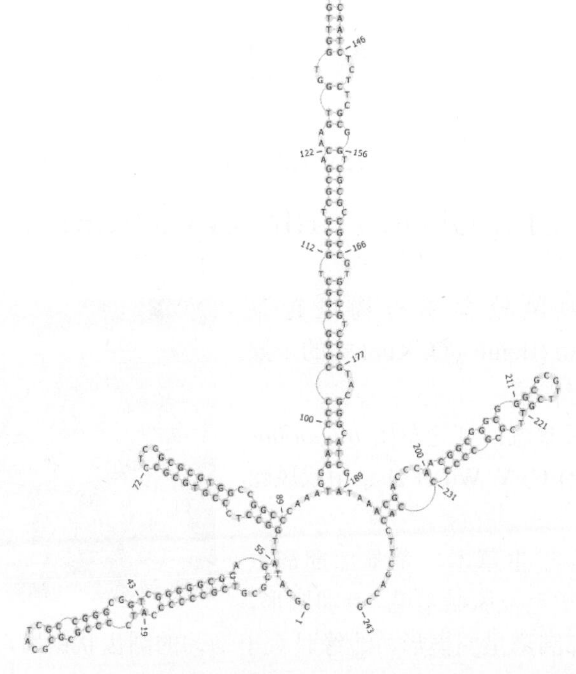

71 四 方 草

Sifangcao

SCUTELLARIAE BARBATAE HERBA

本品为唇形科黄芩属植物半枝莲（*Scutellaria barbata* D. Don）的干燥全草。

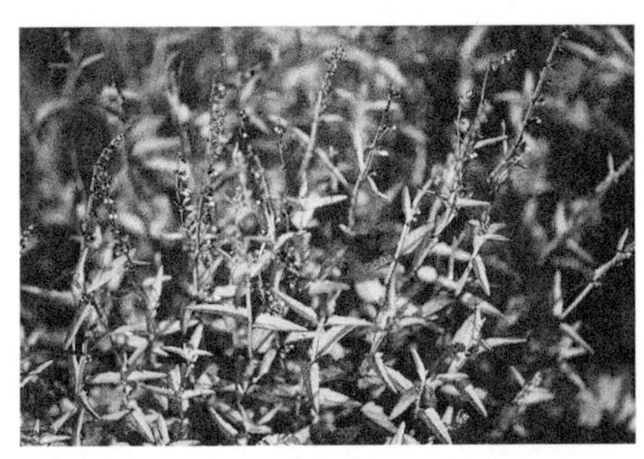

半枝莲

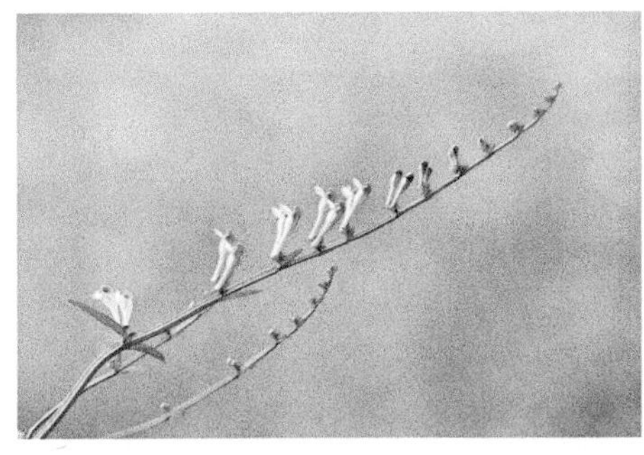

半枝莲花

【中国药典】 半枝莲：半枝莲的干燥全草。

【植物形态】 根茎短粗，生出簇生的须状根。茎直立，四棱形，无毛或在序轴上部疏被紧贴的小毛，不分枝或具或多或少的分枝。叶具短柄或近无柄，叶片三角状卵圆形或卵圆状披针形，有时卵圆形。花单生于茎或分枝上部叶腋内，花冠紫蓝色，花盘盘状，前方隆起。小坚果褐色，扁球形，具小疣状突起。花果期 4～7 月。

【生态环境】 生于溪沟边、田边或湿润草地上。

【采收季节】 夏、秋季采收，干燥。

【功效】 清热解毒，散瘀止血，利尿消肿。

【主治】 疔疮肿毒，咽喉肿痛，毒蛇咬伤，跌扑伤痛，水肿，黄疸。

【材料来源】 基原植物样本共 12 份。样本采自浙江省丽水市莲都区、青田县、松阳县、云和县，衢州市龙游县，金华市东阳市。

【DNA 提取及序列扩增】 取基原植物样本叶片约 20 mg，均按照叶类药材 DNA 提取方法操作。序列扩增按照《中国药典》2015 年版的“中药材 DNA 条形码分子鉴定法指导原则”进行。

【ITS2 序列特征】 半枝莲共 12 条序列：序列长度为 241 bp；无变异位点；GC 含量为 69.3%。序列特征如下：

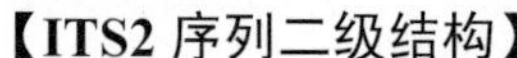

【ITS2 序列二级结构】

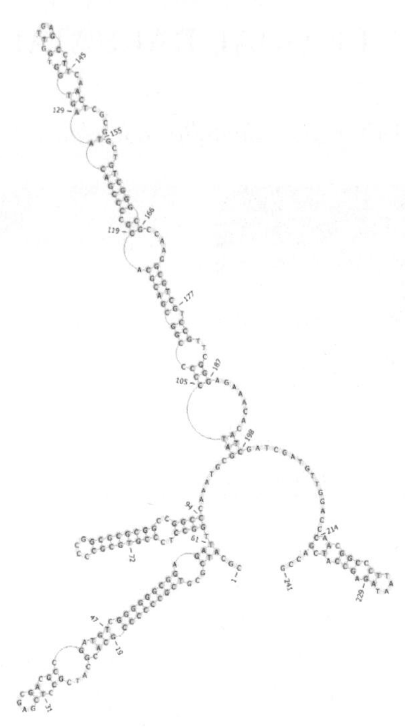

72 耳 挖 草

Erwacao

SCUTELLARIAE INDICAE HERBA

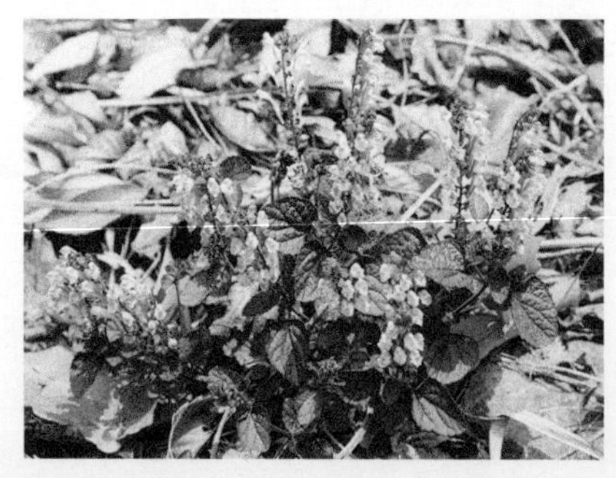

本品为唇形科黄芩属植物韩信草（*Scutellaria indica* L.）的干燥全草。耳挖草又名印度黄芩。

【中国药典】 无。

【植物形态】 多年生草本；根茎短，向下生出多数簇生的纤维状根。茎四棱形，通常带暗紫色。叶草质至近坚纸质，心状卵圆形或圆状卵圆形至椭圆形。花对生，在茎或分枝顶上排列成长 4～8（12） cm

的总状花序，花冠蓝紫色。成熟小坚果栗色或暗褐色，卵形，具瘤，腹面近基部具一果脐。花果期 2～6 月。

【生态环境】 生于山坡路边、林下或阴湿溪沟边草丛中。

【采收季节】 夏、秋季采收，鲜用或干燥。

【功效】 清热解毒，活血止痛，止血消肿。

【主治】 疮肿疔毒，肺痈，肠痈，瘰疬，毒蛇咬伤，肺热咳喘，牙痛，喉痹，咽痛，筋骨疼痛，吐血咯血，便血，跌打损伤，创伤出血，皮肤瘙痒。

【材料来源】 基原植物样本共 22 份。样本采自浙江省丽水市莲都区、青田县、松阳县、云和县、景宁县，衢州市龙游县，金华市东阳市、永康市；江西省上饶市婺源县。

【DNA 提取及序列扩增】 取基原植物样本叶片约 20 mg，均按照叶类药材 DNA 提取方法操作。序列扩增按照《中国药典》2015 年版的“中药材 DNA 条形码分子鉴定法指导原则”进行。

【ITS2 序列特征】 韩信草共 22 条序列：序列长度为 234 bp；无变异位点；GC 含量为 67.9%。序列特征如下：

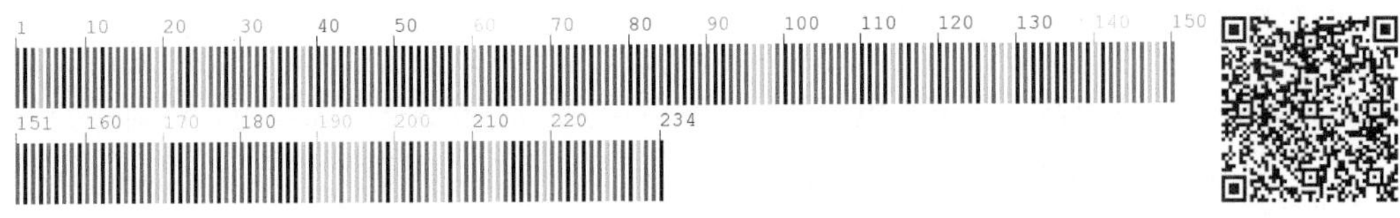

【ITS2 序列二级结构】

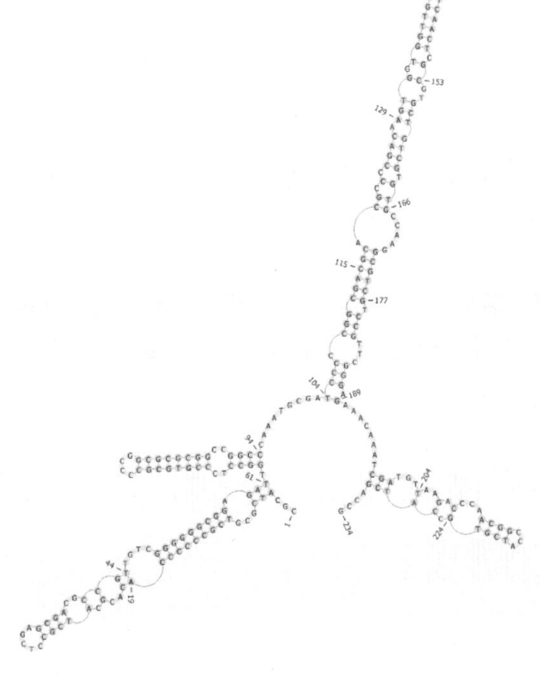

73 红老鸦碗

Honglaoyawan
GLECHOMAE HERBA

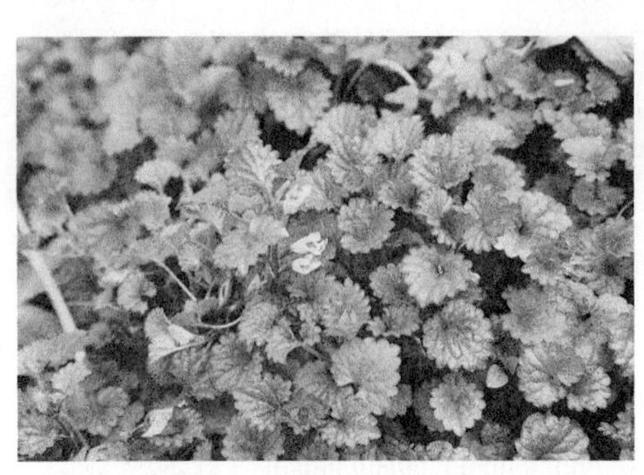

本品为唇形科活血丹属植物活血丹[*Glechoma longituba* (Nakai) Kupr.]的干燥全草。红老鸦碗又名方梗老鸦碗、入骨箭。

【中国药典】 连钱草：活血丹的干燥地上部分。

【植物形态】 多年生草本，具匍匐茎，逐节生根。茎四棱形，基部通常呈淡紫红色，几无毛。叶草质，叶片心形或近肾形。轮伞花序通常 2 花，稀具 4～6 花，花冠淡蓝、蓝至紫色，下唇具深色斑点。成熟小坚果深褐色，长圆状卵形，长约 1.5 mm，宽约 1 mm，顶端圆，基部略成三棱形，无毛，果脐不明显。花期 4～5 月，果期 5～6 月。

【生态环境】 生于林缘、路旁、地边、溪沟边及阴湿草丛中。

【采收季节】 春至秋季采收，干燥。

【功效】 利湿通淋，清热解毒，散瘀消肿。

【主治】 热淋，石淋，湿热黄疸，疮痈肿毒，跌扑损伤。

【材料来源】 基原植物样本共 15 份。样本采自浙江省丽水市莲都区、青田县、松阳县、缙云县，衢州市开化县。

【DNA 提取及序列扩增】 取基原植物样本叶片约 20 mg，均按照叶类药材 DNA 提取方法操作。序列扩增按照《中国药典》2015 年版的“中药材 DNA 条形码分子鉴定法指导原则”进行。

【ITS2 序列特征】 活血丹共 15 条序列：序列长度为 216 bp；有 3 个变异位点，分别为 22 位点 C-T 变异、35 位点 C-G 变异和 40 位点 G-A 变异；GC 含量为 68.1%～68.5%。主导单倍型序列特征如下：

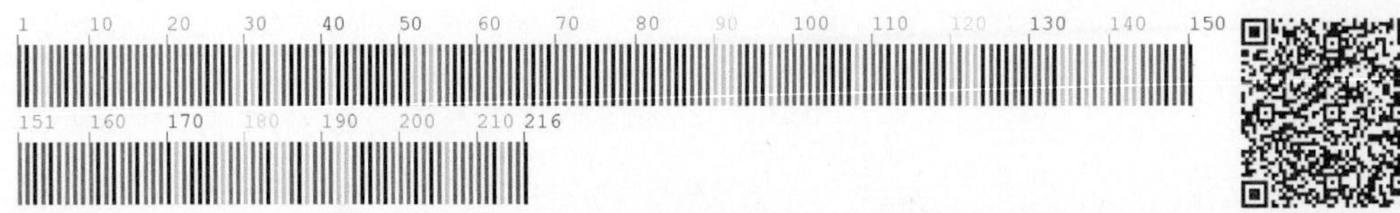

【ITS2 序列二级结构】

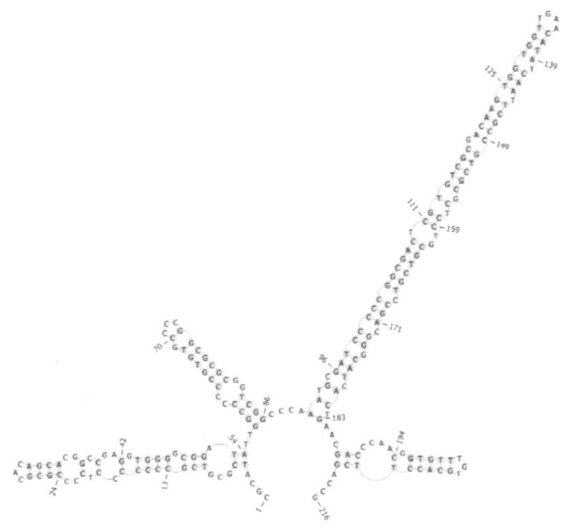

74 苦　　草

Kucao

AJUGAE DECUMBENTIS SEU AJUGAE NIPPONENSIS HERBA

本品为唇形科筋骨草属植物金疮小草（*Ajuga decumbens* Thunb.）或紫背金盘（*Ajuga nipponensis* Makino）的干燥全草。苦草又名白地蜂蓬、大叶地汤蒲。

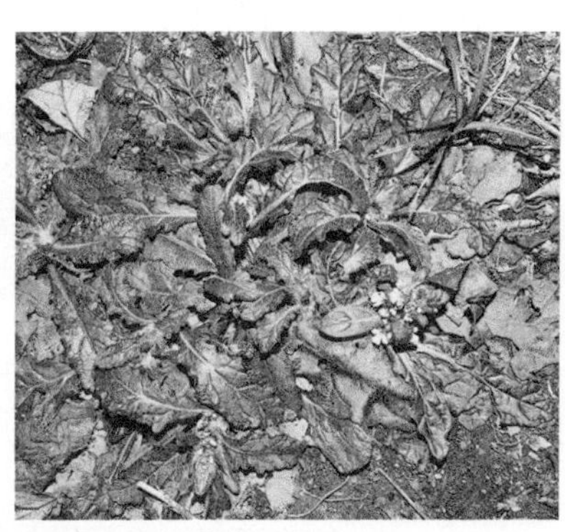

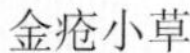
金疮小草

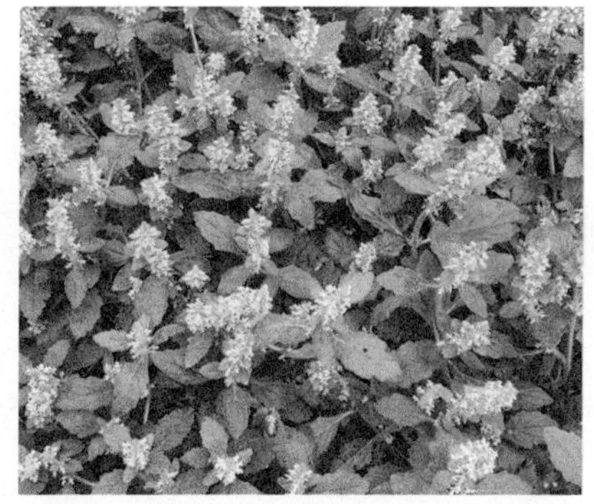

紫背金盘

【中国药典】 筋骨草：金疮小草的干燥全草。

【植物形态】 **金疮小草**：一或二年生草本，平卧或上升，具匍匐茎，茎被白色长柔毛或绵状长柔毛。基生叶较多，较茎生叶长而大，呈紫绿色或浅绿色，被长柔毛；叶片薄纸质，匙形或倒卵状披针形。轮伞花序多花，排列成间断长 7～12 cm 的穗状花序，位于下部的轮伞花序疏离，上部者密集；花冠淡蓝色或淡红紫色，稀白色，筒状，挺直。小坚果倒卵状三棱形，背部具网状皱纹，腹部有果脐。花期 3～7 月，果期 5～11 月。**紫背金盘**：一或二年生草本。茎通常直立，柔软，稀平卧，通常从基部分枝，被长柔毛或疏柔毛，四棱形，基部常带紫色。基生叶无或少数；茎生叶均具柄，有时呈紫绿色，叶片纸质，阔椭圆形或卵状椭圆形。轮伞花序多花，生于茎中部以上，向上渐密集组成顶生穗状花序。花冠淡蓝色或蓝紫色，稀为白色或白绿色，具深色条纹，筒状。小坚果卵状三棱形，背部具网状皱纹。花期在我国东部为 4～6 月，西南部为 12 月至翌年 3 月，果期前者为 5～7 月，后者为 1～5 月。

【生态环境】 生于海拔 1000 m 以下的溪沟边、路旁、林缘及湿润荒地草丛中。

【采收季节】 初夏采收，洗净，干燥。

【功效】 金疮小草：清热解毒，化痰止咳，凉血散瘀；紫背金盘：清热解毒，凉血散瘀，消肿止痛。

【主治】 金疮小草：急、慢性支气管炎，咽炎，目赤肿痛，扁桃体炎，痈肿疔疮，关节疼痛，外伤出血，毒蛇咬伤，跌打损伤；紫背金盘：肺热咳嗽，咳血，咽喉肿痛，乳痈，肠痈，疮疖肿毒，痔疮出血，跌打肿痛，外伤出血，水火烫伤，毒蛇咬伤。

【材料来源】 基原植物金疮小草样本共 18 份。样本采自浙江省丽水市莲都区、青田县、松阳县、云和县，衢州市龙游县，金华市东阳市、永康市；江西省上饶市婺源县。基原植物紫背金盘样本共 16 份。样本采自浙江省丽水市莲都区、青田县、松阳县、景宁县，衢州市开化县，金华市东阳市、永康市；江西省上饶市婺源县。

【DNA 提取及序列扩增】 取基原植物样本叶片约 20 mg，均按照叶类药材 DNA 提取方法操作。序列扩增按照《中国药典》2015 年版的“中药材 DNA 条形码分子鉴定法指导原则”进行。

【ITS2 序列特征】 金疮小草共 18 条序列：序列长度为 230 bp；有 1 个变异位点，为 48 位点 C-G 变异；GC 含量为 64.8%。主导单倍型序列特征如下：

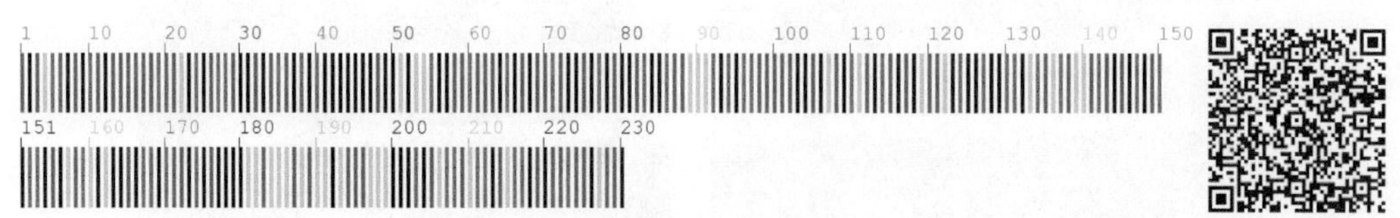

紫背金盘共 16 条序列：序列长度为 230 bp；有 2 个变异位点，分别为 48 位点 C-G 变异和 57 位点 C-T 变异；GC 含量为 64.8%。主导单倍型序列特征如下：

【ITS2序列二级结构】

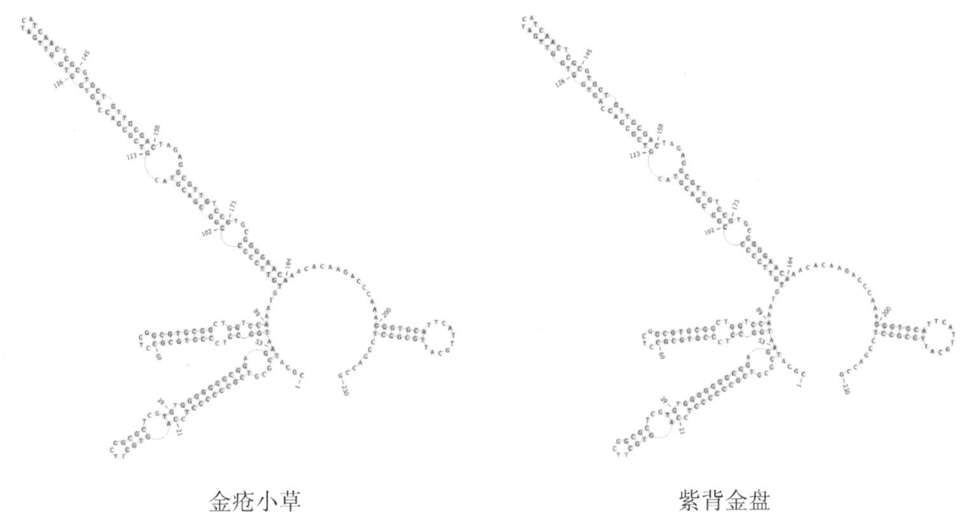

金疮小草　　　　紫背金盘

75 土 茵 陈

Tuyinchen

ORIGANI VULGARES HERBA

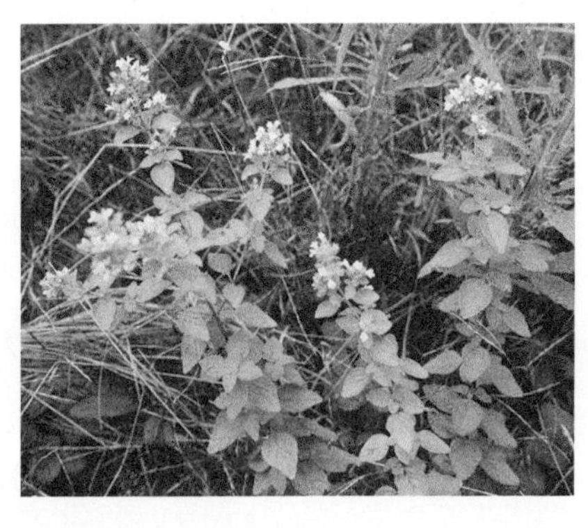

本品为唇形科牛至属植物牛至（*Origanum vulgare* L.）的干燥全草。土茵陈又名猫艾。

【中国药典】 无。

【植物形态】 多年生草本或半灌木，芳香；根茎斜生，其节上具纤细的须根，少带紫色，四棱形，具倒向或微蜷曲的短柔毛，叶片卵圆形或长圆状卵圆形，被柔毛。花序呈伞房状圆锥花序，开张，多花密集，花冠紫红、淡红至白色，管状钟形，花盘平顶。小坚果卵圆形，长约0.6 mm，先端圆，基部骤狭，微具棱，褐色，无毛。花期7～9月，果期10～12月。

【生态环境】 生于山坡、林缘、路边、草地及灌丛中。有栽培。

【采收季节】 开花前割取地上部分，鲜用或扎把干燥。

【功效】 解表，理气，清暑，利湿。

【主治】 感冒发热，中暑，腹痛吐泻，痢疾，黄疸，小儿疳积，麻疹，皮肤瘙痒，跌打损伤。

【材料来源】 基原植物样本共 12 份。样本采自浙江省丽水市莲都区、青田县、松阳县，衢州市龙游县，金华市东阳市。

【DNA 提取及序列扩增】 取基原植物样本叶片约 20 mg，均按照叶类药材 DNA 提取方法操作。序列扩增按照《中国药典》2015 年版的“中药材 DNA 条形码分子鉴定法指导原则”进行。

【ITS2 序列特征】 牛至共 12 条序列：序列长度为 238 bp；有 1 个变异位点，为 26 位点 C-T 变异；GC 含量为 60.5%～60.9%。主导单倍型序列特征如下：

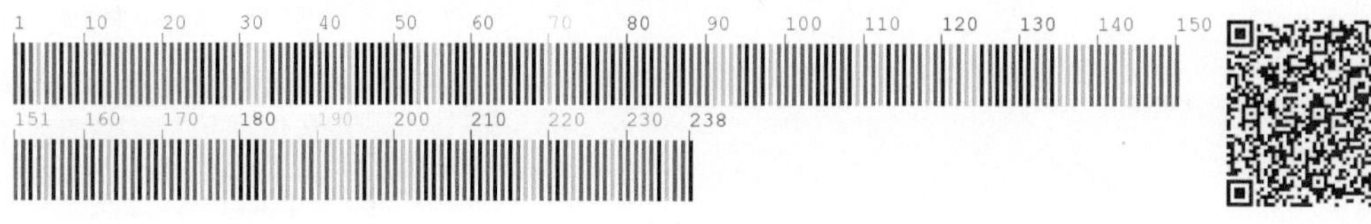

【ITS2 序列二级结构】

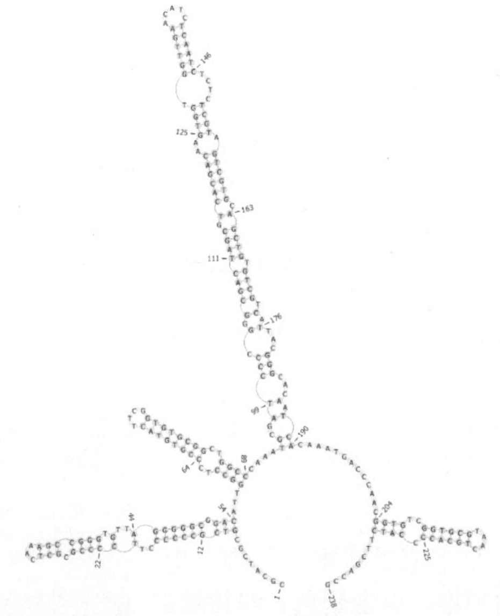

76 细叶活血丹

Xiyehuoxuedan

SALVIAE CHINENSIS HERBA

本品为唇形科鼠尾草属植物华鼠尾草（*Salvia chinensis* Benth.）的干燥全草。

【中国药典】 无。

【植物形态】 一年生草本，根略肥厚，多分枝，紫褐色。茎直立或基部倾卧，单一或分枝，钝四棱形，具槽，被短柔毛或长柔毛。叶全为单叶或下部具 3 小叶的复叶，叶片卵圆形或卵圆状椭圆形。轮伞花序 6 花，在下部的疏离，上部较密集，花冠蓝紫或紫色。小坚果椭圆状卵圆形，褐色，光滑。花期 8～10 月。

【生态环境】 生于山坡路边、林缘、林下溪沟边草丛中。

【采收季节】 秋季采收，干燥。

【功效】 活血化瘀，清热利湿，散结消肿。

【主治】 月经不调，痛经，闭经，崩漏，便血，湿热黄疸，热毒血痢，淋痛，带下，风湿骨痛，瘰疬，疮肿，乳痈，带状疱疹，麻风，跌打伤肿。

【材料来源】 基原植物样本共 20 份。样本采自浙江省丽水市莲都区、青田县、松阳县、云和县，衢州市龙游县，金华市东阳市、永康市；江西省上饶市婺源县。

【DNA 提取及序列扩增】 取基原植物样本叶片约 20 mg，均按照叶类药材 DNA 提取方法操作。序列扩增按照《中国药典》2015 年版的“中药材 DNA 条形码分子鉴定法指导原则”进行。

【ITS2 序列特征】 华鼠尾草共 20 条序列：序列长度为 228 bp；无变异位点；GC 含量为 68.4%。序列特征如下：

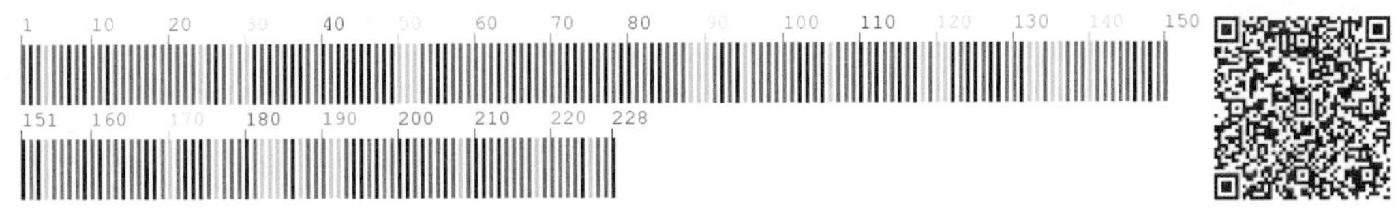

【ITS2 序列二级结构】

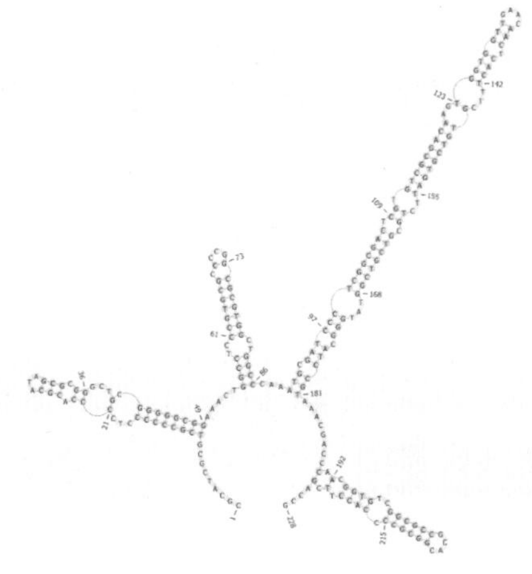

77 活 血 丹

Huoxuedan

SALVIAE MILTIORRHIZAE RADIX

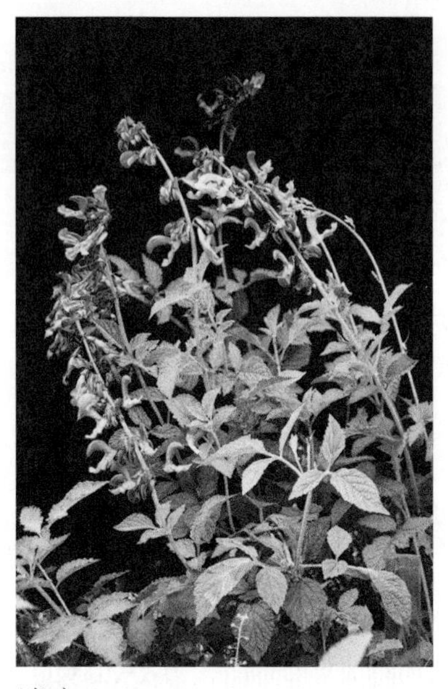

本品为唇形科鼠尾草属植物丹参（*Salvia miltiorrhiza* Bunge）的干燥根。活血丹又名丹参。

【中国药典】 丹参：丹参的干燥根和根茎。

【植物形态】 多年生直立草本，根肥厚，肉质，外面朱红色，内面白色，疏生支根。茎直立，四棱形，具槽，密被长柔毛，多分枝。叶常为奇数羽状复叶，卵圆形或椭圆状卵圆形或宽披针形，边缘具圆齿，草质。轮伞花序 6 花或多花，下部者疏离，上部者密集，花冠紫蓝色。小坚果黑色，椭圆形，长约 3.2 cm，直径 1.5 mm。花果期 4～8 月。

【生态环境】 生于海拔 250 m 以下山坡林下或溪沟边脚灌草丛中。有栽培。

【采收季节】 初春、深秋二季采挖，洗净，干燥。

【功效】 活血祛瘀，调经止痛，养血安神，瘀血消痈。

【主治】 月经不调，闭经，痛经，癥瘕积聚，胸腹刺痛，热痹疼痛，疮疡肿痛，心烦不眠，肝脾肿大，心绞痛。

【材料来源】 基原植物样本共 12 份。样本采自浙江省丽水市莲都区、青田县、松阳县、云和县，衢州市龙游县，金华市东阳市。

【DNA 提取及序列扩增】 取基原植物样本根约 40 mg，均按照根类药材 DNA 提取方法操作。序列扩增按照《中国药典》2015 年版的“中药材 DNA 条形码分子鉴定法指导原则”进行。

【ITS2 序列特征】 丹参共 12 条序列：序列长度为 228 bp；无变异位点；GC 含量为 67.1%。序列特征如下：

【ITS2序列二级结构】

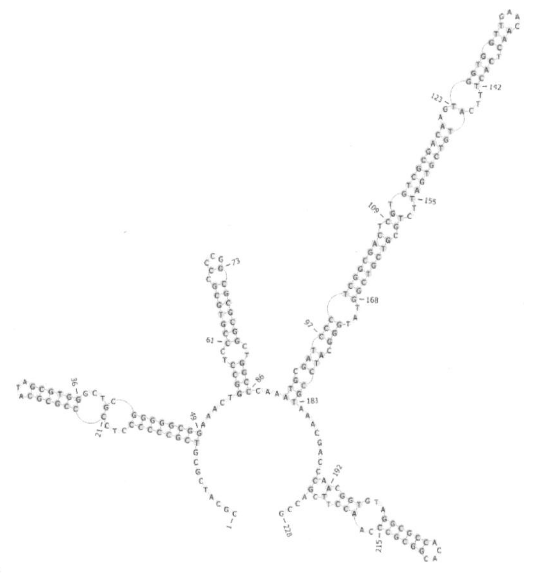

78 荔 枝 草

Lizhicao

SALVIAE PLEBEIAE HERBA

本品为唇形科鼠尾草属植物荔枝草（*Salvia plebeia* R. Br.）的干燥全草。

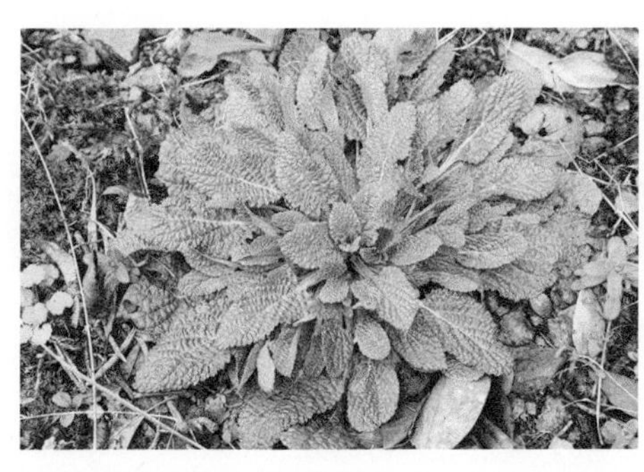

荔枝草

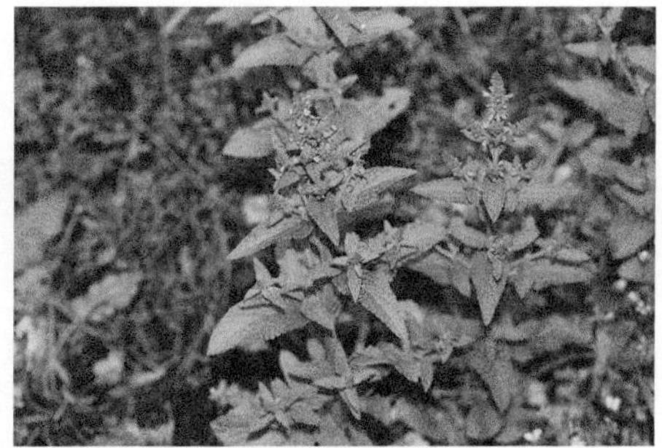

荔枝草花

【中国药典】 无。

【植物形态】 一年生或二年生草本，主根肥厚，向下直伸，有多数须根。茎直立，粗壮，多分枝，被向下的灰白色疏柔毛。叶椭圆状卵圆形或椭圆状披针形，草质，上面被稀疏的微硬毛，下面被短疏柔毛，余部散布黄褐色腺点。轮伞花序 6 花，多数，在茎、枝顶端密集组成总状或总状圆锥花序。小坚果倒卵圆形，成熟时干燥，光滑。花期 4～5 月，果期 6～7 月。

【生态环境】 生于田边、路边、沟边湿地及山脚。

【采收季节】 夏季茎叶茂盛时采割，扎成小把，干燥。

【功效】 清热解毒，凉血散瘀，利水消肿。

【主治】 感冒发热，咽喉肿痛，肺热咳嗽，咳血，吐血，尿血，崩漏，痔疮出血，肾炎水肿，白浊，痢疾，痈肿疮毒，湿疹瘙痒，跌打损伤，蛇虫咬伤。

【材料来源】 基原植物样本共 18 份。样本采自浙江省丽水市莲都区、青田县、松阳县、云和县，衢州市龙游县，金华市东阳市、武义县；江西省上饶市婺源县。

【DNA 提取及序列扩增】 取基原植物样本叶片约 20 mg，均按照叶类药材 DNA 提取方法操作。序列扩增按照《中国药典》2015 年版的“中药材 DNA 条形码分子鉴定法指导原则”进行。

【ITS2 序列特征】 荔枝草共 18 条序列：序列长度为 228 bp；有 5 个变异位点，分别为 20 位点 C-T 变异、24 位点 A-G 变异、53 位点 T-C 变异、143 位点 C-T 变异和 199 位点 C-T 变异；GC 含量为 61.8%～63.6%。主导单倍型序列特征如下：

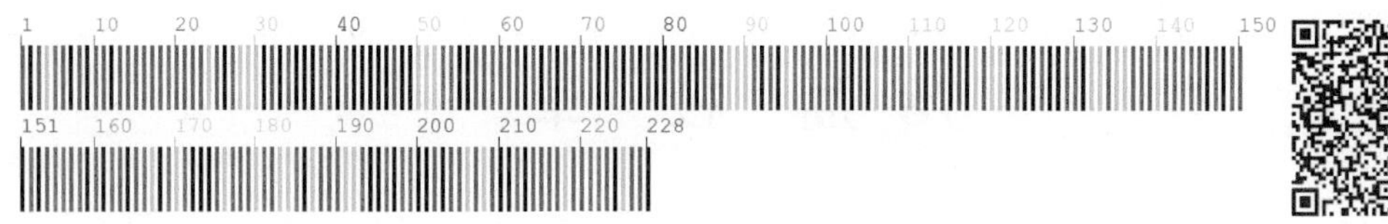

【ITS2 序列二级结构】

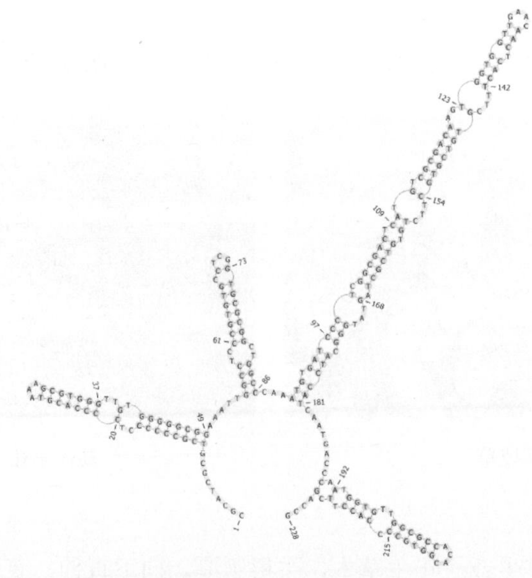

79 雷 独 草

Leiducao

PRUNELLAE HERBA

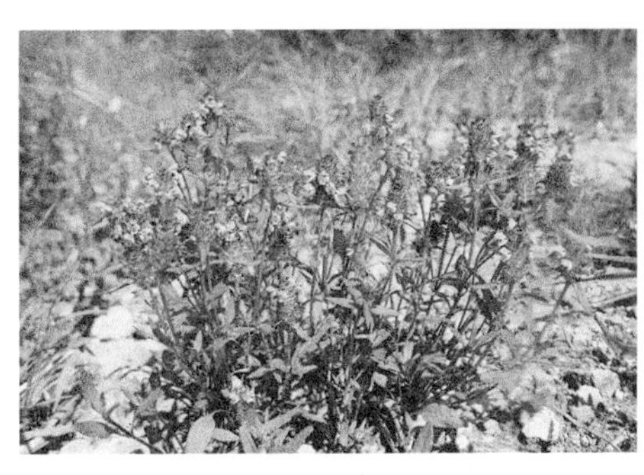

本品为唇形科夏枯草属植物夏枯草（*Prunella vulgaris* L.）的干燥全草。雷独草又名好公草。

【中国药典】 夏枯草：夏枯草的干燥果穗。

【植物形态】 多年生草本，根茎匍匐，在节上生须根。茎自基部多分枝，钝四棱形，其浅槽，紫红色，被稀疏的糙毛或近于无毛。茎叶卵状长圆形或卵圆形，边缘具不明显的波状齿或几近全缘，草质，上面橄榄绿色，具短硬毛或几无毛，下面淡绿色，几无毛。轮伞花序密集组成顶生长 2～4 cm 的穗状花序，花冠紫、蓝紫或红紫色。小坚果黄褐色，长圆状卵珠形。花期 4～6 月，果期 7～10 月。

【生态环境】 生于山坡、路边、草地及溪沟边。

【采收季节】 果穗：夏季果穗呈棕红色时采收，干燥；开花期采收全草，干燥。

【功效】 果穗：清肝明目，散结解毒，消肿；全草：降肝火，止痛。

【主治】 果穗：目赤肿痛，目珠夜痛，头痛眩晕，乳痈肿痛，甲状腺肿大，高血压；全草：目赤肿痛，头痛眩晕，中暑。

【材料来源】 基原植物样本共 15 份。样本采自浙江省丽水市莲都区、青田县、松阳县、景宁县，衢州市龙游县，金华市东阳市。

【DNA 提取及序列扩增】 取基原植物样本叶片约 20 mg，均按照叶类药材 DNA 提取方法操作。序列扩增按照《中国药典》2015 年版的“中药材 DNA 条形码分子鉴定法指导原则”进行。

【ITS2 序列特征】 夏枯草共 15 条序列：序列长度为 234 bp；有 2 个变异位点，分别为 26 位点 C-T 变异和 166 位点 C-T 变异；GC 含量为 66.7%～67.5%。主导单倍型序列特征如下：

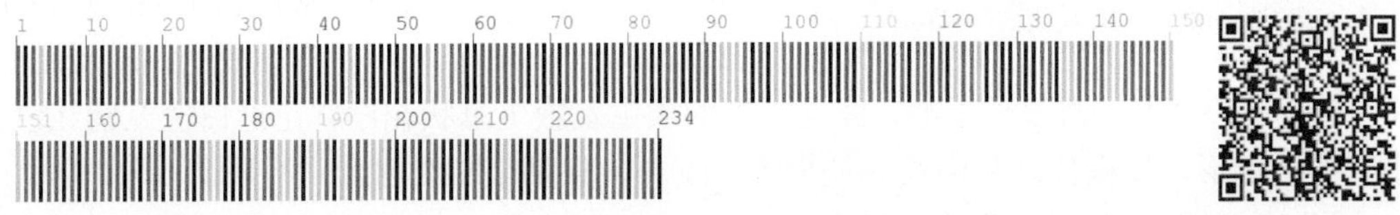

【ITS2 序列二级结构】

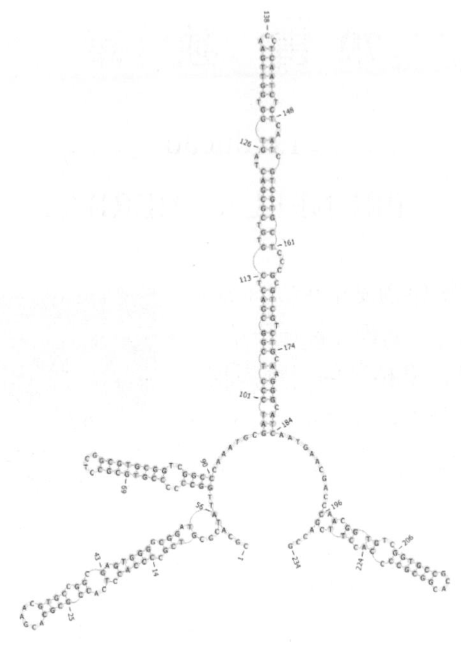

80 紫　　苏

Zisu

PERILLAE FOLIUM, CAULIS ET FRUCTUS

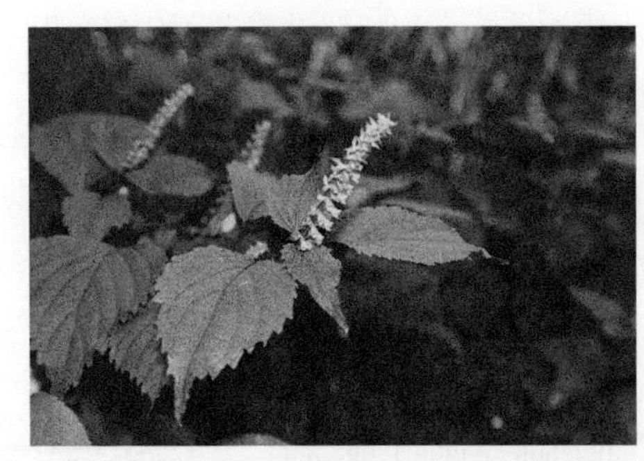

本品为唇形科紫苏属植物紫苏[*Perilla frutescens* (L.) Britt.]的干燥叶、茎及果实。

【中国药典】 紫苏籽：紫苏的干燥成熟果实；紫苏叶：紫苏的干燥叶（或带嫩枝）；紫苏梗：紫苏的干燥茎。

【植物形态】 一年生、直立草本。茎绿色或紫色，钝四棱形，具四槽，密被长柔毛。叶阔卵形或圆形，边缘在基部以上有粗锯齿，膜质或草质。轮伞花序 2 花，密被长柔毛，偏向一侧的顶生及腋生总状花序，花冠白色至紫红色。小坚果近球形，灰褐色，具网纹。花期 8～11 月，果期 8～12 月。

【生态环境】 栽培于菜地、房舍旁等。

【采收季节】 夏季采收叶，鲜用或阴干；深秋采收茎，干燥。果实：果实成熟时采收，干燥秋季将成熟果实打下，留取宿存果萼，干燥。

【功效】 叶：散寒解表，宣肺化痰，行气和中，安胎，解鱼蟹毒；茎：理气宽中，安胎，和血；果实：降气，消痰平喘，润肠。

【主治】 叶：风湿感冒，咳嗽呕恶，妊娠呕吐，胎气不和，腹痛吐泻，鱼蟹中毒；茎：脾胃气滞，脘腹痞满，胎动不安，水肿脚气，咯血吐衄；果实：痰壅气逆，咳嗽气喘，肠燥便秘。

【材料来源】 基原植物样本共 18 份。样本采自浙江省丽水市莲都区、青田县、松阳县、云和县，衢州市龙游县，金华市东阳市、永康市。

【DNA 提取及序列扩增】 取基原植物样本叶片约 20 mg，均按照叶类药材 DNA 提取方法操作。序列扩增按照《中国药典》2015 年版的“中药材 DNA 条形码分子鉴定法指导原则”进行。

【ITS2 序列特征】 紫苏共 18 条序列：序列长度为 233 bp；无变异位点；GC 含量为 65.2%。序列特征如下：

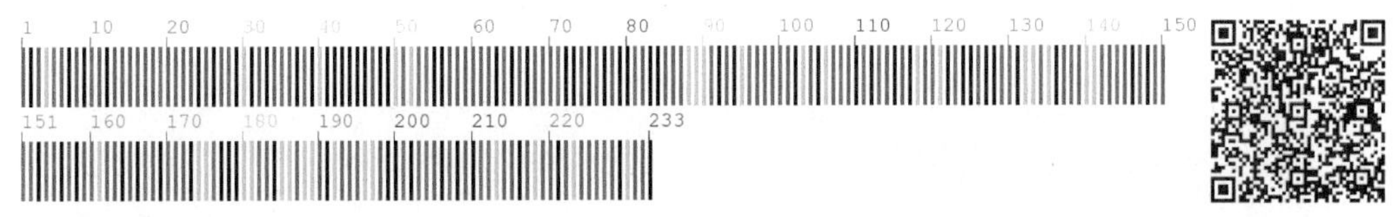

【ITS2 序列二级结构】

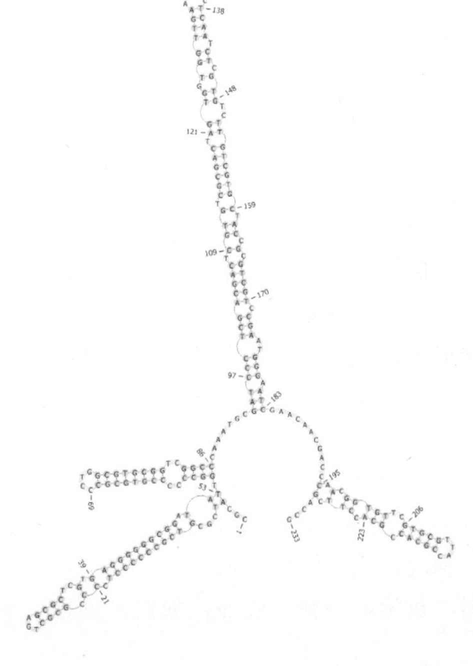

81 奶　草

Naicao

EUPHORBIAE HUMIFUSAE SEU EUPHORBIAE MACULATAE HERBA

本品为大戟科大戟属植物地锦（*Euphorbia humifusa* Willd.）或斑地锦（*Euphorbia maculata* L.）的干燥全草。奶草又名奶奶草、奶痡草、乳珠草等。

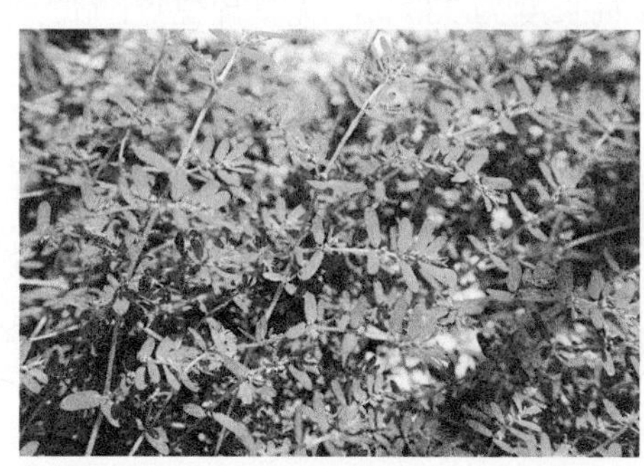

地锦

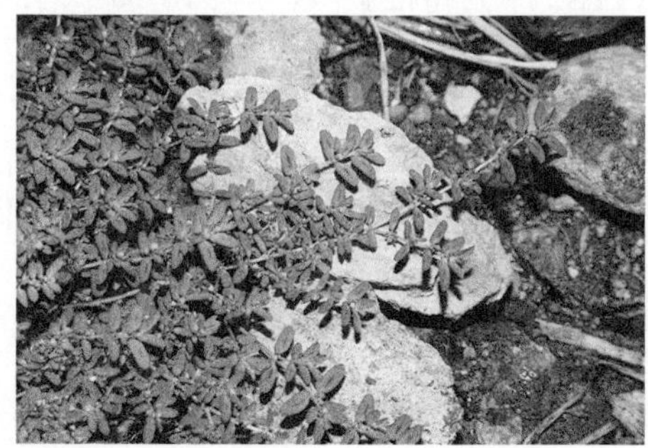

斑地锦

【中国药典】 地锦草：地锦或斑地锦的干燥全草。

【植物形态】 **地锦**：一年生草本。根纤细，常不分枝。茎匍匐，自基部以上多分枝，偶而先端斜向上伸展，基部常红色或淡红色，被柔毛或疏柔毛。叶对生，矩圆形或椭圆形，边缘常于中部以上具细锯齿；叶面绿色，叶背淡绿色，有时淡红色，两面被疏柔毛。花序单生于叶腋。蒴果，三棱状卵球形。种子三棱状卵球形，灰色，每个棱面无横沟，无种阜。花果期 5～10 月。**斑地锦**：一年生草本。根纤细，茎匍匐，被白色疏柔毛。叶对生，长椭圆形至肾状长圆形，边缘中部以下全缘，中部以上常具细小疏锯齿；叶面绿色，中部常具有一个长圆形的紫色斑点，叶背淡绿色或灰绿色，两面无毛。花序单生于叶腋。蒴果，三角状卵形。种子卵状四棱形，灰色或灰棕色，每个棱面具 5 个横沟，无种阜。花果期 4～9 月。

【生态环境】 地锦：生于平地荒地、路旁、田间；斑地锦：生于路边、田埂及荒地。

【采收季节】 10 月采收，洗净，鲜用或干燥。

【功效】 清热解毒，利湿退黄，活血止血。

【主治】 痢疾，泄泻，黄疸，咳血，吐血，尿血，便血，崩漏，乳汁不下，跌打肿痛，热毒疮疡。

【材料来源】 基原植物地锦样本共 20 份。样本采自浙江省丽水市莲都区、青田县、松阳县、云和县、庆元县，衢州市龙游县，金华市永康市。基原植物斑地锦样本共 18

份。样本采自浙江省丽水市莲都区、青田县、松阳县、云和县、龙泉市，衢州市龙游县，金华市东阳市。

【DNA 提取及序列扩增】 取基原植物样本叶片约 20 mg，均按照叶类药材 DNA 提取方法操作。序列扩增按照《中国药典》2015 年版的“中药材 DNA 条形码分子鉴定法指导原则”进行。

【ITS2 序列特征】 地锦共 18 条序列：序列长度为 211 bp；无变异位点；GC 含量为 57.3%。序列特征如下：

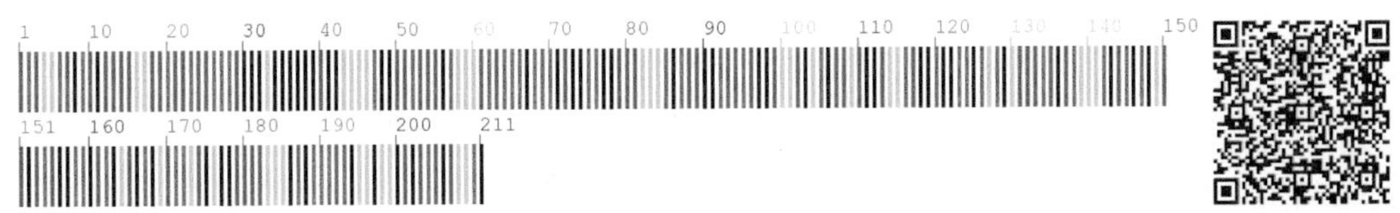

斑地锦共 18 条序列：序列长度为 210 bp；无变异位点；GC 含量为 57.1%。序列特征如下：

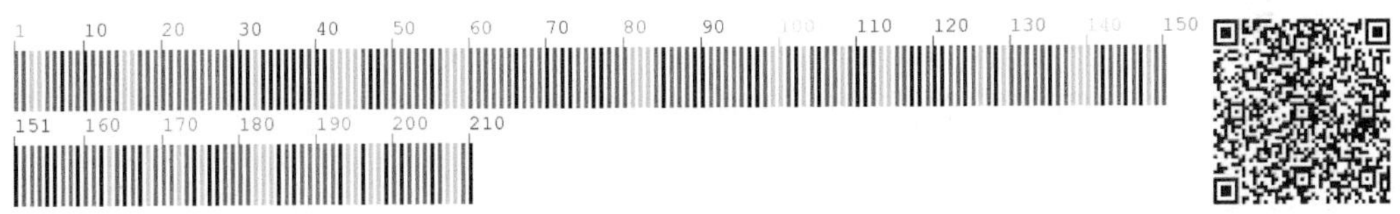

【ITS2 序列二级结构】

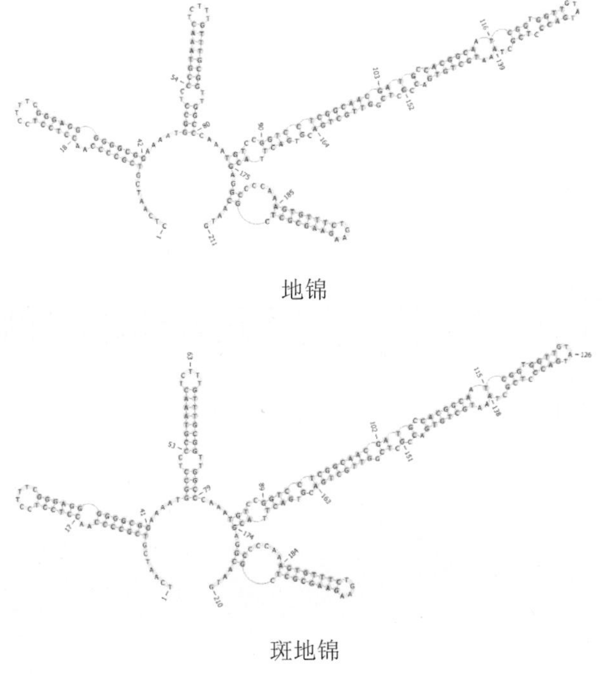

地锦

斑地锦

82 山　落　麻

Shanluoma
ACALYPHAE AUSTRALIS HERBA

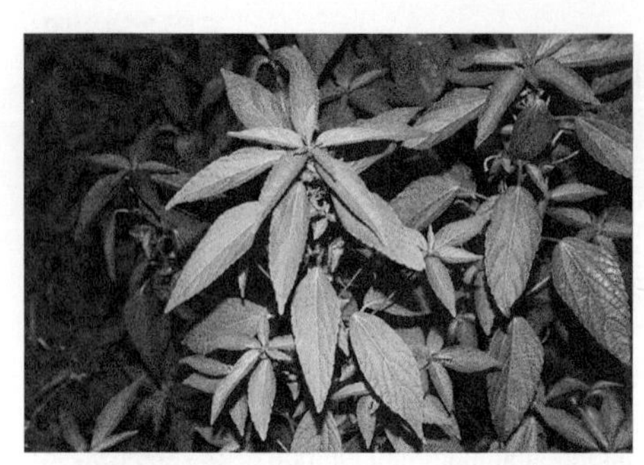

本品为大戟科铁苋菜属植物铁苋菜（*Acalypha australis* L.）的干燥全草。

【中国药典】 无。

【植物形态】 一年生草本。叶膜质，长卵形、近菱状卵形或阔披针形。花序腋生，稀顶生。蒴果，具 3 个分果爿，果皮具疏生毛和毛基变厚的小瘤体；种子近卵状，长 1.5～2 mm，种皮平滑，假种阜细长。花果期 4～12 月。

【生态环境】 生于低山坡、沟边、路旁及田野中。

【采收季节】 夏季采收，洗净，鲜用或干燥。

【功效】 清热利湿，收敛止血。

【主治】 肠炎，痢疾，吐血，便血，尿血，崩漏；外用于痈疖疮疡，皮肤湿疹。

【材料来源】 基原植物样本共 12 份。样本采自浙江省丽水市莲都区、青田县、松阳县，衢州市龙游县，金华市东阳市。

【DNA 提取及序列扩增】 取基原植物样本叶片约 20 mg，均按照叶类药材 DNA 提取方法操作。序列扩增按照《中国药典》2015 年版的“中药材 DNA 条形码分子鉴定法指导原则”进行。

【ITS2 序列特征】 铁苋菜共 12 条序列：序列长度为 195 bp；无变异位点；GC 含量为 55.4%。序列特征如下：

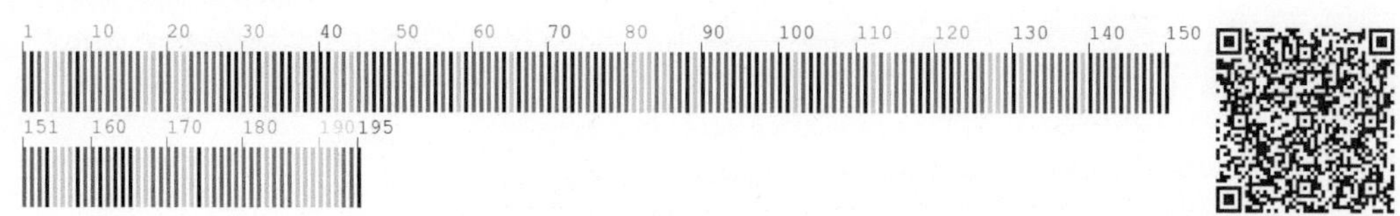

【ITS2 序列二级结构】

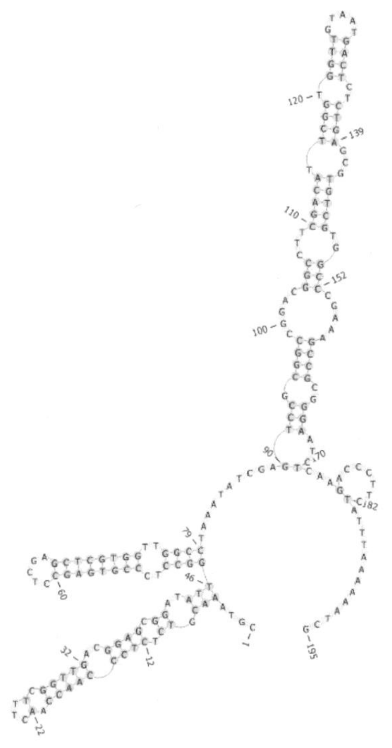

83 仲　子　树

Zhongzishu

TRIADICAE SEBIFERAE CORTEX

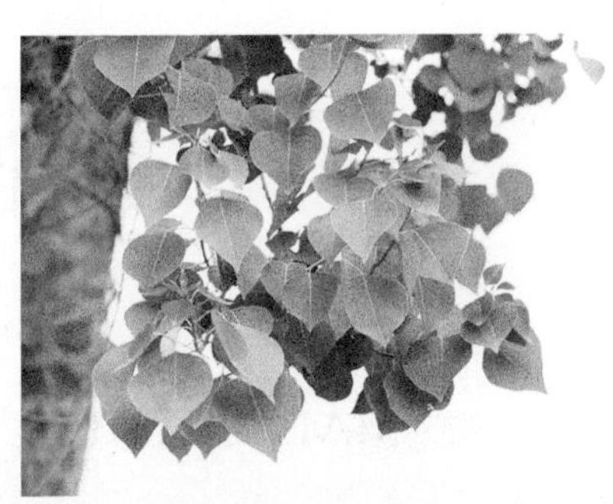

本品为大戟科乌桕属植物乌桕[*Triadica sebifera* (L.) Small]的干燥根皮。仲子树又名更子树。

【中国药典】 无。

【植物形态】 乔木，各部均无毛而具乳状汁液；树皮暗灰色，有纵裂纹；枝广展，具皮孔。叶互生，纸质，叶片菱形、菱状卵形或稀有菱状倒卵形。花单性，雌雄同株，聚集成顶生，总状花序。蒴果梨状球形，成熟时黑色，具 3 种子，分果爿脱落后而中轴宿存；种子扁球形，黑色，外被白色、蜡质的假种皮。花期 4～8 月。

【生态环境】 多栽培于公路两旁、行道树或田间的路旁。

【采收季节】 全年可采根皮，洗净，除去外皮，干燥。

【功效】 泻下逐水，消肿散结，解蛇虫毒。

【主治】 水肿，癥瘕积聚。

【材料来源】 基原植物样本共 16 份。样本采自浙江省丽水市莲都区、青田县、松阳县、云和县，衢州市龙游县，金华市东阳市。

【DNA 提取及序列扩增】 取基原植物样本根皮约 40 mg，均按照皮类药材 DNA 提取方法操作。序列扩增按照《中国药典》2015 年版的“中药材 DNA 条形码分子鉴定法指导原则”进行。

【ITS2 序列特征】 乌桕共 16 条序列：序列长度为 221 bp；无变异位点；有一处插入/缺失，为 177 位点；GC 含量为 61.5%～61.8%。主导单倍型序列特征如下：

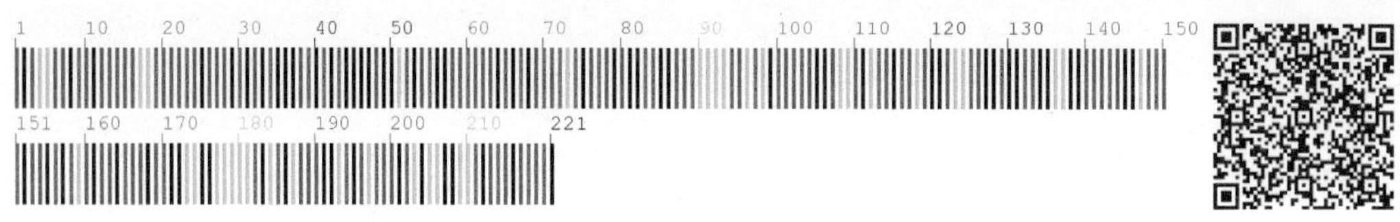

【ITS2 序列二级结构】

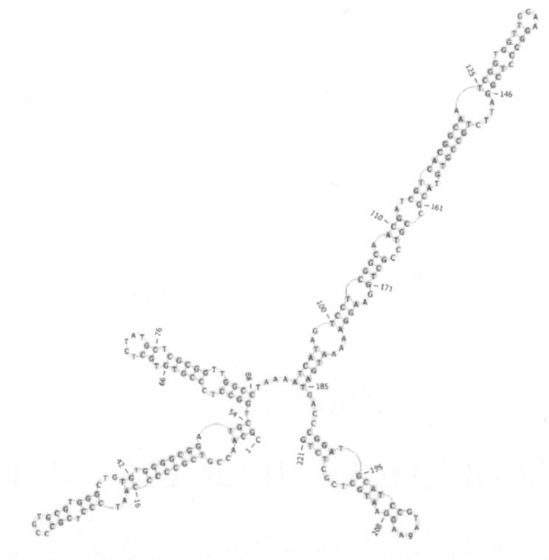

84 白叶山桐子

Baiyeshantongzi

MALLOTI APELTAE RADIX ET FOLIUM

本品为大戟科野桐属植物白背叶[*Mallotus apelta* (Lour.) Müll. -Arg.]的干燥根及叶。白叶山桐子又名白山刚子。

【中国药典】 无。

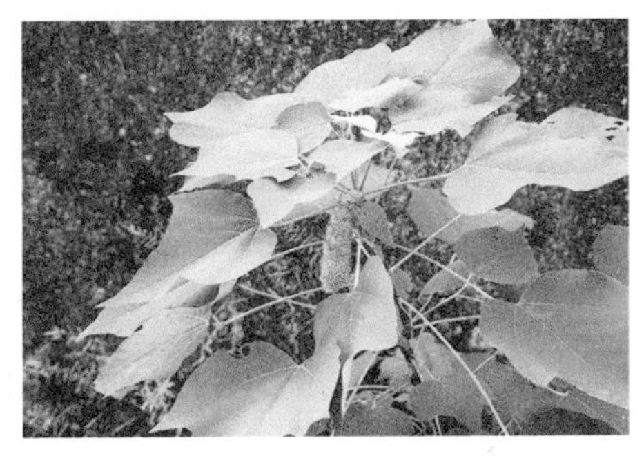

【植物形态】 灌木或小乔木，小枝、叶柄和花序均密被淡黄色星状柔毛和散生橙黄色颗粒状腺体。叶互生，卵形或阔卵形，稀心形，边缘具疏齿，上面干后黄绿色或暗绿色。花雌雄异株，雄花序为开展的圆锥花序或穗状，多朵簇生于苞腋；雌花序穗状，稀有分枝。蒴果近球形，密生被灰白色星状毛的软刺，软刺线形，黄褐色或浅黄色。种子近球形，褐色或黑色，具皱纹。花期6～9月，果期8～11月。

【生态环境】 生于低山坡杂木林中。

【采收季节】 夏、秋季采收根、叶，洗净，鲜用或干燥。

【功效】 根：清热，祛湿，收涩，消瘀；叶：清热，解毒，祛湿，止血。

【主治】 根：肝炎，肠炎，淋浊，带下，脱肛，子宫下垂，肝脾肿大，跌打扭伤；叶：蜂窝组织炎，化脓性中耳炎，鹅口疮，湿疹，跌打损伤，外伤出血。

【材料来源】 基原植物样本共15份。样本采自浙江省丽水市莲都区、青田县、松阳县，衢州市龙游县，金华市东阳市。

【DNA提取及序列扩增】 取基原植物样本叶片约20 mg，均按照叶类药材DNA提取方法操作。序列扩增按照《中国药典》2015年版的“中药材DNA条形码分子鉴定法指导原则”进行。

【ITS2序列特征】 白背叶共15条序列：序列长度为222 bp；有2个变异位点，分别为6位点T-C变异和204位点T-C变异；GC含量为55.9%～56.3%。主导单倍型序列特征如下：

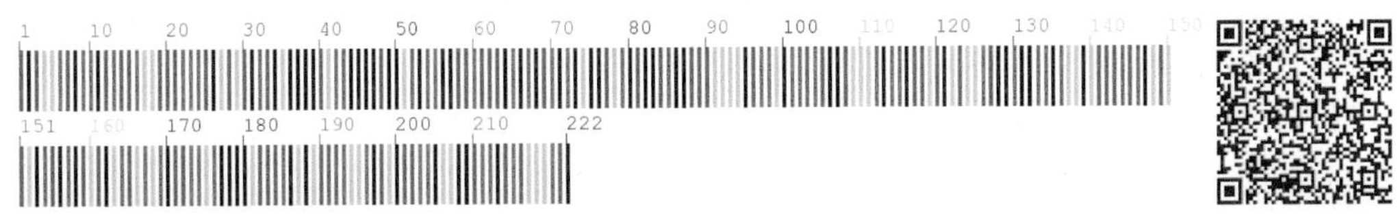

【ITS2序列二级结构】

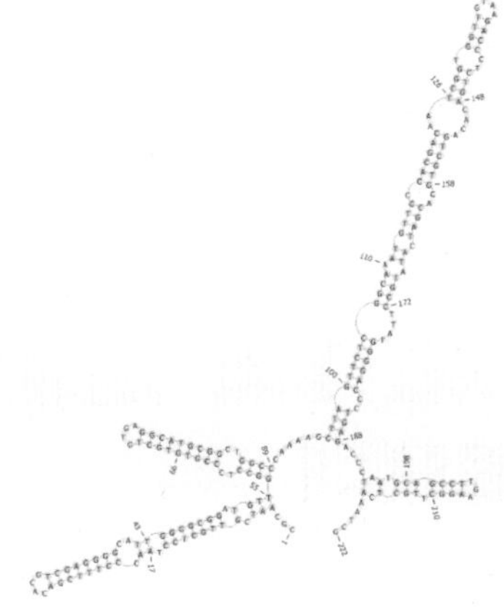

85 野　黄　柏

Yehuangbai

ILICIS CORNUTAE FOLIUM ET RADIX

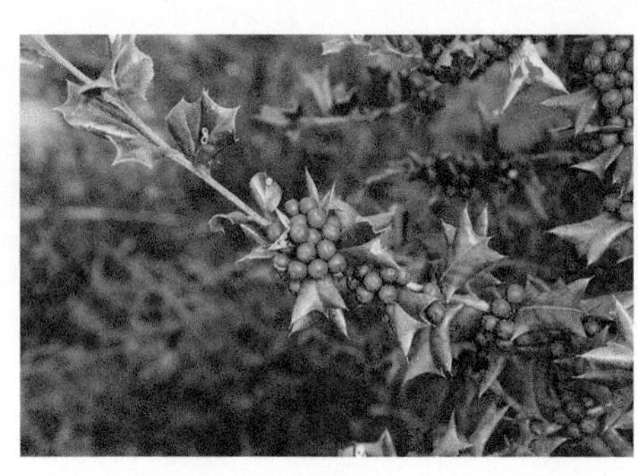

本品为冬青科冬青属植物枸骨（*Ilex cornuta* Lindi. ex Paxt.）的干燥叶及根。

【中国药典】 枸骨叶：枸骨的干燥叶。

【植物形态】 常绿灌木或小乔木，幼枝具纵脊及沟，沟内被微柔毛或变无毛，二年生枝褐色，三年生枝灰白色，具纵裂缝及隆起的叶痕，无皮孔。叶片厚革质，二型，四角状长圆形或卵形，先端具 3 枚尖硬刺齿，中央刺齿常反曲，两侧各具 1～2 刺齿，叶面深绿色，具光泽，背淡绿色，无光泽，两面无毛。花序簇生于二年生枝的叶腋内，花淡黄色。果球形，成熟时鲜红色，轮廓倒卵形或椭圆形。花期 4～5 月，果期 10～12 月。

【生态环境】 生于荒地、山坡溪沟边杂木林中或灌丛中。有栽培。

【采收季节】 秋季采叶，干燥；全年可采树皮、根，洗净，切片，干燥。

【功效】 叶：清虚热，益肝肾，祛风湿；根：补肝益肾，疏风清热。

【主治】 叶：阴虚劳热，咳嗽咳血，头晕目眩，腰膝酸软，风湿痹痛，白癜风；根：腰膝痿弱，关节疼痛，头风，赤眼，牙痛，荨麻疹。

【材料来源】 基原植物样本共 16 份。样本采自浙江省丽水市莲都区、青田县、松阳县、景宁县，衢州市龙游县，金华市东阳市。

【DNA 提取及序列扩增】 取基原植物样本叶片约 20 mg，均按照叶类药材 DNA 提取方法操作。序列扩增按照《中国药典》2015 年版的“中药材 DNA 条形码分子鉴定法指导原则”进行。

【ITS2 序列特征】 枸骨共 16 条序列：序列长度为 235 bp；有 2 个变异位点，分别为 33 位点 C-T 变异、218 位点 C-G 变异；GC 含量为 59.1%～59.6%。主导单倍型序列特征如下：

【ITS2 序列二级结构】

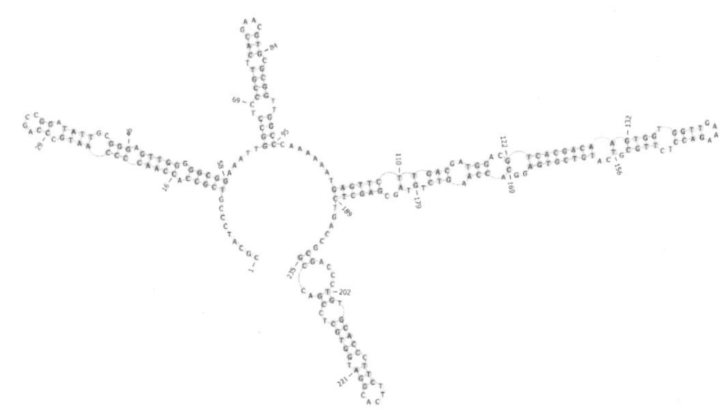

86 苦　丁　茶

Kudingcha

ILICIS LATIFOLIAE FOLIUM

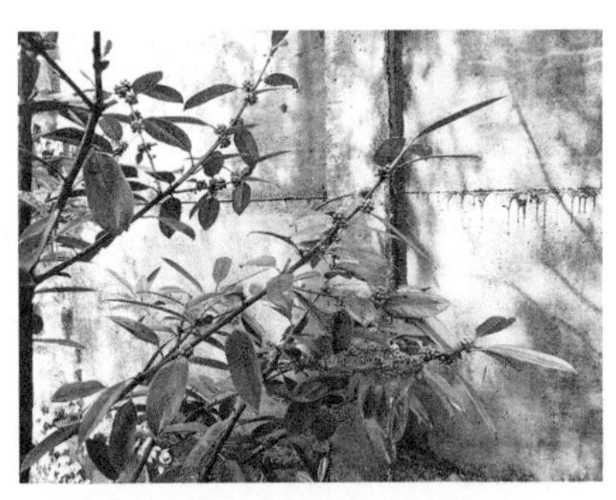

本品为冬青科冬青属植物大叶冬青（*Ilex latifolia* Thunb.）的干燥叶。

【中国药典】 无。

【植物形态】 常绿大乔木，树皮灰黑色，分枝粗壮，具纵棱及槽，黄褐色或褐色，光滑，具明显隆起、阔三角形或半圆形的叶痕。叶片厚革质，长圆形或卵状长圆形，边缘具疏锯齿，齿尖黑色，叶面深绿色，具光泽，背面淡绿色。由聚伞花序组成的假圆锥花序生于二年生枝的叶腋内，花淡黄绿色。果球形，成熟时红色，外果皮厚，平滑。长圆状椭圆形。花期 4 月，果期 9～10 月。

【生态环境】 生于海拔 250～800 m 的山坡、山谷的常绿阔叶林中。有栽培。

【采收季节】 春季采收嫩叶，夏、秋季采收叶，干燥。

【功效】 疏风清热，明目生津。

【主治】 风热头痛，齿痛，目赤，聤耳口疮，热病烦渴，泄泻，痢疾。

【材料来源】 基原植物样本共 15 份。样本采自浙江省丽水市莲都区、青田县、松阳县、云和县、景宁县，衢州市龙游县。

【DNA 提取及序列扩增】 取基原植物样本叶片约 20 mg，均按照叶类药材 DNA 提取方法操作。序列扩增按照《中国药典》2015 年版的“中药材 DNA 条形码分子鉴定法

指导原则”进行。

【ITS2 序列特征】 大叶冬青共 15 条序列：序列长度为 236 bp；有 6 个变异位点，分别为 43 位点 C-A 变异、53 位点 G-T 变异、58 位点 G-A 变异、155 位点 G-A 变异、194 位点 C-T 变异和 230 位点 C-T 变异；GC 含量为 58.5%～59.7%。主导单倍型序列特征如下：

【ITS2 序列二级结构】

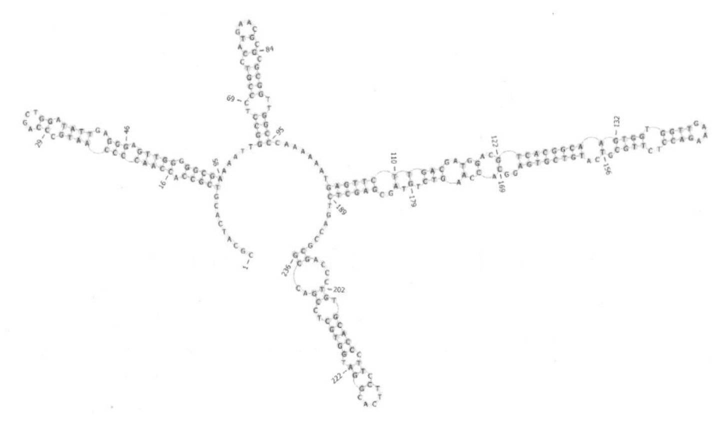

87 细叶冬青

Xiyedongqing

ILICIS PUBESCENTIS RADIX ET FOLIUM

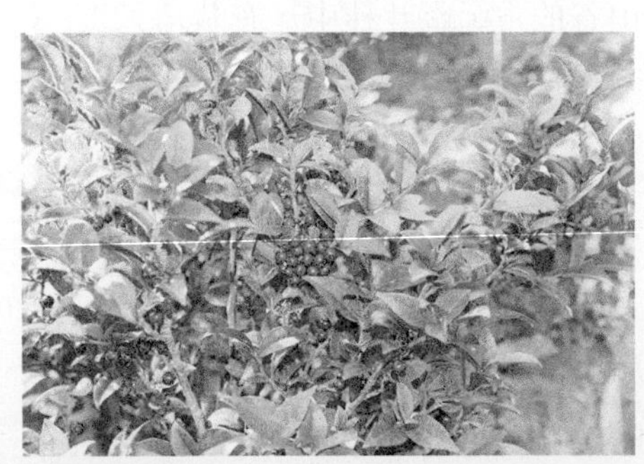

本品为冬青科冬青属植物毛冬青（*llex pubescens* Hook. et Arn.）的干燥根及叶。

【中国药典】 无。

【植物形态】 常绿灌木或小乔木，小枝纤细，近四棱形，灰褐色，密被长硬毛，具纵棱脊，无皮孔。顶芽通常发育不良或缺。叶片纸质或膜质，椭圆形或长卵形，叶面绿色，背面淡绿色，两面被长硬毛，无光泽。花序簇生于 1～2 年生枝的叶腋内，密被长硬毛，雄花序簇生，单个分枝具 1 或 3 花的聚伞花序，粉红色；雌花序簇生，被长硬毛，单个分枝具单花，稀具 3 花。果球形，成熟后红色，椭圆体形，花期 4～5 月，果期 8～11 月。

【生态环境】 生于海拔 500 m 以下的山坡灌丛中或荒地草丛中。

【采收季节】 秋季采挖根，洗净，切片，干燥；全年可采叶，鲜用或干燥。

【功效】 根：清热解毒，活血通络；叶：清热凉血，解毒消肿。

【主治】 根：风热感冒，肺热喘咳，咽痛，乳蛾，牙龈肿痛，血栓闭塞性脉管炎，丹毒，烧烫伤，中心性视网膜炎；叶：烫伤，外伤出血，痈肿疔疮，走马牙疳。

【材料来源】 基原植物样本共 18 份。样本采自浙江省丽水市莲都区、青田县、松阳县、云和县，衢州市龙游县，金华市东阳市。

【DNA 提取及序列扩增】 取基原植物样本叶片约 20 mg，均按照叶类药材 DNA 提取方法操作。序列扩增按照《中国药典》2015 年版的“中药材 DNA 条形码分子鉴定法指导原则”进行。

【ITS2 序列特征】 毛冬青共 18 条序列：序列长度为 243 bp；有 7 个变异位点，分别为 33 位点 G-A 变异、36 位点 A-T 变异、49 位点 G-C 变异、164 位点 C-G 变异、165 位点 G-C 变异、170 位点 G-C 变异和 224 位点 G-A 变异；GC 含量为 58.8%～59.7%。主导单倍型序列特征如下：

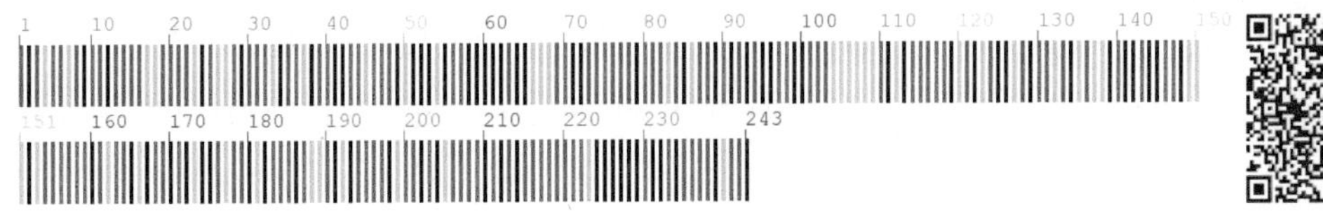

【ITS2 序列二级结构】

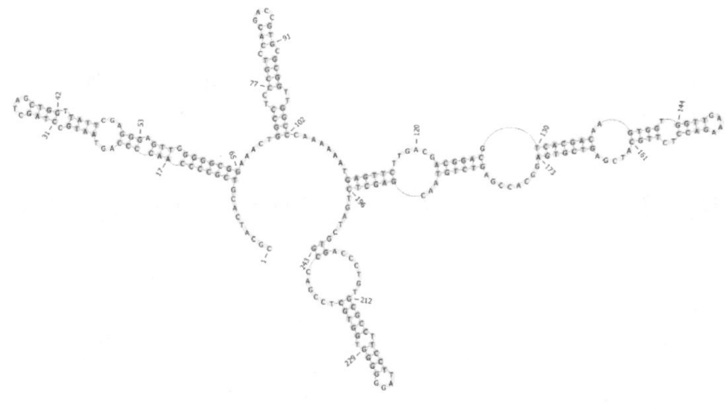

88 隔 夜 柴

Geyechai
ALBIZIAE CORTEX ET FLOS

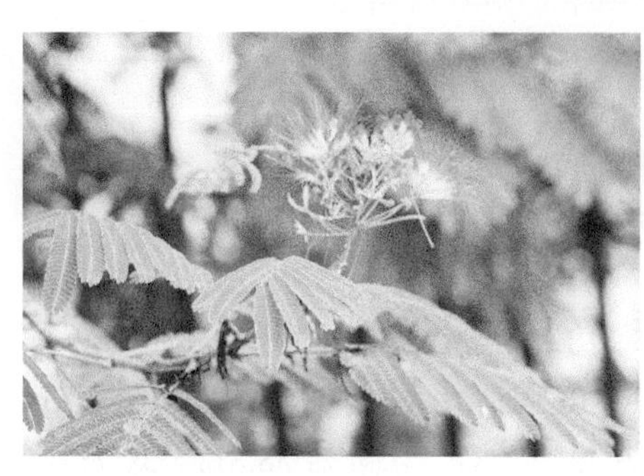

本品为豆科合欢属植物合欢（*Albizia julibrissin* Durazz.）的干燥树皮及花。

【中国药典】 合欢皮：合欢的干燥树皮。

【植物形态】 落叶乔木，小枝有棱角，嫩枝、花序和叶轴被绒毛或短柔毛。二回羽状复叶，总叶柄近基部及最顶一对羽片着生处各有 1 枚腺体；羽片 4～12 对，小叶 10～30 对，线形至长圆形。头状花序于枝顶排成圆锥花序，花粉红色。荚果带状，嫩荚有柔毛，老荚无毛。花期 6～7 月，果期 8～10 月。

【生态环境】 生于海拔 1500 m 以下荒山坡、溪沟边疏林中、林缘。有栽培。

【采收季节】 夏季剥树皮，切段，干燥；夏季花初开时采收，干燥。

【功效】 树皮：安神解郁，活血消痈；花：解郁安神，理气开胃，消风明目，活血止痛。

【主治】 树皮：心神不安，忧郁，不眠，内外痈疡，跌打损伤；花：忧郁失眠，胸闷纳呆，风火眼疾，视物不清，腰痛，跌打伤痛。

【材料来源】 基原植物样本共 18 份。样本采自浙江省丽水市莲都区、青田县、松阳县、云和县，衢州市龙游县，金华市东阳市。

【DNA 提取及序列扩增】 取基原植物样本花约 30 mg，均按照花类药材 DNA 提取方法操作。序列扩增按照《中国药典》2015 年版的“中药材 DNA 条形码分子鉴定法指导原则”进行。

【ITS2 序列特征】 合欢共 18 条序列：序列长度为 207 bp；无变异位点；GC 含量为 73.4%。序列特征如下：

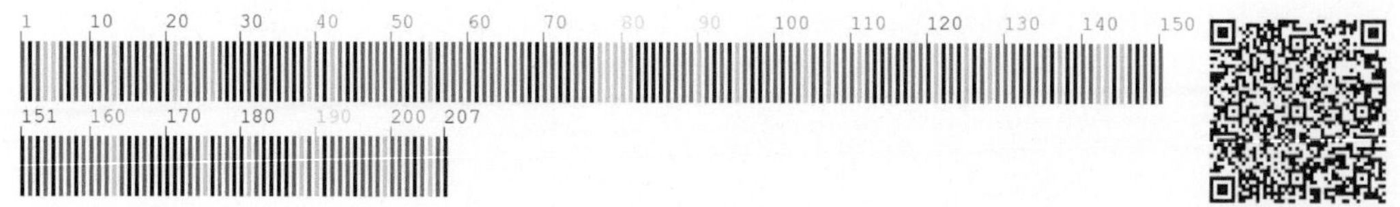

【ITS2 序列二级结构】

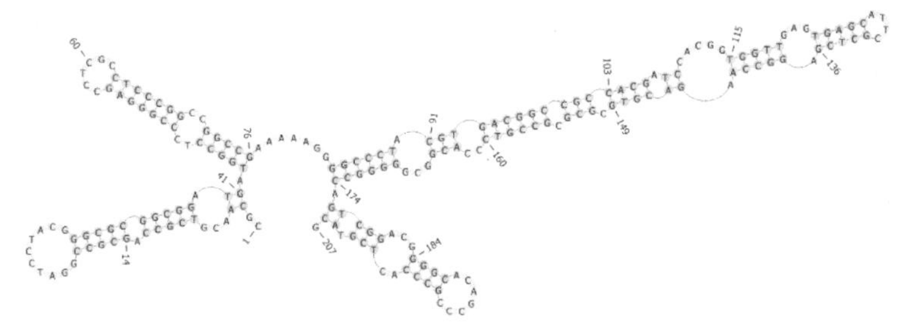

89 马　殿　西

Madianxi

LESPEDEZAE FORMOSAE RADIX

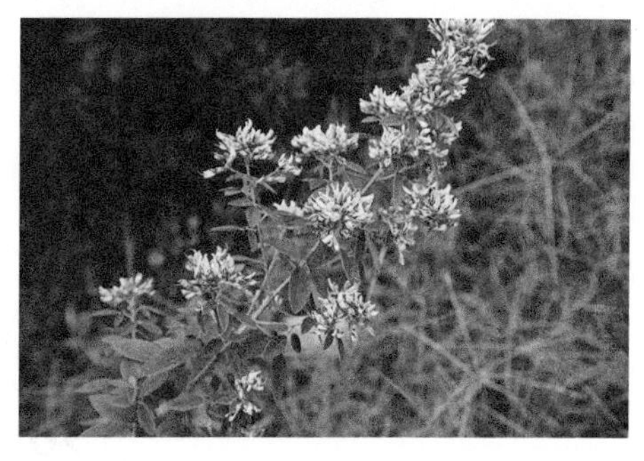

本品为豆科胡枝子属植物美丽胡枝子[*Lespedeza thunbergii* (DC.) Nakai subsp. *formosa* (Vogel) H. Ohashi]的干燥根。马殿西又名乌梢根。

【中国药典】 无。

【植物形态】 直立灌木，托叶披针形至线状披针形，褐色，被疏柔毛，小叶椭圆形、长圆状椭圆形或卵形，稀倒卵形，上面绿色，稍被短柔毛，下面淡绿色。总状花序单一，腋生，比叶长，或构成顶生的圆锥花序，花冠红紫色。荚果倒卵形或倒卵状长圆形，表面具网纹且被疏柔毛。花期 7～9 月，果期 9～10 月。

【生态环境】 生于向阳山坡、山谷、路边灌丛中、林缘。

【采收季节】 秋季采挖根，洗净，切片，鲜用或干燥。

【功效】 清热解毒，祛风除湿，活血止痛。

【主治】 肺痈，乳痈，疖肿，腹泻，风湿痹痛，跌打损伤，骨折。

【材料来源】 基原植物样本共 12 份。样本采自浙江省丽水市莲都区、青田县，衢州市龙游县，金华市东阳市。

【DNA 提取及序列扩增】 取基原植物样本根约 20 mg，均按照根类药材 DNA 提取方法操作。序列扩增按照《中国药典》2015 年版的“中药材 DNA 条形码分子鉴定法指导原则”进行。

【ITS2 序列特征】 美丽胡枝子共 12 条序列：序列长度为 217 bp；无变异位点；GC 含量为 68.7%。序列特征如下：

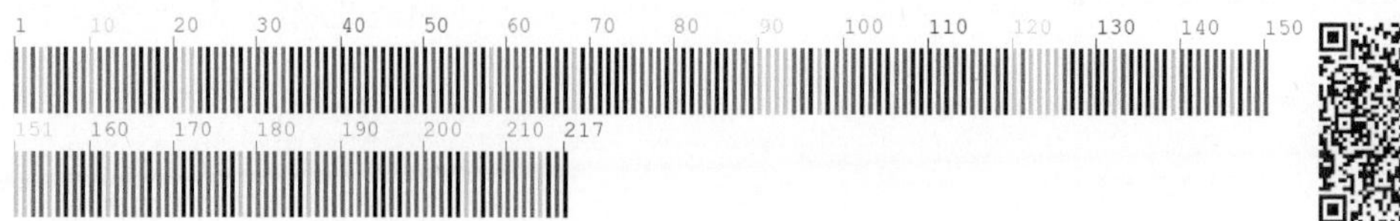

【ITS2 序列二级结构】

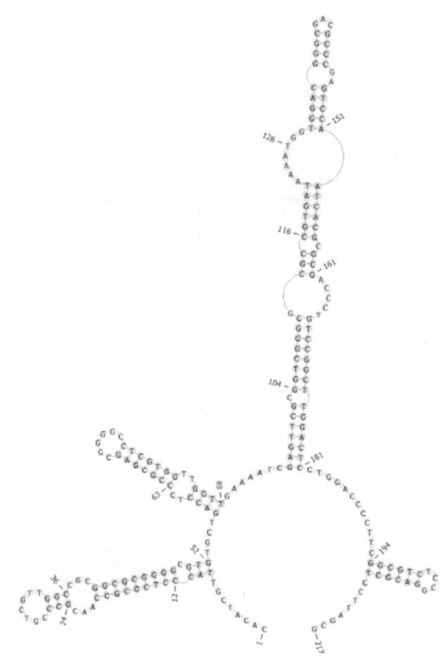

90 苦　　骨

Kugu

SOPHORAE FLAVESCENTIS RADIX

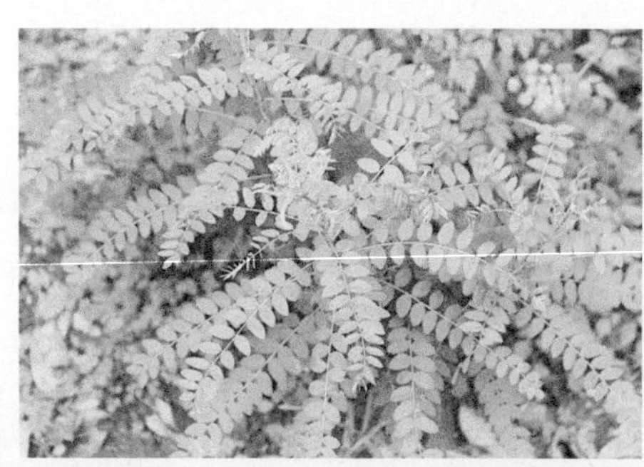

本品为豆科槐属植物苦参（*Sophora flavescens* Ait.）的根。苦骨又名苦葛根。

【中国药典】 苦葛根：苦参的干燥根。

【植物形态】 草本或亚灌木，稀呈灌木状。茎具纹棱，幼时疏被柔毛，后无毛。羽状复叶，托叶披针状线形，小叶 6～12 对，互生或近对生，纸质，形状多变，椭圆形、卵形、披针形至披针状线形。总状花序顶生，白色或淡黄白色。荚果，种子间稍缢缩，呈不明显串珠状，稍四棱形，疏被短柔毛或近无毛。种子长卵形，稍压扁，深红褐色或紫褐色。花期 6～8 月，果期 7～10 月。

【生态环境】 生于沙地、向阳山坡草丛、路边、溪沟边。有栽培。

【采收季节】 深秋采挖根，洗净，切片，鲜用或干燥。

【功效】 清热燥湿，祛风杀虫。

【主治】 湿热泻痢，肠风便血，黄疸，小便不利，水肿，带下，阴痒，疥癣，麻风，皮肤瘙痒，湿毒疮疡。

【材料来源】 基原植物样本共 12 份。样本采自浙江省丽水市莲都区、青田县、松阳县、庆元县，衢州市龙游县，金华市东阳市。

【DNA 提取及序列扩增】 取基原植物样本根约 40 mg，均按照根类药材 DNA 提取方法操作。序列扩增按照《中国药典》2015 年版的“中药材 DNA 条形码分子鉴定法指导原则”进行。

【ITS2 序列特征】 苦参共 12 条序列：序列长度为 222 bp；无变异位点；GC 含量为 58.1%。序列特征如下：

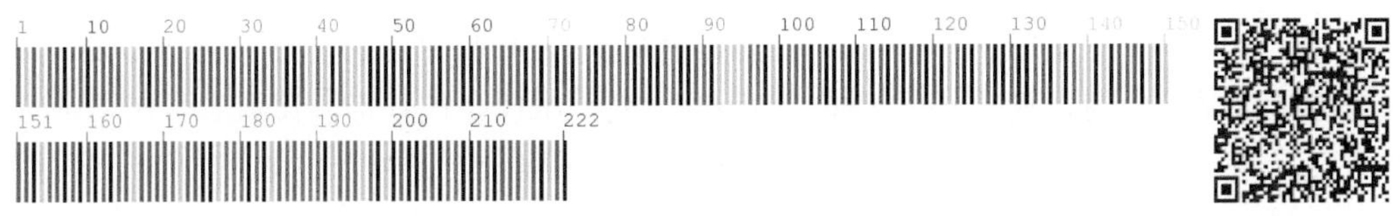

【ITS2 序列二级结构】

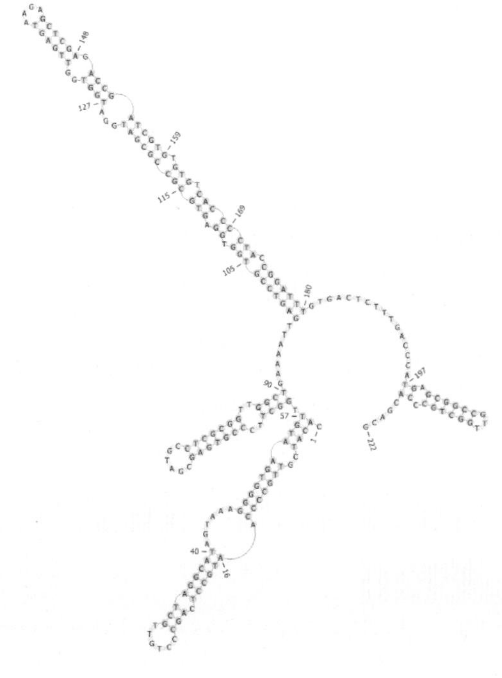

91 红　血　绳

Hongxuesheng
CALLERYAE DIELSIANAE CAULIS

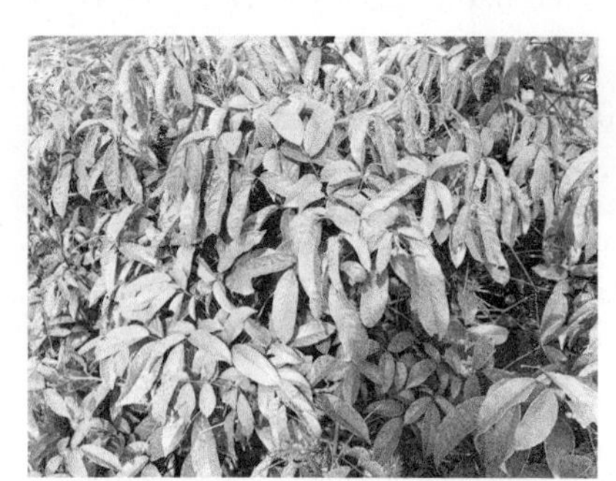

本品为豆科鸡血藤属植物灰毛鸡血藤[*Callerya dielsiana* (Harms) P. K. Loc ex Z. Wei et Pedley]的干燥藤茎。红血绳又名红血藤、血藤、红茱莉水绳。*Flora of China* 始称灰毛鸡血藤，置于鸡血藤属；此前出版的《中国植物志》称其为香花崖豆藤，置于豆科崖豆藤属。

【中国药典】 无。

【植物形态】 攀援灌木，茎皮灰褐色，剥裂，枝无毛或被微毛。羽状复叶，托叶线形，小叶 2 对，纸质，披针形，长圆形至狭长圆形。圆锥花序顶生，花单生，近接。荚果线形至长圆形，扁平，密被灰色绒毛，果瓣薄，近木质，瓣裂，有种子 3～5 颗；种子长圆状凸镜形。花期 5～9 月，果期 6～11 月。

【生态环境】 生于山坡、山谷、沟边林缘或灌丛中。

【采收季节】 夏、秋季采收藤茎，切片，干燥。

【功效】 补血止血，活血通络。

【主治】 血虚体弱，劳伤筋骨，月经不调，闭经，产后腹痛，恶露不尽，各种出血，风湿痹痛，跌打损伤。

【材料来源】 基原植物样本共 26 份。样本采自浙江省丽水市莲都区、青田县、松阳县、云和县、景宁县，衢州市龙游县，金华市东阳市、永康市；江西省上饶市婺源县。

【DNA 提取及序列扩增】 取基原植物样本茎约 40 mg，均按照茎类药材 DNA 提取方法操作。序列扩增按照《中国药典》2015 年版的“中药材 DNA 条形码分子鉴定法指导原则”进行。

【ITS2 序列特征】 灰毛鸡血藤共 26 条序列：序列长度为 221 bp；有 1 个变异位点，为 166 位点 T-C 变异；GC 含量为 57.1%～57.9%。主导单倍型序列特征如下：

【ITS2 序列二级结构】

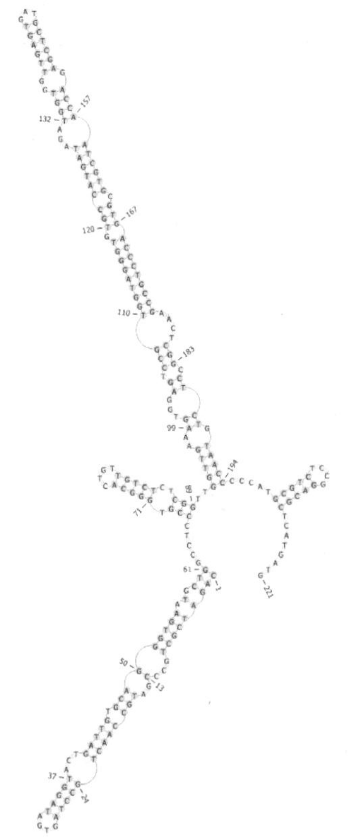

92 卵 花 草

Luanhuacao

CARAGANAE SINICAE FLOS ET RADIX

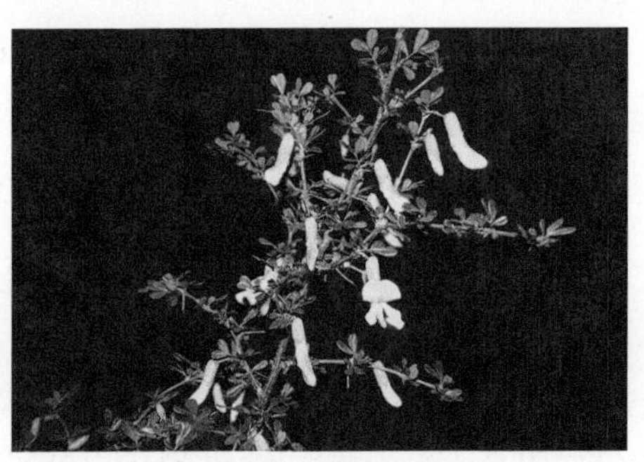

本品为豆科锦鸡儿属植物锦鸡儿[*Caragana sinica* (Buc'hoz) Rehd.]的干燥花及根。卵花草又名鸡卵花、金雀花、金鸟仔等。

【中国药典】 无。

【植物形态】 灌木，树皮深褐色；小枝有棱，无毛。托叶三角形，硬化成针刺，小叶 2 对，羽状，有时假掌状，厚革质或硬纸质，倒卵形或长圆状倒卵形。花单生，花冠黄色，常带红色。荚果圆筒状。花期 4～5 月，果期 7 月。

【生态环境】 生于海拔 1000 m 以下山谷、山坡、路边灌丛中。有栽培。

【采收季节】 春末采收，鲜用或干燥；夏、秋季采挖根，洗净，切片，鲜用或干燥。

【功效】 花：健脾益肾，和血祛风，解毒；根：补肺健脾，活血祛风。

【主治】 花：头晕耳鸣，气虚，带下，小儿疳积，痘疹透发不畅，痛风，跌扑损伤；根：虚劳倦怠，妇女血崩，白带，乳少，风湿骨痛，痛风，半身不遂，跌打损伤，高血压。

【材料来源】 基原植物样本共 15 份。样本采自浙江省丽水市莲都区、青田县、松阳县、云和县，温州市鹿城区、龙湾区。

【DNA 提取及序列扩增】 取基原植物样本花约 40 mg，均按照花类药材 DNA 提取方法操作。序列扩增按照《中国药典》2015 年版的“中药材 DNA 条形码分子鉴定法指导原则”进行。

【ITS2 序列特征】 锦鸡儿共 15 条序列：序列长度为 223 bp；无变异位点；GC 含量为 49.8%。序列特征如下：

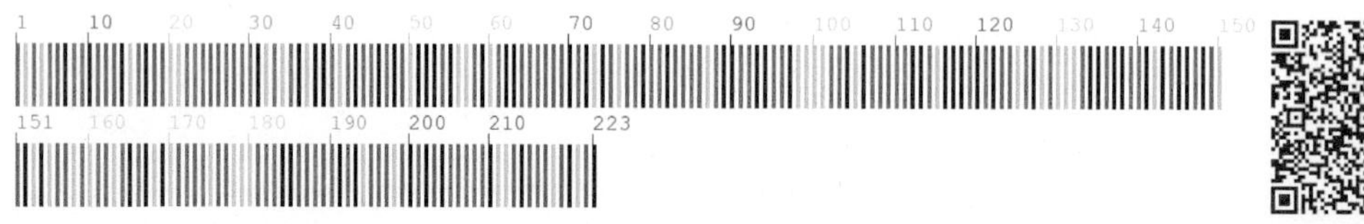

【ITS2 序列二级结构】

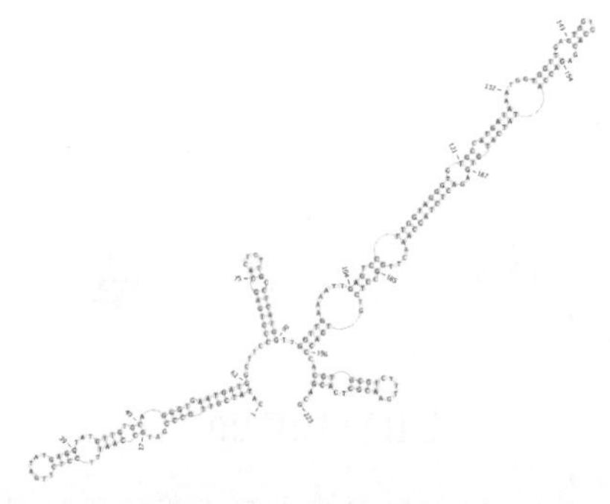

93 钝叶决明

Dunyejueming

SENNAE TORAE HERBA

本品为豆科番泻决明属植物决明[*Senna tora* (L.) Roxb.]的干燥全草。*Flora of China* 将决明置于番泻决明属；此前出版的《中国植物志》将其置于决明属，拉丁名为 *Cassia tora* L.；《中国药典》则将其置于决明属，称为小决明（*Cassia tora* L.）。

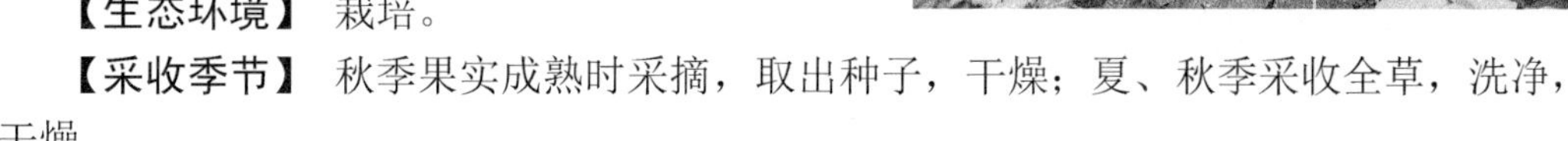

【中国药典】决明子：决明（*Cassia obtusifolia* L.）或小决明（*Cassia tora* L.）的干燥成熟种子。

【植物形态】直立、粗壮、一年生亚灌木状草本。小叶3对，膜质，倒卵形或倒卵状长椭圆形。花腋生，通常2朵聚生。荚果纤细，近四棱形，两端渐尖，膜质。种子约25颗，菱形，光亮。花果期8～11月。

【生态环境】栽培。

【采收季节】秋季果实成熟时采摘，取出种子，干燥；夏、秋季采收全草，洗净，干燥。

【功效】全草：祛风清热，解毒利湿；种子：清肝明目，利水通便。

【主治】全草：风热感冒，流感，急性结膜炎，急慢性肾炎，带下，瘰疬，疮痈疖肿，乳腺炎；种子：目赤肿痛，羞明泪多，头痛头晕，肝硬化腹水，习惯性便秘，肿毒。

【材料来源】基原植物样本共12份。样本采自浙江省丽水市莲都区、青田县、松阳县、云和县，衢州市龙游县。

【DNA提取及序列扩增】取基原植物样本叶片约20 mg，均按照叶类药材DNA提取方法操作。序列扩增按照《中国药典》2015年版的“中药材DNA条形码分子鉴定法指导原则”进行。

【ITS2序列特征】决明共12条序列：序列长度为233 bp；有1个变异位点，为217位点C-A变异；GC含量为61.8%～62.2%。主导单倍型序列特征如下：

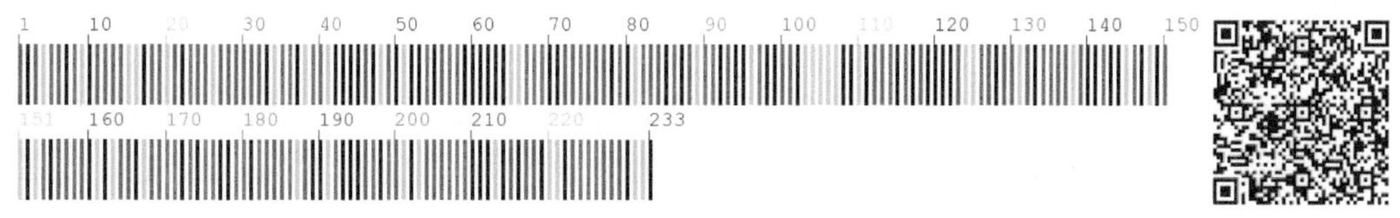

【ITS2序列二级结构】

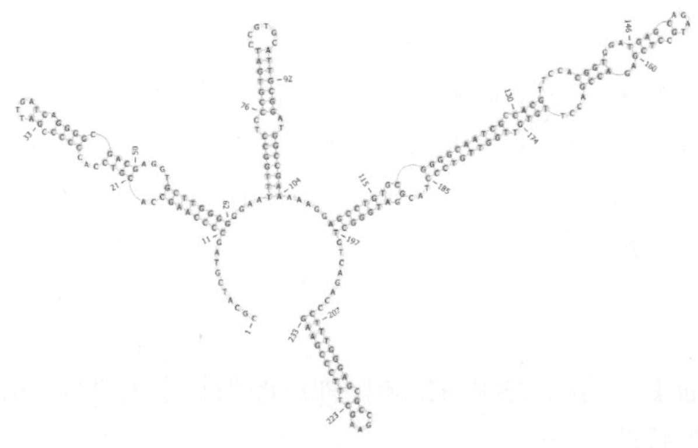

94 鱼 骨 草

Yugucao

DERRII FORDII CAULIS ET FOLIUM

本品为豆科鱼藤属植物中南鱼藤（*Derris fordii* Oliv.）的干燥茎及叶。鱼骨草又名毒鱼柴。

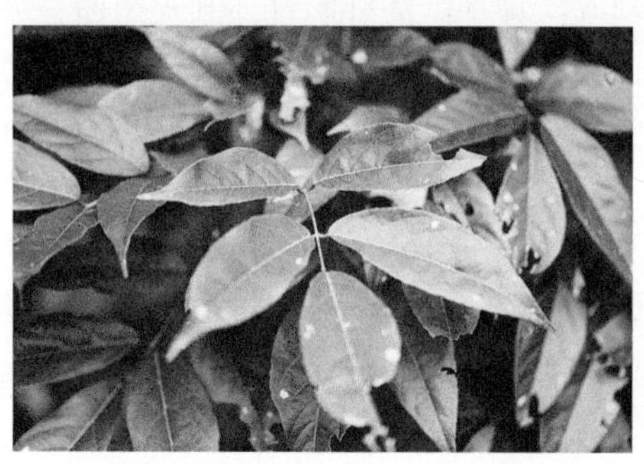

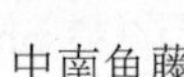

中南鱼藤

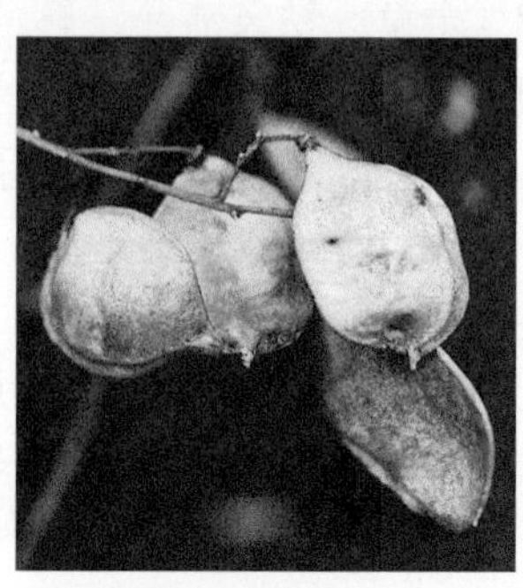

中南鱼藤果实

【中国药典】 无。

【植物形态】 攀援状灌木。羽状复叶，小叶 2～3 对，厚纸质或薄革质，卵状椭圆形、卵状长椭圆形或椭圆形。圆锥花序腋生，稍短于复叶，花冠白色。荚果薄革质，长椭圆形至舌状长椭圆形，扁平，无毛，有种子 1～4 颗，种子褐红色，长肾形。花期 4～5 月，果期 10～11 月。

【生态环境】 生于低山丘陵、溪沟边、地边灌丛或疏林中。

【采收季节】 夏、秋季采收，洗净，茎切片，鲜用或干燥。

【功效】 解毒杀虫。

【主治】 疮毒，皮炎，皮肤湿疹，跌打肿痛，关节疼痛。

【材料来源】 基原植物样本共 18 份。样本采自浙江省丽水市莲都区、青田县、松阳县、庆元县，衢州市龙游县，金华市东阳市；江西省上饶市婺源县。

【DNA 提取及序列扩增】 取基原植物样本叶片约 20 mg，均按照叶类药材 DNA 提取方法操作。序列扩增按照《中国药典》2015 年版的“中药材 DNA 条形码分子鉴定法指导原则”进行。

【ITS2 序列特征】 中南鱼藤共 12 条序列：序列长度为 221 bp；无变异位点；GC 含量为 52.5%。序列特征如下：

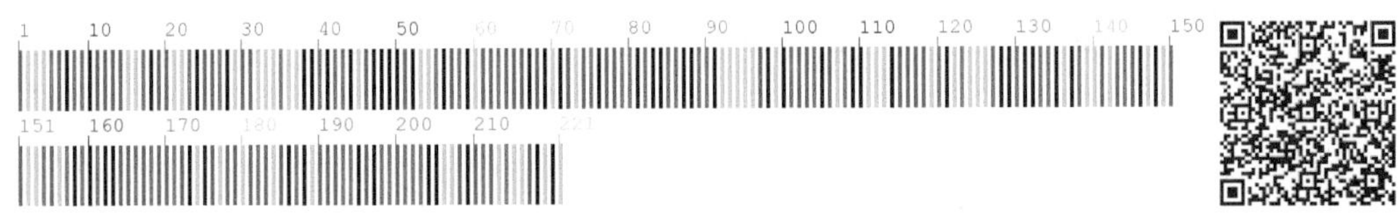

【ITS2 序列二级结构】

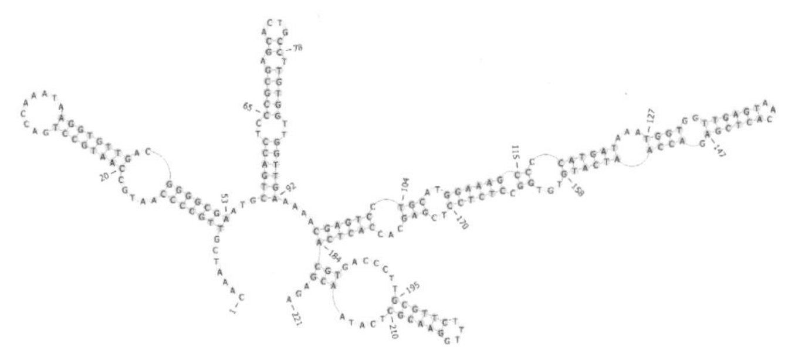

95 鸟不踏树

Niaobutashu

CAESALPINIAE DECAPETALAE RADIX

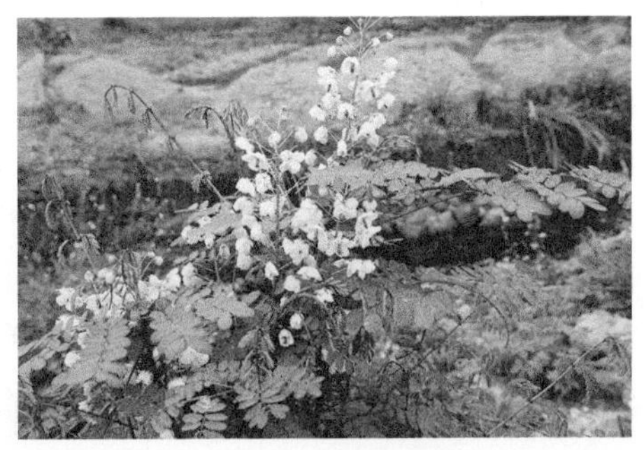

本品为豆科云实属植物云实[*Caesalpinia decapetala* (Roth) Alston]的干燥根。鸟不踏树又名鸟不息树、山油皂。

【中国药典】 无。

【植物形态】 藤本；树皮暗红色；枝、叶轴和花序均被柔毛和钩刺。二回羽状复叶。总状花序顶生，具多花。荚果长圆状舌形，脆革质，栗褐色，无毛，有光泽，沿腹缝线膨胀成狭翅，成熟时沿腹缝线开裂，先端具尖喙；种子6～9颗，椭圆状，种皮棕色。花果期4～10月。

【生态环境】 生于海拔1000 m以下山谷、山坡、路边、村旁灌丛或林缘。

【采收季节】 深秋采挖根，洗净，切片，鲜用或干燥。

【功效】 祛风除湿，解毒消肿。

【主治】 感冒发热，咽喉肿痛，牙痛，风湿痹痛，痈疽肿毒，毒蛇咬伤，产后风。

【材料来源】 基原植物样本共18份。样本采自浙江省丽水市莲都区、青田县、松阳县、云和县，衢州市龙游县，金华市东阳市；江西省上饶市婺源县。

【DNA 提取及序列扩增】 取基原植物样本根约40 mg，均按照根类药材DNA提取方法操作。序列扩增按照《中国药典》2015 年版的“中药材 DNA 条形码分子鉴定法指导原则”进行。

【ITS2 序列特征】 云实共 18 条序列：序列长度为 229 bp；无变异位点；GC 含量为 64.6%。序列特征如下：

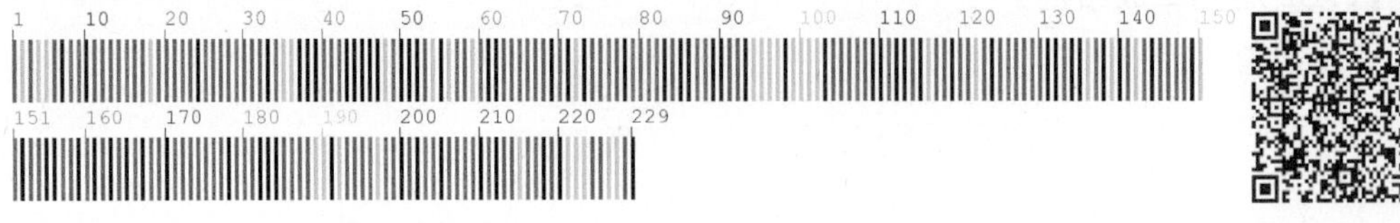

【ITS2 序列二级结构】

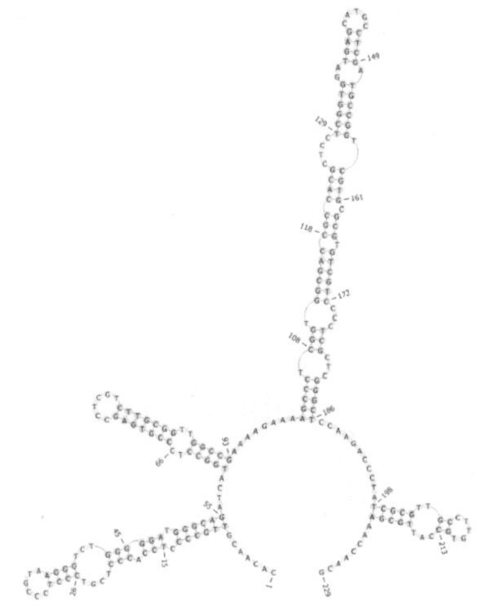

96 硬 柴 碎

Yingchaisui

VACCINII BRACTEATI FRUCTUS, FOLIUM ET RADIX

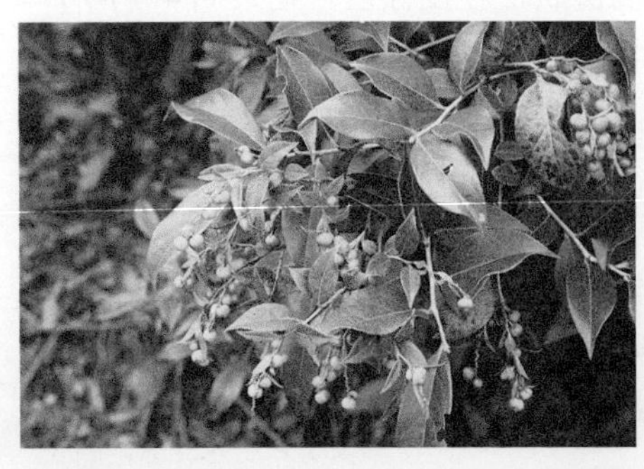

本品为杜鹃科越桔属植物南烛（*Vaccinium bracteatum* Thunb.）的干燥果实、叶及根。硬柴碎又名乌饭奴；南烛又名乌饭树。

【中国药典】 无。

【植物形态】 常绿灌木或小乔木，分枝多，幼枝被短柔毛或无毛，老枝紫褐色，无毛。叶片薄革质，椭圆形、菱状椭圆形、披针状椭圆形至披针形。总状花序顶生和腋生，有多数花。浆果，熟时紫黑色，外面通常被短柔毛，稀无毛。花期 6～7 月，果期 8～10 月。

【生态环境】 生于海拔 1700 m 以下的酸性土山坡灌丛或林下。有栽培。

【采收季节】 秋季采收成熟果实，干燥；8～9 月采叶，干燥；全年可采根，洗净，切片，鲜用或干燥。

【功效】 果实：补肝肾，强筋骨，固精气，止泻痢；叶：益肠胃，养肝肾；根：散瘀，止痛。

【主治】 果实：筋骨不利，神疲无力，须发早白；叶：脾胃气虚，久泻，少食，肝肾亏虚，腰膝酸软，须发早白；根：牙痛，跌打肿痛。

【材料来源】 基原植物样本共 15 份。样本采自浙江省丽水市莲都区、青田县、云和县、景宁县，衢州市龙游县、开化县。

【DNA 提取及序列扩增】 取基原植物样本叶片约 20 mg，均按照叶类药材 DNA 提取方法操作。序列扩增按照《中国药典》2015 年版的“中药材 DNA 条形码分子鉴定法指导原则”进行。

【ITS2 序列特征】 南烛共 15 条序列：序列长度为 232 bp；有 4 个变异位点，分别为 73 位点 C-T 变异、80 位点 C-T 变异、142 位点 C-T 变异和 216 位点 C-T 变异；GC 含量为 64.7%～65.9%。主导单倍型序列特征如下：

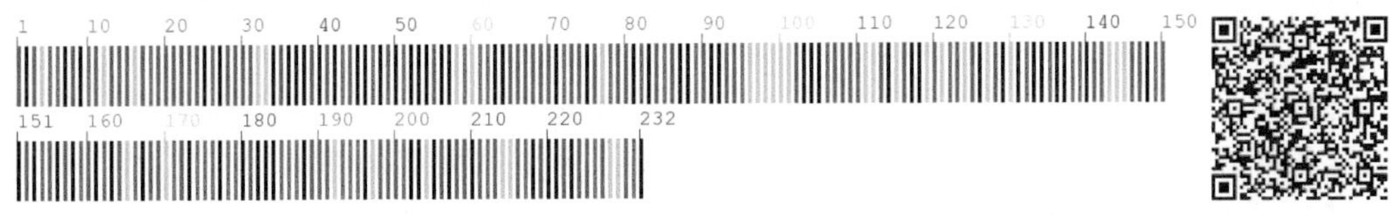

【ITS2 序列二级结构】

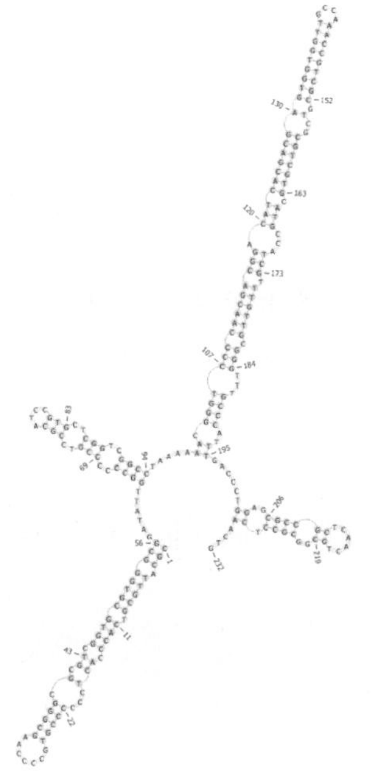

97 蟹 龙

Xielong

COCCULI ORBICULATI RADIX

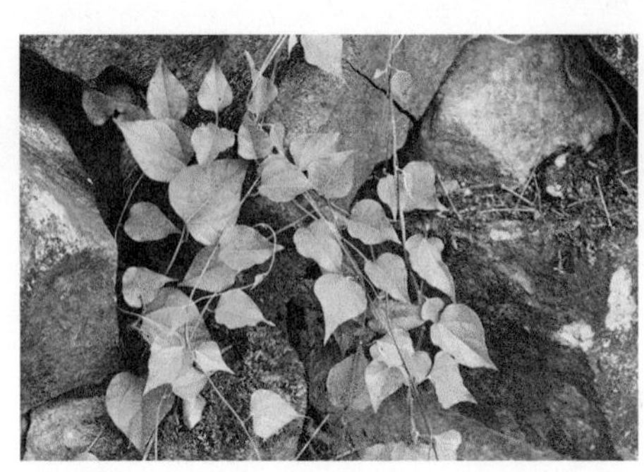

本品为防己科木防己属植物木防己[*Cocculus orbiculatus* (L.) DC.]的干燥根。蟹龙又名一条鞭。

【中国药典】 无。

【植物形态】 木质藤本；小枝被绒毛至疏柔毛，或有时近无毛，有条纹。叶片纸质至近革质，形状变异极大，自线状披针形至阔卵状近圆形、狭椭圆形至近圆形、倒披针形至倒心形，有时卵状心形。聚伞花序少花，腋生，或排成多花，狭窄聚伞圆锥花序，顶生或腋生。核果近球形，红色至紫红色，果核骨质，背部有小横肋状雕纹。

【生态环境】 生于丘陵、路边，缠绕于灌木或草丛中。

【采收季节】 深秋采挖根、茎，洗净，干燥；5～6 月采花，干燥。

【功效】 祛风除湿，通经活络，解毒消肿。

【主治】 风湿痹痛，水肿，小便淋痛，闭经，跌打损伤，咽喉肿痛，疮疡肿毒，湿疹，毒蛇咬伤。

【材料来源】 基原植物样本共 18 份。样本采自浙江省丽水市莲都区、青田县、松阳县、云和县，衢州市龙游县，金华市东阳市；江西省上饶市婺源县。

【DNA 提取及序列扩增】 取基原植物样本根约 40 mg，均按照根类药材 DNA 提取方法操作。序列扩增按照《中国药典》2015 年版的“中药材 DNA 条形码分子鉴定法指导原则”进行。

【ITS2 序列特征】 木防己共 18 条序列：序列长度为 181 bp；有 2 个变异位点，分别为 90 位点 T-C 变异和 168 位点 A-G 变异；GC 含量为 66.9%～68.0%。主导单倍型序列特征如下：

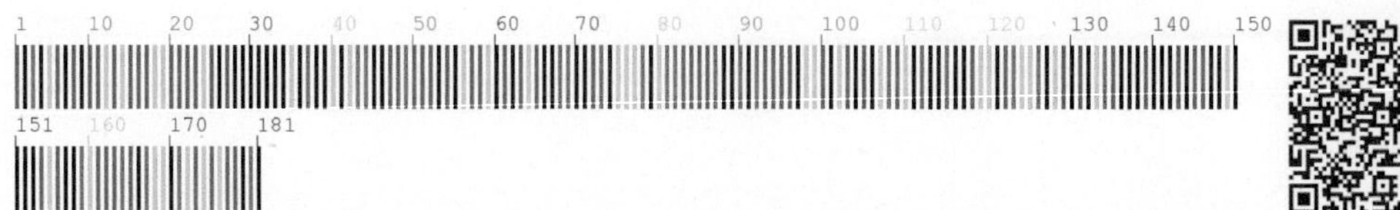

【ITS2 序列二级结构】

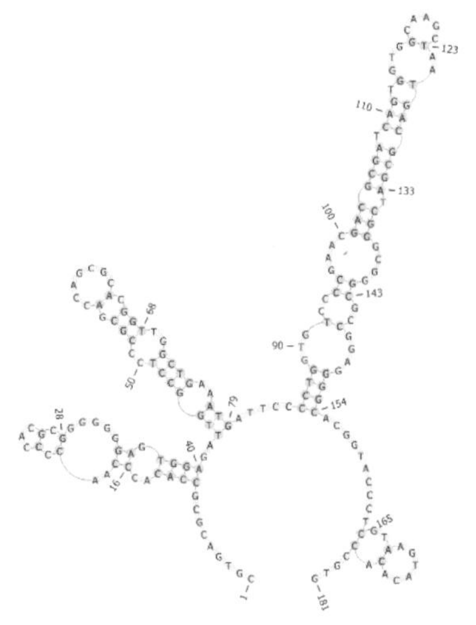

98 猫 屎 藤

Maoshiteng

STEPHANIAE TETRANDRAE RADIX

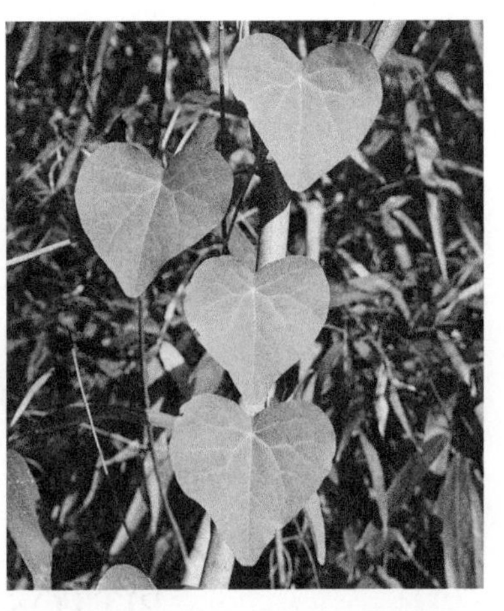

本品为防己科千金藤属植物粉防己（*Stephania tetrandra* S. Moore）的干燥块根。猫屎藤又名大号青绳。

【中国药典】 防己：粉防己的干燥根。

【植物形态】 草质藤本，主根肉质，柱状；小枝有直线纹。叶纸质，阔三角形，有时三角状近圆形。花序头状，于腋生、长而下垂的枝条上作总状式排列。核果成熟时近球形，红色，果核背部鸡冠状隆起，两侧各有约 15 条小横肋状雕纹。花期夏季，果期秋季。

【生态环境】 生于山坡、丘陵草丛或灌木丛边缘。

【采收季节】 深秋采挖，洗净，除去粗皮，晒至半干，切段，干燥。

【功效】 利水消肿，祛风止痛。

【主治】 小便不利，风湿痹痛，脚气肿痛，疥癣疮肿，高血压。

【材料来源】 基原植物样本共 12 份。样本采自浙江省丽水市莲都区、青田县、松阳县、缙云县，衢州市龙游县，金华市东阳市。

【DNA 提取及序列扩增】 取基原植物样本根约 40 mg，均按照根类药材 DNA 提取方法操作。序列扩增按照《中国药典》2015 年版的“中药材 DNA 条形码分子鉴定法指导原则”进行。

【ITS2 序列特征】 粉防己共 12 条序列：序列长度为 195 bp；无变异位点；GC 含量为 62.6%。序列特征如下：

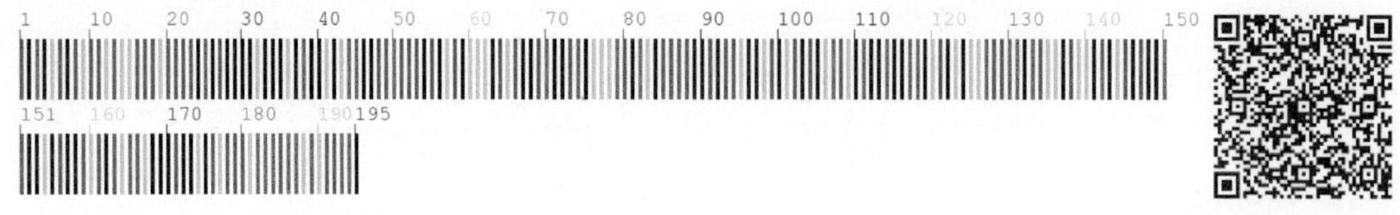

【ITS2 序列二级结构】

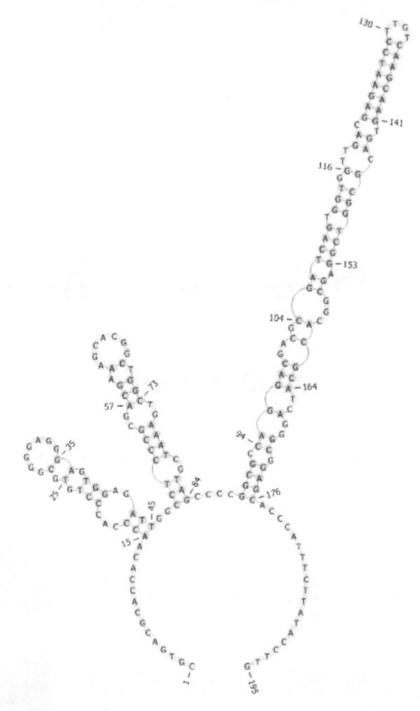

99 山 江 子

Shanjiangzi

PITTOSPORI ILLICIOIDIS RADIX

本品为海桐花科海桐花属植物海金子（*Pittosporum illicioides* Mak.）的干燥根。山江子又名山桐子；海金子又名崖花海桐。

【中国药典】 无。

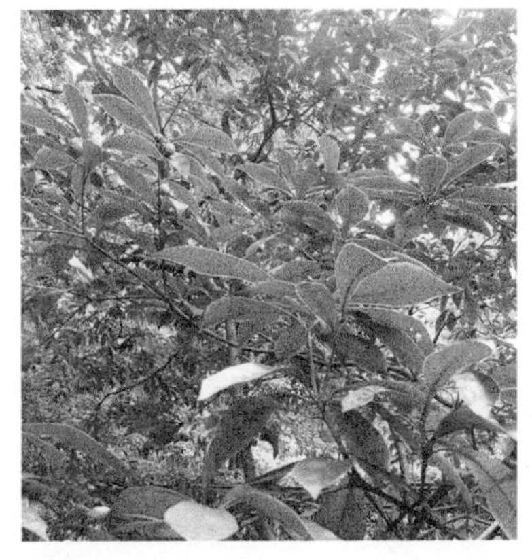

【植物形态】 常绿灌木，嫩枝无毛，老枝有皮孔。叶生于枝顶，3～8 片簇生呈假轮生状，薄革质，倒卵状披针形或倒披针形。伞形花序顶生，有花 2～10 朵。蒴果近圆形，果片薄木质；种子 8～15 颗。

【生态环境】 生于山沟溪边、林下岩石旁。

【采收季节】 全年可采根，洗净，切段，鲜用或干燥。

【功效】 活络止痛，宁心益肾，解毒。

【主治】 风湿痹痛，骨折，胃痛，失眠，遗精，毒蛇咬伤。

【材料来源】 基原植物样本共 18 份。样本采自浙江省丽水市莲都区、青田县、松阳县、云和县，衢州市龙游县，金华市东阳市；江西省上饶市婺源县。

【DNA 提取及序列扩增】 取基原植物样本根约 40 mg，均按照根类药材 DNA 提取方法操作。序列扩增按照《中国药典》2015 年版的"中药材 DNA 条形码分子鉴定法指导原则"进行。

【ITS2 序列特征】 海金子共 18 条序列：序列长度为 234 bp；有 2 个变异位点，分别为 137 位点 G-T 变异和 220 位点 G-A 变异；GC 含量为 63.2%～63.7%。主导单倍型序列特征如下：

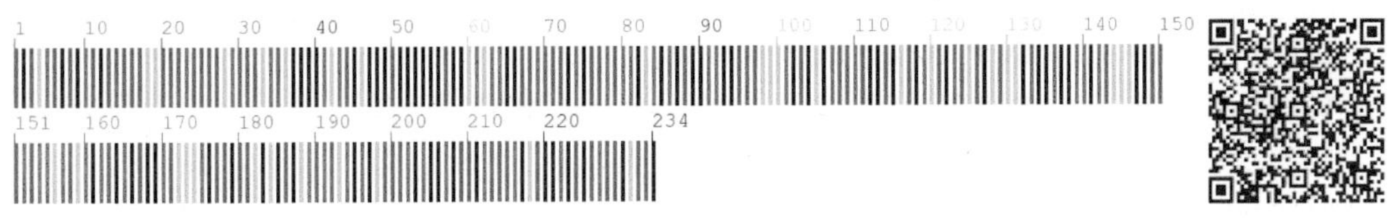

【ITS2 序列二级结构】

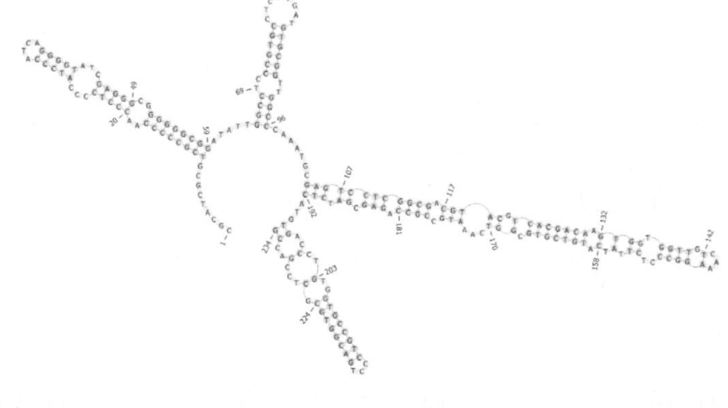

100 水 火 香

Shuihuoxiang

PLATYCARYAE STROBILACEAE FOLIUM ET FRUCTUS

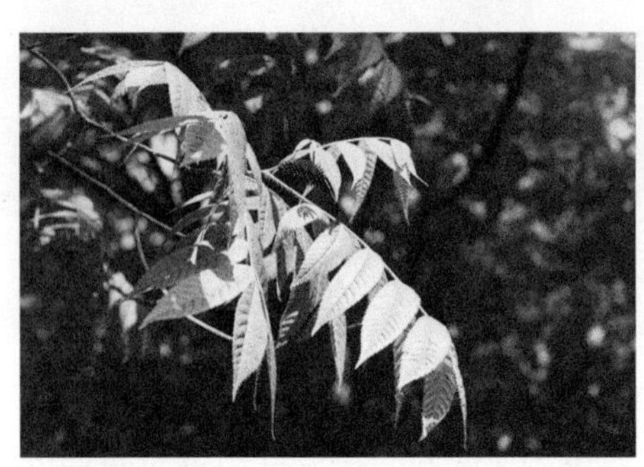

本品为胡桃科化香树属植物化香树（*Platycarya strobilacea* Sieb. et Zucc.）的干燥叶及果实。

【中国药典】 无。

【植物形态】 落叶小乔木，树皮灰色，老时则不规则纵裂。二年生枝条暗褐色，具细小皮孔。具 7～23 枚小叶，纸质，侧生小叶无叶柄，对生或生于下端者偶尔有互生，卵状披针形至长椭圆状披针形。两性花序和雄花序在小枝顶端排列成伞房状花序束，直立。果序球果状，卵状椭圆形至长椭圆状圆柱形，果实小坚果状，背腹压扁状，两侧具狭翅。种子卵形，种皮黄褐色，膜质。5～6 月开花，7～8 月果实成熟。

【生态环境】 生于低山坡疏林或灌木林中。

【采收季节】 夏、秋季采收叶，鲜用或干燥；秋季果实近成熟时采收，干燥。

【功效】 叶：解毒疗疮，杀虫止痒；果实：活血行气，止痛，杀虫止痒。

【主治】 叶：疮痈肿毒，骨痈流脓，顽癣，阴囊湿疹；果实：内伤，胸腹胀痛，跌打损伤，筋骨疼痛，痈肿，湿疮。

【材料来源】 基原植物样本共 12 份。样本采自浙江省丽水市莲都区、青田县、景宁县，衢州市龙游县，金华市东阳市。

【DNA 提取及序列扩增】 取基原植物样本叶片约 20 mg，均按照叶类药材 DNA 提取方法操作。序列扩增按照《中国药典》2015 年版的“中药材 DNA 条形码分子鉴定法指导原则”进行。

【ITS2 序列特征】 化香树共 12 条序列：序列长度为 218 bp；有 2 个变异位点，分别为 18 位点 C-A 变异和 71 位点 C-G 变异；GC 含量为 59.2%～59.6%。主导单倍型序列特征如下：

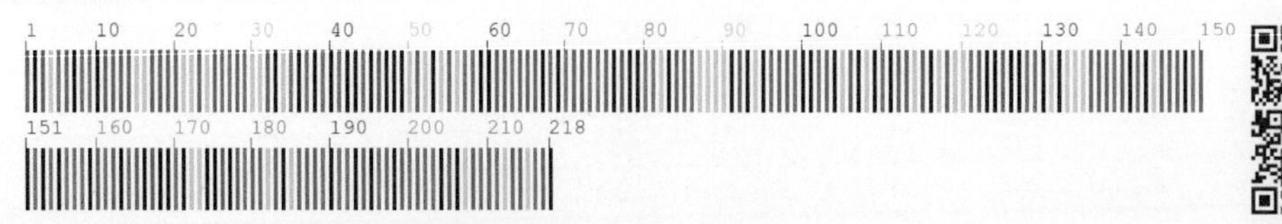

【ITS2 序列二级结构】

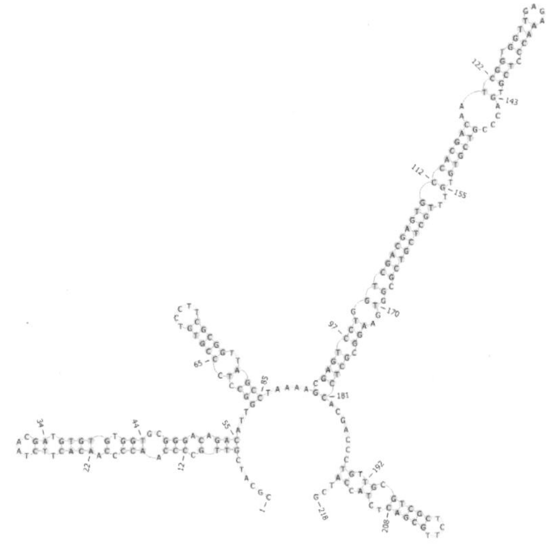

101 绞 股 蓝

Jiaogulan

GYNOSTEMMAE PENTAPHYLLI HERBA

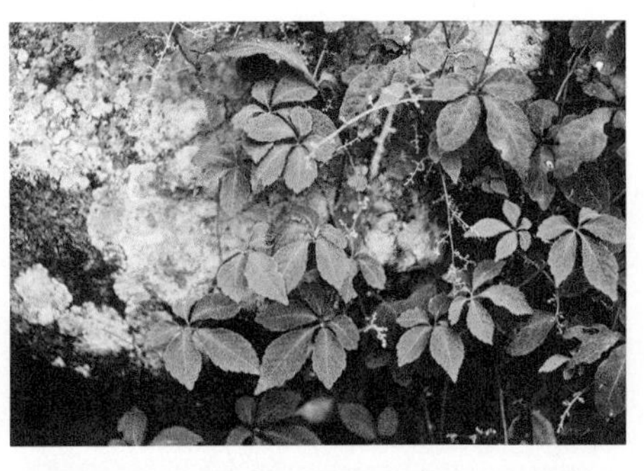

本品为葫芦科绞股蓝属植物绞股蓝[*Gynostemma pentaphyllum* (Thunb.) Makino]的干燥全草。

【中国药典】 无。

【植物形态】 草质攀援植物；茎细弱，具分枝，具纵棱及槽，无毛或疏被短柔毛。叶膜质或纸质，鸟足状，具3～9小叶，通常5～7小叶，卵状长圆形或披针形。花雌雄异株。雄花圆锥花序，雌花圆锥花序远较雄花之短小，花萼及花冠似雄花。果实肉质不裂，球形，成熟后黑色，光滑无毛，内含倒垂种子2颗。种子卵状心形，灰褐色或深褐色，顶端钝，基部心形，压扁，两面具乳突状凸起。花期3～11月，果期4～12月。

【生态环境】 生于山坡疏林、灌丛中、溪沟边或路边草丛中。有栽培。

【采收季节】 夏、秋二季采收，干燥。

【功效】 清热，补虚，解毒。

【主治】 体虚乏力，虚劳失精，白细胞减少症，高血脂症，病毒性肝炎，慢性肠胃炎，慢性气管炎。

【材料来源】 基原植物样本共 18 份。样本采自浙江省丽水市莲都区、青田县、松阳县、云和县，衢州市龙游县，金华市东阳市。

【DNA 提取及序列扩增】 取基原植物样本叶片约 20 mg，均按照叶类药材 DNA 提取方法操作。序列扩增按照《中国药典》2015 年版的“中药材 DNA 条形码分子鉴定法指导原则”进行。

【ITS2 序列特征】 绞股蓝共 18 条序列：序列长度为 274 bp；有 1 个变异位点，为 102 位点 T-C 变异；GC 含量为 57.3%～57.7%。主导单倍型序列特征如下：

【ITS2 序列二级结构】

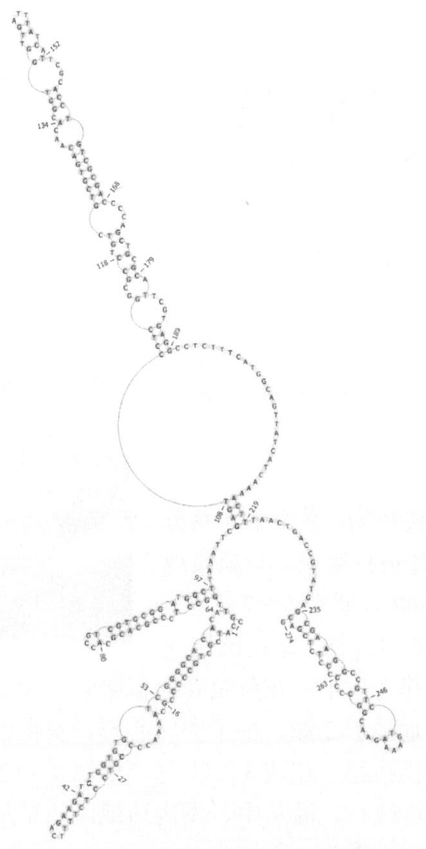

102 老　虎　爪

Laohuzhua

TRICHOSANTHIS PERICARPIUM ET RADIX

本品为葫芦科栝楼属植物栝楼（*Trichosanthes kirilowii* Maxim.）的干燥果皮及根。老虎爪又名野西瓜。

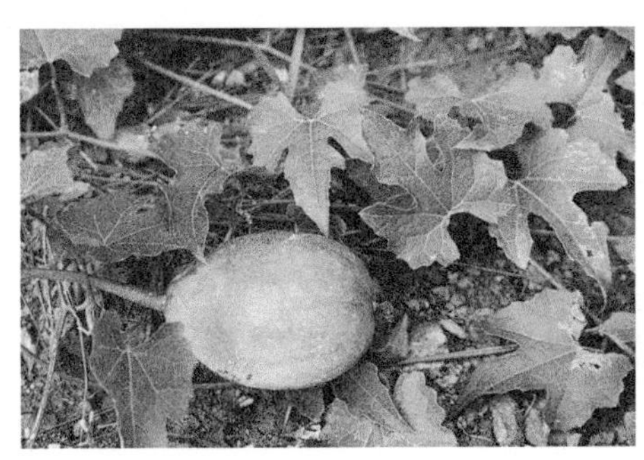

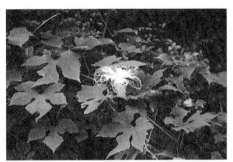

栝楼雌株　　栝楼雄株

【中国药典】 天花粉：栝楼或双边栝楼（*Trichosanthes rosthornii* Harms）的干燥根；瓜蒌：栝楼或双边栝楼的干燥成熟果实；瓜蒌子：栝楼或双边栝楼的干燥成熟种子；瓜蒌皮：栝楼或双边栝楼的干燥成熟果皮。

【植物形态】 攀援藤本，块根圆柱状，粗大肥厚，富含淀粉，淡黄褐色。茎较粗，多分枝，具纵棱及槽，被白色伸展柔毛。叶片纸质，轮廓近圆形。花雌雄异株，雄花总状花序单生，或与一单花并生，或在枝条上部者单生，总状花序；雌花单生，被短柔毛。果实椭圆形或圆形，成熟时黄褐色或橙黄色；种子卵状椭圆形，压扁，淡黄褐色，近边缘处具棱线。花期5～8月，果期8～10月。

【生态环境】 向阳山坡、山脚、路边、田野草丛中。有栽培。

【采收季节】 秋季采收果皮，阴干；秋、冬二季采挖根，除去外皮，切片，干燥。

【功效】 果皮：清肺化痰，利气宽胸散结；根：清热生津，润肺化痰，消肿排脓。

【主治】 果皮：痰热咳嗽，胸闷胁痛；根：热病烦渴，肺热燥咳，内热消渴，疮疡肿毒。

【材料来源】 基原植物样本共18份。样本采自浙江省丽水市莲都区、青田县、松阳县、云和县，衢州市龙游县，金华市东阳市。

【DNA提取及序列扩增】 刮去外表皮，取基原植物样本根中间部分约40 mg，加入样品量10% PVP-40充分研磨，均按照根类药材DNA提取方法操作。序列扩增按照《中国药典》2015年版的“中药材DNA条形码分子鉴定法指导原则”进行。

【ITS2 序列特征】 栝楼共 18 条序列：序列长度为 251 bp；无变异位点；GC 含量为 67.7%。序列特征如下：

【ITS2 序列二级结构】

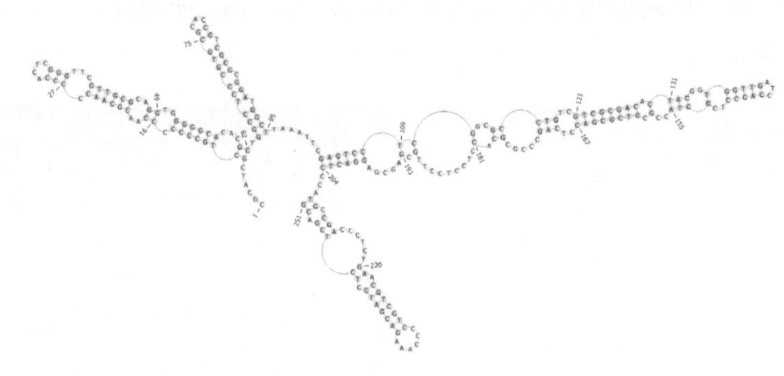

103 枫　寄　生

Fengjisheng
VISCI HERBA

本品为槲寄生科槲寄生属植物槲寄生[*Viscumcoloratum* (Kom.) Nakai]的干燥带叶茎枝。

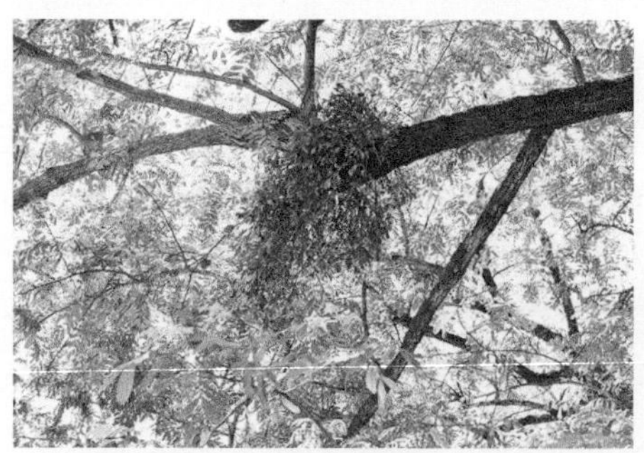

槲寄生生境

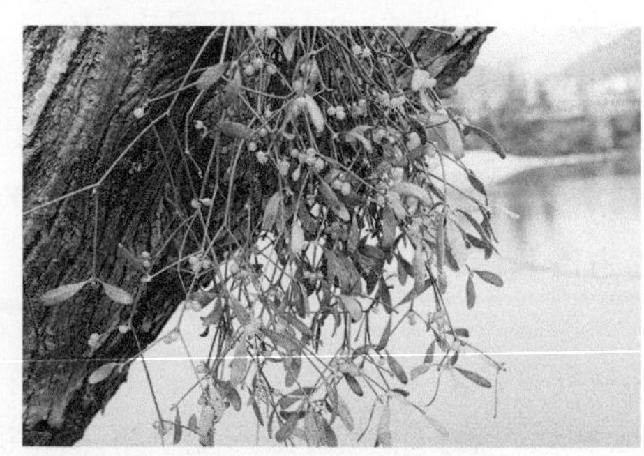

槲寄生

【中国药典】 槲寄生：槲寄生的干燥带叶茎枝。

【植物形态】 灌木，茎、枝均圆柱状，二歧或三歧、稀多歧地分枝，节稍膨大。叶对生，稀 3 枚轮生，厚革质或革质，长椭圆形至椭圆状披针形。雌雄异株；花序顶生或腋生于茎叉状分枝处，雄花序聚伞状，雌花序聚伞式穗状。果球形，具宿存花柱，成熟时淡黄色或橙红色，果皮平滑。花期 4～5 月，果期 9～11 月。

【生态环境】 寄生于枫树、枫香、苦槠、青冈、板栗、朴树等枝上。

【采收季节】 冬季采收，扎成小把，开水烫过，晾干。

【功效】 补肝肾，强筋骨，祛风湿，安胎，降压。

【主治】 腰膝酸痛，风湿痹痛，胎动不安，崩漏下血。

【材料来源】 基原植物样本共 8 份。样本采自浙江省丽水市莲都区、青田县、龙泉市，衢州市开化县，金华市东阳市。

【DNA 提取及序列扩增】 取基原植物样本叶片约 20 mg，均按照叶类药材 DNA 提取方法操作。序列扩增按照《中国药典》2015 年版的"中药材 DNA 条形码分子鉴定法指导原则"进行。

【ITS2 序列特征】 槲寄生共 8 条序列：序列长度为 238 bp；无变异位点；GC 含量为 58.4%。序列特征如下：

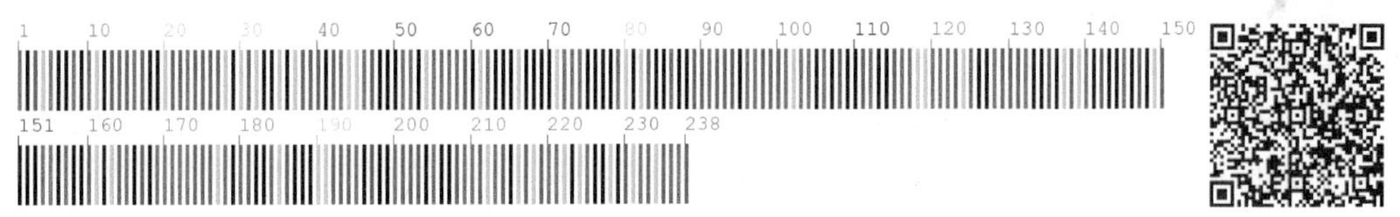

【ITS2 序列二级结构】

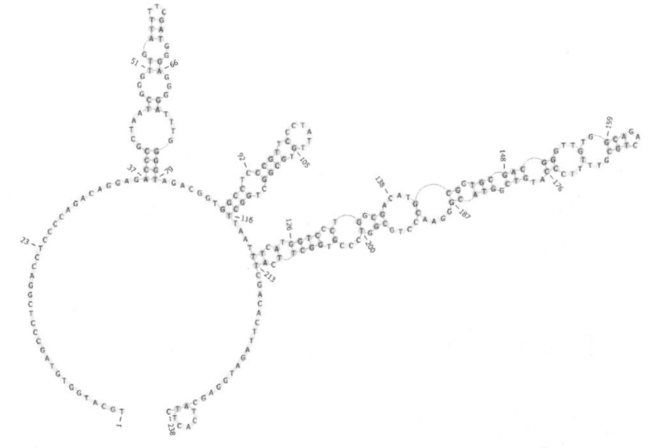

104 耳　朵　草

Erduocao

SAXIFRAGAE STOLONIFERAE HERBA

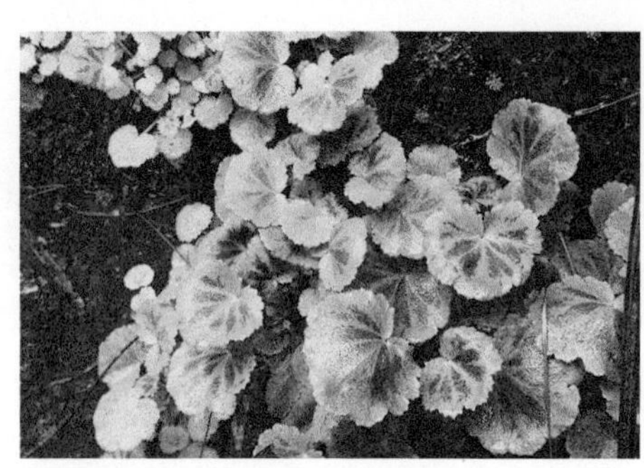

本品为虎耳草科虎耳草属植物虎耳草（*Saxifraga stolonifera* Curtis）的干燥全草。

【中国药典】 无。

【植物形态】 多年生草本。鞭匐枝细长，密被卷曲长腺毛，具鳞片状叶。茎被长腺毛，具 1～4 枚苞片状叶。叶片近心形、肾形至扁圆形，茎生叶披针形。聚伞花序圆锥状，花两侧对称。花果期 4～11 月。

【生态环境】 生于山地阴湿处、溪沟边石缝及林下。亦有作观赏植物栽培。

【采收季节】 全年可采，洗净，鲜用或干燥。

【功效】 疏风，清热，凉血，解毒。

【主治】 风热咳嗽，吐血，风火牙痛，痈肿丹毒，痔疮肿痛，毒虫咬伤，烫伤，外伤出血。

【材料来源】 基原植物样本共 20 份。样本采自浙江省丽水市莲都区、青田县、松阳县、云和县、景宁县，衢州市开化县，金华市永康市。

【DNA 提取及序列扩增】 取基原植物样本叶片约 20 mg，均按照叶类药材 DNA 提取方法操作。序列扩增按照《中国药典》2015 年版的“中药材 DNA 条形码分子鉴定法指导原则”进行。

【ITS2 序列特征】 虎耳草共 20 条序列：序列长度为 236 bp；有 3 个变异位点，分别为 7 位点 C-T 变异、109 位点 A-G 变异和 222 位点 C-T 变异；GC 含量为 51.7%～52.5%。主导单倍型序列特征如下：

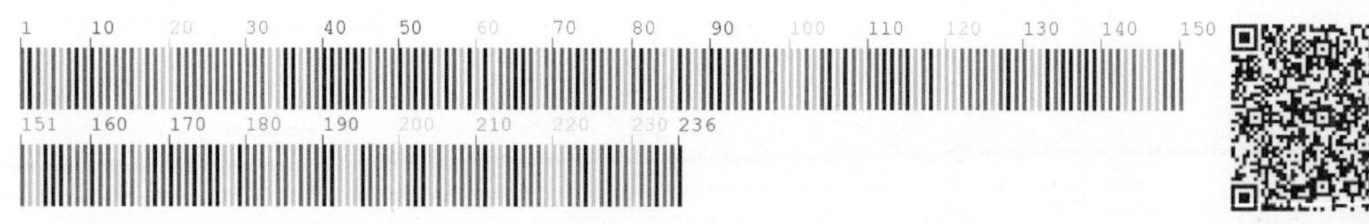

【ITS2 序列二级结构】

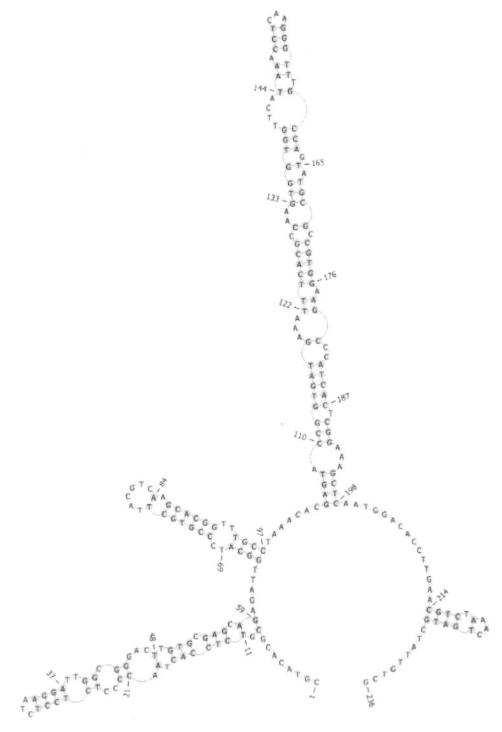

105 石 岩 竹

Shiyanzhu

TRACHELOSPERMI CAULIS ET FOLIUM

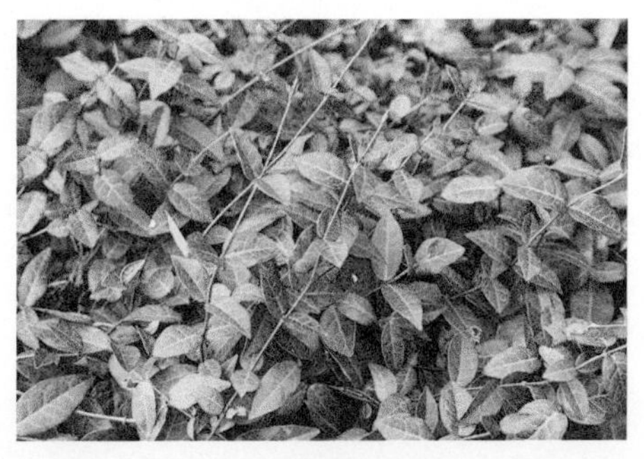

本品为夹竹桃科络石属植物络石[*Trachelospermum jasminoides* (Lindl.) Lem.]干燥带叶的藤茎。石岩竹又名石络藤、墙络藤。

【中国药典】 络石藤：络石的干燥带叶藤茎。

【植物形态】 常绿木质藤本，具乳汁；茎赤褐色，圆柱形，有皮孔；小枝被黄色柔毛，老时渐无毛。叶革质或近革质，椭圆形至卵状椭圆形或宽倒卵形。二歧聚伞花序腋生或顶生，花多朵组成圆锥状，与叶等长或较长，花白色，种子多颗，褐色，线形，顶端具白色绢质种毛。花期 3～7 月，果期 7～12 月。

【生态环境】 生于山野、林缘或杂木林中，常攀援于树干上、墙上或岩石上。

【采收季节】 夏、秋季采收，洗净，鲜用或干燥。

【功效】 通络止痛，凉血清热，解毒消肿。

【主治】 风湿痹痛，腰膝酸软，筋脉拘挛，咽喉肿痛，疔疮肿毒，跌打损伤，外伤出血。

【材料来源】 基原植物样本共 20 份。样本采自浙江省丽水市莲都区、青田县、松阳县、云和县、庆元县，衢州市龙游县，金华市东阳市、永康市；江西省上饶市婺源县。

【DNA 提取及序列扩增】 取基原植物样本叶片约 30 mg，均按照叶类药材 DNA 提取方法操作。序列扩增按照《中国药典》2015 年版的“中药材 DNA 条形码分子鉴定法指导原则”进行。

【ITS2 序列特征】 络石共 20 条序列：序列长度为 222 bp；无变异位点；GC 含量为 61.3%。序列特征如下：

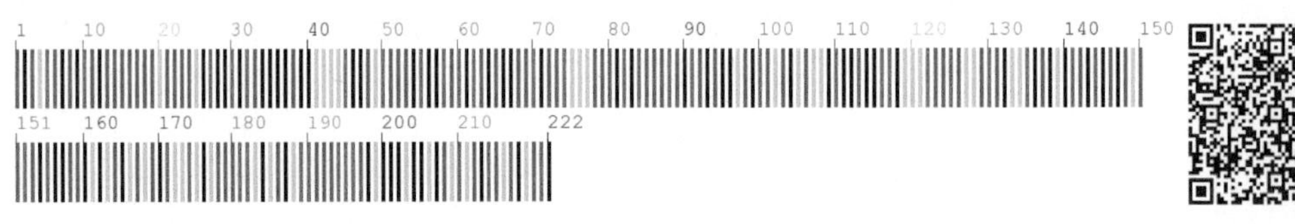

【ITS2 序列二级结构】

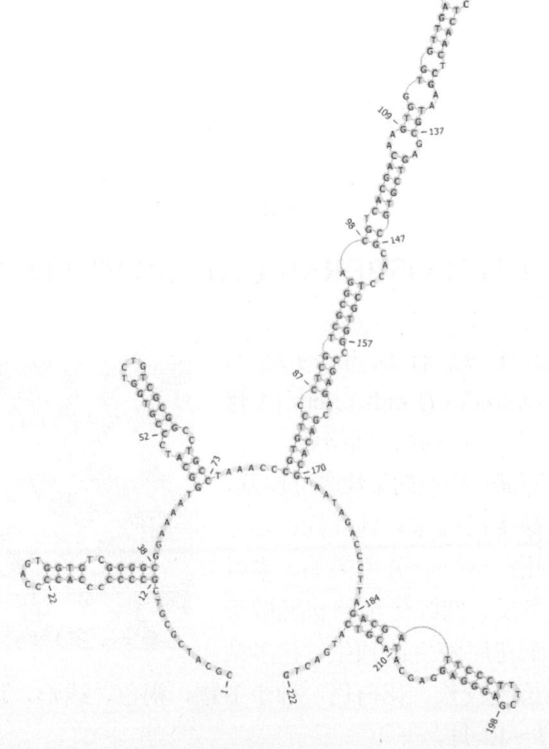

106 枫 树

Fengshu

LIQUIDAMBARIS CORTEX, RESINA, FRUCTUS ET FOLIUM

本品为金缕梅科枫香树属植物枫香树（*Liquidambar formosana* Hance）的干燥根皮、树皮、树脂、果序和叶。

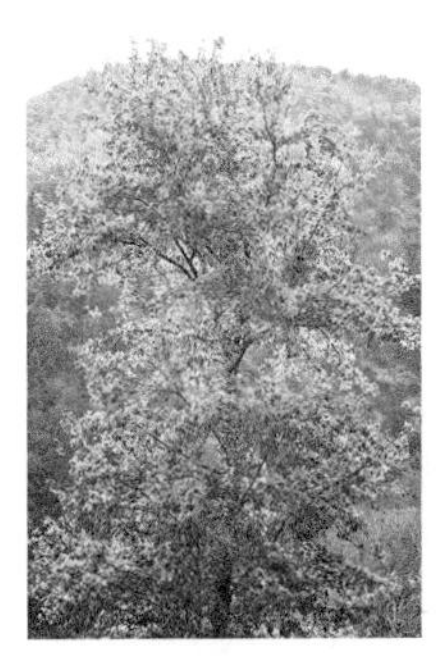

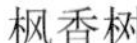

枫香树

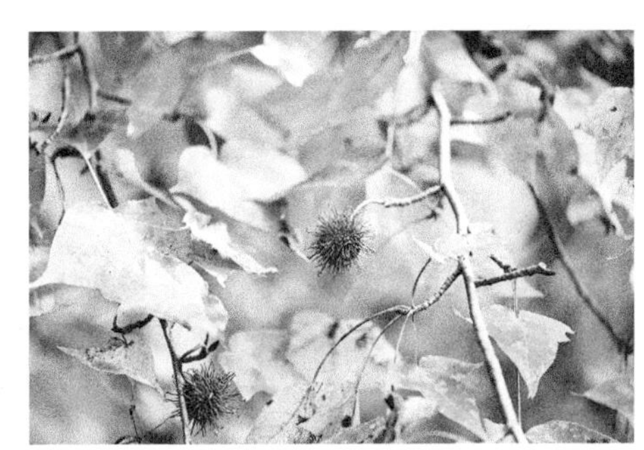

枫香树果序

【中国药典】 路路通：枫香树的干燥成熟果序；枫香脂：枫香树的干燥树脂。

【植物形态】 落叶乔木，树皮灰褐色，方块状剥落；小枝干后灰色，被柔毛，略有皮孔；芽体卵形，略被微毛，鳞状苞片敷有树脂，干后棕黑色，有光泽。叶薄革质，阔卵形，掌状3裂。雄性短穗状花序常多个排成总状，雌性头状花序有花24～43朵。头状果序圆球形，木质，蒴果下半部藏于花序轴内，有宿存花柱及针刺状萼齿。种子多数，褐色，多角形或有窄翅。

【生态环境】 生于山地林中、村落附近、古山道路旁。

【采收季节】 秋、冬季采收根，洗净，除去粗皮，切片，干燥；全年可采树皮，洗净，干燥；冬季采收果实，干燥；春、夏季采摘叶，鲜用或干燥。

【功效】 根：解毒消肿，祛风止痛；树皮：除湿止泻，祛风止痒；树脂：祛风活血，解毒止痛，止血，生肌；果序：祛风除湿，疏肝活络，利水；叶：行气止痛，解毒，止血。

【主治】 根：痈疽疔疮，风湿痹痛，牙痛，湿热泄痢，痢疾，小儿消化不良；树皮：痢疾，泄泻，大风癞疾，痒疹；树脂：痈疽，疮疹，瘰疬，齿痛，痹痛，瘫痪，吐血，衄血，咯血，外伤出血，皮肤皲裂；果序：风湿痹痛，肢体麻木，手足拘挛，脘腹疼痛，经闭，乳汁不通，水肿胀满，湿疹；叶：胃脘疼痛，伤暑腹痛，痢疾，泄泻，痈肿疮疡，湿疹，吐血，咳血，创伤出血。

【材料来源】 基原植物样本共18份。样本采自浙江省丽水市莲都区、青田县、松阳县、云和县，衢州市龙游县，金华市东阳市。

【DNA 提取及序列扩增】 取基原植物样本叶片约 40 mg，均按照叶类药材 DNA 提取方法操作。序列扩增按照《中国药典》2015 年版的“中药材 DNA 条形码分子鉴定法指导原则”进行。

【ITS2 序列特征】 枫香树共 18 条序列：序列长度为 248 bp；无变异位点；GC 含量为 67.3%。序列特征如下：

【ITS2 序列二级结构】

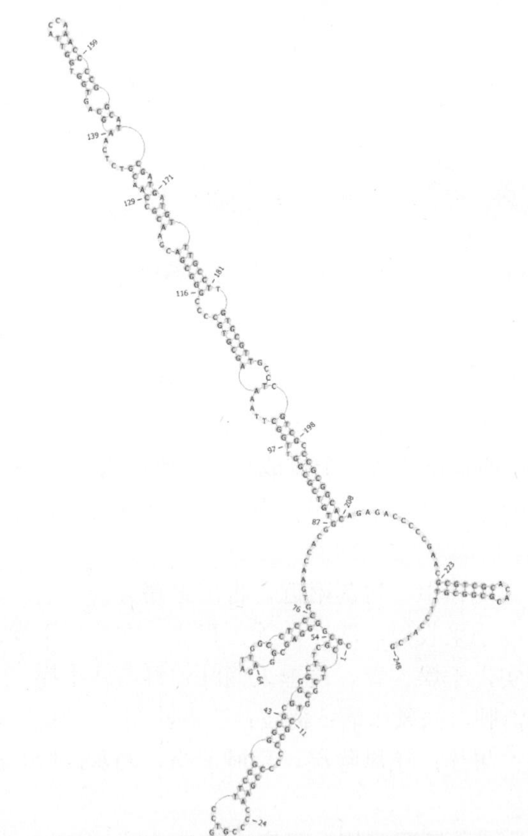

107 九 节 茶

Jiujiecha

SARCANDRAE HERBA

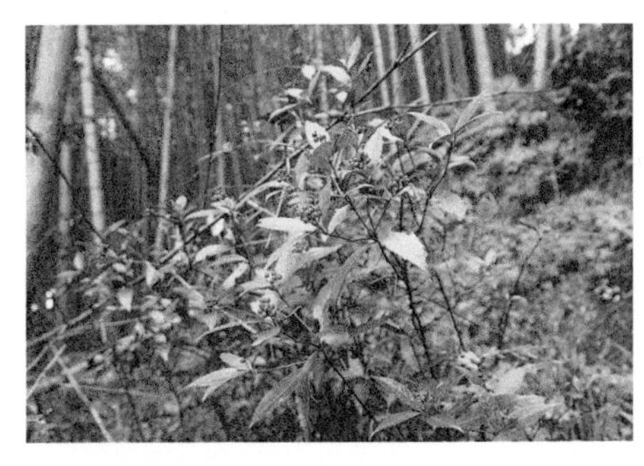

本品为金粟兰科草珊瑚属植物草珊瑚[*Sarcandra glabra* (Thunb.) Nakai]的干燥全草。草珊瑚又名肿节风、接骨金粟兰。

【中国药典】 肿节风：草珊瑚的干燥全草。

【植物形态】 常绿半灌木，茎与枝均有膨大的节。叶革质，椭圆形、卵形至卵状披针形。穗状花序顶生，通常分枝，多少成圆锥花序状。核果球形，熟时亮红色。花期 6 月，果期 8～10 月。

【生态环境】 生于较阴湿的山沟、溪谷草丛中。有栽培。

【采收季节】 全年可采，鲜用或干燥。

【功效】 祛风除湿，活血散瘀，清热解毒。

【主治】 风湿痹痛，活血散瘀，跌打损伤，骨折，痛经，肺炎，急性阑尾炎，急性胃肠炎，胆囊炎，脓肿，口腔炎。

【材料来源】 基原植物样本共 12 份。样本采自浙江省丽水市莲都区、青田县、景宁县，衢州市龙游县，金华市东阳市。

【DNA 提取及序列扩增】 取基原植物样本叶片约 20 mg，均按照叶类药材 DNA 提取方法操作。序列扩增按照《中国药典》2015 年版的“中药材 DNA 条形码分子鉴定法指导原则”进行。

【ITS2 序列特征】 草珊瑚共 12 条序列：序列长度为 215 bp；无变异位点；GC 含量为 57.7%。序列特征如下：

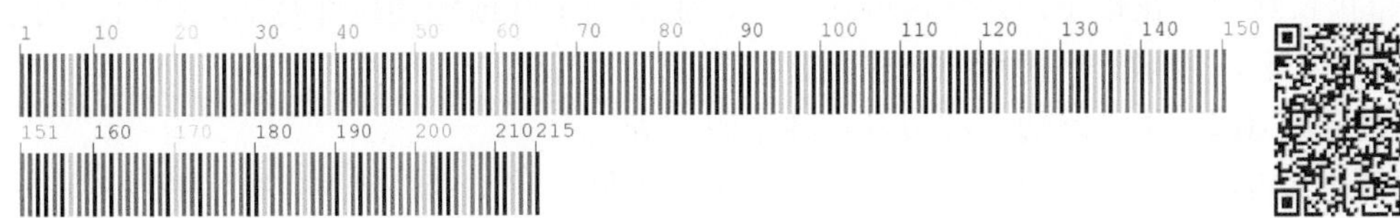

【ITS2 序列二级结构】

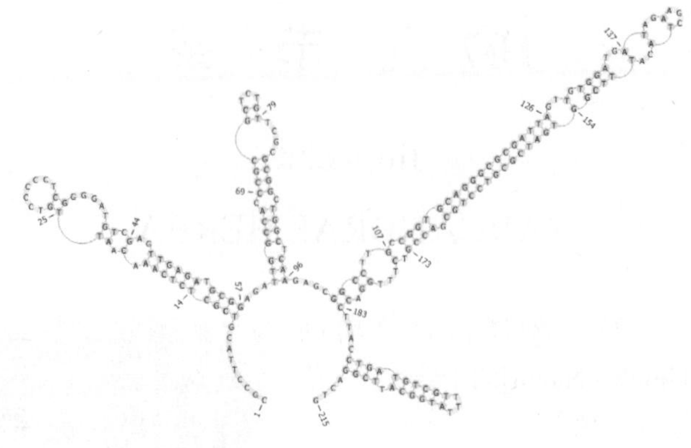

108 大 肚 脐

Daduqi

VIOLAE BREVIBARBATAE HERBA

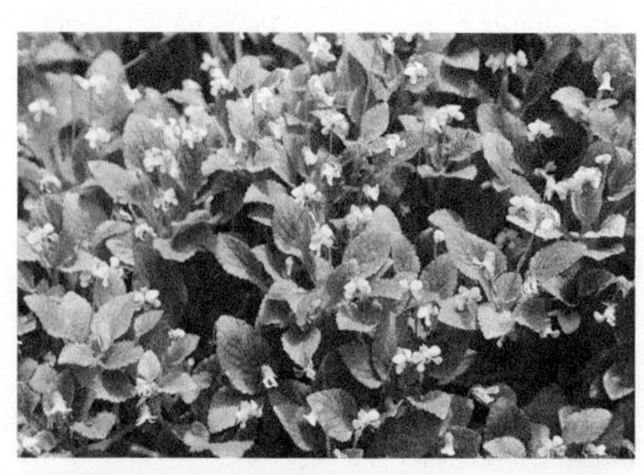

本品为堇菜科堇菜属植物短须毛七星莲（*Viola diffusa* Ging. ex DC. var. *brevibarbata* C. J. Wang）的干燥全草。大肚脐又名公鸡草、白花地丁；短须毛七星莲又名须毛蔓茎堇菜。

【中国药典】 无。

【植物形态】 一年生草本，全体被糙毛或白色柔毛，或近无毛，花期生出地上匍匐枝。匍匐枝先端具莲座状叶丛，通常生不定根。根状茎短，具多条白色细根及纤维状根。基生叶多数，丛生呈莲座状，或于匍匐枝上互生，叶片卵形或卵状长圆形。花较小，淡紫色或浅黄色，生于基生叶或匍匐枝叶丛的叶腋间。蒴果长圆形，无毛，顶端常具宿存的花柱。花期 3～5 月，果期 5～8 月。

【生态环境】 生于路边、沟边及疏林下阴湿处。

【采收季节】 夏、秋季采收，洗净，鲜用或干燥。

【功效】 清热解毒，散瘀消肿，止咳。

【主治】 疮疡肿毒，结膜炎，肺热咳嗽，百日咳，黄疸性肝炎，带状疱疹，水火烫伤，跌打损伤，骨折，毒蛇咬伤。

【材料来源】 基原植物样本共 24 份。样本采自浙江省丽水市莲都区、青田县、松阳县、云和县、景宁县，衢州市龙游县，金华市东阳市、永康市；江西省上饶市婺源县。

【DNA 提取及序列扩增】 取基原植物样本叶片约 20 mg，均按照叶类药材 DNA 提取方法操作。序列扩增按照《中国药典》2015 年版的“中药材 DNA 条形码分子鉴定法指导原则”进行。

【ITS2 序列特征】 短须毛七星莲共 24 条序列：序列长度为 219 bp；有 2 个变异位点，分别为 131 位点 T-G 变异和 206 位点 A-G 变异；GC 含量为 59.4%～60.3%。主导单倍型序列特征如下：

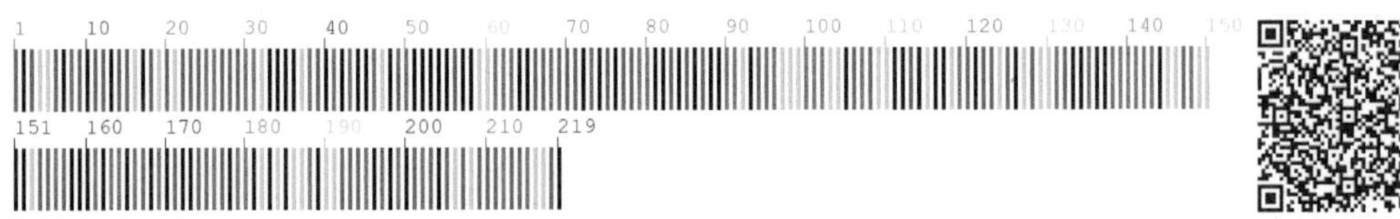

【ITS2 序列二级结构】

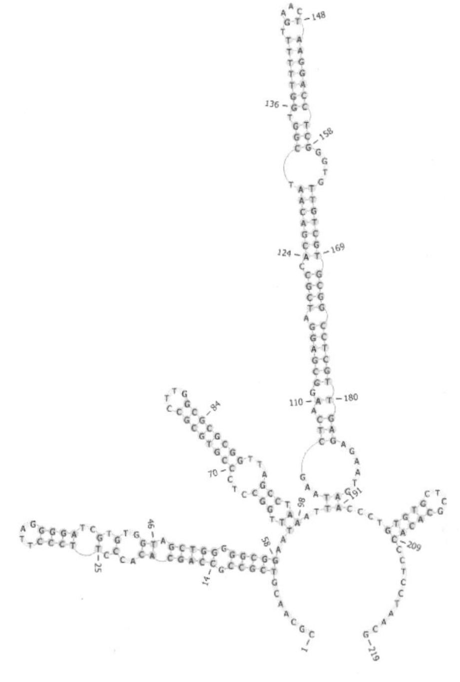

109 白 老 鸦 碗

Bailaoyawan

VIOLAE ARCUATAE HERBA

本品为堇菜科堇菜属植物如意草（*Viola arcuata* Bl.）的干燥全草。如意草又名堇菜。

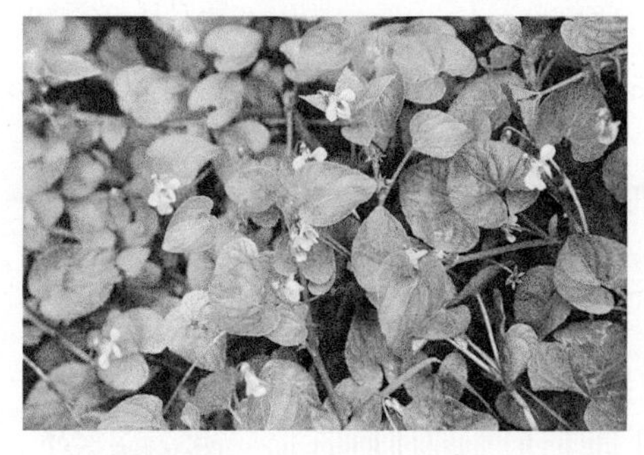

【中国药典】 无。

【植物形态】 多年生草本，根状茎短粗，斜生或垂直，节间缩短，节较密，密生多条须根。地上茎通常数条丛生，稀单一，直立或斜升，平滑无毛。基生叶叶片宽心形、卵状心形或肾形，花小，白色或淡紫色，生于茎生叶的叶腋。蒴果长圆形或椭圆形，无毛。种子卵球形，淡黄色，基部具狭翅状附属物。花果期 5～10 月。

【生态环境】 生于山区路边草地、房舍旁。

【采收季节】 夏、秋季采收，洗净，鲜用或干燥。

【功效】 清热解毒，止咳，止血。

【主治】 肺热咳嗽，乳蛾，结膜炎，疔疮肿毒，蝮蛇咬伤，刀伤出血。

【材料来源】 基原植物样本共 20 份。样本采自浙江省丽水市莲都区、青田县、松阳县、云和县，衢州市龙游县，金华市东阳市、永康市；江西省上饶市婺源县。

【DNA 提取及序列扩增】 取基原植物样本叶片约 20 mg，均按照叶类药材 DNA 提取方法操作。序列扩增按照《中国药典》2015 年版的“中药材 DNA 条形码分子鉴定法指导原则”进行。

【ITS2 序列特征】 如意草共 20 条序列：序列长度为 221 bp；有 4 个变异位点，分别为 22 位点 C-T 变异、67 位点 C-T 变异、92 位点 C-T 变异和 106 位点 A-C 变异；GC 含量为 61.5%～62.0%。主导单倍型序列特征如下：

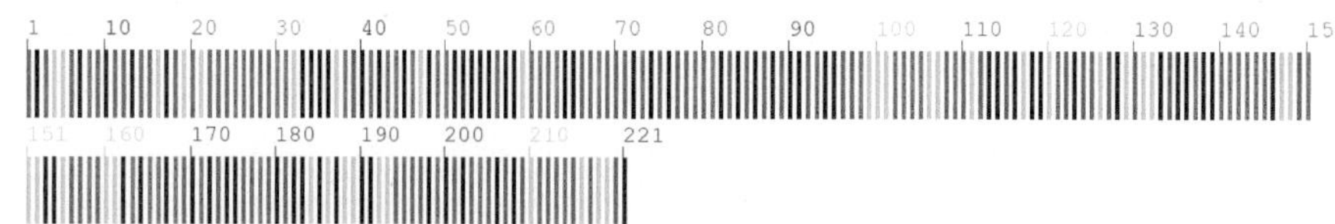

【ITS2 序列二级结构】

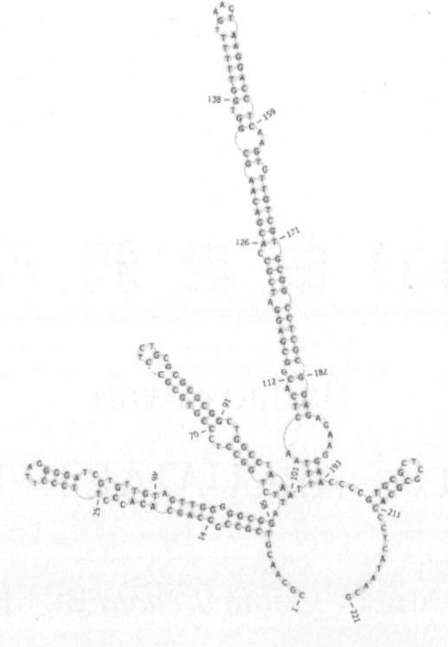

110 犁 头 尖

Litoujian

VIOLAE HERBA

本品为堇菜科堇菜属植物紫花地丁（*Viola philippica* Cav.）的干燥全草。

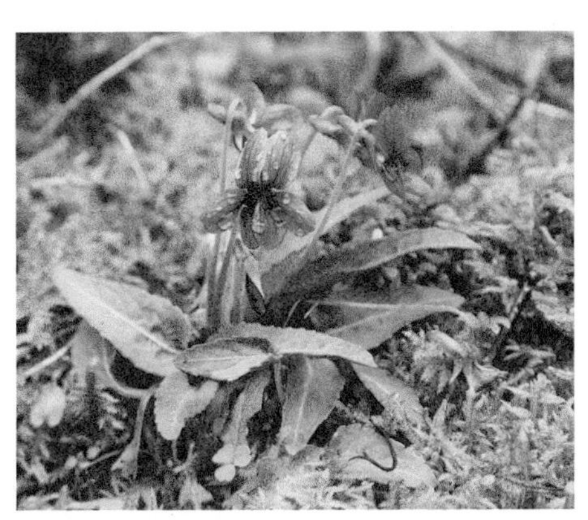

【中国药典】 紫花地丁：紫花地丁的干燥全草。

【植物形态】 多年生草本，无地上茎，根状茎短，垂直，淡褐色。叶多数，基生，莲座状；叶片下部者通常较小，呈三角状卵形或狭卵形，上部者较长，呈长圆形、狭卵状披针形或长圆状卵形。花中等大，紫堇色或淡紫色，稀呈白色，喉部色较淡并带有紫色条纹。蒴果长圆形，无毛；种子卵球形，淡黄色。花果期4～9月。

【生态环境】 生于田边、山地路边草地。有栽培。

【采收季节】 夏季果实成熟时采收全草，洗净，鲜用或干燥。

【功效】 清热解毒，凉血消肿。

【主治】 疔疮肿毒，痈疽发背，丹毒，毒蛇咬伤。

【材料来源】 基原植物样本共24份。样本采自浙江省丽水市莲都区、青田县、松阳县、云和县、庆元县，衢州市龙游县、开化县，金华市东阳市、永康市。

【DNA 提取及序列扩增】 取基原植物样本叶片约20 mg，均按照叶类药材DNA提取方法操作。序列扩增按照《中国药典》2015年版的“中药材DNA条形码分子鉴定法指导原则”进行。

【ITS2 序列特征】 紫花地丁共18条序列：序列长度为222 bp；有3个变异位点，分别为84位点C-A变异、105位点C-T变异和174位点G-C变异；GC含量为69.7%～70.2%。主导单倍型序列特征如下：

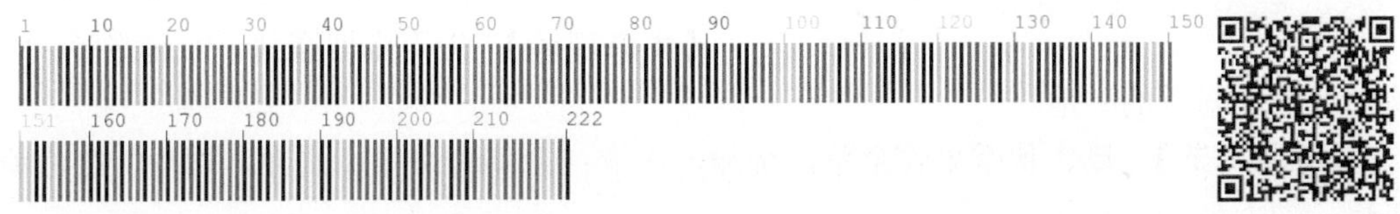

【ITS2 序列二级结构】

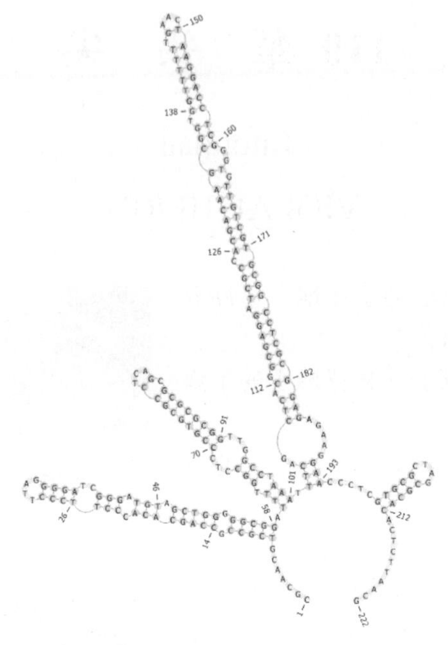

111 野 棉 花

Yemianhua

URENAE PROCUMBENTIS HERBA

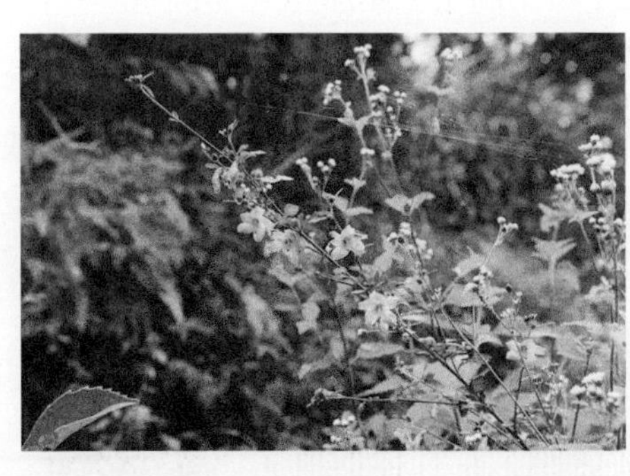

本品为锦葵科梵天花属植物梵天花（*Urena procumbens* L.）的干燥全草。野棉花又名五龙会。

【中国药典】 无。

【植物形态】 小灌木，枝平铺，小枝被星状绒毛。叶下部生的轮廓为掌状 3～5 深裂。花单生或近簇生，花冠淡红色。果球形，具刺和长硬毛，刺端有倒钩，种子平滑无毛。花期 6～9 月。

【生态环境】 生于山坡灌丛、山麓路旁、溪沟边及村庄附近的旷地。

【采收季节】 夏、秋季采收全草，洗净，干燥；全年可采根，洗净，切片，鲜用或干燥。

【功效】 祛风利湿，清热解毒。

【主治】 风湿痹痛，泄泻，痢疾，感冒，咽喉肿痛，肺热咳嗽，风毒流注，疮疡肿毒，跌打损伤，毒蛇咬伤。

【材料来源】 基原植物样本共 18 份。样本采自浙江省丽水市莲都区、青田县、松阳县、云和县，衢州市龙游县，金华市东阳市、永康市；江西省上饶市婺源县。

【DNA 提取及序列扩增】 取基原植物样本叶片约 20 mg，均按照叶类药材 DNA 提取方法操作。序列扩增按照《中国药典》2015 年版的“中药材 DNA 条形码分子鉴定法指导原则”进行。

【ITS2 序列特征】 梵天花共 18 条序列：序列长度为 233 bp；有 1 个变异位点，为 233 位点 A-G 变异；GC 含量为 69.1%～69.5%。主导单倍型序列特征如下：

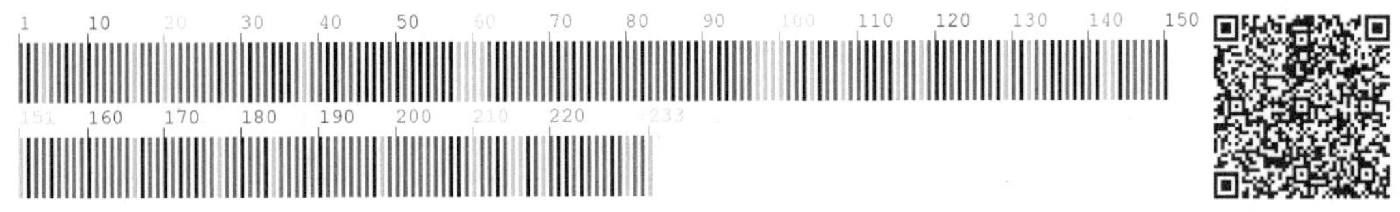

【ITS2 序列二级结构】

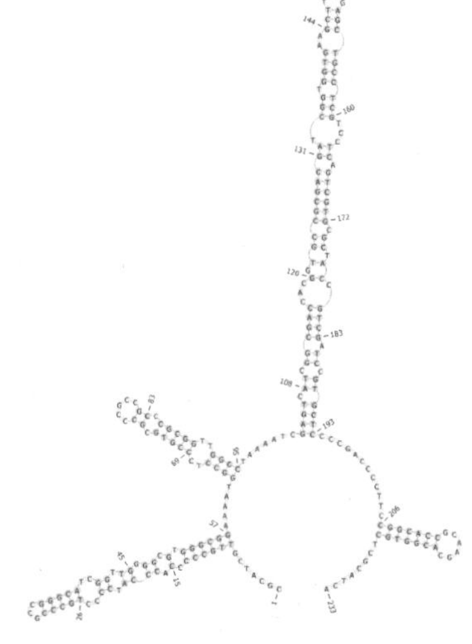

112 新　米　花

Xinmihua

HIBISCI SYRIACI CORTEX ET FLOS

本品为锦葵科木槿属植物木槿（*Hibiscus syriacus* L.）的干燥根皮及花。新米花又名咏梅花。

【中国药典】 无。

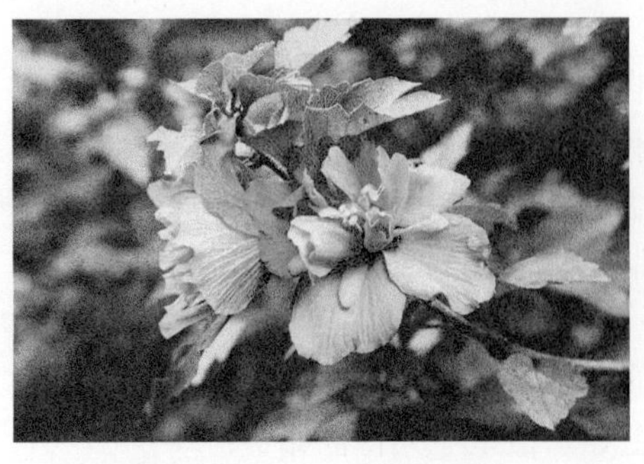

【植物形态】落叶灌木，小枝密被黄色星状绒毛。叶菱形至三角状卵形，具深浅不同的3裂或不裂。花单生于枝端叶腋间。蒴果卵圆形，密被黄色星状绒毛，种子肾形，背部被黄白色长柔毛。花期7～10月。

【生态环境】栽培于庭院、菜圃或作绿篱。

【采收季节】夏、秋季花半开时采摘，干燥；全年可采挖根、根皮，洗净，干燥。

【功效】根皮：清热利湿，杀虫止痒；花：清热利湿，凉血解毒。

【主治】根皮：湿热泻痢，肠风泻血，脱肛，痔疮，赤白带下，阴道滴虫，皮肤疥癣，阴囊湿疹；花：肺热咳嗽，瘰疬，肠痈，白带，痈疖脓肿，脓耳，无名肿毒，烧烫伤。

【材料来源】基原植物样本共12份。样本采自浙江省丽水市莲都区、青田县、松阳县、云和县，衢州市龙游县，金华市东阳市。

【DNA提取及序列扩增】取基原植物样本花约20 mg，均按照花类药材DNA提取方法操作。序列扩增按照《中国药典》2015年版的“中药材DNA条形码分子鉴定法指导原则”进行。

【ITS2序列特征】木槿共12条序列：序列长度为230 bp；无变异位点；GC含量为59.1%。主导单倍型序列特征如下：

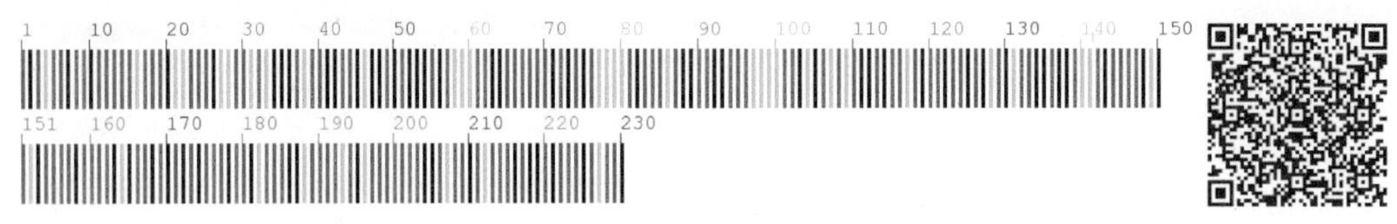

【ITS2序列二级结构】

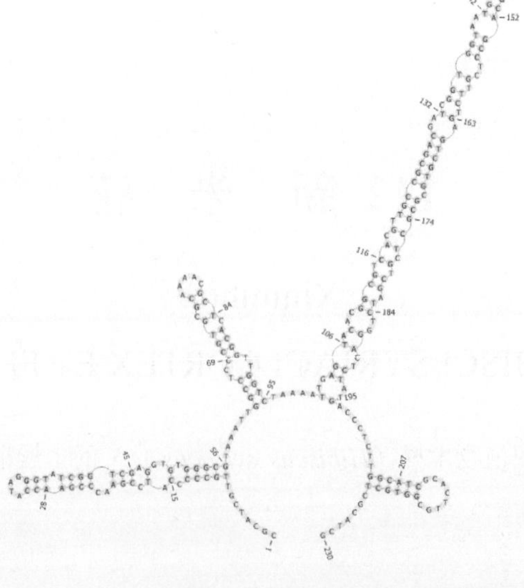

113 芙蓉猎骨皮

Furongliegupi

HIBISCI MUTABILIS FLOS, FOLIUM ET RADIX

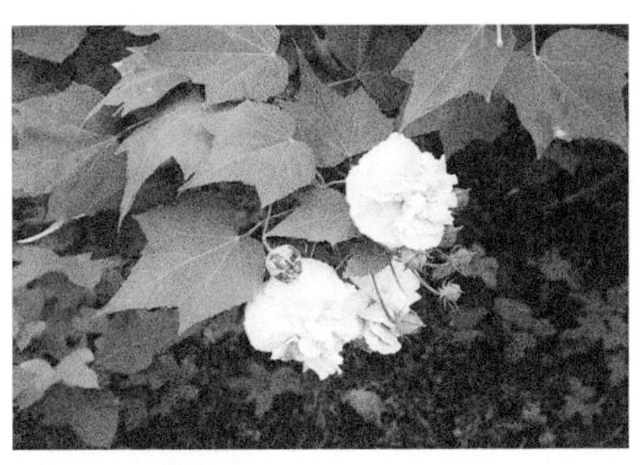

本品为锦葵科木槿属植物木芙蓉（*Hibiscus mutabilis* L.）的干燥花、叶及根。

【中国药典】 无。

【植物形态】 落叶灌木或小乔木，小枝、叶柄、花梗和花萼均密被星状毛与直毛相混的细绵毛。叶宽卵形至圆卵形或心形，常 5～7 裂，裂片三角形。花单生于枝端叶腋间，花初开时白色或淡红色，后变深红色。蒴果扁球形，被淡黄色刚毛和绵毛，果爿 5；种子肾形，背面被长柔毛。花期 8～10 月。

【生态环境】 栽培。

【采收季节】 秋季采花，干燥；夏、秋季采叶，干燥；秋季挖根，洗净，切片，干燥。

【功效】 花：清热解毒，凉血止血，消肿排脓；叶：清肺凉血，解毒消肿；根：清热解毒，凉血消肿。

【主治】 花：肺热咳嗽，瘰疬，肠痈，白带，痈疖脓肿，脓耳，无名肿毒，烧烫伤；叶：肺热咳嗽，瘰疬，肠痈，痈疖肿毒，脓耳，无名肿毒，烧烫伤；根：痈疽肿毒初起，臁疮，目赤肿痛，肺痈，咳喘，赤白痢疾，白带，肾盂肾炎。

【材料来源】 基原植物样本共 18 份。样本采自浙江省丽水市莲都区、青田县、松阳县、云和县，衢州市龙游县，金华市东阳市。

【DNA 提取及序列扩增】 取基原植物样本叶片约 20 mg，均按照叶类药材 DNA 提取方法操作。序列扩增按照《中国药典》2015 年版的“中药材 DNA 条形码分子鉴定法指导原则”进行。

【ITS2 序列特征】 木芙蓉共 18 条序列：序列长度为 232 bp；无变异位点；GC 含量为 64.7%。序列特征如下：

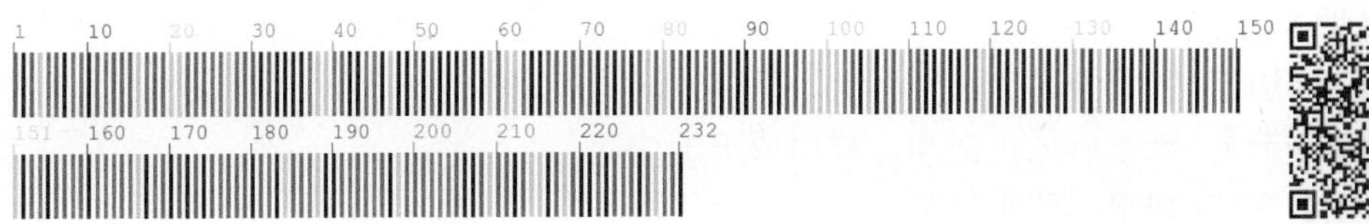

【ITS2 序列二级结构】

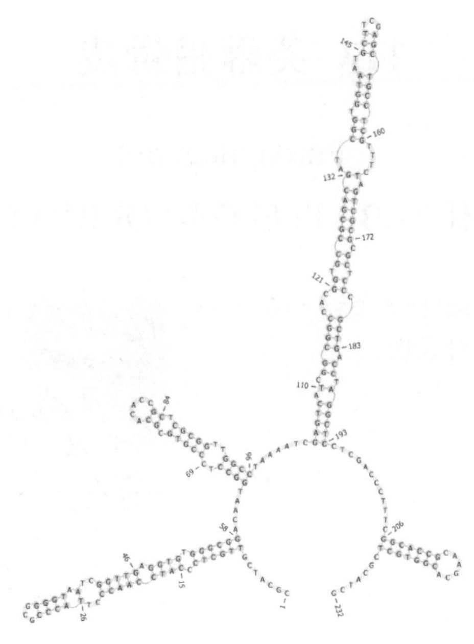

114 黄 瓜 碎

Huangguasui

SEDI HERBA

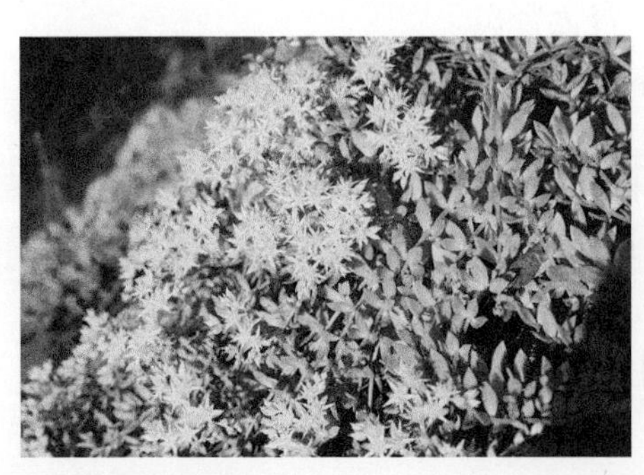

本品为景天科景天属植物垂盆草（*Sedum sarmentosum* Bunge）的干燥全草。黄瓜碎又名狗屎牙。

【中国药典】 垂盆草：垂盆草的干燥全草。

【植物形态】 多年生草本，不育枝及花茎细，匍匐而节上生根，直到花序之下，长 10～25 cm。3 叶轮生，叶倒披针形至长圆形。聚伞花序，有 3～5 分枝，花少。种子卵形。花期 5～7 月，果期 8 月。

【生态环境】 生于向阳山坡岩石上、石隙、沟边或路旁湿润处。

【采收季节】 全年可采，洗净，鲜用或干燥。

【功效】 清热利湿，解毒消肿。

【主治】 湿热黄疸，疮疖肿毒，蛇虫咬伤，水火烫伤，咽喉肿痛，口腔溃疡，湿疹。

【材料来源】 基原植物样本共 12 份。样本采自浙江省丽水市莲都区、青田县、松阳县，衢州市龙游县，金华市东阳市。

【DNA 提取及序列扩增】 取基原植物样本叶片约 20 mg，均按照叶类药材 DNA 提取方法操作。序列扩增按照《中国药典》2015 年版的“中药材 DNA 条形码分子鉴定法指导原则”进行。

【ITS2 序列特征】 垂盆草共 12 条序列：序列长度为 219 bp；无变异位点；GC 含量为 49.8%。序列特征如下：

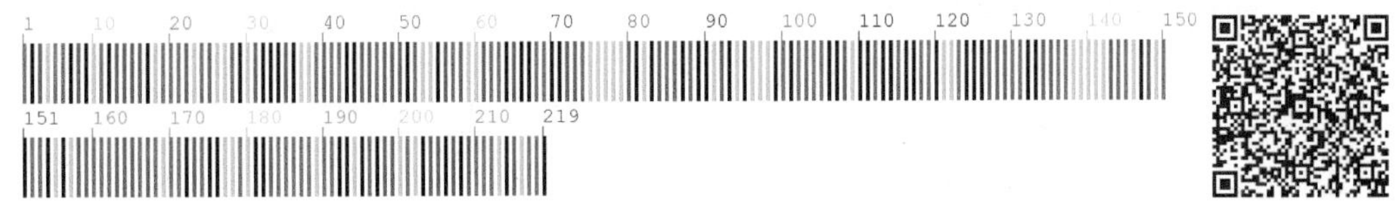

【ITS2 序列二级结构】

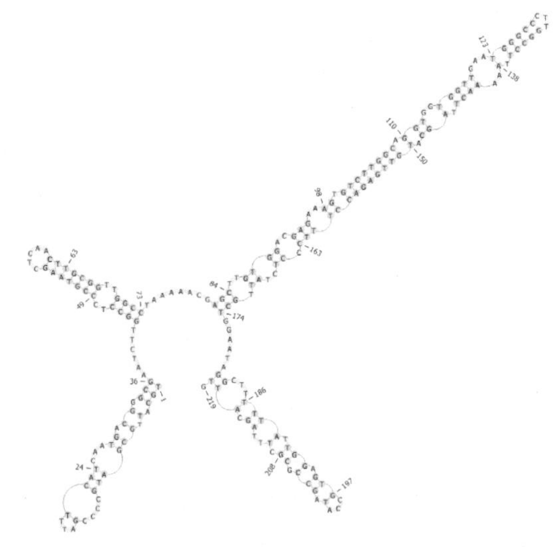

115 半 爿 莲

Banpanlian

LOBELIAE CHINENSIS HERBA

本品为桔梗科半边莲属植物半边莲（*Lobelia chinensis* Lour.）的干燥全草。半爿莲又名瓜子草。

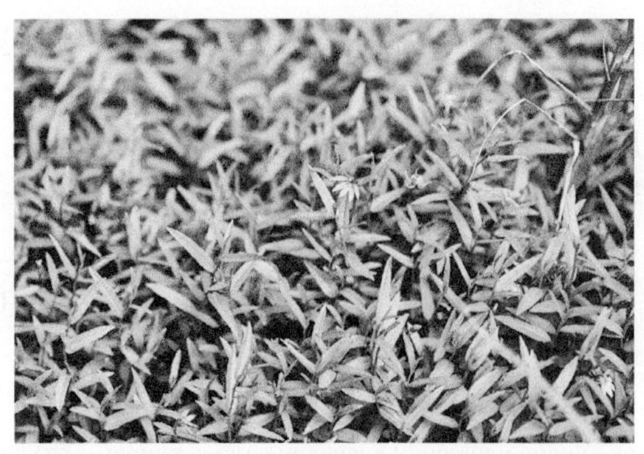
半边莲

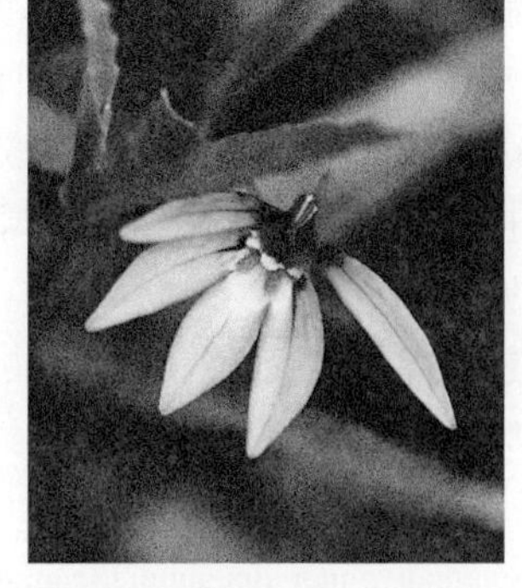
半边莲花

【中国药典】 半边莲：半边莲的干燥全草。

【植物形态】 多年生草本，茎细弱，匍匐，节上生根，分枝直立，无毛。叶互生，无柄或近无柄，椭圆状披针形至条形。花通常 1 朵，生分枝的上部叶腋。蒴果倒锥状，种子椭圆状，稍扁压，近肉色。花果期 5～10 月。

【生态环境】 生于潮湿的路边、田埂、沟旁及潮湿草地上。

【采收季节】 夏、秋季生长茂盛时连根拔起，洗净，鲜用或干燥。

【功效】 清热解毒，利水消肿。

【主治】 痈肿疔疮，扁桃体炎，湿疹，足癣，跌打损伤，湿热黄疸，肠痈，肠炎，肾炎，肝硬化腹水及多种癌症。

【材料来源】 基原植物样本共 13 份。样本采自浙江省丽水市莲都区、青田县、松阳县、云和县，衢州市龙游县，金华市东阳市；江西省上饶市婺源县。

【DNA 提取及序列扩增】 取基原植物样本叶片约 20 mg，均按照叶类药材 DNA 提取方法操作。序列扩增按照《中国药典》2015 年版的“中药材 DNA 条形码分子鉴定法指导原则”进行。

【ITS2 序列特征】 半边莲共 13 条序列：序列长度为 244 bp；无变异位点；GC 含量为 66.8%。序列特征如下：

【ITS2 序列二级结构】

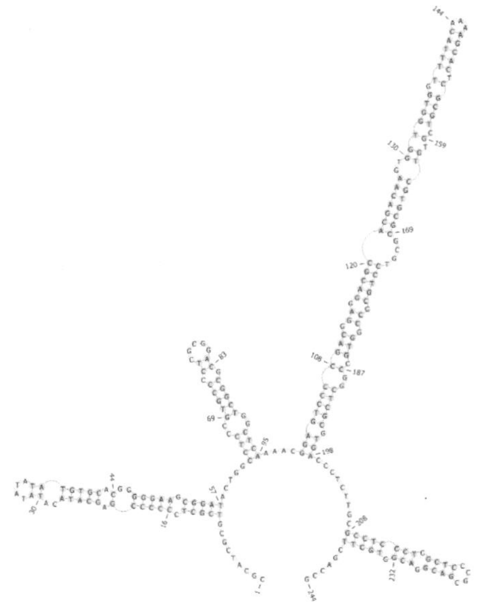

116 绿花白根草

Lvhuabaigencao

WAHLENBERGIAE MARGINATAE HERBA

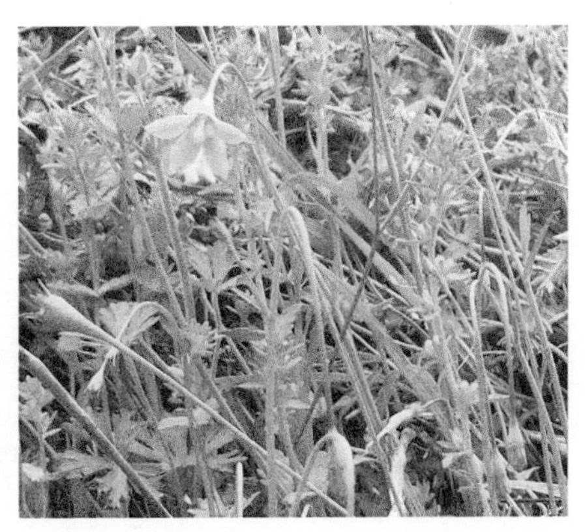

本品为桔梗科蓝花参属植物蓝花参[*Wahlenbergia marginata* (Thunb.) A. DC.]的干燥全草。

【中国药典】 无。

【植物形态】 多年生草本，有白色乳汁。根细长，外面白色，细胡萝卜状。茎自基部多分枝，无毛或下部疏生长硬毛。叶互生，常在茎下部密集，下部的匙形、倒披针形或椭圆形，上部的条状披针形或椭圆形。花冠钟状，蓝色。蒴果倒圆锥状或倒卵状圆锥形。种子矩圆状，光滑，黄棕色。花果期2～5月。

【生态环境】 生于田边、田埂、路边、荒地及山坡潮湿处。

【采收季节】 夏、秋季采收，洗净，鲜用或干燥。

【功效】 益气健脾，止咳祛痰，止血。

【主治】 虚损劳伤，盗汗，小儿疳积，白带，咳嗽，衄血，疟疾，瘰疬。

【材料来源】 基原植物样本共20份。样本采自浙江省丽水市莲都区、青田县、松阳县、云和县，衢州市龙游县，金华市东阳市、武义县；江西省上饶市婺源县。

【DNA 提取及序列扩增】 取基原植物样本叶片约 20 mg，均按照叶类药材 DNA 提取方法操作。序列扩增按照《中国药典》2015 年版的“中药材 DNA 条形码分子鉴定法指导原则”进行。

【ITS2 序列特征】 蓝花参共 20 条序列：序列长度为 230 bp；无变异位点；GC 含量为 67.4%。序列特征如下：

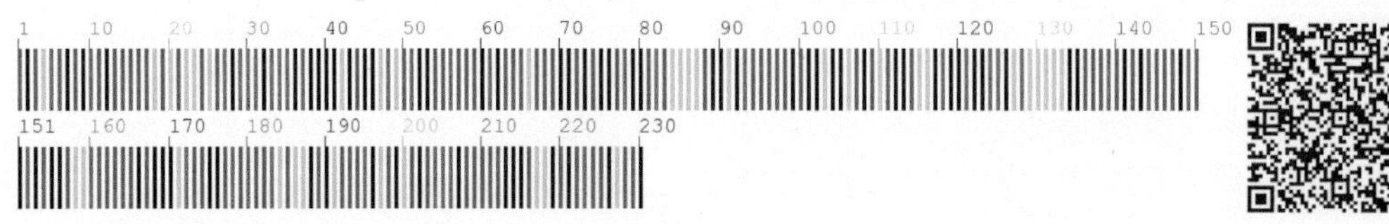

【ITS2 序列二级结构】

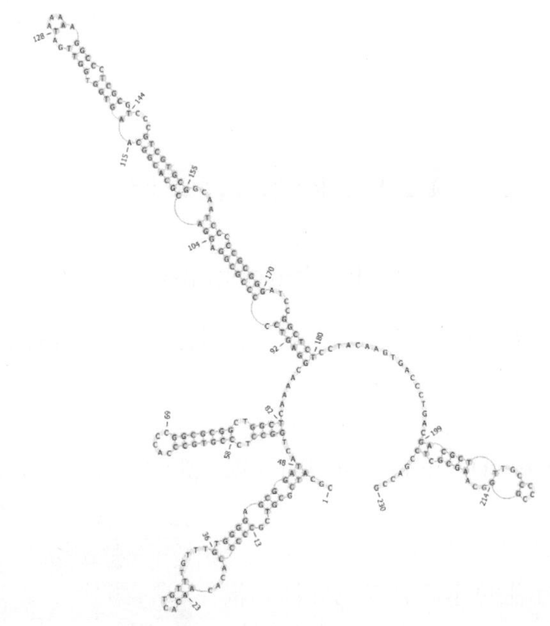

117 沙　　参

Shashen

ADENOPHORAE RADIX

本品为桔梗科沙参属植物轮叶沙参[*Adenophora tetraphylla* (Thunb.) Fisch.]的干燥根。沙参又名山沙参。

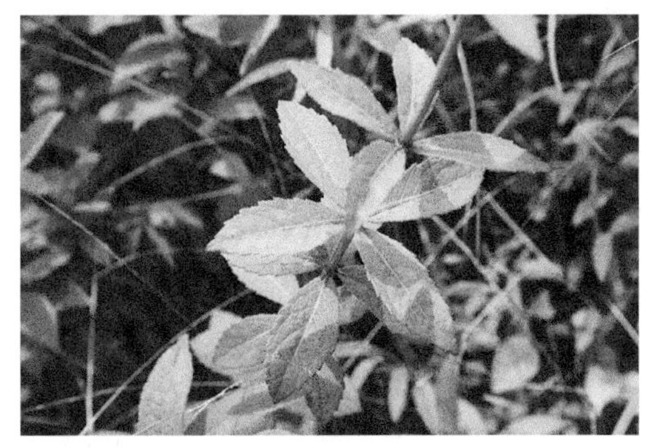
轮叶沙参

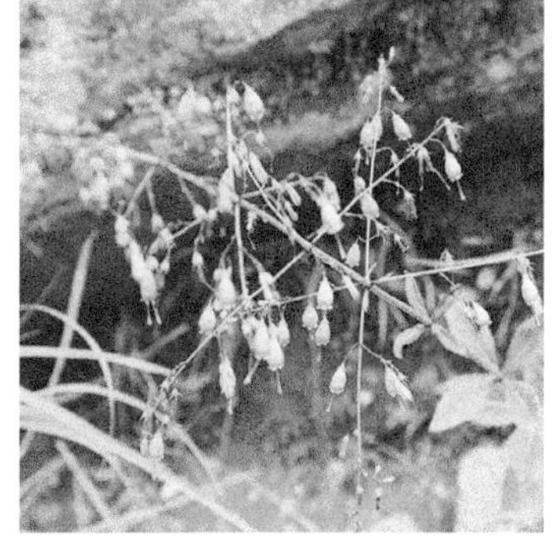
轮叶沙参花

【中国药典】 南沙参：轮叶沙参或沙参（*Adenophora stricta* Miq.）的干燥根。

【植物形态】 茎高大，不分枝，无毛，少有毛。茎生叶 3～6 枚轮生，叶片卵圆形至条状披针形，边缘有锯齿，两面疏生短柔毛。花序狭圆锥状，花序分枝（聚伞花序）大多轮生，细长或很短，生数朵花或单花。蒴果球状圆锥形或卵圆状圆锥形。种子黄棕色，矩圆状圆锥形，稍扁，有一条棱，并由棱扩展成一条白带。花期 7～9 月。

【生态环境】 生于山坡、林缘草地或灌草丛中。

【采收季节】 春、秋二季采收，除去须根，洗净，干燥。

【功效】 养阴清热，润肺化痰，益胃生津。

【主治】 肺热咳嗽，阴虚劳咳，气阴不足，烦热口渴。

【材料来源】 基原植物样本共 12 份。样本采自浙江省丽水市莲都区、青田县、松阳县，衢州市龙游县，金华市东阳市；江西省上饶市婺源县。

【DNA 提取及序列扩增】 取基原植物样本根约 40 mg，刮去外表皮，均按根类药材 DNA 提取方法操作。序列扩增按照《中国药典》2015 年版的“中药材 DNA 条形码分子鉴定法指导原则”进行。

【ITS2 序列特征】 轮叶沙参共 12 条序列：序列长度为 272 bp；无变异位点；GC 含量为 56.6%。序列特征如下：

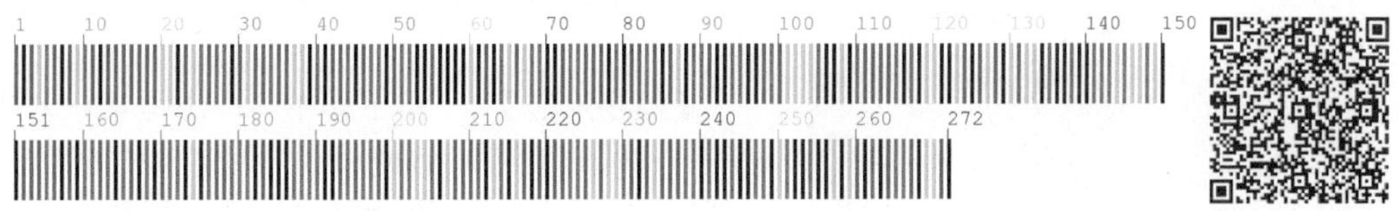

【ITS2 序列二级结构】

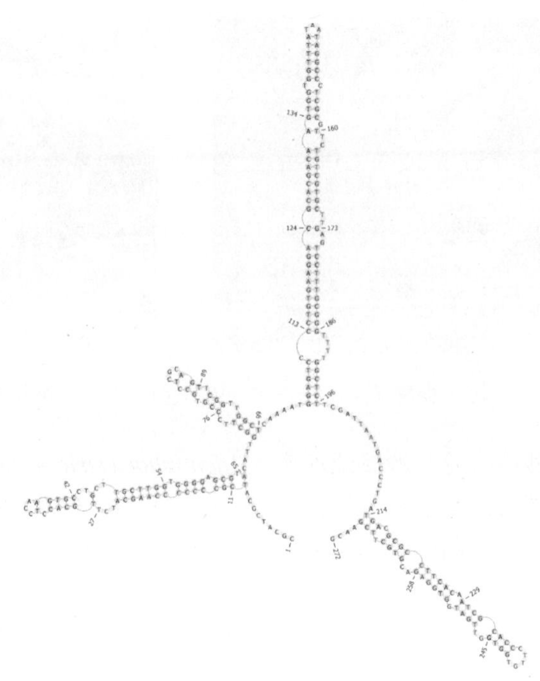

118 苍　蝇　子

Cangyingzi

XANTHII FRUCTUS

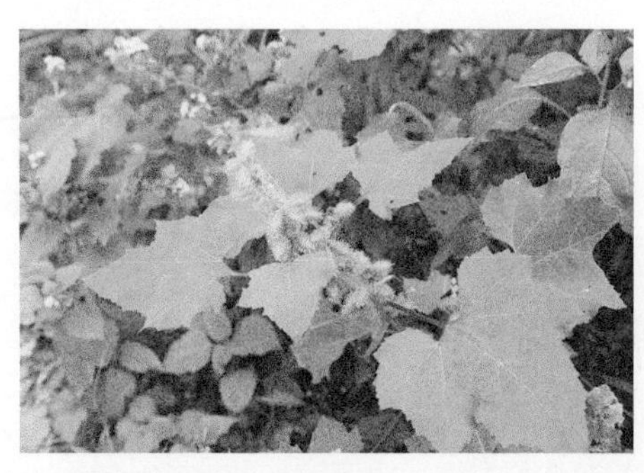

本品为菊科苍耳属植物苍耳（*Xanthium strumarium* L.）的干燥果实。

【中国药典】 苍耳子：苍耳的干燥成熟带总苞的果实。

【植物形态】 一年生草本，根纺锤状，分枝或不分枝。茎直立不枝或少有分枝，下部圆柱形，上部有纵沟，被灰白色糙伏毛。叶三角状卵形或心形，近全缘，或有 3～5 不明显浅裂。雄性的头状花序球形，雌性的头状花序椭圆形。瘦果 2，倒卵形。花期 7～8 月，果期 9～10 月。

【生态环境】 生于山坡、路边、草地、田边、溪滩边草丛中。

【采收季节】 秋季采收成熟果实，干燥。

【功效】 散风寒，通鼻窍，祛风湿，止痒。

【主治】 鼻渊，风寒头痛，风湿痹痛，风疹，湿疹，疥癣。

【材料来源】 基原植物样本共 18 份。样本采自浙江省丽水市莲都区、青田县、松阳

县、云和县，衢州市龙游县，金华市东阳市。

【DNA 提取及序列扩增】 取基原植物样本果实约 40 mg，均按照果实类药材 DNA 提取方法操作。序列扩增按照《中国药典》2015 年版的“中药材 DNA 条形码分子鉴定法指导原则”进行。

【ITS2 序列特征】 苍耳共 18 条序列：序列长度为 229 bp；有 2 个变异位点，分别为 106 位点 C-T 变异和 190 位点 A-G 变异；GC 含量为 56.3%。主导单倍型序列特征如下：

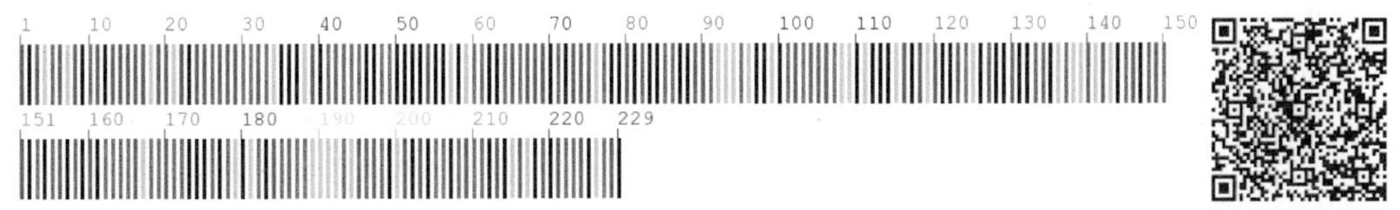

【ITS2 序列二级结构】

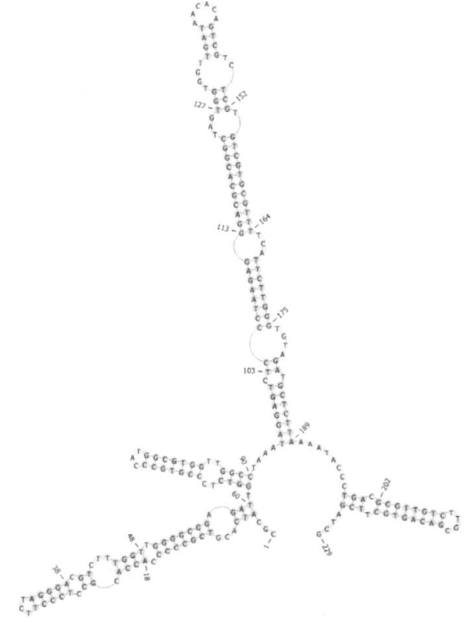

119 野　葵　花

Yekuihua

ARTEMISIAE ANOMALAE HERBA

本品为菊科蒿属植物奇蒿（*Artemisia anomala* S. Moore）的干燥全草。野葵花又名天葵草。

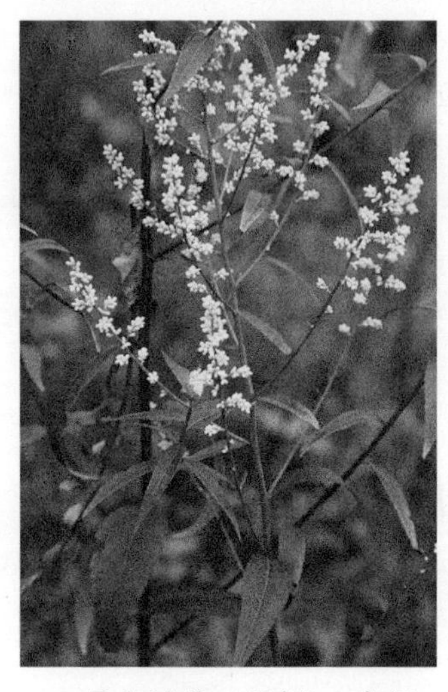

【中国药典】 无。

【植物形态】 多年生草本，主根稍明显或不明显，侧根多数，根状茎稍粗。茎单生，稀 2 至少数，具纵棱，黄褐色或紫褐色。叶厚纸质或纸质，上面绿色或淡绿色，背面黄绿色，下部叶卵形或长卵形，稀倒卵形，中部叶卵形、长卵形或卵状披针形。头状花序长圆形或卵形，在分枝上端或分枝的小枝上排成密穗状花序，并在茎上端组成狭窄或稍开展的圆锥花序。瘦果倒卵形或长圆状倒卵形。花果期 6～11 月。

【生态环境】 生于林缘、山坡、灌草丛中。

【采收季节】 夏、秋季开花时采收，洗净，干燥。

【功效】 破瘀通经，止血消肿，消食化积。

【主治】 经闭，痛经，产后瘀滞腹痛，恶露不尽，癥瘕，跌打损伤，金疮出血，风湿痹痛，便血，尿血，痈疮肿毒，烫伤，食积腹痛，泄泻，痢疾。

【材料来源】 基原植物样本共 18 份。样本采自浙江省丽水市莲都区、青田县、松阳县、云和县，衢州市龙游县，金华市东阳市；江西省上饶市婺源县。

【DNA 提取及序列扩增】 取基原植物样本叶片约 20 mg，均按照叶类药材 DNA 提取方法操作。序列扩增按照《中国药典》2015 年版的“中药材 DNA 条形码分子鉴定法指导原则”进行。

【ITS2 序列特征】 奇蒿共 18 条序列：序列长度为 225 bp；有 1 个变异位点，为 184 位点 A-T 变异；GC 含量为 57.3%。主导单倍型序列特征如下：

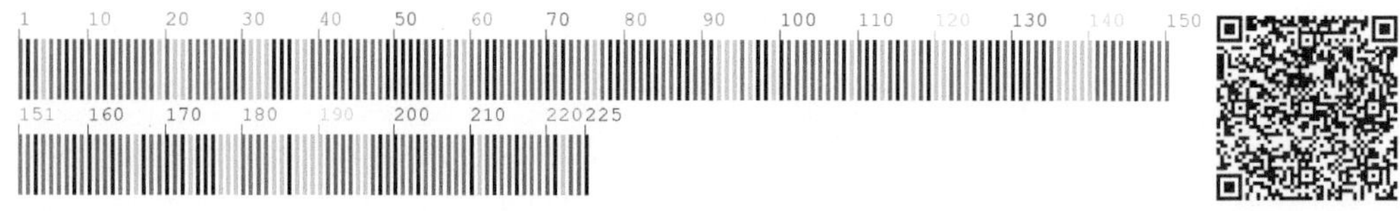

【ITS2 序列二级结构】

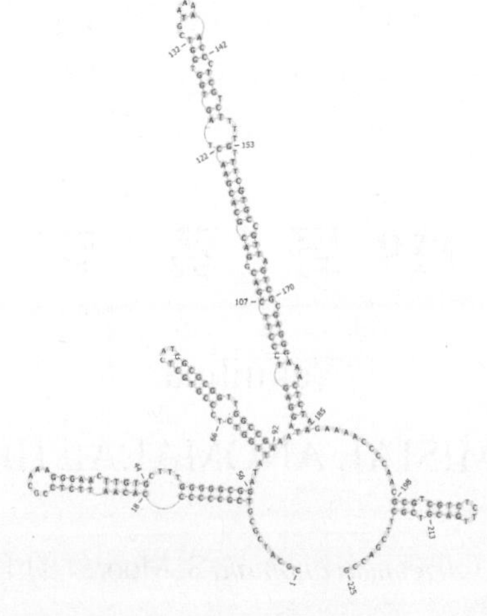

120 茶水蓬

Chashuipeng

ARTEMISIAE LAVANDULAEFOLIAE HERBA

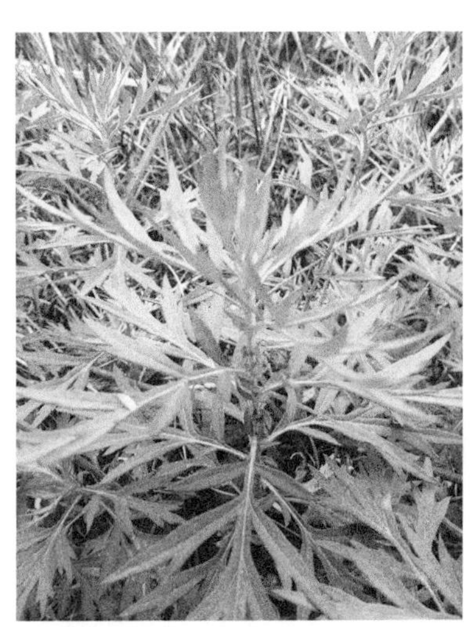

本品为菊科蒿属植物野艾蒿（*Artemisia lavandulaefolia* DC.）的干燥全草。

【中国药典】 无。

【植物形态】 多年生草本，有时为半灌木状，植株有香气。主根稍明显，侧根多；根状茎稍粗，常匍地，有细而短的营养枝。茎少数，成小丛，稀少单生，具纵棱，分枝多，茎、枝被灰白色蛛丝状短柔毛。叶纸质，上面绿色，具密集白色腺点及小凹点。头状花序极多数，椭圆形或长圆形，在分枝的上半部排成密穗状或复穗状花序，并在茎上组成狭长或中等开展，稀为开展的圆锥花序。瘦果长卵形或倒卵形。花果期8～10月。

【生态环境】 生于山坡、路边荒野及草地。

【采收季节】 夏、秋季采收，干燥。

【功效】 温经散寒，止痛，止血。

【主治】 少腹冷痛，经寒不调，宫冷不孕，咯血，崩漏经多，妊娠下血，皮肤瘙痒。

【材料来源】 基原植物样本共18份。样本采自浙江省丽水市莲都区、青田县、松阳县、云和县，衢州市龙游县，金华市东阳市。

【DNA提取及序列扩增】 取基原植物样本叶片约20 mg，均按照叶类药材DNA提取方法操作。序列扩增按照《中国药典》2015年版的“中药材DNA条形码分子鉴定法指导原则”进行。

【ITS2序列特征】 野艾蒿共18条序列：序列长度为225 bp；有1个变异位点，为185位点G-A变异；GC含量为55.1%～55.6%。主导单倍型序列特征如下：

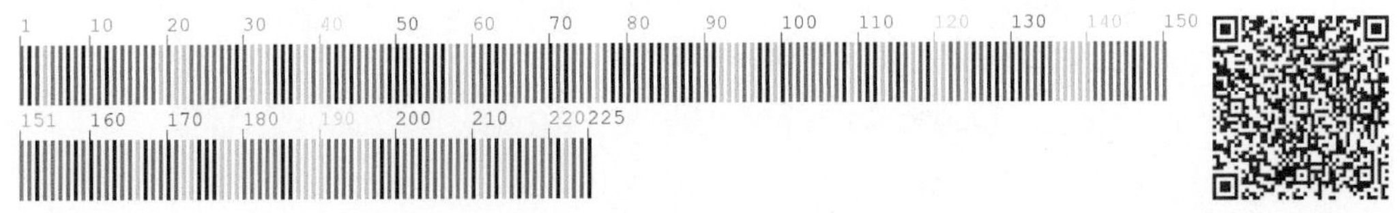

【ITS2 序列二级结构】

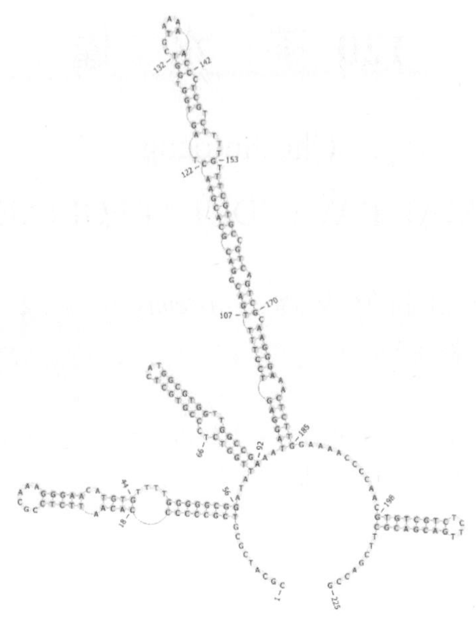

121 牛　尿　刺

Niuniaoci

CIRSII JAPONICI HERBA

本品为菊科蓟属植物蓟（*Cirsium japonicum* Fisch. ex DC.）的干燥全草。牛尿刺又名大叶牛须刺、牛节刺；蓟又名大蓟。

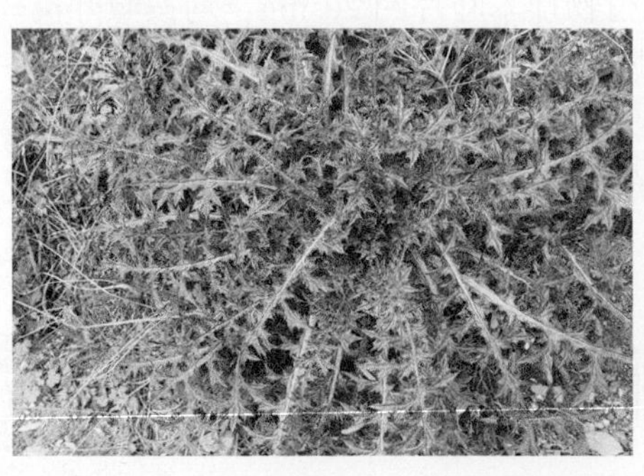

蓟

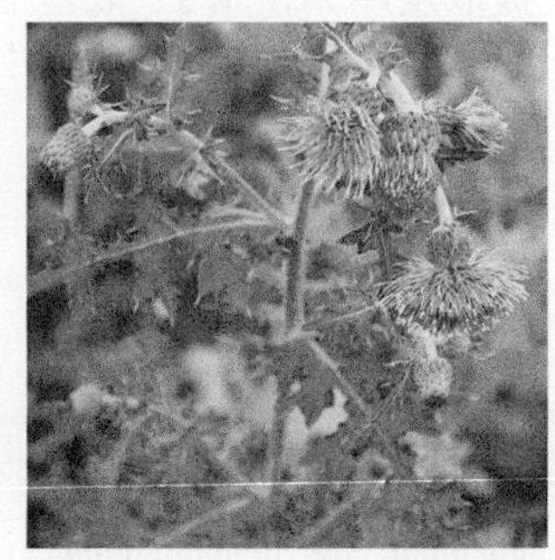

蓟花

【中国药典】 蓟：蓟的干燥地上部分。

【植物形态】 多年生草本，块根纺锤状或萝卜状。茎直立，分枝或不分枝，全部茎枝有条棱，被稠密或稀疏的多细胞长节毛，头状花序下部灰白色，被稠密绒毛及多细胞节毛。基生叶较大，全形卵形、长倒卵形、椭圆形或长椭圆形，全部茎叶两面同色，绿色，两面沿脉有稀疏的多细胞长或短节毛或几无毛。头状花序直立，少有下垂的，少数生茎端而花序极短，不呈明显的花序式排列，少有头状花序单生茎端的。小花红色或紫色。花果期4～11月。

【生态环境】 生于田边或荒地、旷野、山坡路边。

【采收季节】 夏、秋二季采收地上部分，干燥；秋季采挖根，洗净，干燥。

【功效】 凉血止血，散瘀解毒消痈。

【主治】 衄血，吐血，便血，崩漏，外伤出血，痈肿疮毒。

【材料来源】 基原植物样本共16份。样本采自浙江省丽水市莲都区、青田县、松阳县、云和县，衢州市龙游县，金华市东阳市。

【DNA提取及序列扩增】 取基原植物样本叶片约20 mg，均按照叶类药材DNA提取方法操作。序列扩增按照《中国药典》2015年版的“中药材DNA条形码分子鉴定法指导原则”进行。

【ITS2序列特征】 蓟共16条序列：序列长度为228 bp；有1个变异位点，为59位点A-G变异；GC含量为61.8%～62.3%。主导单倍型序列特征如下：

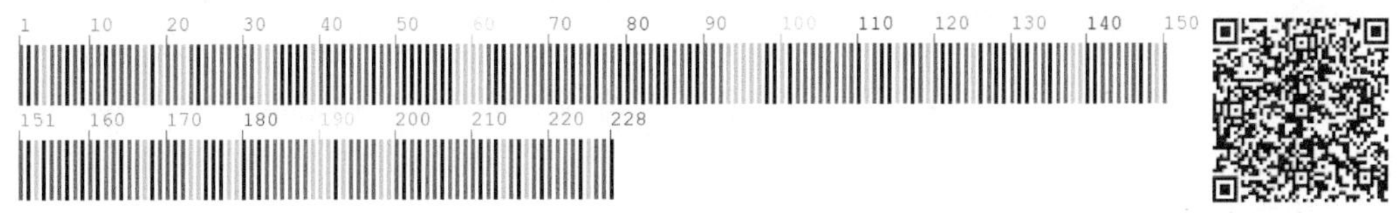

【ITS2序列二级结构】

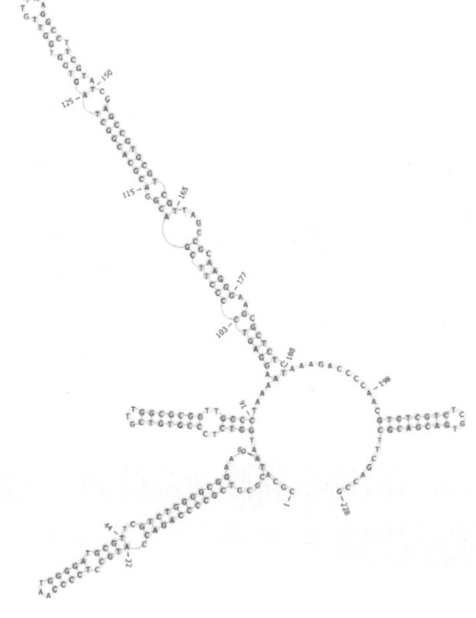

122 小叶牛须刺

Xiaoyeniuxuci
CIRSII HERBA

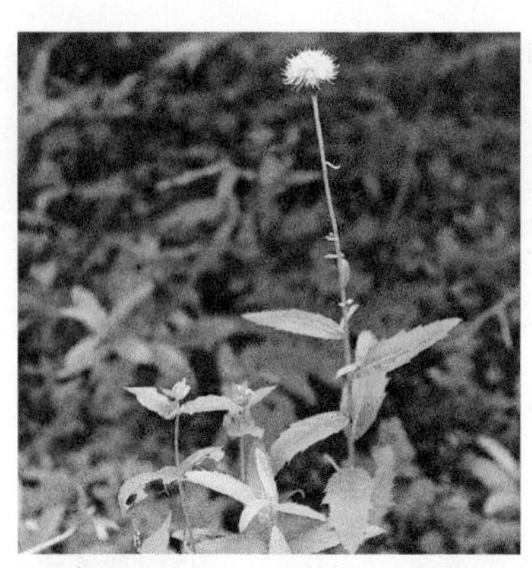

本品为菊科蓟属植物刺儿菜[*Cirsium arvense* (L.) Scop. var. *integrifolium* C. Wimm. et Grabowski]的干燥全草。小叶牛须刺又名野红花。

【中国药典】 小蓟：刺儿菜的干燥地上部分。

【植物形态】 多年生草本，茎直立，上部有分枝，花序分枝无毛或有薄绒毛。基生叶和中部茎叶椭圆形、长椭圆形或椭圆状倒披针形。全部茎叶两面同色，绿色或下面色淡，两面无毛，极少两面异色，上面绿色，无毛，下面被稀疏或稠密的绒毛而呈现灰色的，亦极少两面同色，灰绿色，两面被薄绒毛。头状花序单生茎端，或植株含少数或多数头状花序在茎枝顶端排成伞房花序。瘦果淡黄色，椭圆形或偏斜椭圆形，压扁。花果期 5～9 月。

【生态环境】 生于山坡、河旁或荒地、田间。

【采收季节】 夏季花盛开时采收，洗净，鲜用或干燥。

【功效】 凉血止血，清热消肿。

【主治】 咳血，吐血，衄血，尿血，血淋，便血，血痢，崩中漏下，外伤出血，疮痈肿毒。

【材料来源】 基原植物样本共 14 份。样本采自浙江省丽水市莲都区、青田县、松阳县、云和县，衢州市龙游县，金华市东阳市；江西省上饶市婺源县。

【DNA 提取及序列扩增】 取基原植物样本叶片约 20 mg，均按照叶类药材 DNA 提取方法操作。序列扩增按照《中国药典》2015 年版的“中药材 DNA 条形码分子鉴定法指导原则”进行。

【ITS2 序列特征】 刺儿菜共 14 条序列：序列长度为 228 bp；无变异位点；GC 含量为 59.6%。序列特征如下：

【ITS2 序列二级结构】

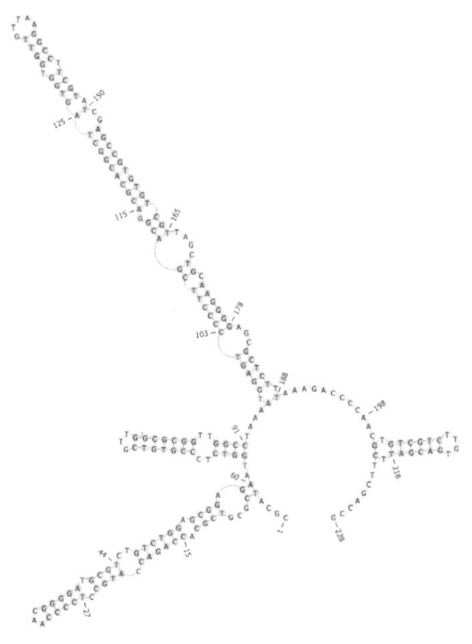

123 吉　花

Jihua

CHRYSANTHEMI INDICI HERBA

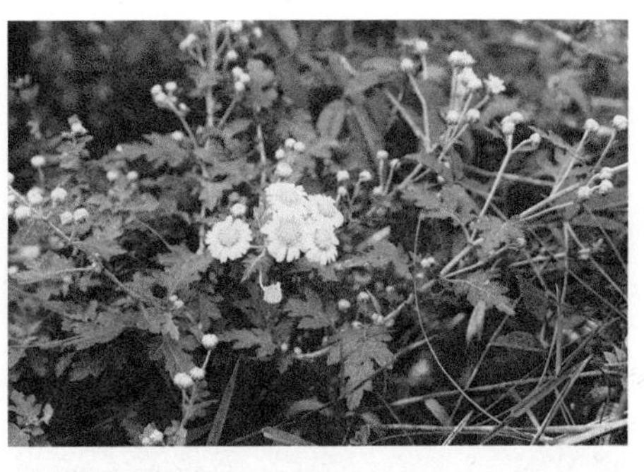

本品为菊科菊属植物野菊（*Chrysanthemum indicum* L.）的干燥全草。吉花又名艾花、黄菊花。

【中国药典】 无。

【植物形态】 多年生草本，有地下长或短匍匐茎。茎直立或铺散，分枝或仅在茎顶有伞房状花序分枝。茎枝被稀疏的毛，上部及花序枝上的毛稍多或较多。中部茎叶卵形、长卵形或椭圆状卵形，两面同色或几同色，淡绿色。头状花序，多数在茎枝顶端排成疏松的伞房圆锥花序或少数在茎顶排成伞房花序。瘦果。花期6～11月。

【生态环境】 生于旷野、山坡。

【采收季节】 秋、冬季花初开时采收，干燥；夏、秋间采收根或全草。

【功效】 全草：清热解毒；花：清热解毒，疏风平肝。

【主治】 全草：感冒，气管炎，肝炎，高血压症，痢疾，痈肿，疔疮，目赤肿痛，瘰疬，湿疹；花：疔疮痈肿，丹毒，湿疹，皮炎，风热感冒，咽喉肿痛，高血压症。

【材料来源】 基原植物样本共 15 份。样本采自浙江省丽水市莲都区、青田县、松阳县，衢州市龙游县，金华市永康市。

【DNA 提取及序列扩增】 取基原植物样本叶片约 20 mg，均按照叶类药材 DNA 提取方法操作。序列扩增按照《中国药典》2015 年版的“中药材 DNA 条形码分子鉴定法指导原则”进行。

【ITS2 序列特征】 野菊共 15 条序列：序列长度为 225 bp；有 1 个变异位点，为 40 位点 G-A 变异；GC 含量为 52.9%～53.3%。主导单倍型序列特征如下：

【ITS2 序列二级结构】

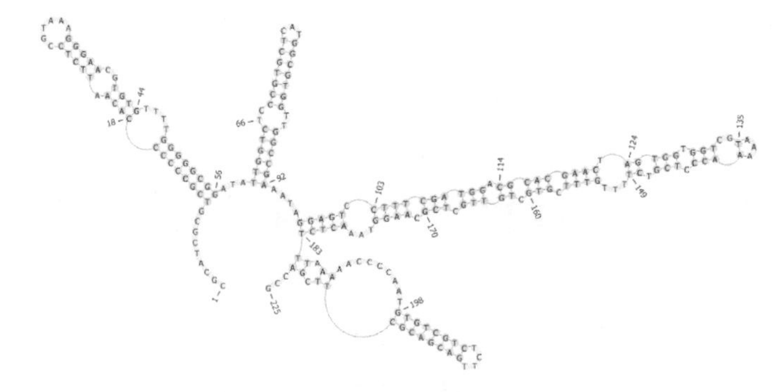

124 墨 黑 草

Moheicao

ECLIPTAE HERBA

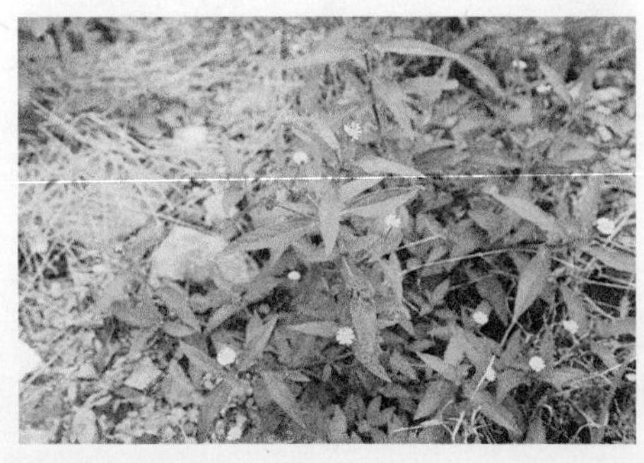

本品为菊科鳢肠属植物鳢肠 [*Eclipta prostrata* (L.) L.]的干燥全草。墨黑草又名日花草。

【中国药典】 墨旱莲：鳢肠的干燥地上部分。

【植物形态】 一年生草本，茎直立，通常自基部分枝，被贴生糙毛。叶长圆状披针形或披针形，边缘有细锯齿或有时仅波状，两面被密硬糙毛。头状花序。瘦果暗褐色，雌花的瘦果三棱形，两性花的瘦果扁四棱形，无毛。花期 6～9 月。

【生态环境】 生于路旁草丛、田埂、沟边草地等。

【采收季节】 夏、秋季花开前采收，洗净，鲜用或干燥。

【功效】 补益肝肾，凉血止血。

【主治】 肝肾不足，头晕目眩，须发早白，吐血，血痢，崩漏，外伤出血。

【材料来源】 基原植物样本共 12 份。样本采自浙江省丽水市莲都区、青田县、松阳县、云和县，衢州市龙游县。

【DNA 提取及序列扩增】 取基原植物样本叶片约 20 mg，均按照叶类药材 DNA 提取方法操作。序列扩增按照《中国药典》2015 年版的“中药材 DNA 条形码分子鉴定法指导原则”进行。

【ITS2 序列特征】 鳢肠共 12 条序列：序列长度为 229 bp；无变异位点；GC 含量为 52.0%。序列特征如下：

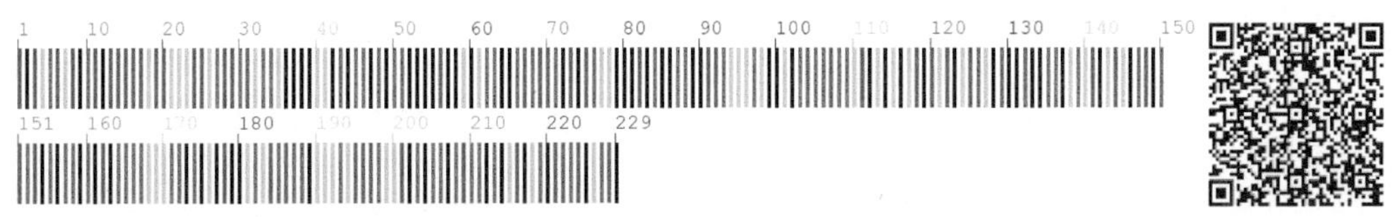

【ITS2 序列二级结构】

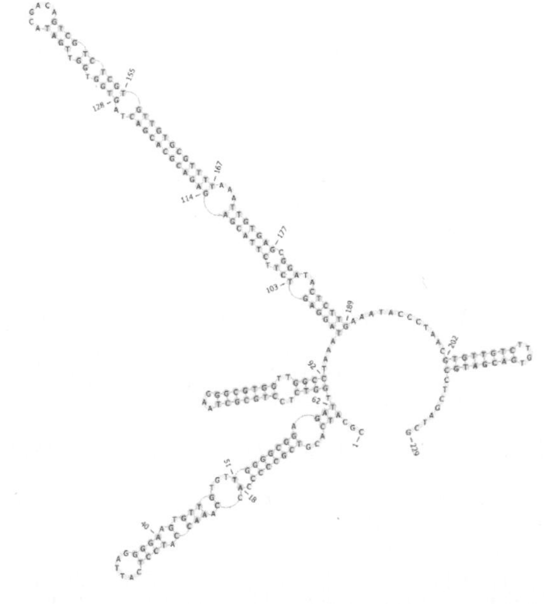

125 小 白 蓬

Xiaobaipeng
PSEUDOGNAPHALII AFFINES HERBA

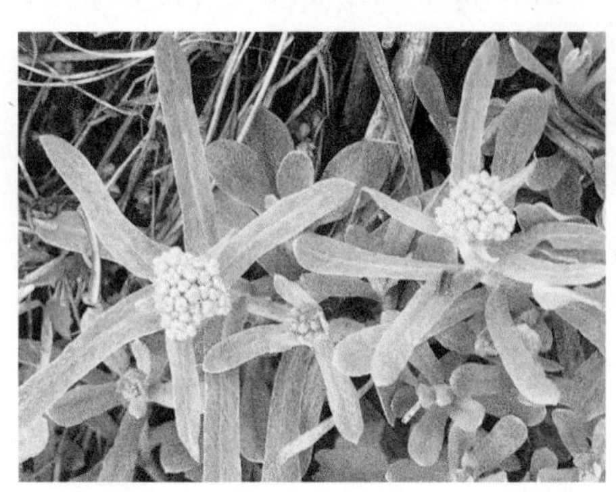

本品为菊科拟鼠麴草属植物拟鼠麴草[*Pseudognaphalium affine* (D. Don) Anderb.]的干燥全草。小白蓬又名白狗尼、佛耳草。

【中国药典】 无。

【植物形态】 一年生草本，茎直立或基部发出的枝下部斜升，上部不分枝，有沟纹，被白色厚绵毛。叶无柄，匙状倒披针形或倒卵状匙形。头状花序较多或较少数，在枝顶密集成伞房花序，花黄色至淡黄色。瘦果倒卵形或倒卵状圆柱形，有乳头状突起。花期1～4月，果期8～11月。

【生态环境】 生于田埂、荒地、路旁草丛。

【采收季节】 夏季花盛开时采收，洗净，鲜用或干燥。

【功效】 化痰止咳，祛风除湿，解毒。

【主治】 咳嗽，痰喘，风湿痹痛，泄泻，水肿，蚕豆病，赤白带下，痈肿疔疮，阴囊湿疹，荨麻疹，高血压症。

【材料来源】 基原植物样本共24份。样本采自浙江省丽水市莲都区、青田县、松阳县、云和县、景宁县、庆元县，衢州市龙游县，金华市东阳市、永康市；江西省上饶市婺源县。

【DNA 提取及序列扩增】 取基原植物样本叶片约20 mg，均按照叶类药材 DNA 提取方法操作。序列扩增按照《中国药典》2015年版的“中药材 DNA 条形码分子鉴定法指导原则”进行。

【ITS2 序列特征】 拟鼠麴草共24条序列：序列长度为219 bp；无变异位点；GC 含量为50.7%。主导单倍型序列特征如下：

【ITS2 序列二级结构】

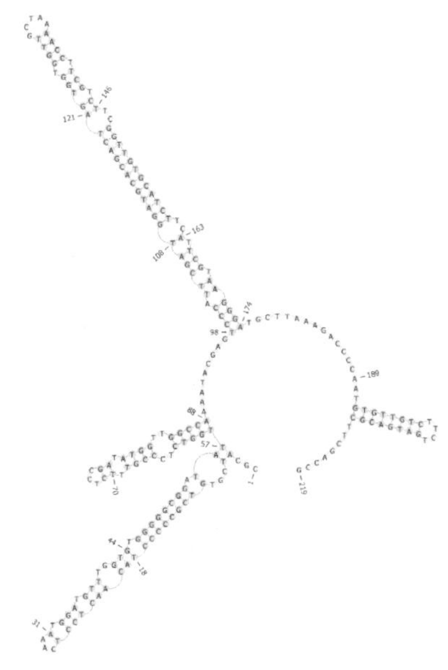

126 木　米　头

Mumitou

SENECIONIS SCANDENTIS HERBA

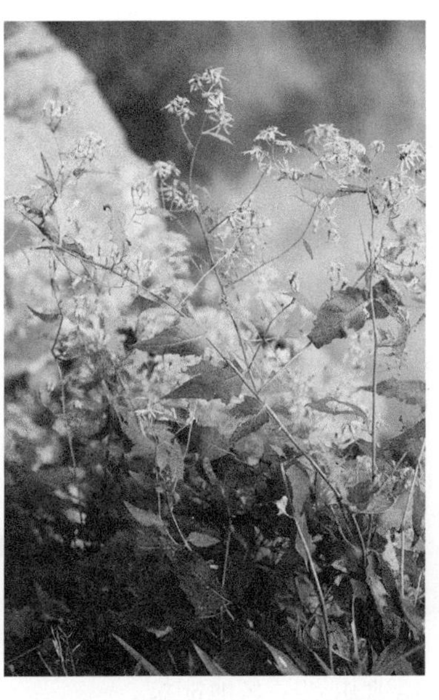

本品为菊科千里光属植物千里光（*Senecio scandens* Buch. -Han ex D. Don）的干燥全草。木米头又名千里橘。

【中国药典】 千里光：千里光的干燥地上部分。

【植物形态】 多年生攀援草本，根状茎木质，粗。茎伸长，弯曲，多分枝，被柔毛或无毛，老时变木质，皮淡色。叶具柄，叶片卵状披针形至长三角形。头状花序有舌状花，多数，在茎枝端排列成顶生复聚伞圆锥花序。瘦果圆柱形，被柔毛。

【生态环境】 生于山坡、山沟、林中灌丛中。

【采收季节】 秋季采收，洗净，鲜用或干燥。

【功效】 清热解毒，明目退翳，杀虫止痒。

【主治】 流感，肺炎，急性扁桃体炎，痄腮，急性肠炎，胆囊炎，湿疹，干渴癣疮，烧烫伤。

【材料来源】 基原植物样本共 22 份。样本采自浙江省丽水市莲都区、青田县、松阳县、云和县，衢州市龙游县、开化县，金华市东阳市、永康市。

【DNA 提取及序列扩增】 取基原植物样本叶片约 20 mg，均按照叶类药材 DNA 提取方法操作。序列扩增按照《中国药典》2015 年版的“中药材 DNA 条形码分子鉴定法指导原则”进行。

【ITS2 序列特征】 千里光共 22 条序列：序列长度为 224 bp；有 1 个变异位点，为 109 位点 C-G 变异；GC 含量为 52.2%。主导单倍型序列特征如下：

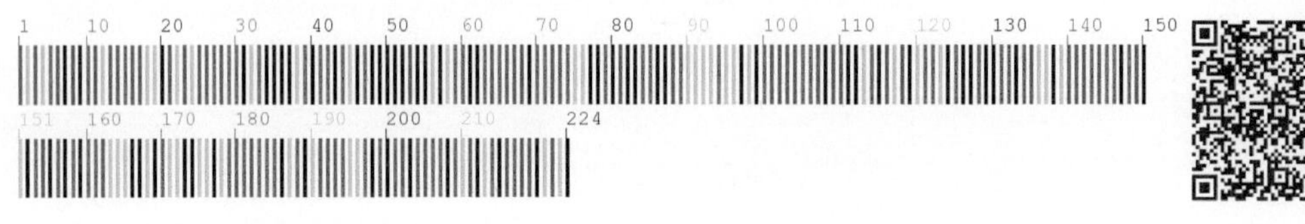

【ITS2 序列二级结构】

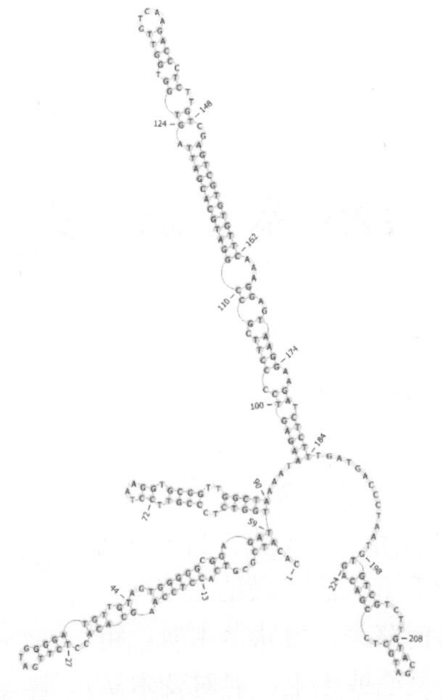

127 塌地胡椒

Tadihujiao

CENTIPEDAE HERBA

本品为菊科石胡荽属植物石胡荽[*Centipeda minima* (L.) A. Br. et Asch.]的干燥全草。塌地胡椒又名地胡椒。

【中国药典】 鹅不食草：石胡荽的干燥全草。

【植物形态】 一年生小草本，茎多分枝，匍匐状，微被蛛丝状毛或无毛。叶互生，楔状倒披针形。头状花序小，扁球形，单生于叶腋，无花序梗或极短。瘦果椭圆形，具 4 棱，棱上有长毛。花果期 6～10 月。

【生态环境】 生于路边及田野阴湿处。

【采收季节】 初秋花开时采收，洗净，鲜用或干燥。

【功效】 祛风通窍，解毒消肿。

【主治】 感冒，头痛，鼻渊，鼻息肉，咳嗽，哮喘，喉痹，耳聋，目赤翳膜，疟疾，痢疾，风湿痹痛，跌打损伤，肿毒，疥癣。

【材料来源】 基原植物样本共 16 份。样本采自浙江省丽水市莲都区、青田县、松阳县，衢州市龙游县，金华市东阳市；江西省上饶市婺源县。

【DNA 提取及序列扩增】 取基原植物样本叶片约 20 mg，均按照叶类药材 DNA 提取方法操作。序列扩增按照《中国药典》2015 年版的“中药材 DNA 条形码分子鉴定法指导原则”进行。

【ITS2 序列特征】 石胡荽共 16 条序列：序列长度为 226 bp；无变异位点；GC 含量为 52.7%。序列特征如下：

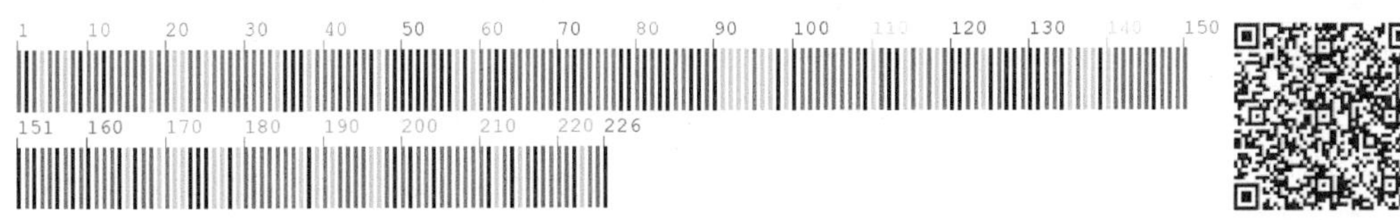

【ITS2 序列二级结构】

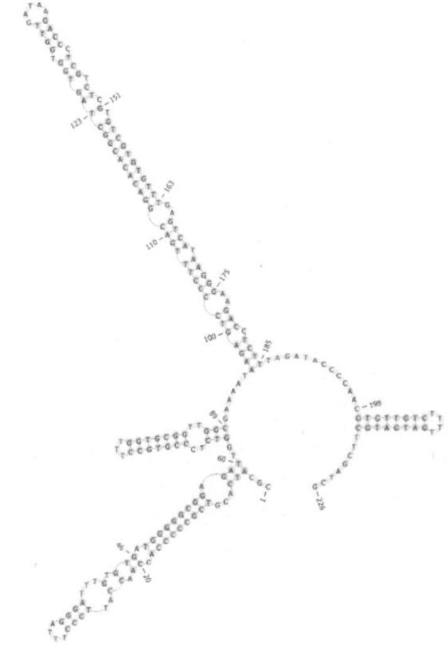

128 张 老 花

Zhanglaohua

CARPESII HERBA

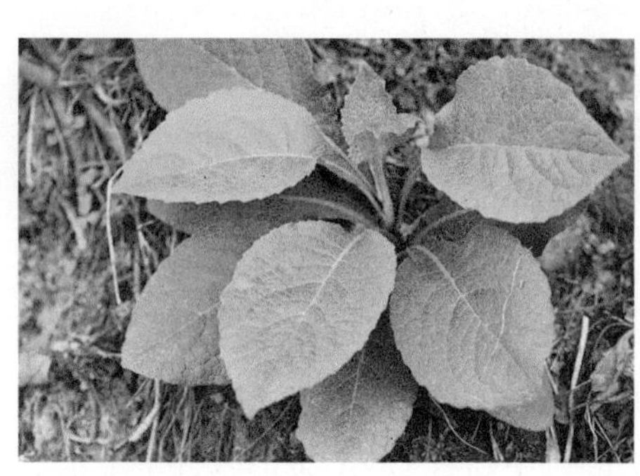

本品为菊科天名精属植物天名精（*Carpesium abrotanoides* L.）的干燥全草。张老花又名野烟。

【中国药典】 鹤虱：天名精的干燥成熟果实。

【植物形态】 多年生粗壮草本，茎圆柱状，下部木质，近于无毛，上部密被短柔毛，有明显的纵条纹，多分枝。基叶于开花前凋萎，茎下部叶广椭圆形或长椭圆形。头状花序多数，生茎端及沿茎、枝生于叶腋，近无梗，成穗状花序式排列，着生于茎端及枝端者具椭圆形或披针形。瘦果。

【生态环境】 生于路边荒地、村旁空旷地、溪沟边及林缘。

【采收季节】 夏季花盛开时采收全草，洗净，鲜用或干燥；秋季采收果实，干燥。

【功效】 清热，化痰，解毒，杀虫，破瘀，止血。

【主治】 乳蛾，喉痹，急慢惊风，牙痛，疔疮肿毒，痔瘘，皮肤痒疹，毒蛇咬伤，虫积，血瘕，吐血，衄血，血淋，创伤出血。

【材料来源】 基原植物样本共 18 份。样本采自浙江省丽水市莲都区、青田县、松阳县，衢州市龙游县，金华市东阳市；江西省上饶市婺源县。

【DNA 提取及序列扩增】 取基原植物样本叶片约 20 mg，均按照叶类药材 DNA 提取方法操作。序列扩增按照《中国药典》2015 年版的“中药材 DNA 条形码分子鉴定法指导原则”进行。

【ITS2 序列特征】 天名精共 18 条序列：序列长度为 228 bp；无变异位点；GC 含量为 53.1%。序列特征如下：

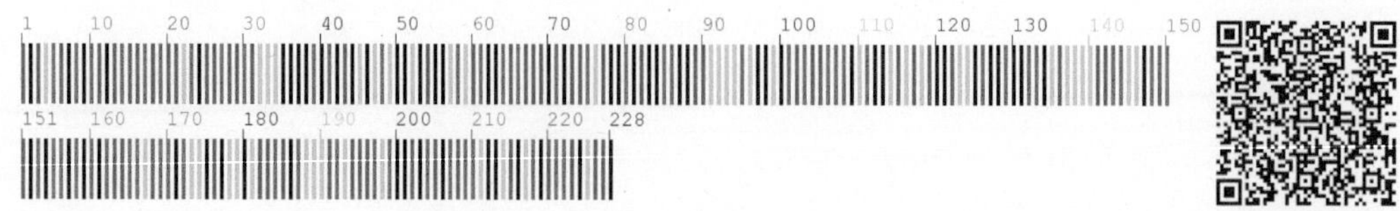

【ITS2 序列二级结构】

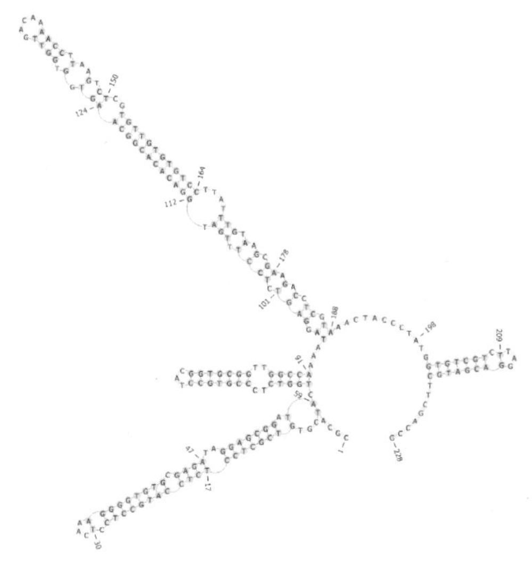

129 叶 下 红

Yexiahong

AINSLIAEAE FRANGRANDIS HERBA

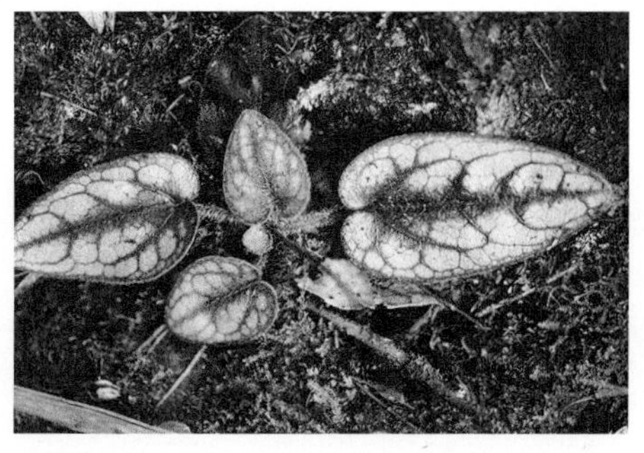

本品为菊科兔儿风属植物杏香兔儿风（*Ainsliaea fragrans* Champ. ex Benth.）的干燥全草。叶下红又名角交杯。

【中国药典】 无。

【植物形态】 多年生草本，根状茎短或伸长，圆柱形，直或弯曲，根茎被褐色绒毛，具簇生细长须根。茎直立，单一，不分枝，花葶状。叶聚生于茎的基部，莲座状或呈假轮生，叶片厚纸质，卵形、狭卵形或卵状长圆形。头状花序通常有小花 3 朵，具被短柔毛的短梗或无梗，于花葶之顶排成间断的总状花序。瘦果棒状圆柱形或近纺锤形，栗褐色，略压扁。花期 11～12 月。

【生态环境】 生于山坡灌丛下、沟边草丛。

【采收季节】 夏、秋季采收，快速洗净，鲜用或干燥。

【功效】 除热补虚，凉血止血，利湿解毒。

【主治】 虚劳骨蒸，肺痨咳血，崩漏，湿热黄疸，水肿，痈疽肿毒，瘰疬结核，跌打损伤，毒蛇咬伤。

【材料来源】 基原植物样本共 18 份。样本采自浙江省丽水市莲都区、青田县、松阳县、云和县，衢州市龙游县，金华市东阳市、永康市；江西省上饶市婺源县。

【DNA 提取及序列扩增】 取基原植物样本叶片约 20 mg，均按照叶类药材 DNA 提取方法操作。序列扩增按照《中国药典》2015 年版的“中药材 DNA 条形码分子鉴定法指导原则”进行。

【ITS2 序列特征】 杏香兔儿风共 18 条序列：序列长度为 229 bp；有 6 个变异位点，分别为 24 位点 G-A 变异、43 位点 C-T 变异、45 位点 T-G 变异、62 位点 A-G 变异、93 位点 C-T 变异和 191 位点 A-G 变异；GC 含量为 54.1%～55.5%。主导单倍型序列特征如下：

【ITS2 序列二级结构】

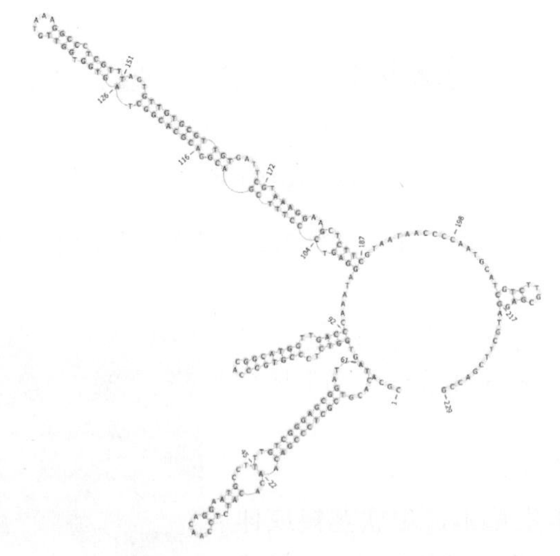

130 金　钗　花

Jinchaihua

SOLIDAGINIS HERBA

本品为菊科一枝黄花属植物一枝黄花（*Solidago decurrens* Lour.）的干燥全草。金钗花又名八月黄花、土柴胡。

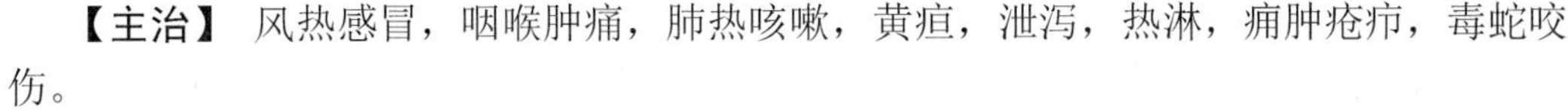

【中国药典】 一枝黄花：一枝黄花的干燥全草。

【植物形态】 多年生草本，茎直立，通常细弱，单生或少数簇生，不分枝或中部以上有分枝。中部茎叶椭圆形、长椭圆形、卵形或宽披针形，全部叶质地较厚，叶两面、沿脉及叶缘有短柔毛或下面无毛。头状花序较小，多数在茎上部排列成紧密或疏松的总状花序或伞房圆锥花序，少有排列成复头状花序的。瘦果，无毛，极少有在顶端被稀疏柔毛的。花果期4～11月。

【生态环境】 生于山坡、草地、路旁。

【采收季节】 秋季采收，洗净，切段，鲜用或干燥。

【功效】 疏风泄热，解毒消肿。

【主治】 风热感冒，咽喉肿痛，肺热咳嗽，黄疸，泄泻，热淋，痈肿疮疖，毒蛇咬伤。

【材料来源】 基原植物样本共12份。样本采自浙江省丽水市莲都区、青田县、松阳县、云和县，衢州市龙游县。

【DNA提取及序列扩增】 取基原植物样本叶片约20 mg，均按照叶类药材DNA提取方法操作。序列扩增按照《中国药典》2015年版的“中药材DNA条形码分子鉴定法指导原则”进行。

【ITS2序列特征】 一枝黄花共12条序列：序列长度为218 bp；有2个变异位点，分别为18位点A-G变异和56位点C-A变异；GC含量为69.7%～70.2%。主导单倍型序列特征如下：

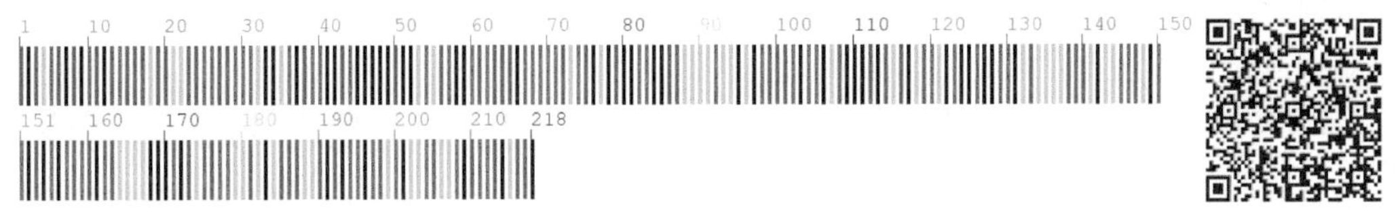

【ITS2序列二级结构】

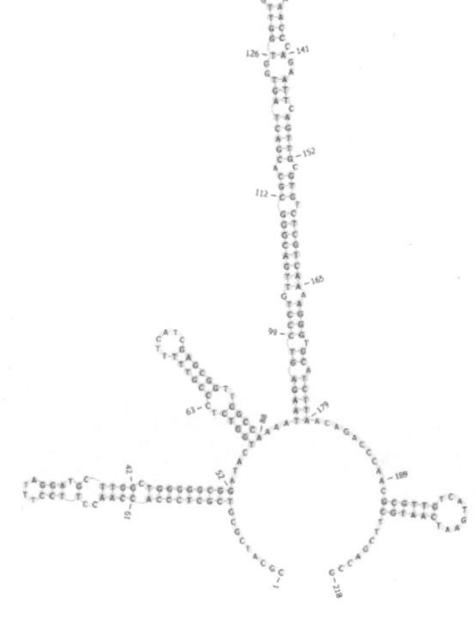

131 白 头 翁

Baitouweng

EUPATORII HERBA

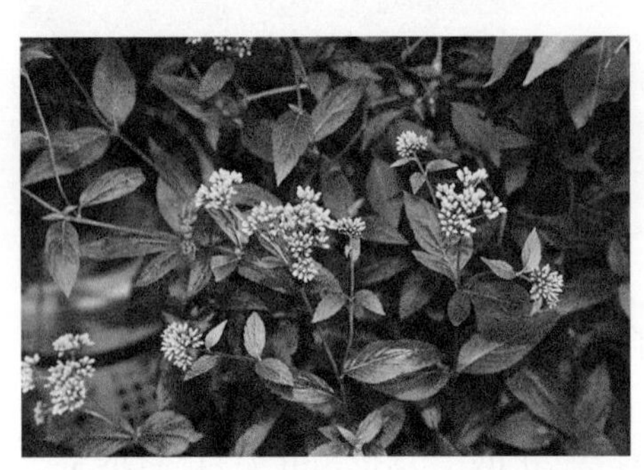

本品为菊科泽兰属植物佩兰（*Eupatorium fortunei* Turcz.）的干燥全草。白头翁又名马头翁。

【中国药典】 佩兰：佩兰的干燥地上部分。

【植物形态】 多年生草本，根茎横走，淡红褐色。茎直立，绿色或红紫色，分枝少或仅在茎顶有伞房状花序分枝。全部茎叶两面光滑，无毛无腺点，羽状脉，边缘有粗齿或不规则的细齿。头状花序多数在茎顶及枝端排成复伞房花序。瘦果黑褐色，长椭圆形，5 棱，无毛无腺点。花果期 7～11 月。

【生态环境】 生于路边灌丛、山坡草丛中。

【采收季节】 夏、秋季分二次采收，洗净，鲜用或干燥。

【功效】 解暑化湿，辟秽和中。

【主治】 感受暑湿，寒热头痛，湿浊内蕴，脘痞不饥，恶心呕吐，口中甜腻，消渴。

【材料来源】 基原植物样本共 14 份。样本采自浙江省丽水市莲都区、青田县、松阳县、云和县，衢州市开化县。

【DNA 提取及序列扩增】 取基原植物样本叶片约 20 mg，均按照叶类药材 DNA 提取方法操作。序列扩增按照《中国药典》2015 年版的“中药材 DNA 条形码分子鉴定法指导原则”进行。

【ITS2 序列特征】 佩兰共 14 条序列：序列长度为 218 bp；有 1 个变异位点，为 187 位点 T-A 变异；GC 含量为 56.9%。主导单倍型序列特征如下：

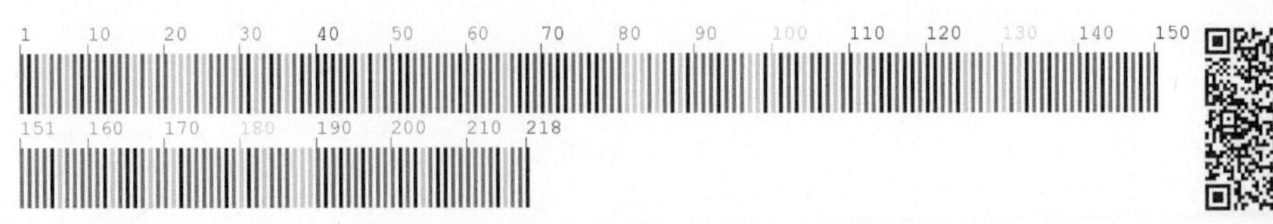

【ITS2 序列二级结构】

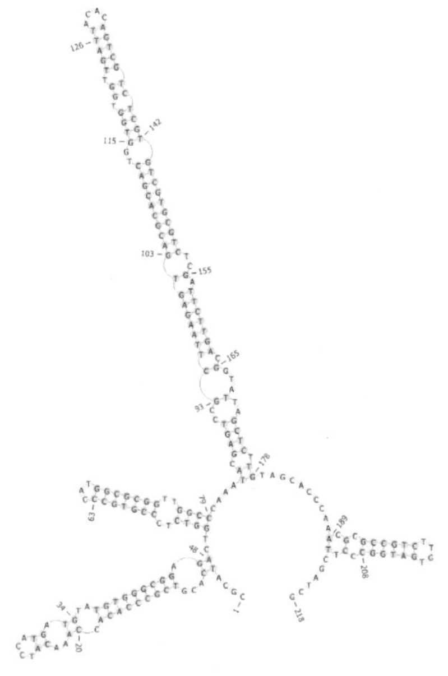

132 哈 罗 丁

Haluoding

ASTERIS SCABRAE HERBA

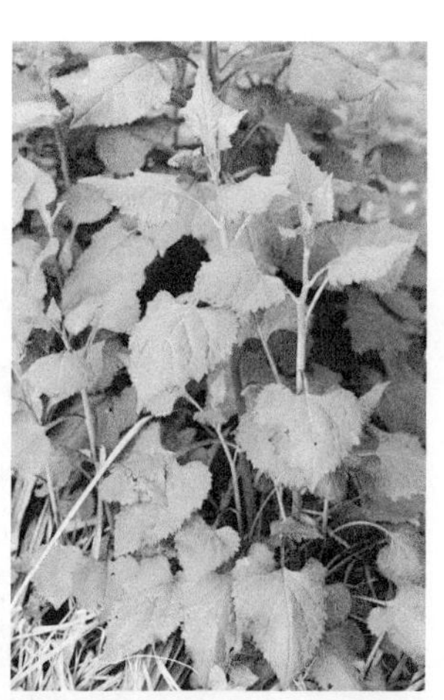

本品为菊科紫菀属植物东风菜（*Aster scaber* Thunb.）的干燥全草。哈罗丁又名哈卢弟。《中国植物志》将东风菜置于菊科东风菜属，拉丁名为 *Doellingeria scaber* (Thunb.) Nees.。

【中国药典】 无。

【植物形态】 根状茎粗壮。茎直立，上部有斜升的分枝，被微毛。基部叶在花期枯萎，叶片心形，边缘有具小尖头的齿。头状花序，圆锥伞房状排列。瘦果倒卵圆形或椭圆形，无毛。花期 6～10 月，果期 8～10 月。

【生态环境】 生于山谷坡地、草丛和灌丛中。

【采收季节】 秋季采收洗净，鲜用或干燥。

【功效】 清热解毒，明目，利咽。

【主治】 风热感冒，头痛目眩，目赤肿痛，咽喉红肿，急性肾炎，肺病吐血，跌打损伤，痈肿疔疮，蛇咬伤。

【材料来源】 基原植物样本共 10 份。样本采自浙江省丽水市莲都区、青田县、景宁县，衢州市龙游县。

【DNA 提取及序列扩增】 取基原植物样本叶片约 20 mg，均按照叶类药材 DNA 提取方法操作。序列扩增按照《中国药典》2015 年版的“中药材 DNA 条形码分子鉴定法指导原则”进行。

【ITS2 序列特征】 东风菜共 10 条序列：序列长度为 219 bp；有 1 个变异位点，为 151 位点 C-T 变异；GC 含量为 54.3%～54.8%。主导单倍型序列特征如下：

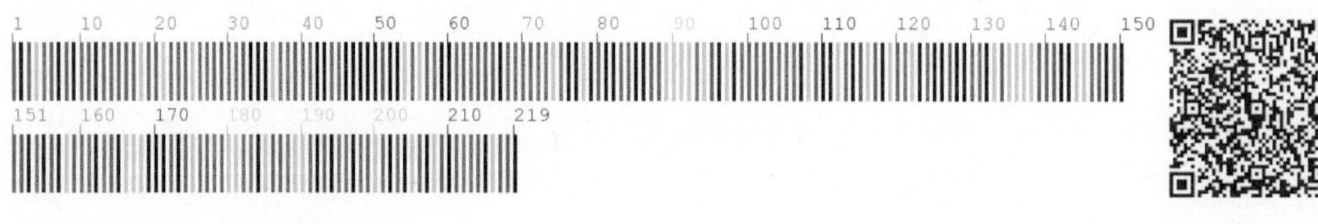

【ITS2 序列二级结构】

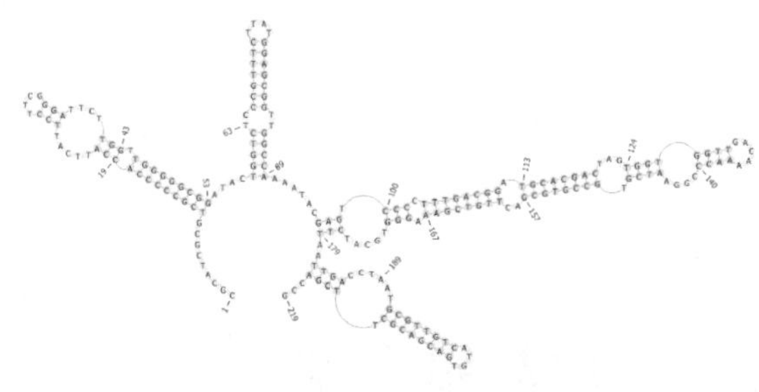

133 田　岸　青

Tiananqing

ASTERIS INDICAE HERBA

本品为菊科紫菀属植物马兰（*Aster indicus* Heyne）的干燥全草。《中国植物志》将马兰置于菊科马兰属，拉丁名为 *Kalimeris indica* (L.) Sch. Bip。

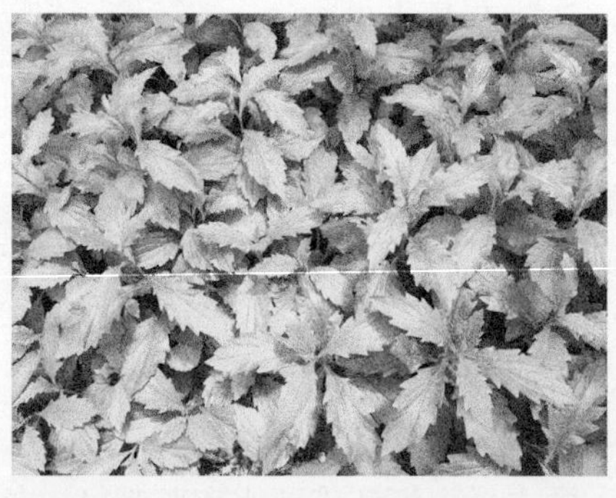

马兰

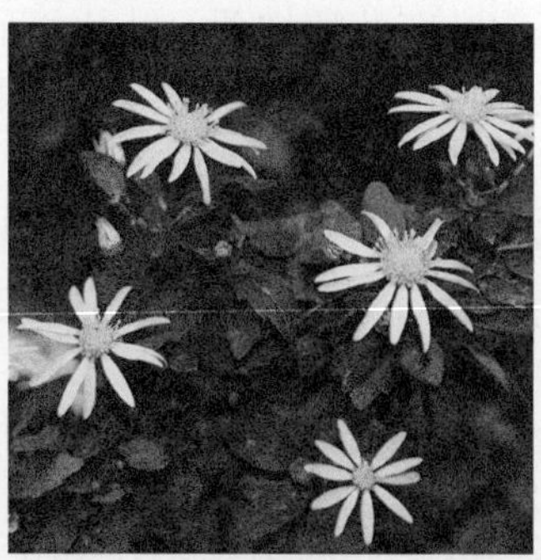

马兰花

【中国药典】 无。

【植物形态】 根状茎有匍枝，有时具直根。茎直立，上部有短毛，上部或从下部起有分枝。基部叶在花期枯萎；茎部叶倒披针形或倒卵状矩圆形。头状花序单生于枝端并排列成疏伞房状。瘦果倒卵状矩圆形，极扁，褐色，边缘浅色而有厚肋，上部被腺及短柔毛。花期 5～9 月，果期 8～10 月。

【生态环境】 生于山坡、沟边、湿地、路旁。有栽培。

【采收季节】 夏、秋季采收，洗净，鲜用或干燥。

【功效】 凉血止血，清热利湿，解毒消肿。

【主治】 崩漏，创伤出血，黄疸，水肿，淋浊，感冒，咳嗽，咽痛喉痹，痔疮，小儿疳积。

【材料来源】 基原植物样本共 20 份。样本采自浙江省丽水市莲都区、青田县、松阳县、云和县，衢州市开化县，金华市永康市、东阳市。

【DNA 提取及序列扩增】 取基原植物样本叶片约 20 mg，均按照叶类药材 DNA 提取方法操作。序列扩增按照《中国药典》2015 年版的“中药材 DNA 条形码分子鉴定法指导原则”进行。

【ITS2 序列特征】 马兰共 20 条序列：序列长度为 219 bp；有 2 个变异位点，分别为 76 位点 C-A 变异和 78 位点 G-A 变异；GC 含量为 52.5%～53.0%。主导单倍型序列特征如下：

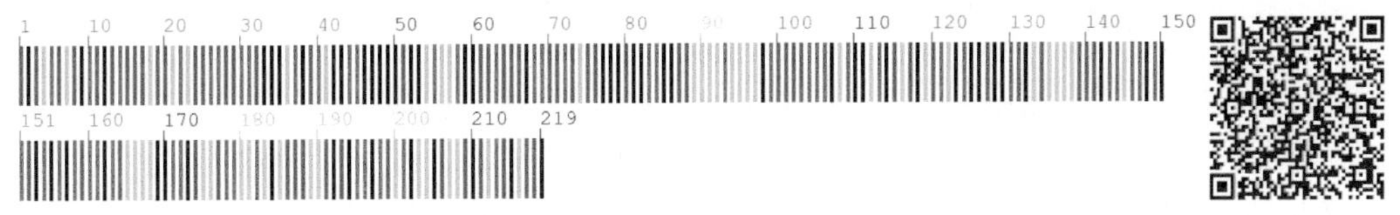

【ITS2 序列二级结构】

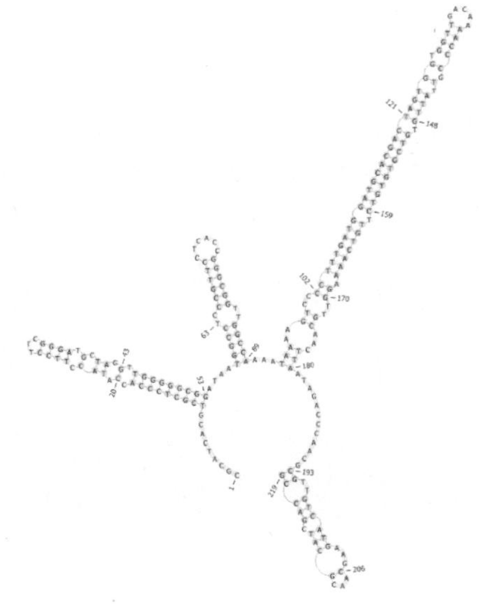

134 苦　连　饭

Kulianfan

ASTERIS TRINERVII HERBA

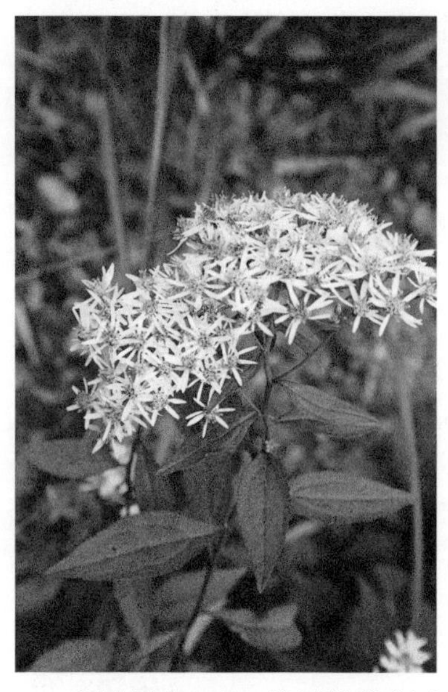

本品为菊科紫菀属植物三脉紫菀[*Aster trinervius* Roxb. ex D. Don subsp. *ageratoides* (Turcz.) Grierson]的干燥全草。

【中国药典】 无。

【植物形态】 多年生草本，根状茎粗壮。茎直立，细或粗壮，有棱及沟，被柔毛或粗毛。头状花序，排列成伞房或圆锥伞房状。瘦果倒卵状长圆形，灰褐色，有边肋，一面常有肋，被短粗毛。花果期 7～12 月。

【生态环境】 生于海拔 1400 m 以下路旁、林缘、山坡灌草丛中。

【采收季节】 夏、秋季采收，洗净，鲜用或干燥。

【功效】 清热解毒，祛痰镇咳，凉血止血。

【主治】 感冒发热，扁桃体炎，支气管炎，肝炎，肠炎，痢疾，热淋，血热吐衄，痈肿疔毒，蛇虫咬伤。

【材料来源】 基原植物样本共 20 份。样本采自浙江省丽水市莲都区、青田县、松阳县、云和县、缙云县，衢州市龙游县，金华市东阳市、永康市；江西省上饶市婺源县。

【DNA 提取及序列扩增】 取基原植物样本叶片约 20 mg，均按照叶类药材 DNA 提取方法操作。序列扩增按照《中国药典》2015 年版的“中药材 DNA 条形码分子鉴定法指导原则”进行。

【ITS2 序列特征】 三脉紫菀共 20 条序列：序列长度为 219 bp；有 1 个变异位点，为 190 位点 G-A 变异；GC 含量为 53.9%～54.3%。主导单倍型序列特征如下：

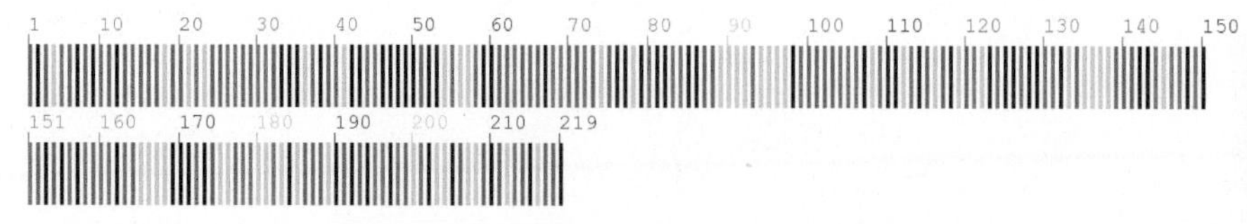

【ITS2 序列二级结构】

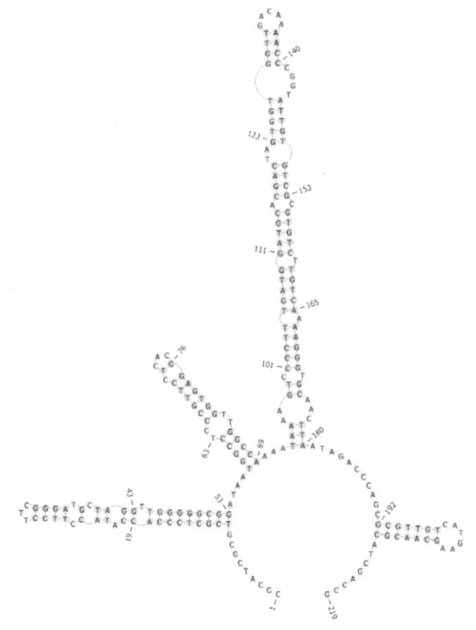

135 老　虎　舌

Laohushe

ASTERIS TURBINATI HERBA

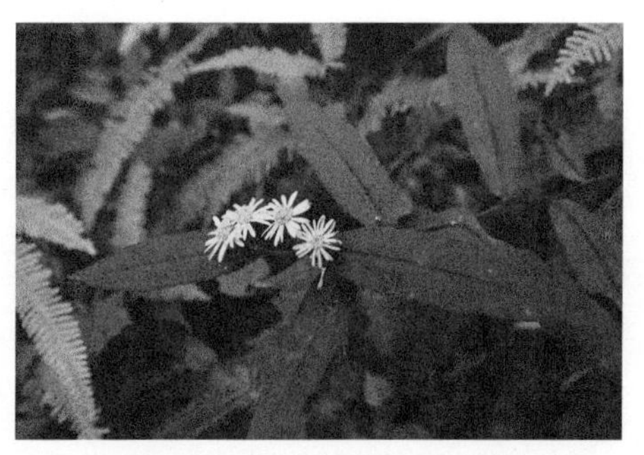

本品为菊科紫菀属植物陀螺紫菀（*Aster turbinatus* S. Moore）的干燥全草。老虎舌又名毛舌、草鞋苎草。

【中国药典】 无。

【植物形态】 多年生草本，有根状茎。茎直立，粗壮，常单生，有时具长分枝，被糙或有长粗毛，下部有较密的叶。下部叶在花期常枯落，叶片卵圆形或卵圆披针形，全部叶厚纸质，两面被短糙毛，下面沿脉有长糙毛。头状花序，单生或2～3个簇生上部叶腋。瘦果倒卵状长圆形，两面有肋，被密粗毛。花期8～10月，果期10～11月。

【生态环境】 生于低山山坡、林下阴地。

【采收季节】 夏、秋季采收全草，洗净，鲜用或干燥；秋季采收根，洗净，干燥。

【功效】 清热解毒，止痢。

【主治】 感冒发热，痢疾。

【材料来源】 基原植物样本共 12 份。样本采自浙江省丽水市莲都区、青田县、景宁县，衢州市龙游县，金华市东阳市。

【DNA 提取及序列扩增】 取基原植物样本叶片约 20 mg，均按照叶类药材 DNA 提取方法操作。序列扩增按照《中国药典》2015 年版的“中药材 DNA 条形码分子鉴定法指导原则”进行。

【ITS2 序列特征】 陀螺紫菀共 12 条序列：序列长度为 219 bp；无变异位点；GC 含量为 54.8%。序列特征如下：

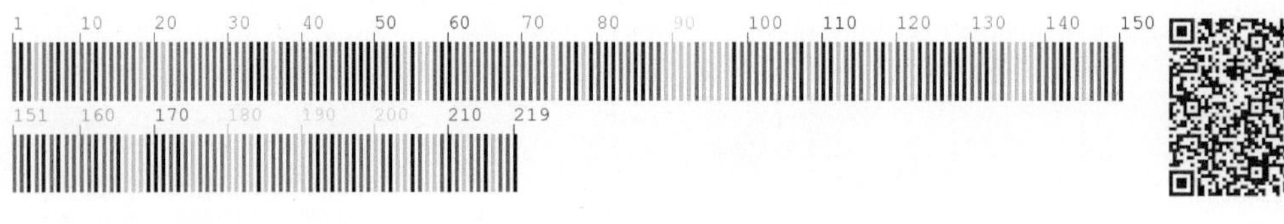

【ITS2 序列二级结构】

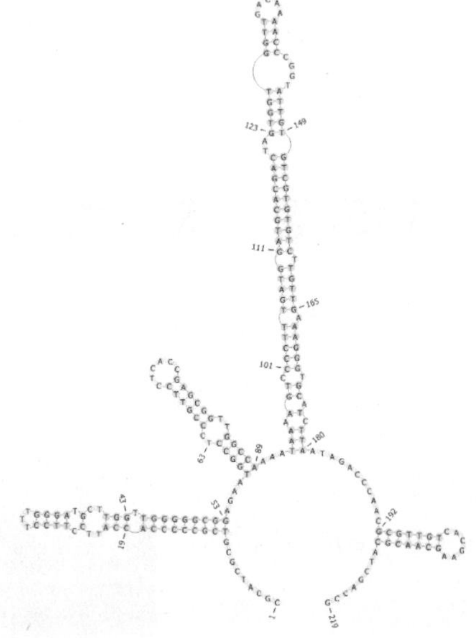

136 包 罗 香

Baoluoxiang

AILANTHI CORTEX

本品为苦木科臭椿属植物臭椿[*Ailanthus altissima* (Mill.) Swingle]的干燥根皮及树皮。包罗香又名苦马霜。

【中国药典】 椿皮：臭椿的干燥根皮或干皮。

【植物形态】 落叶乔木，高可达 20 m，树皮平滑而有直纹；嫩枝有髓，幼时被黄色或黄褐色柔毛，后脱落。叶为奇数羽状复叶，小叶对生或近对生，纸质，卵状披针形。圆锥花序，花淡绿色。翅果长椭圆形，种子位于翅的中间，扁圆形。花期 4～5 月，果期 8～10 月。

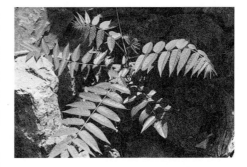

【生态环境】 生于海拔 1050 m 以下阳坡疏林中、林缘、灌木丛中。亦有作行道树栽培。

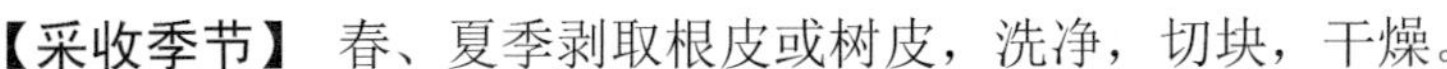

【采收季节】 春、夏季剥取根皮或树皮，洗净，切块，干燥。

【功效】 清热燥湿，涩肠，止血，止带，杀虫。

【主治】 泄泻，痢疾，便血，崩漏，痔疮出血，带下，蛔虫症，疮癣。

【材料来源】 基原植物样本共 12 份。样本采自浙江省丽水市莲都区、青田县、松阳县、庆元县，衢州市龙游县，金华市东阳市。

【DNA 提取及序列扩增】 取基原植物样本树皮约 40 mg，均按照皮类药材 DNA 提取方法操作。序列扩增按照《中国药典》2015 年版的“中药材 DNA 条形码分子鉴定法指导原则”进行。

【ITS2 序列特征】 臭椿共 12 条序列：序列长度为 225 bp；无变异位点；GC 含量为 72.9%。序列特征如下：

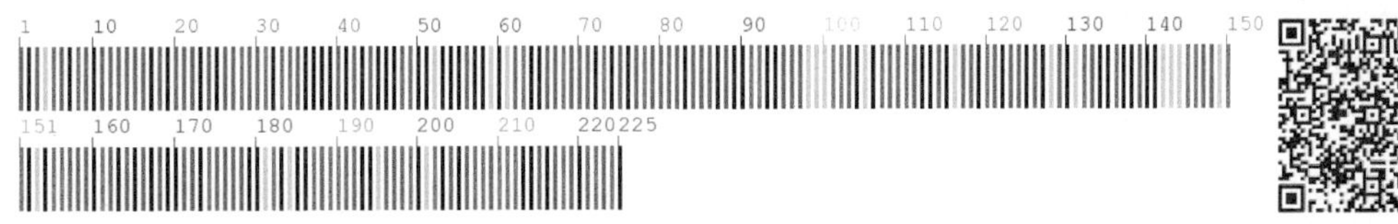

【ITS2 序列二级结构】

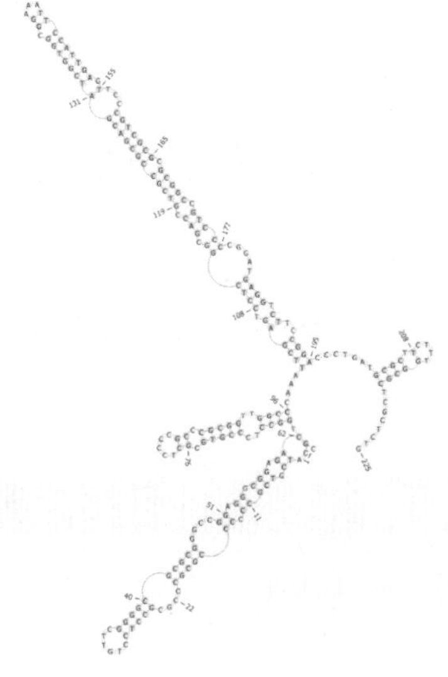

137 苦 楝

Kulian

MELIAE AZEDARACH CORTEX, FOLIUM, FLOS ET FRUCTUS

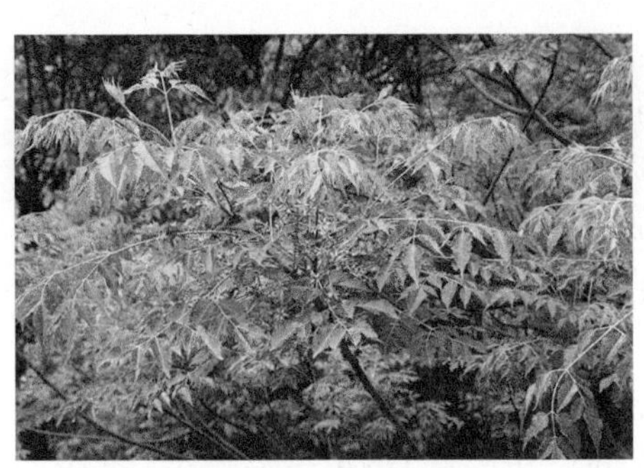

本品为楝科楝属植物楝（*Melia azedarach* L.）的干燥根皮、树皮、叶、花及果实。楝又称楝树。

【中国药典】 无。

【植物形态】 落叶乔木，高达 10 余米；树皮灰褐色，纵裂。分枝广展，小枝有叶痕。叶为 2～3 回奇数羽状复叶，小叶对生，卵形、椭圆形至披针形，顶生一片通常略大。圆锥花序约与叶等长，无毛或幼时被鳞片状短柔毛。核果球形至椭圆形，内果皮木质，4～5 室，每室有种子 1 颗；种子椭圆形。花期 4～5 月，果期 10～12 月。

【生态环境】 生于旷野、路旁或栽培于房前屋后、山区公路两旁。

【采收季节】 春、秋季采收根皮或树皮，干燥；夏、秋季采收叶，鲜用或干燥；春季采收花，阴干；秋、冬季采收果实，干燥。

【功效】 根皮及树皮：杀虫，疗癣；叶：清热燥湿，杀虫，止痒，行气止痛；花：清热祛湿，杀虫，止痒；果实：行气止痛，杀虫。

【主治】 根皮及树皮：蛔虫病，蛲虫病，钩虫病，阴道滴虫病，疥疮，头癣；叶：湿疹瘙痒，疮癣疥癞，蛇虫咬伤，滴虫性阴道炎，疝气疼痛，跌打肿痛；花：热痱，头癣；果实：脘腹胁肋疼痛，疝痛，虫积腹痛，头癣，冻疮。

【材料来源】 基原植物样本共 18 份。样本采自浙江省丽水市莲都区、青田县、松阳县、云和县，衢州市龙游县，金华市东阳市。

【DNA 提取及序列扩增】 取基原植物样本叶片约 20 mg，均按照叶类药材 DNA 提取方法操作。序列扩增按照《中国药典》2015 年版的“中药材 DNA 条形码分子鉴定法指导原则”进行。

【ITS2 序列特征】 楝共 18 条序列：序列长度为 234 bp；有 2 个变异位点，分别为 169 位点 G-A 变异和 176 位点 C-T 变异；GC 含量为 71.4%～71.8%。主导单倍型序列特征如下：

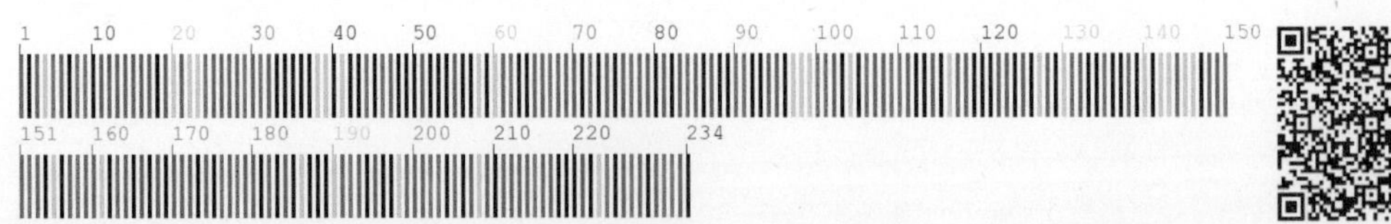

【ITS2 序列二级结构】

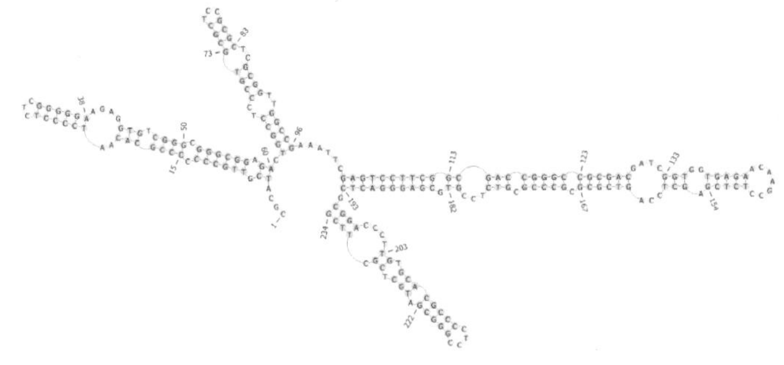

138 乌　发　药

Wufayao

FALLOPIAE MULTIFLORI RADIX

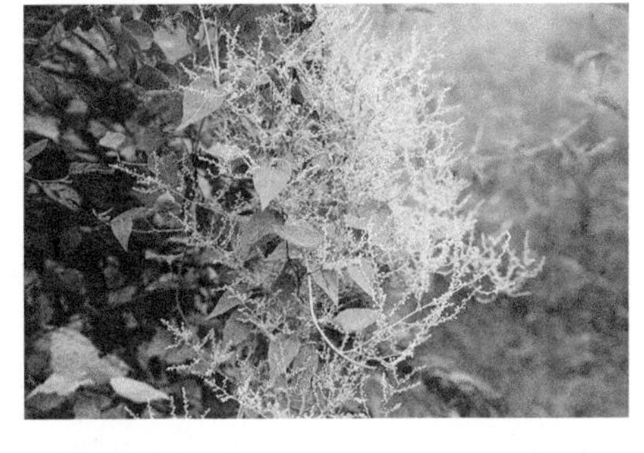

本品为蓼科何首乌属植物何首乌[*Fallopia multiflora* (Thunb.) Harald.]的干燥块根。*Flora of China* 中何首乌属已改称首乌属。

【中国药典】 何首乌：何首乌的干燥块根。

【植物形态】 多年生草本，块根肥厚，长椭圆形，黑褐色。茎缠绕，多分枝，具纵棱，无毛，微粗糙，下部木质化。叶卵形或长卵形。花序圆锥状，顶生或腋生。瘦果卵形，具 3 棱，黑褐色，有光泽，包于宿存花被内。花期 8～9 月，果期 9～10 月。

【生态环境】 生于山野石隙、灌丛中、住宅旁断墙残垣之间，常缠绕于墙上、岩石上及树木上。有栽培。

【采收季节】 秋季落叶后挖取块根，洗净，切片，干燥。

【功效】 养血滋阴，润肠通便，截疟，祛风，解毒。

【主治】 血虚头昏目眩，心悸，失眠，肝肾阴虚之腰膝酸软，须发早白，耳鸣，遗精，肠燥便秘，久疟体虚，风疹瘙痒，疮痈，瘰疬，痔疮。

【材料来源】 基原植物样本共 18 份。样本采自浙江省丽水市莲都区、青田县、松阳县、云和县，衢州市龙游县，金华市东阳市。

【DNA 提取及序列扩增】 取基原植物样本根约 40 mg，均按照根类药材 DNA 提取方法操作。序列扩增按照《中国药典》2015 年版的“中药材 DNA 条形码分子鉴定法指导原则”进行。

【ITS2 序列特征】 何首乌共 18 条序列：序列长度为 193 bp；有 2 个变异位点，分别为 149 位点 C-A 变异和 185 位点 A-G 变异；GC 含量为 79.3%。主导单倍型序列特征如下：

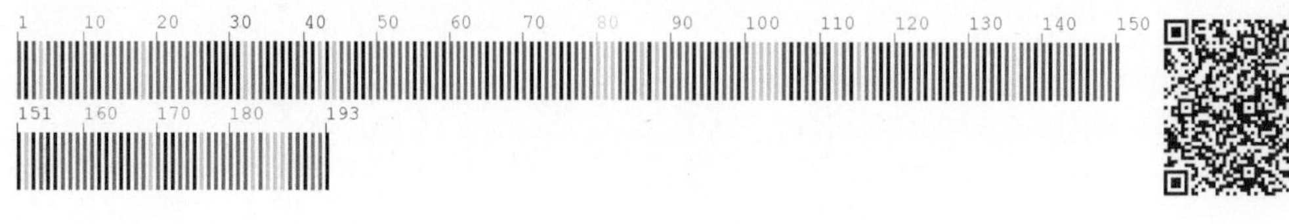

【ITS2 序列二级结构】

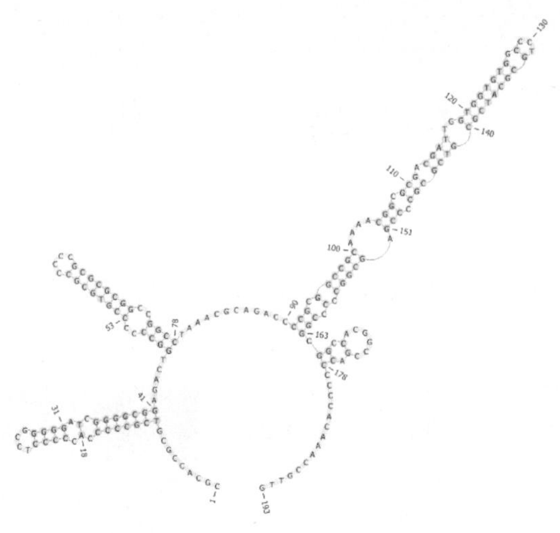

139 虎　　枪

Huqiang

REYNOUTRIAE JAPONICAE RHIZOMA ET RADIX

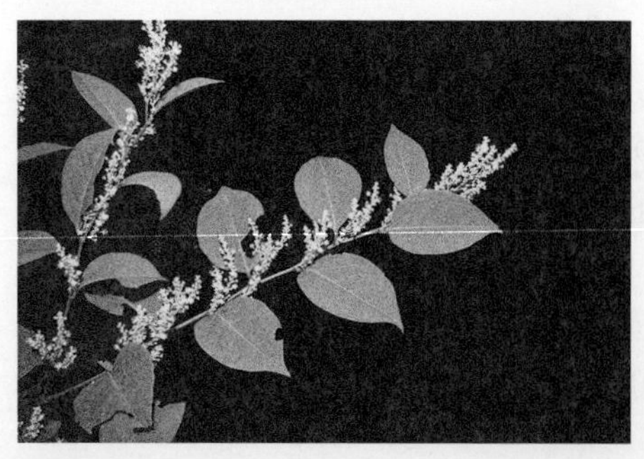

本品为蓼科虎杖属植物虎杖（*Reynoutria japonica* Houtt.）的干燥根茎及根。虎枪又名斑竹。

【中国药典】 虎杖：虎杖的干燥根茎和根。

【植物形态】 多年生草本，根状茎粗壮，横走。茎直立，粗壮，空心，具明显的纵棱，具小突起，无毛，散生红色或紫红斑点。叶宽卵形或卵状椭圆形，近革质。花单性，雌雄异株，花序圆锥状，腋生。瘦果卵形，具 3 棱，黑褐色，有光泽，包于宿存花被内。花期8～9月，果期9～10月。

【生态环境】 生于山谷沟边、路边草丛中、小溪边等地。

【采收季节】 秋季挖取根状茎及根，洗净，干燥。

【功效】 活血散瘀，祛风通络，清热利湿，解毒。

【主治】 经闭，经痛，跌扑损伤，风湿痹痛，淋浊带下，疮疡肿毒，毒蛇咬伤，水火烫伤。

【材料来源】 基原植物样本共12份。样本采自浙江省丽水市莲都区、青田县、松阳县、遂昌县，衢州市龙游县，金华市东阳市。

【DNA 提取及序列扩增】 取基原植物样本根约40 mg，均按照根类药材DNA提取方法操作。序列扩增按照《中国药典》2015年版的“中药材DNA条形码分子鉴定法指导原则”进行。

【ITS2 序列特征】 虎杖共12条序列：序列长度为193 bp；无变异位点；GC含量为79.3%。序列特征如下：

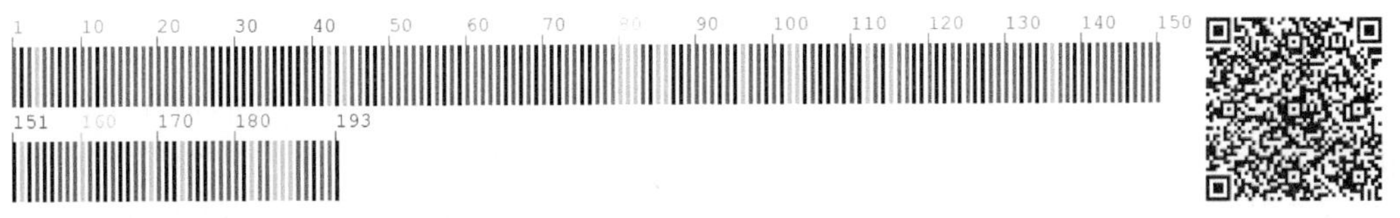

【ITS2 序列二级结构】

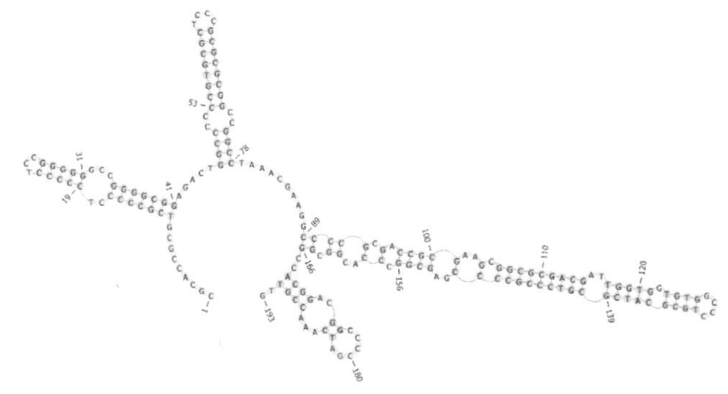

140 日头花草

Ritouhuacao

POLYGONI AVICULARIS HERBA

本品为蓼科蓼属植物萹蓄（*Polygonum aviculare* L.）的干燥全草。日头花草又名泻肚药。

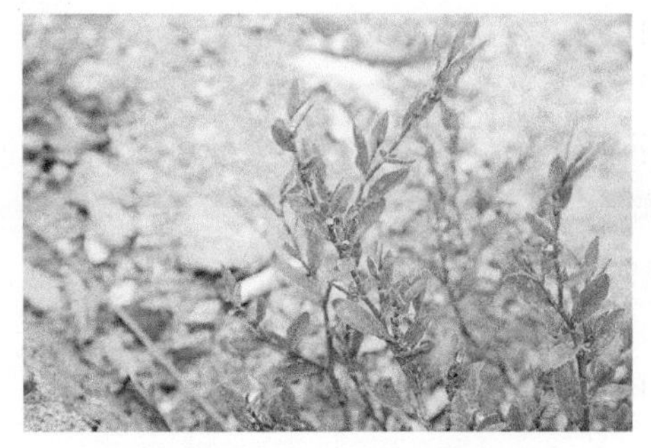

【中国药典】 萹蓄：萹蓄的干燥地上部分。

【植物形态】 一年生草本，茎平卧、上升或直立，自基部多分枝，具纵棱。叶椭圆形，狭椭圆形或披针形。花单生或数朵簇生于叶腋，遍布于植株。瘦果卵形，具 3 棱，黑褐色，密被由小点组成的细条纹，无光泽，与宿存花被近等长或稍超过。花期 5～7 月，果期 6～8 月。

【生态环境】 生于路边、草地、荒田草丛中、沙地上，喜湿润，常成片丛生。

【采收季节】 夏季生长茂盛时采收，除去杂质，鲜用或干燥。

【功效】 利水通淋，杀虫止痒。

【主治】 小便不利，黄疸，带下，泻痢，蛔虫病，疥疮，痔疾。

【材料来源】 基原植物样本共 10 份。样本采自浙江省丽水市莲都区、青田县、云和县，金华市东阳市。

【DNA 提取及序列扩增】 取基原植物样本叶片约 20 mg，均按照叶类药材 DNA 提取方法操作。序列扩增按照《中国药典》2015 年版的“中药材 DNA 条形码分子鉴定法指导原则”进行。

【ITS2 序列特征】 萹蓄共 10 条序列：序列长度为 201 bp；有 1 个变异位点，为 189 位点 G-A 变异；GC 含量为 75.6%～76.1%。主导单倍型序列特征如下：

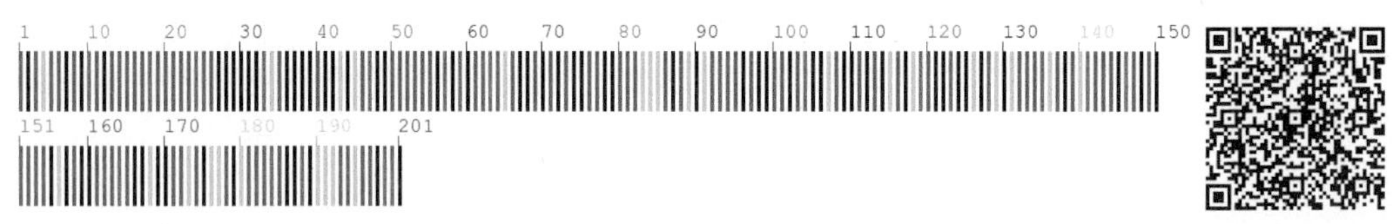

【ITS2 序列二级结构】

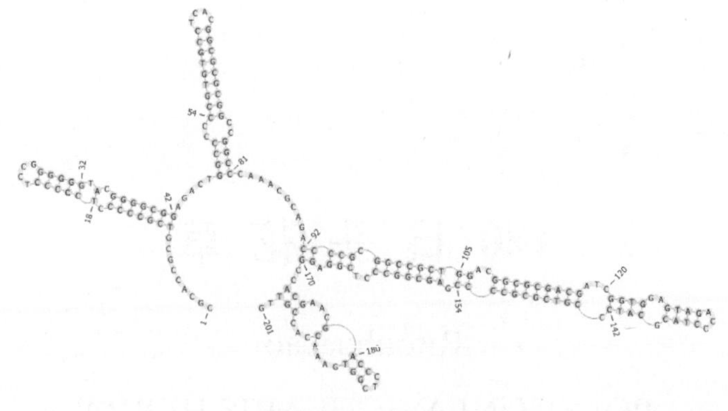

141 水 辣 蓼

Shuilaliao

POLYGONI HYDROPIPERIS HERBA

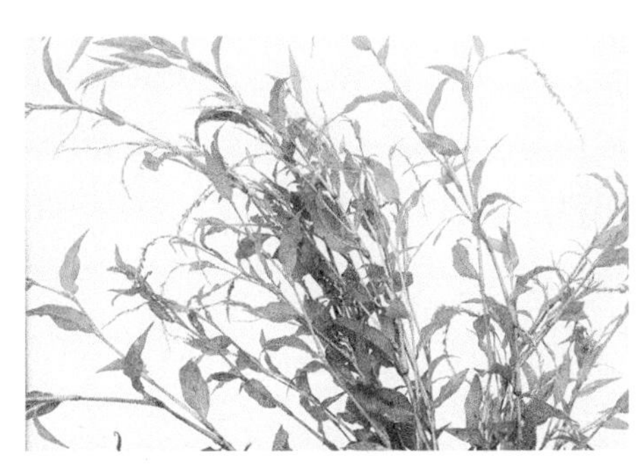

本品为蓼科蓼属植物水蓼（*Polygonum hydropiper* L.）的干燥全草。水蓼又名辣蓼。

【中国药典】 无。

【植物形态】 一年生草本，茎直立，多分枝，无毛，节部膨大。叶披针形或椭圆状披针形，两面无毛，被褐色小点，有时沿中脉具短硬伏毛，具辛辣味，叶腋具闭花受精花。总状花序呈穗状，顶生或腋生，通常下垂，花稀疏。瘦果卵形，双凸镜状或具 3 棱，密被小点，黑褐色，无光泽，包于宿存花被内。花期 5～9 月，果期 6～10 月。

【生态环境】 生于土壤较瘠薄的溪边、沟边、沙滩旁及湿地中。

【采收季节】 花期采收地上部分，鲜用或干燥。

【功效】 行滞化湿，散瘀止血，祛风止痒，解毒。

【主治】 湿滞内阻，泄泻，痢疾，小儿疳积，痛经，跌打损伤，风湿痹痛，外伤出血，湿疹，风疹，痈肿，毒蛇咬伤。

【材料来源】 基原植物样本共 12 份。样本采自浙江省丽水市莲都区、青田县、松阳县，金华市东阳市。

【DNA 提取及序列扩增】 取基原植物样本叶片约 20 mg，均按照叶类药材 DNA 提取方法操作。序列扩增按照《中国药典》2015 年版的“中药材 DNA 条形码分子鉴定法指导原则”进行。

【ITS2 序列特征】 水蓼共 12 条序列：序列长度为 245 bp；无变异位点；GC 含量为 69.0%。序列特征如下：

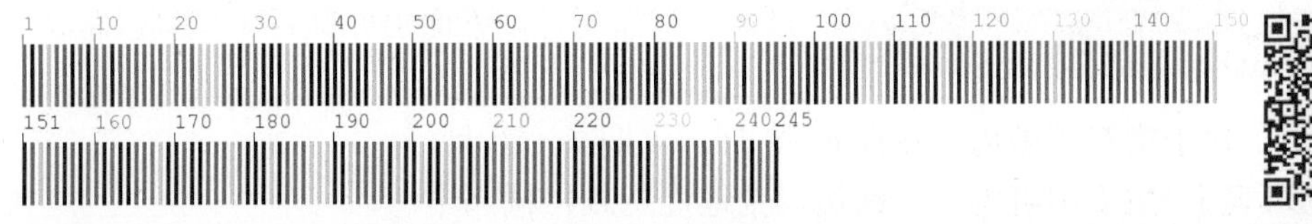

【ITS2 序列二级结构】

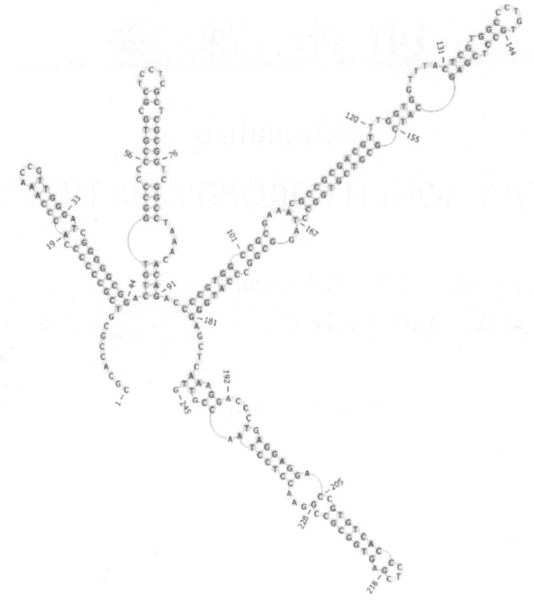

142 咬 虱 药

Yaoshiyao

POLYGONI PERFOLIATI HERBA

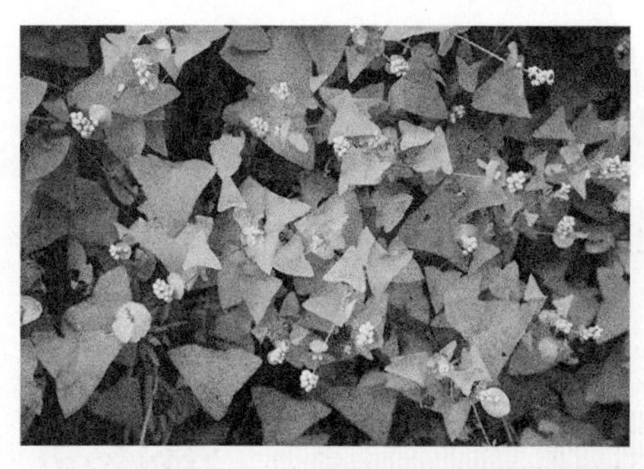

本品为蓼科蓼属植物杠板归（*Polygonum perfoliatum* L.）的干燥全草。咬虱药又名野麦刺。

【中国药典】 杠板归：杠板归的干燥地上部分。

【植物形态】 一年生草本，茎攀援，多分枝，具纵棱，沿棱具稀疏的倒生皮刺。叶三角形，薄纸质，上面无毛，下面沿叶脉疏生皮刺。总状花序呈短穗状，不分枝顶生或腋生。瘦果球形，黑色，有光泽，包于宿存花被内。花期 6～8 月，果期 7～10 月。

【生态环境】 生于田野沟边、路边、荒地灌丛或柑橘园中。

【采收季节】 夏、秋季采收全草，鲜用或干燥。

【功效】 清热解毒，利湿消肿，散瘀止血。

【主治】 感冒发热，肺热咳嗽，泻痢，黄疸，水肿，风火赤眼，跌打肿痛，蛇虫咬伤。

【材料来源】 基原植物样本共 18 份。样本采自浙江省丽水市莲都区、青田县、松阳县、云和县，衢州市龙游县，金华市东阳市。

【DNA 提取及序列扩增】 取基原植物样本叶片约 20 mg，均按照叶类药材 DNA 提取方法操作。序列扩增按照《中国药典》2015 年版的“中药材 DNA 条形码分子鉴定法指导原则”进行。

【ITS2 序列特征】 杠板归共 18 条序列：序列长度为 246 bp；有 2 个变异位点，分别为 143 位点 G-T 变异和 197 位点 A-C 变异；GC 含量为 70.7%～71.1%。主导单倍型序列特征如下：

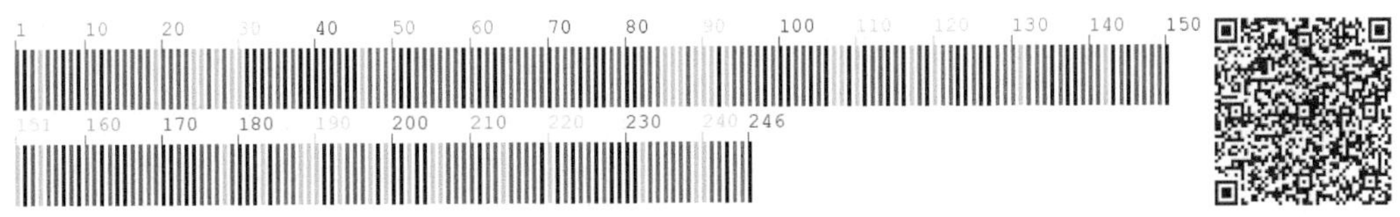

【ITS2 序列二级结构】

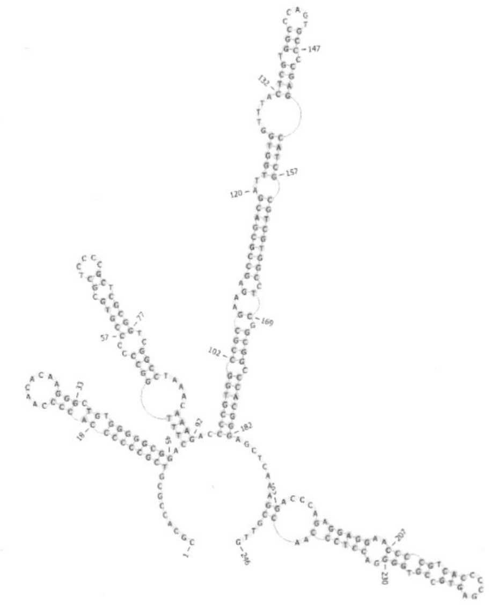

143 山　花　麦

Shanhuamai

FAGOPYRI DIBOTRYIS RHIZOMA

本品为蓼科荞麦属植物金荞麦[*Fagopyrum dibotrys* (D. Don) Hara]的干燥块茎。山花麦又名假花麦。

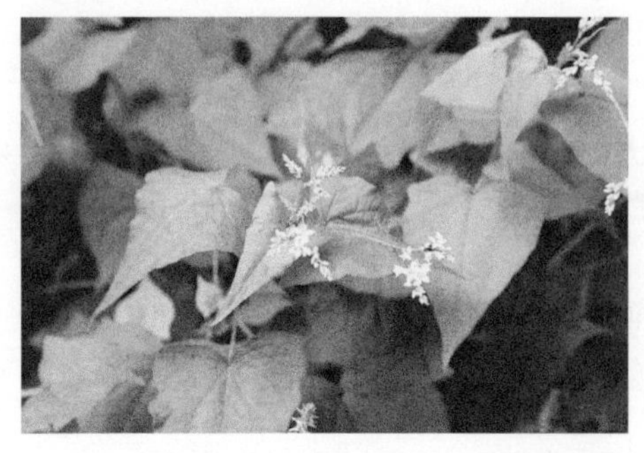

【中国药典】 金荞麦：金荞麦的干燥根茎。

【植物形态】 多年生草本，根状茎木质化，黑褐色。茎直立，分枝，具纵棱，无毛。有时一侧沿棱被柔毛。叶三角形，两面具乳头状突起或被柔毛。花序伞房状，顶生或腋生。瘦果宽卵形，具 3 锐棱，黑褐色，无光泽，超出宿存花被 2～3 倍。花期 7～9 月，果期 8～10 月。

【生态环境】 生于山坡荒地、旷野路边、水沟边。有栽培。

【采收季节】 秋季地上部分枯萎时采挖根茎，洗净，干燥。

【功效】 清热解毒，活血消肿，祛风除湿。

【主治】 肺痈，肺热咳嗽，咽喉肿痛，痢疾，风湿痹证，跌打损伤，痈肿疮毒，蛇虫咬伤。

【材料来源】 基原植物样本共 18 份。样本采自浙江省丽水市莲都区、青田县、松阳县、云和县，衢州市龙游县，金华市东阳市。

【DNA 提取及序列扩增】 取基原植物样本块茎约 40 mg，均按照块茎类药材 DNA 提取方法操作。序列扩增按照《中国药典》2015 年版的“中药材 DNA 条形码分子鉴定法指导原则”进行。

【ITS2 序列特征】 金荞麦共 18 条序列：序列长度为 229 bp；有 5 个变异位点，分别为 55 位点 A-G 变异、148 位点 A-G 变异、195 位点 A-G 变异、196 位点 C-T 变异和 207 位点 A-G 变异；GC 含量为 69.7%～70.2%。主导单倍型序列特征如下：

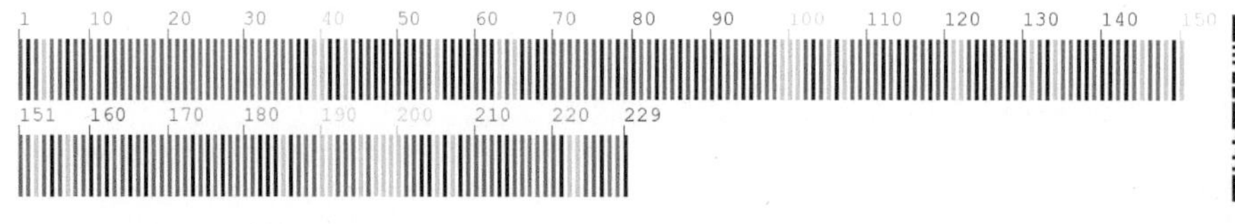

【ITS2 序列二级结构】

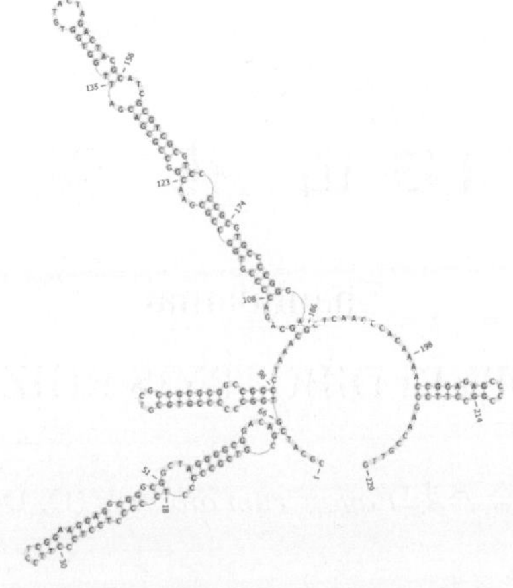

144 癣 黄 头

Xuanhuangtou

RUMICIS ACETOSAE HERBA

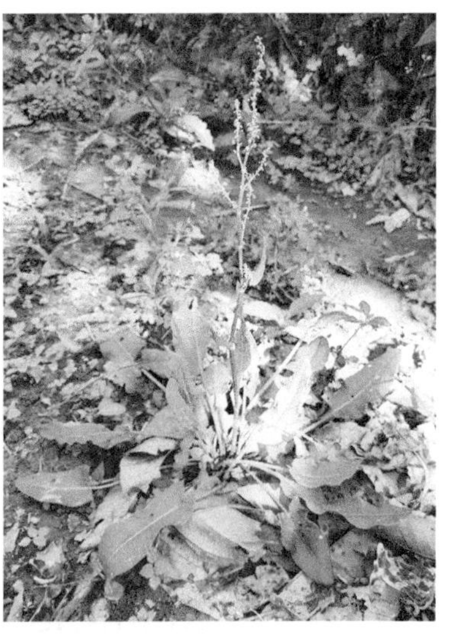

本品为蓼科酸模属植物酸模（*Rumex acetosa* L.）的干燥全草。癣黄头又名羊舌头草。

【中国药典】 无。

【植物形态】 多年生草本，根为须根。茎直立，具深沟槽，通常不分枝。基生叶和茎下部叶箭形。花序狭圆锥状，顶生，分枝稀疏；花单性，雌雄异株。瘦果椭圆形，具 3 锐棱，两端尖，黑褐色，有光泽。花期 5～7 月，果期 6～8 月。

【生态环境】 生于山地林缘、阴湿山沟、路边荒地中。

【采收季节】 夏季采挖根，或摘取叶，洗净，鲜用或干燥。

【功效】 泄热通秘，利尿，凉血止血，解毒。

【主治】 便秘，小便不利，内痔出血，疮疡，丹毒，湿疹，烫伤。

【材料来源】 基原植物样本共 12 份。样本采自浙江省丽水市莲都区、青田县、松阳县、云和县，衢州市龙游县，金华市永康市。

【DNA 提取及序列扩增】 取基原植物样本叶片约 20 mg，均按照叶类药材 DNA 提取方法操作。序列扩增按照《中国药典》2015 年版的“中药材 DNA 条形码分子鉴定法指导原则”进行。

【ITS2 序列特征】 酸模共 12 条序列：序列长度为 239 bp；有 2 个变异位点，分别为 32 位点 C-T 变异和 52 位点 T-C 变异；GC 含量为 66.5%～66.9%。主导单倍型序列特征如下：

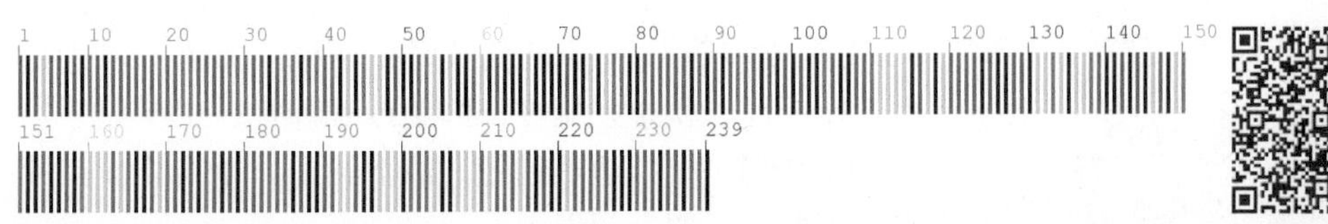

【ITS2 序列二级结构】

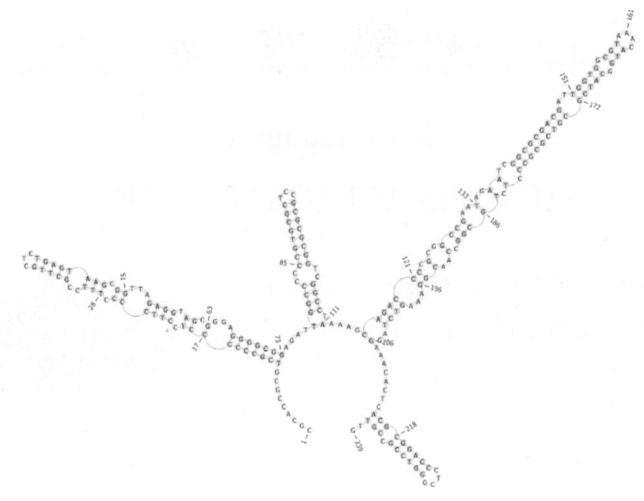

145 蘚 黄 头

Xianhuangtou

RUMICIS JAPONICI RADIX ET FOLIUM

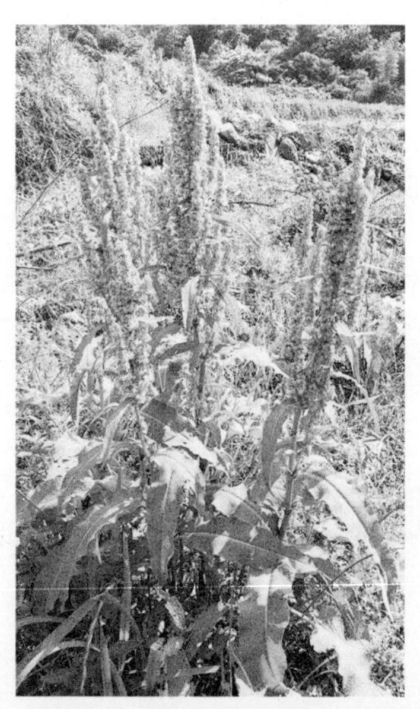

本品为蓼科酸模属植物羊蹄（*Rumex japonicus* Houtt）的干燥根及叶。

【中国药典】 无。

【植物形态】 多年生草本，茎直立，上部分枝，具沟槽。基生叶长圆形或披针状长圆形，茎上部叶狭长圆形。花序圆锥状，花两性，多花轮生。瘦果宽卵形，具 3 锐棱，两端尖，暗褐色，有光泽。花期 5～6 月，果期 6～7 月。

【生态环境】 生于低山疏林边、沟边、溪边、路旁阴湿地及沙地上。

【采收季节】 秋季叶变黄时挖取根，洗净，鲜用或切片干燥；夏、秋季采摘叶，鲜用或干燥。

【功效】 根：清热通便，凉血止血，杀虫止痒；叶：凉血止血，通便，解毒消肿。

【主治】 根：大便秘结，吐血，衄血，痔血，崩漏，疥癣，白秃，痈疮肿毒，跌打损伤；叶：肠风便血，便秘，小儿疳积，痈疮肿毒，疥癣。

【材料来源】 基原植物样本共 24 份。样本采自浙江省丽水市莲都区、青田县、松阳县、云和县、景宁县，衢州市龙游县，金华市东阳市、永康市；江西省上饶市婺源县。

【DNA 提取及序列扩增】 取基原植物样本叶片约 20 mg，均按照叶类药材 DNA 提取方法操作。序列扩增按照《中国药典》2015 年版的“中药材 DNA 条形码分子鉴定法指导原则”进行。

【ITS2 序列特征】 羊蹄共 24 条序列：序列长度为 199 bp；有 1 个变异位点，为 91 位点 G-A 变异；GC 含量为 76.9%～77.4%。主导单倍型序列特征如下：

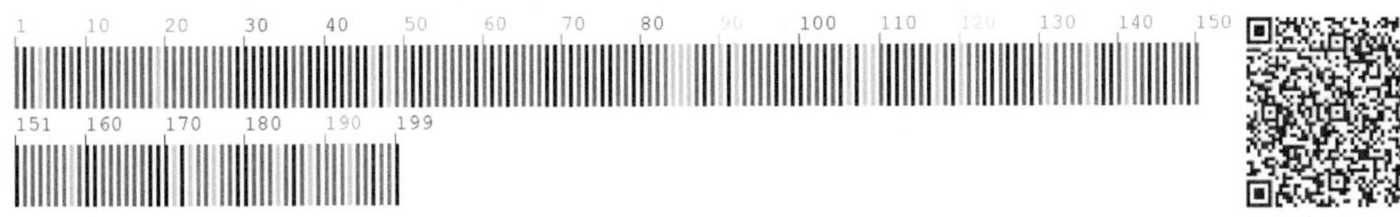

【ITS2 序列二级结构】

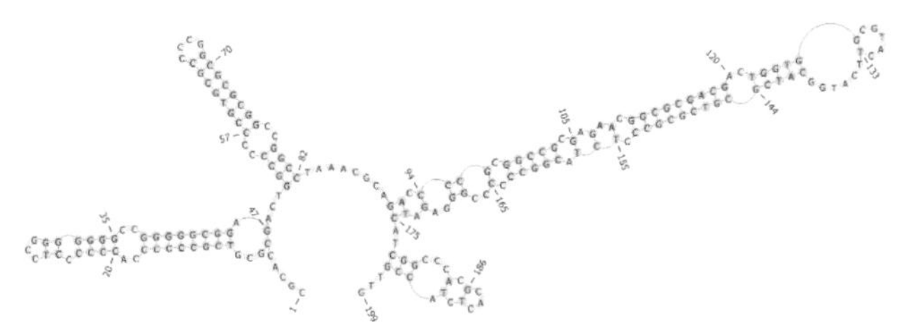

146 矮脚黑鱼胆

Aijiaoheiyudan

GENTIANAE DAVIDII HERBA

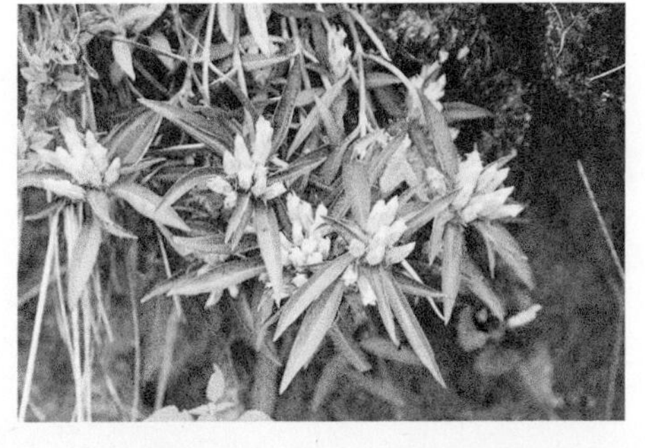

本品为龙胆科龙胆属植物五岭龙胆（*Gentiana davidii* Franch.）的干燥全草。矮脚黑鱼胆又名矮杆鲤鱼胆、九头青、九头牛等。

【中国药典】 无。

【植物形态】 多年生草本，须根略肉质。主茎粗壮，发达，有多数较长分枝。花枝多数，丛生，斜升，紫色或黄绿色，中空，近圆形，下部光滑，上部多少具乳突。叶线状披针形或椭圆状披针形。花多数，簇生枝端呈头状，被包围于最上部的苞叶状的叶丛中。蒴果内藏或外露，狭椭圆形或卵状椭圆形，种子淡黄色，有光泽，近圆球形，表面具蜂窝状网隙。花果期（6）8～11 月。

【生态环境】 生于海拔 700～1800 m 山坡路旁草丛中、林下、湿地或山谷溪沟边。

【采收季节】 夏、秋季采收，洗净，鲜用或干燥。

【功效】 清热解毒，利湿。

【主治】 小儿惊风，目赤，咽痛，肝炎，痢疾，淋证，化脓性骨髓炎，痈疮肿毒，毒蛇咬伤。

【材料来源】 基原植物样本共 13 份。样本采自浙江省丽水市莲都区、青田县、松阳县、云和县，衢州市龙游县，金华市东阳市；江西省上饶市婺源县。

【DNA 提取及序列扩增】 取基原植物样本叶片约 20 mg，均按照叶类药材 DNA 提取方法操作。序列扩增按照《中国药典》2015 年版的“中药材 DNA 条形码分子鉴定法指导原则”进行。

【ITS2 序列特征】 五岭龙胆共 13 条序列：序列长度为 232 bp；有 1 个变异位点，为 91 位点 C-A 变异；GC 含量为 59.5%～59.9%。主导单倍型序列特征如下：

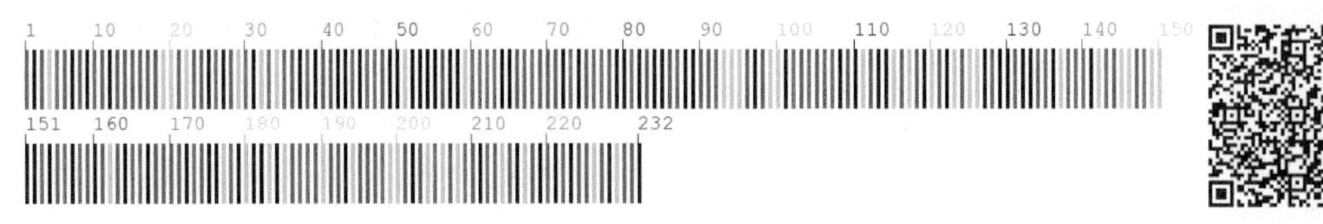

【ITS2 序列二级结构】

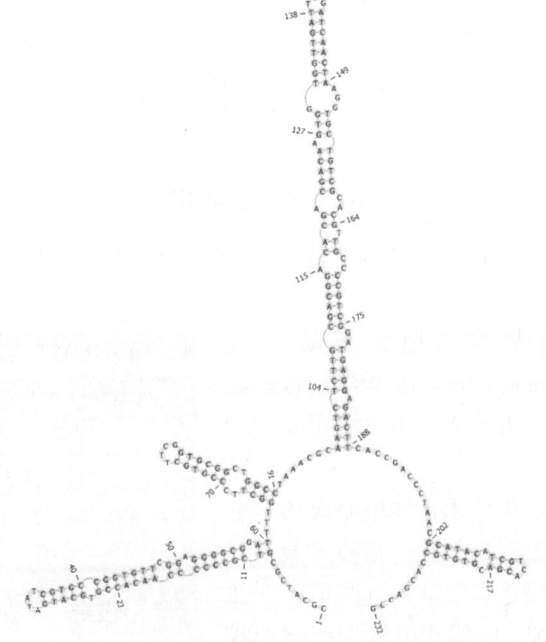

147 高脚鲤鱼胆

Gaojiaoliyudan

GENTIANAE SCABRAE RADIX ET RHIZOMA

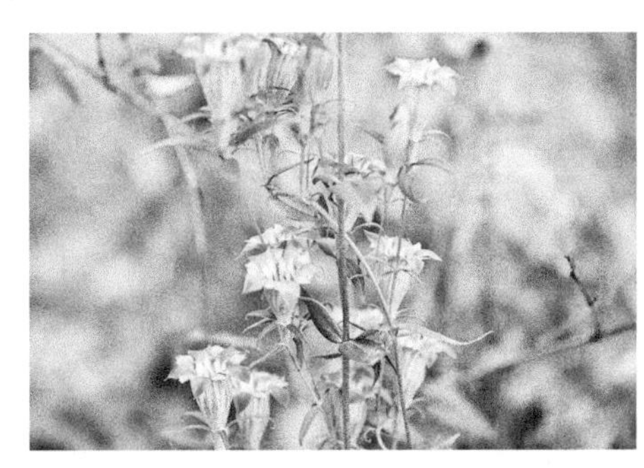

本品为龙胆科龙胆属植物龙胆（*Gentiana scabra* Bunge）的干燥根及根茎。

【中国药典】 龙胆：条叶龙胆（*Gentiana manshurica* Kitag.）、龙胆、三花龙胆（*Gentiana triflora* Pall.）或滇龙胆（*Gentiana rigescens* Franch.）的干燥根和根茎。

【植物形态】 多年生草本，根茎平卧或直立，具多数粗壮、略肉质的须根。花枝单生，直立，黄绿色或紫红色，中空，近圆形，具条棱，棱上具乳突，稀光滑。枝下部叶膜质，淡紫红色，鳞片形。花多数，簇生枝顶和叶腋。蒴果内藏，宽椭圆形，两端钝，种子褐色，有光泽，线形或纺锤形，表面具增粗的网纹，两端具宽翅。花果期 5～11 月。

【生态环境】 生于海拔 700～1800 m 向阳茅草山上、山坡草丛地、灌丛中或山顶草丛中。

【采收季节】 春、秋二季采收，洗净，干燥。

【功效】 清热燥湿，泻肝胆火。

【主治】 热黄疸，阴肿阴痒，带下，湿疹瘙痒，目赤，耳聋，胁痛，口苦，惊风抽搐。

【材料来源】 基原植物样本共 12 份。样本采自浙江省丽水市莲都区、青田县、松阳县，衢州市龙游县，金华市东阳市；江西省上饶市婺源县。

【DNA 提取及序列扩增】 取基原植物样本根约 40 mg，均按照根类药材 DNA 提取方法操作。序列扩增按照《中国药典》2015 年版的“中药材 DNA 条形码分子鉴定法指导原则”进行。

【ITS2 序列特征】 龙胆共 12 条序列：序列长度为 233 bp；无变异位点；GC 含量为 60.5%。序列特征如下：

【ITS2 序列二级结构】

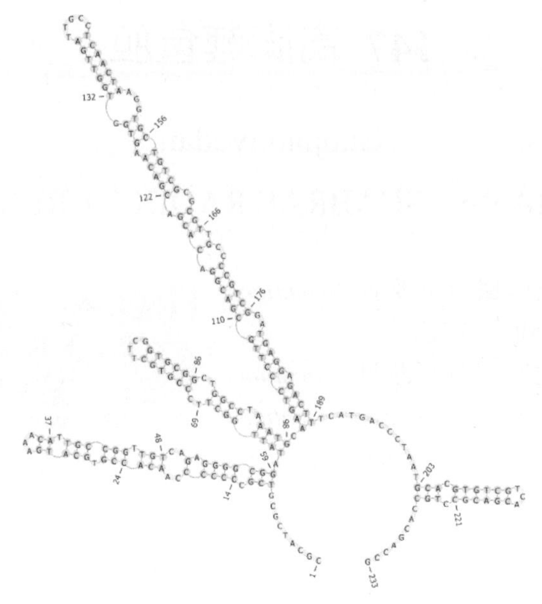

148 鹿 蹄 草

Luticao

PYROLAE CALLIANTHAE HERBA

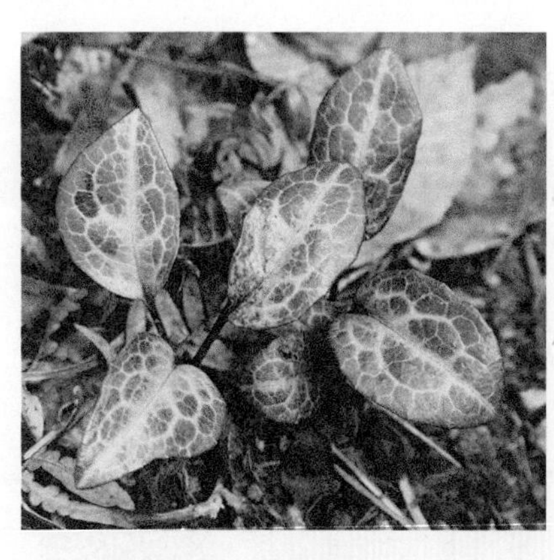

本品为鹿蹄草科鹿蹄草属植物鹿蹄草（*Pyrola calliantha* H. Andr.）的干燥全草。*Flora of China* 将鹿蹄草置于杜鹃花科鹿蹄草属。

【中国药典】 鹿衔草：鹿蹄草或普通鹿蹄草（*Pyrola decorata* H. Andres）的干燥全草。

【植物形态】 常绿草本状小半灌木，根茎细长，横生，斜升，有分枝。叶 4～7，基生，革质，椭圆形或圆卵形，稀近圆形。总状花序，有 9～13 花，密生。蒴果扁球形。花期 6～8 月，果期 8～9 月。

【生态环境】 生于海拔 700～1500 m 的山地林下。

【采收季节】 全年可采，晒至叶片较软时，堆置使其呈紫褐色时，干燥。

【功效】 补肾强骨，祛风除湿，止咳，止血。

【主治】 风湿痹痛，腰膝无力，月经过多，久咳劳嗽。

【材料来源】 基原植物样本共 12 份。样本采自浙江省丽水市莲都区、青田县、松阳县、云和县，衢州市龙游县，金华市东阳市；江西省上饶市婺源县。

【DNA 提取及序列扩增】 取基原植物样本叶片约 20 mg，均按照叶类药材 DNA 提取方法操作。序列扩增按照《中国药典》2015 年版的“中药材 DNA 条形码分子鉴定法指导原则”进行。

【ITS2 序列特征】 鹿蹄草共 12 条序列：序列长度为 237 bp；无变异位点；GC 含量为 50.6%。序列特征如下：

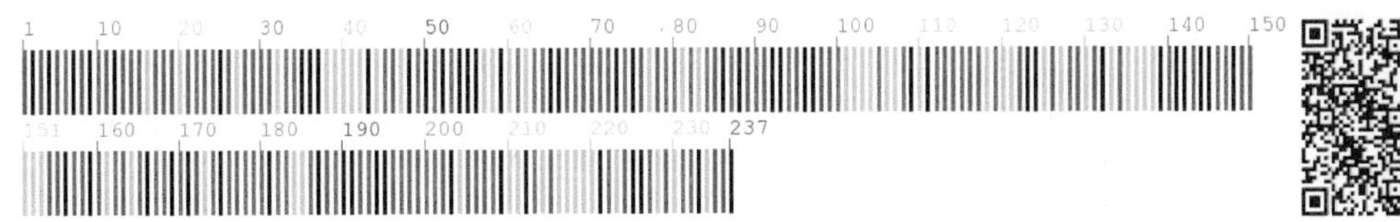

【ITS2 序列二级结构】

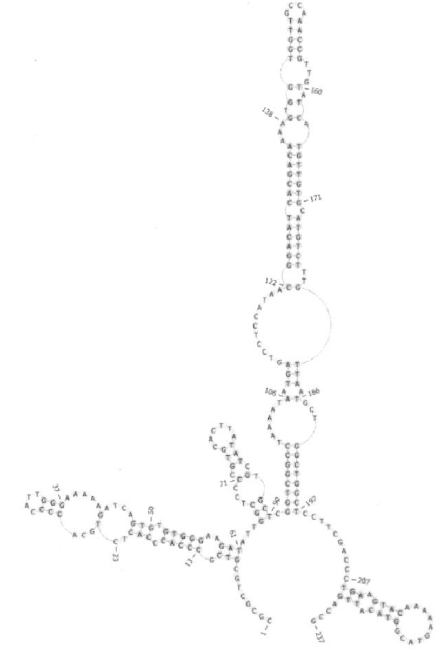

149 硬秆天竹

Yinggantianzhu

CYNANCHI PANICULATI RADIX ET RHIZOMA

本品为萝藦科鹅绒藤属植物徐长卿[*Cynanchum paniculatum* (Bunge) Kitag.]的干燥根及根茎。硬秆天竹又名水汤菊。

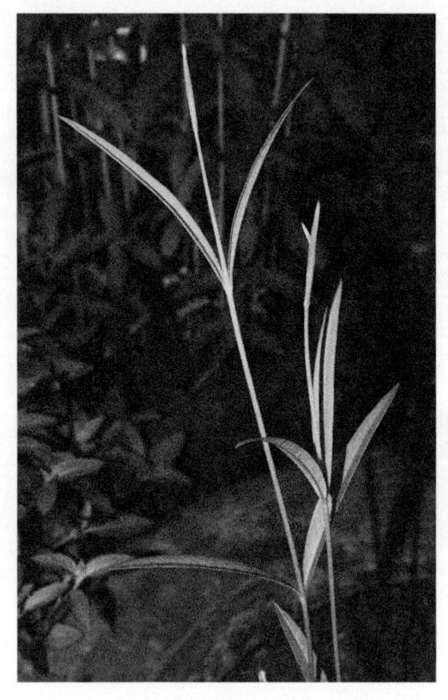

【中国药典】 徐长卿：徐长卿的干燥根和根茎。

【植物形态】 多年生直立草本，根须状，多至50余条；茎不分枝，稀从根部发生几条，无毛或被微毛。叶对生，纸质，披针形至线形。圆锥状聚伞花序生于顶端的叶腋内，着花10余朵，花冠黄绿色。蓇葖单生，披针形，种子长圆形，种毛白色绢质。花期5～7月，果期9～12月。

【生态环境】 生于向阳山坡路旁或草丛中。

【采收季节】 夏、秋季采收，洗净，干燥。

【功效】 祛风除湿，行气活血，去痛止痒，解毒消肿。

【主治】 风湿痹痛，腰痛，牙痛，跌扑损伤，小便不利，湿疹，荨麻疹，毒蛇咬伤。

【材料来源】 基原植物样本共12份。样本采自浙江省丽水市莲都区、青田县、松阳县，衢州市开化县。

【DNA提取及序列扩增】 取基原植物样本根约40 mg，均按照根类药材DNA提取方法操作。序列扩增按照《中国药典》2015年版的“中药材DNA条形码分子鉴定法指导原则”进行。

【ITS2序列特征】 徐长卿共12条序列：序列长度为247 bp；无变异位点；GC含量为64.8%。序列特征如下：

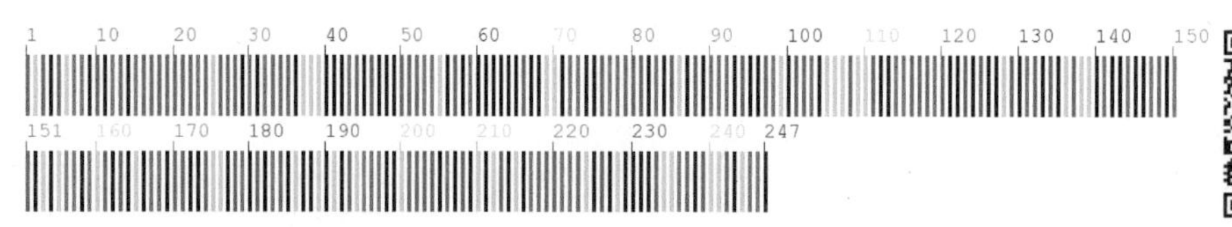

【ITS2序列二级结构】

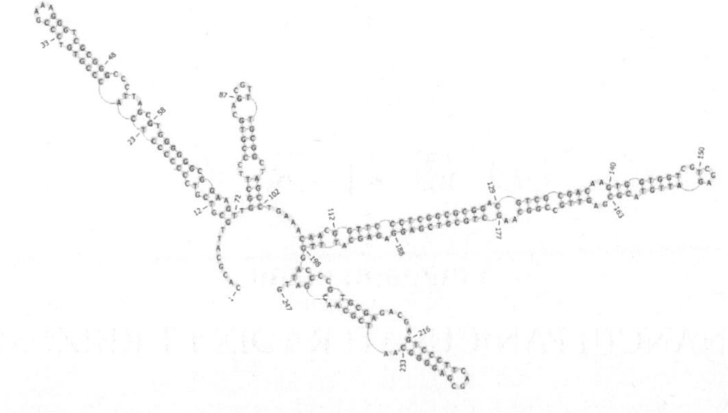

150 水 天 竹

Shuitianzhu

CYNANCHI STAUNTONII RADIX

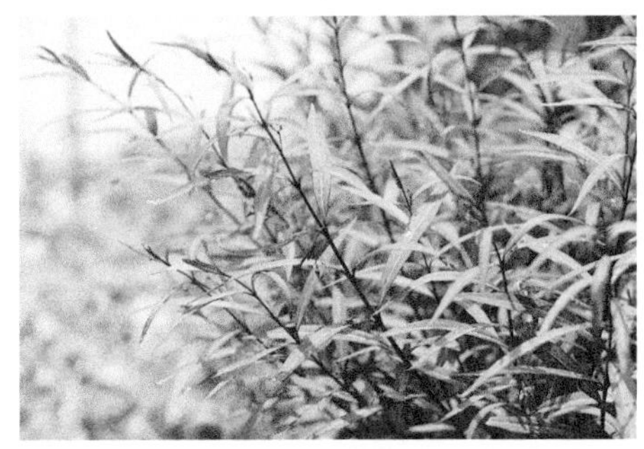

本品为萝藦科鹅绒藤属植物柳叶白前[*Cynanchum stauntonii* (Decne.) Schltr. ex Lévl.]的干燥根。水天竹又名水杨木柳。

【中国药典】 白前：柳叶白前或芫花叶白前[*Cynanchum glaucescens* (Decne.) Hand. Mazz.]的干燥根茎和根。

【植物形态】 直立半灌木，无毛，分枝或不分枝；须根纤细、节上丛生。叶对生，纸质，狭披针形。伞形聚伞花序腋生，花冠紫红色。蓇葖单生，长披针形。花期5～8月，果期9～10月。

【生态环境】 生于低海拔溪沟边、溪滩石砾中或林缘阴湿处。

【采收季节】 秋季采收，洗净，干燥。

【功效】 降气，消痰，止咳。

【主治】 肺气壅实之咳嗽痰多，气逆喘促，胃脘疼痛，小儿疳积，跌打损伤。

【材料来源】 基原植物样本共10份。样本采自浙江省丽水市莲都区、青田县、松阳县，衢州市龙游县。

【DNA提取及序列扩增】 取基原植物样本根约40 mg，均按照根类药材DNA提取方法操作。序列扩增按照《中国药典》2015年版的“中药材DNA条形码分子鉴定法指导原则”进行。

【ITS2序列特征】 柳叶白前共10条序列：序列长度为246 bp；有1个变异位点，为79位点C-G变异；GC含量为66.3%。主导单倍型序列特征如下：

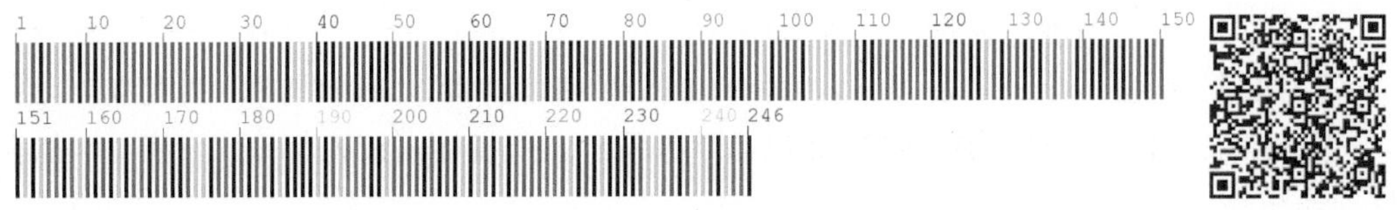

【ITS2 序列二级结构】

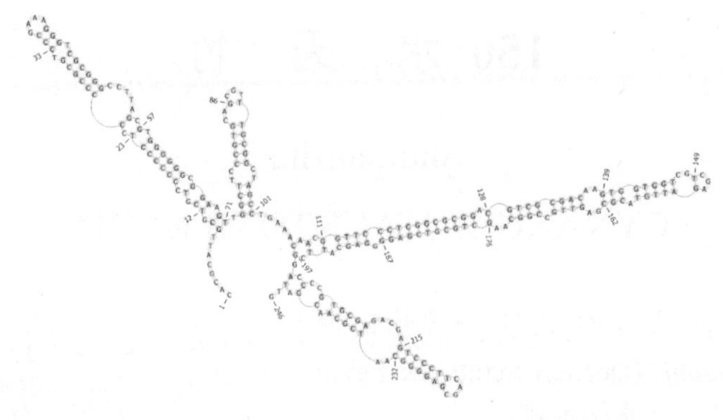

151 臭 桐 柴

Choutongchai

CLERODENDRI BUNGEI HERBA

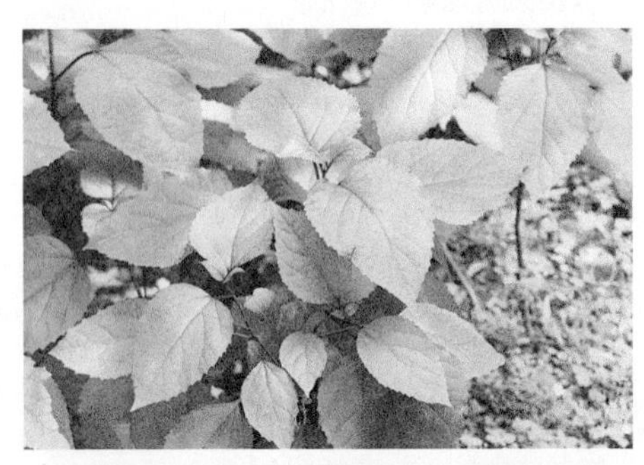

本品为马鞭草科大青属植物臭牡丹（*Clerodendrum bungei* Steud.）的干燥全草。臭桐柴又名赤木丹。

【中国药典】 无。

【植物形态】 灌木，植株有臭味；花序轴、叶柄密被褐色、黄褐色或紫色脱落性的柔毛；小枝近圆形，皮孔显著。叶片纸质，宽卵形或卵形。伞房状聚伞花序顶生，密集，花冠淡红色、红色或紫红色。核果近球形，成熟时蓝黑色。花果期 5～11 月。

【生态环境】 栽培于房前屋后阴湿肥沃处。

【采收季节】 夏、秋季枝叶茂盛时采收茎叶，鲜用或干燥。

【功效】 解毒消肿，祛风湿，降血压。

【主治】 痈疽，疔疮，发背，乳痈，痔疮，湿疹，丹毒，风湿痹痛，高血压。

【材料来源】 基原植物样本共 12 份。样本采自浙江省丽水市莲都区、青田县、松阳县、云和县。

【DNA 提取及序列扩增】 取基原植物样本叶片约 20 mg，均按照叶类药材 DNA 提取方法操作。序列扩增按照《中国药典》2015 年版的“中药材 DNA 条形码分子鉴定法指导原则”进行。

【ITS2 序列特征】 臭牡丹共 12 条序列：序列长度为 224 bp；无变异位点；GC 含量

为 54.5%。序列特征如下：

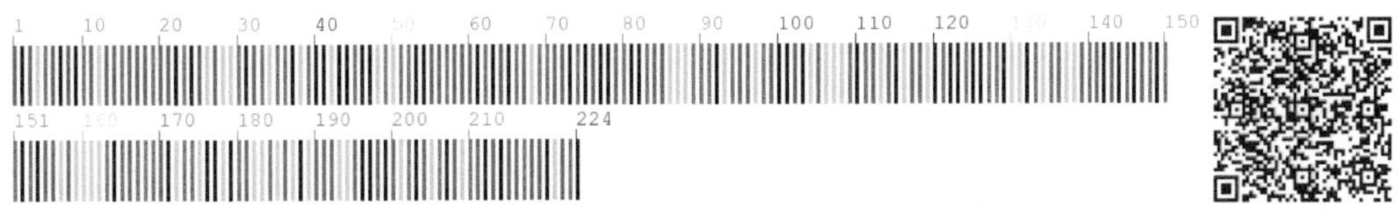

【ITS2 序列二级结构】

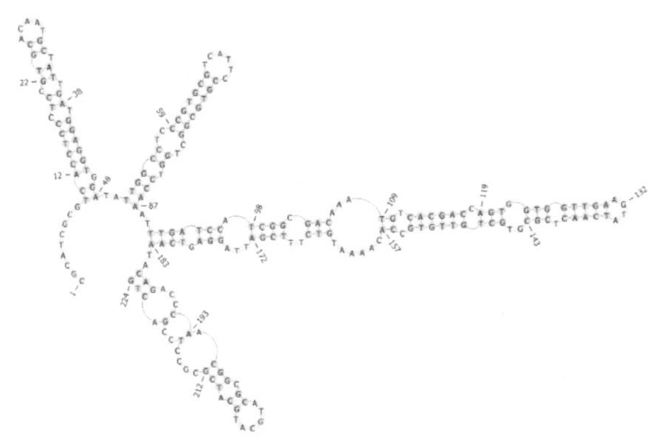

152 豆腐柴

Doufuchai

PREMNAE MICROPHYLLAE HERBA

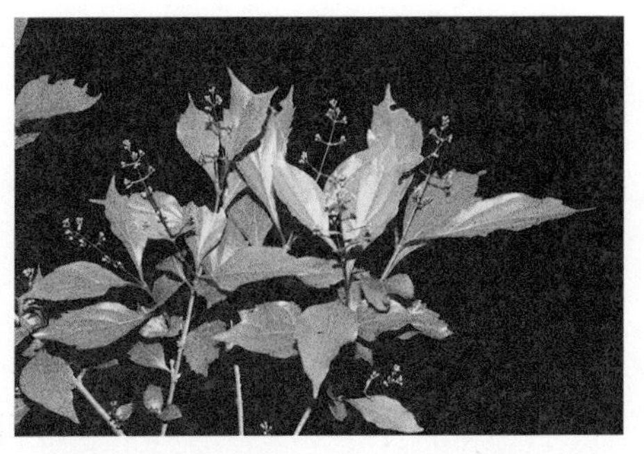

本品为马鞭草科豆腐柴属植物豆腐柴（*Premna microphylla* Turcz.）的全草。豆腐柴又名苦蓼。

【中国药典】 无。

【植物形态】 直立灌木，幼枝有柔毛，老枝变无毛。叶揉之有臭味，卵状披针形、椭圆形、卵形或倒卵形。聚伞花序组成顶生塔形的圆锥花序。核果紫色，球形至倒卵形。花果期 5～10 月。

【生态环境】 生于海拔 1400 m 以下的山坡林下或林缘。有栽培。

【采收季节】 春、夏、秋季均可采收。

【功效】 清热解毒。

【主治】 痢疾，痈肿，疔疮，丹毒，蛇虫咬伤，风湿痹痛，风火牙痛。

【材料来源】 基原植物样本共 10 份。样本采自浙江省丽水市莲都区、青田县，衢州市龙游县，金华市东阳市。

【DNA 提取及序列扩增】 取基原植物样本叶片约 20 mg，均按照叶类药材 DNA 提取方法操作。序列扩增按照《中国药典》2015 年版的“中药材 DNA 条形码分子鉴定法指导原则”进行。

【ITS2 序列特征】 豆腐柴共 10 条序列：序列长度为 226 bp；有 3 个变异位点，分别为26位点A-T变异、160位点C-A变异和216位点G-C变异；GC含量为69.5%～69.9%。主导单倍型序列特征如下：

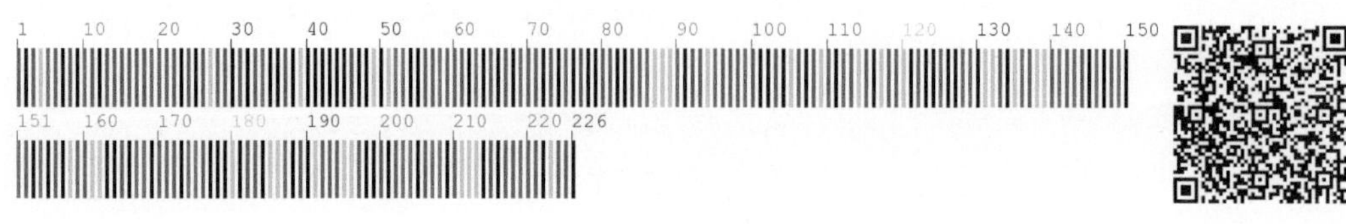

【ITS2 序列二级结构】

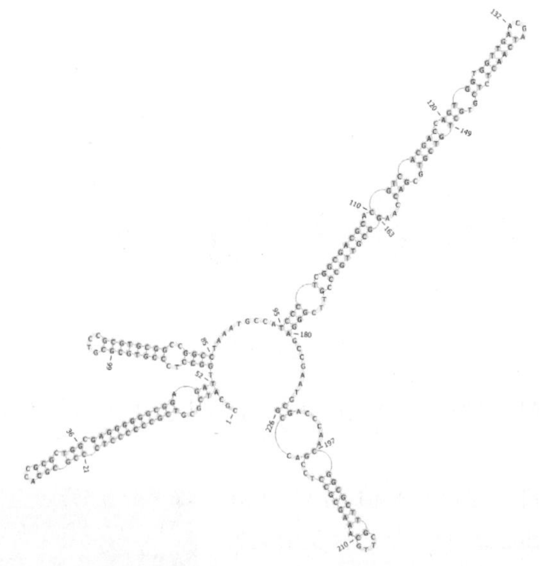

153 铁 马 鞭

Tiemabian

VERBENAE HERBA

本品为马鞭草科马鞭草属植物马鞭草（*Verbena officinalis* L.）的干燥全草。铁马鞭又名鸭母草、土荆芥、野荆芥等。

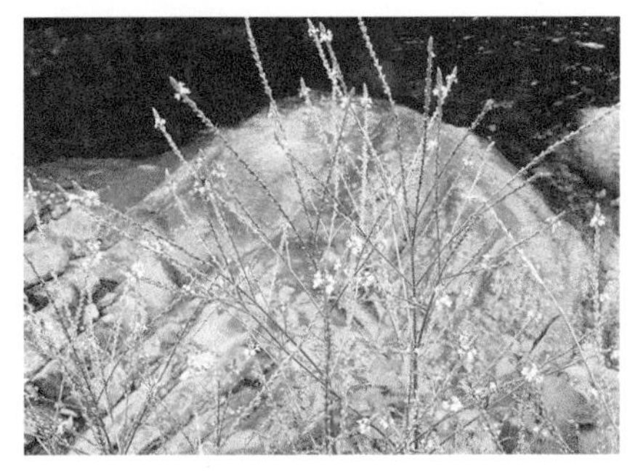

【中国药典】 马鞭草：马鞭草的干燥地上部分。

【植物形态】 多年生草本，茎四方形，近基部可为圆形，节和棱上有硬毛。叶片卵圆形至倒卵形或长圆状披针形，基生叶的边缘通常有粗锯齿和缺刻，茎生叶多数3深裂，裂片边缘有不整齐锯齿，两面均有硬毛，背面脉上尤多。穗状花序顶生和腋生，细弱。果长圆形，外果皮薄，成熟时4瓣裂。花期6～8月， 果期7～10月。

【生态环境】 生于低海拔到高海拔山脚地边、路旁或村边荒地。

【采收季节】 夏、秋季开花时采收，干燥。

【功效】 清热解毒，活血通络，利水消肿，截疟。

【主治】 感冒发热，咽喉肿痛，牙龈肿痛，黄疸，痢疾，血瘀经闭，痛经，癥瘕，水肿，小便不利，疟疾，痈疮肿毒，跌打损伤。

【材料来源】 基原植物样本共18份。样本采自浙江省丽水市莲都区、青田县、松阳县、云和县，衢州市龙游县，金华市东阳市；江西省上饶市婺源县。

【DNA提取及序列扩增】 取基原植物样本叶片约20 mg，均按照叶类药材DNA提取方法操作。序列扩增按照《中国药典》2015年版的“中药材DNA条形码分子鉴定法指导原则”进行。

【ITS2序列特征】 马鞭草共18条序列：序列长度为234 bp；无变异位点；GC含量为63.7%。序列特征如下：

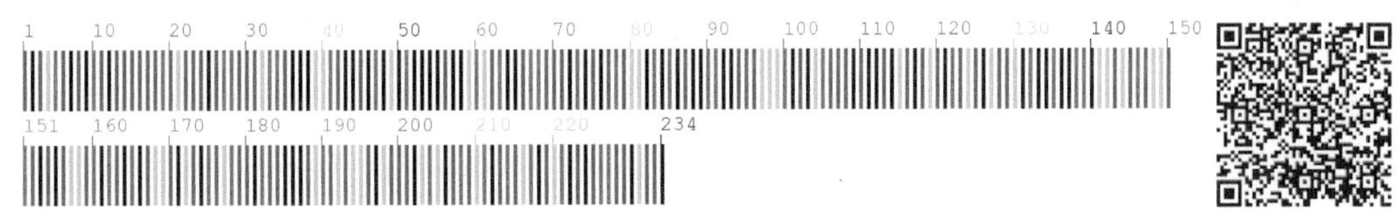

【ITS2序列二级结构】

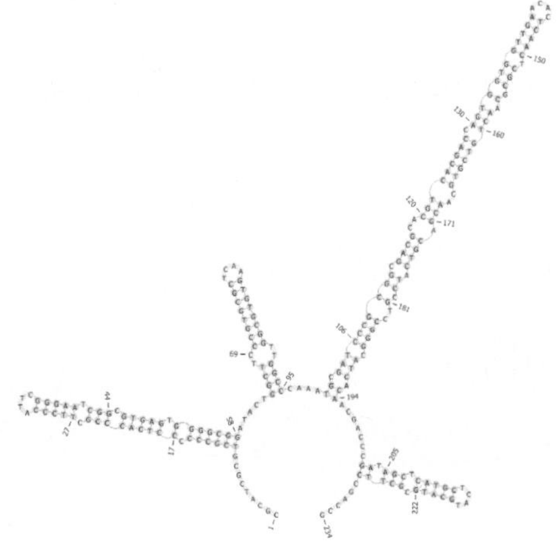

154 黄 荆 条

Huangjingtiao

VITICIS NEGUNDO RADIX ET FOLIUM

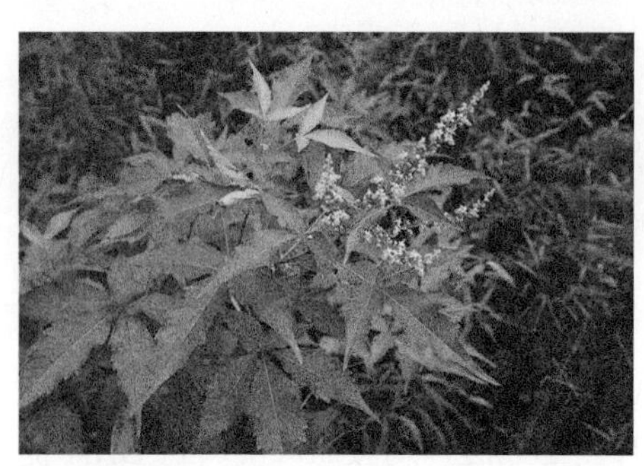

本品为马鞭草科牡荆属植物牡荆[*Vitex negundo* L. var. *cannabifolia* (Sieb. et Zucc.) Hand.-Mazz.]的干燥根及叶。黄荆条又名大叶黄荆、白埔酱根。

【中国药典】 牡荆叶：牡荆的新鲜叶。

【植物形态】 灌木或小乔木；小枝四棱形，密生灰白色绒毛。掌状复叶，小叶 5，少有 3；小叶片长圆状披针形至披针形，表面绿色，背面密生灰白色绒毛。聚伞花序排成圆锥花序式，顶生。核果近球形，径约 2 mm，宿萼接近果实的长度。花期 4～6 月，果期 7～10 月。

【生态环境】 生于海拔 800 m 以下山坡、林缘、谷地灌丛或林中。

【采收季节】 根：深秋采挖；叶：夏季茂盛时采摘。

【功效】 根：祛风解表，除湿止痛；叶：解表化湿，祛痰平喘，解毒。

【主治】 根：感冒头痛，牙痛，疟疾，风湿痹痛；叶：伤风感冒，咳嗽哮喘，胃痛，腹痛，风疹瘙痒，乳痈肿痛，蛇虫咬伤。

【材料来源】 基原植物样本共 10 份。样本采自浙江省丽水市莲都区、青田县、松阳县，衢州市龙游县。

【DNA 提取及序列扩增】 取基原植物样本叶片约 20 mg，均按照叶类药材 DNA 提取方法操作。序列扩增按照《中国药典》2015 年版的“中药材 DNA 条形码分子鉴定法指导原则”进行。

【ITS2 序列特征】 牡荆共 10 条序列：序列长度为 216 bp；无变异位点；GC 含量为 70.8%。序列特征如下：

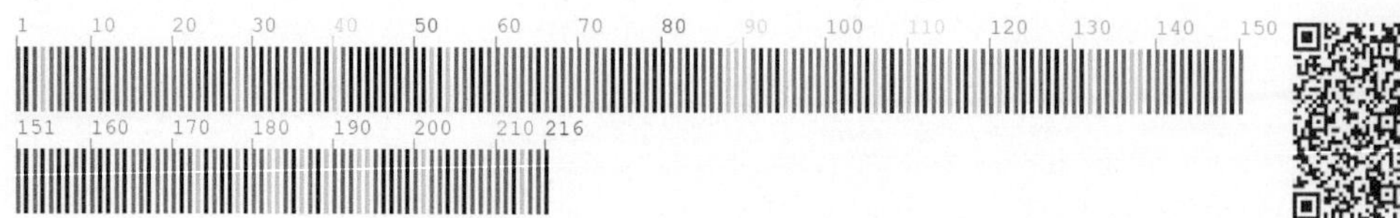

【ITS2 序列二级结构】

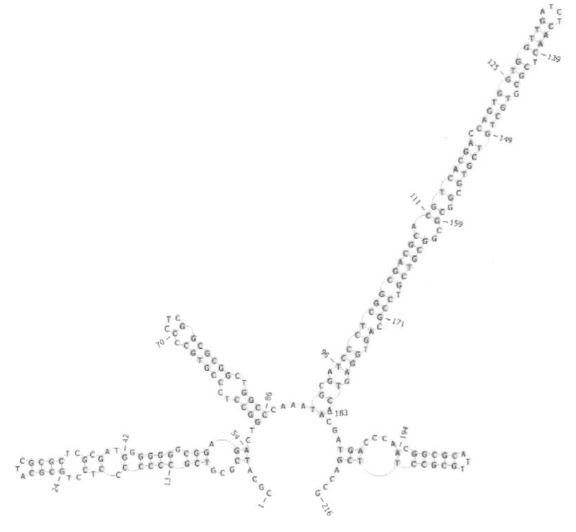

155 酸　　苋

Suanxian

PORTULACAE HERBA

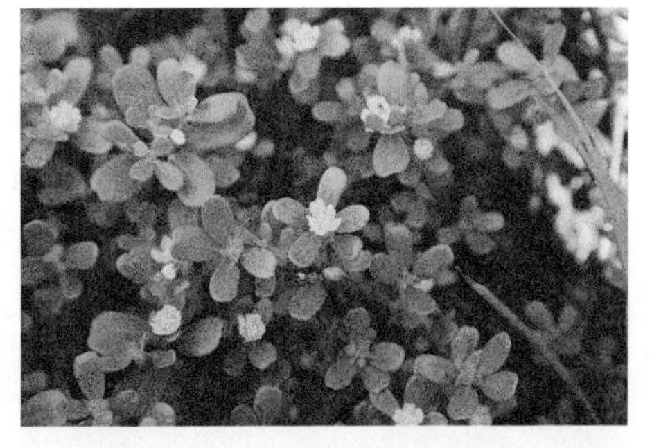

本品为马齿苋科马齿苋属植物马齿苋（*Portulaca oleracea* L.）的干燥全草。酸苋又名酸草、五色草、猪母菜、铜钱草等。

【中国药典】 马齿苋：马齿苋的干燥地上部分。

【植物形态】 一年生草本，全株无毛。茎平卧或斜倚，伏地铺散，多分枝，圆柱形，淡绿色或带暗红色。叶互生，有时近对生，叶片扁平，肥厚，倒卵形，似马齿状。花无梗，常 3～5 朵簇生枝端，午时盛开。蒴果卵球形，盖裂；种子细小，多数，偏斜球形，黑褐色，有光泽，直径不及 1 mm，具小疣状凸起。花期 5～8 月，果期 6～9 月。

【生态环境】 生于田间、菜园、路旁。有栽培。

【采收季节】 夏、秋季采收全草，鲜用，或略蒸烫后干燥。

【功效】 清热解毒，凉血止痢，除湿通淋。

【主治】 热毒泻痢，热淋，尿闭，赤白带下，崩漏，痔血，丹毒，瘰疬。

【材料来源】 基原植物样本共 15 份。样本采自浙江省丽水市莲都区、青田县、松阳县、云和县，衢州市龙游县，金华市永康市。

【DNA 提取及序列扩增】 取基原植物样本叶片约 20 mg，均按照叶类药材 DNA 提取方法操作。序列扩增按照《中国药典》2015 年版的“中药材 DNA 条形码分子鉴定法指导原则”进行。

【ITS2 序列特征】 马齿苋共 15 条序列：序列长度为 221 bp；无变异位点；有一处插入/缺失，为 186 位点；GC 含量为 65.2%～65.3%。主导单倍型序列特征如下：

【ITS2 序列二级结构】

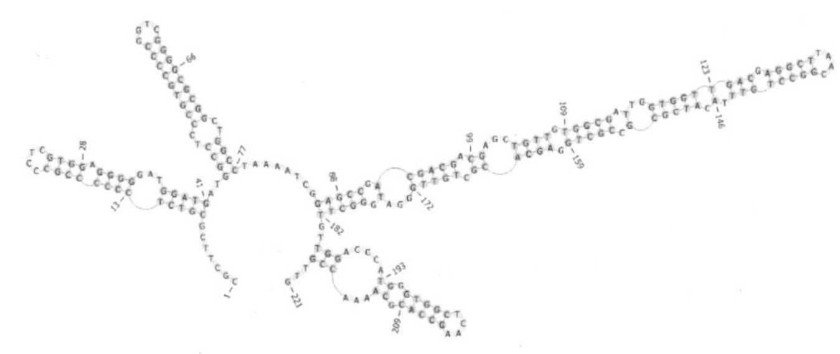

156 白一条根

Baiyitiaogen

ARISTOLOCHIAE DEBILIS RADIX

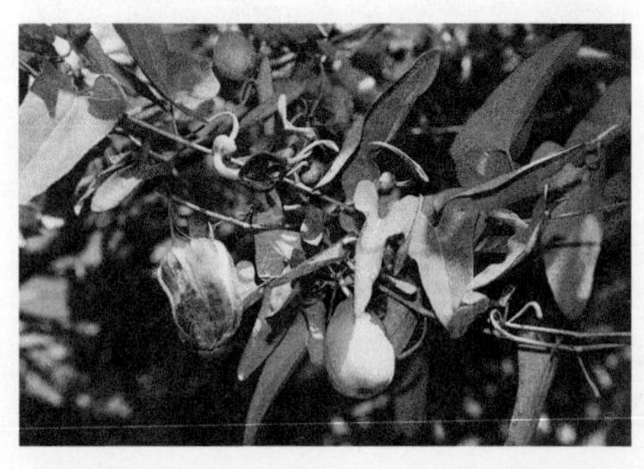

本品为马兜铃科马兜铃属植物马兜铃（*Aristolochia debilis* Sied. et Zucc.）的干燥根。白一条根又名痧药。

【中国药典】 马兜铃：北马兜铃（*Aristolochia contorta* Bge.）、马兜铃的干燥成熟果实；天仙藤：北马兜铃、马兜铃的干燥地上部分。

【植物形态】 草质藤本；根圆柱形，外皮黄褐色；茎柔弱，无毛，暗紫色或绿色，有腐肉味。叶纸质，卵状三角形，长圆状卵形或戟形。花单生或 2 朵聚生于叶腋。蒴果近球形，顶端圆形而微凹，成熟时黄绿色，种子扁平，钝三角形，边缘具白色膜质宽翅。花期 7～8 月，果期 9～10 月。

【生态环境】 生于山坡、路边灌丛中。

【采收季节】 深秋采挖根，除去须根，洗净，干燥；9～10 月采摘果实，干燥；深秋末落叶前采收茎叶，干燥。

【功效】 行气止痛，解毒消肿，平肝降压。

【主治】 胸胁脘腹疼痛，疝气痛，肠炎，咳嗽痰喘，蛇虫咬伤，湿疹，皮肤瘙痒，高血压。

【材料来源】 基原植物样本共 10 份。样本采自浙江省丽水市莲都区、青田县、庆元县、云和县，衢州市龙游县。

【DNA 提取及序列扩增】 取基原植物样本根约 40 mg，均按照根类药材 DNA 提取方法操作。序列扩增按照《中国药典》2015 年版的“中药材 DNA 条形码分子鉴定法指导原则”进行。

【ITS2 序列特征】 马兜铃共 10 条序列：序列长度为 264 bp；有 2 个变异位点，分别为 47 位点 A-T 变异、88 位点 G-C 变异；GC 含量为 78.4%。主导单倍型序列特征如下：

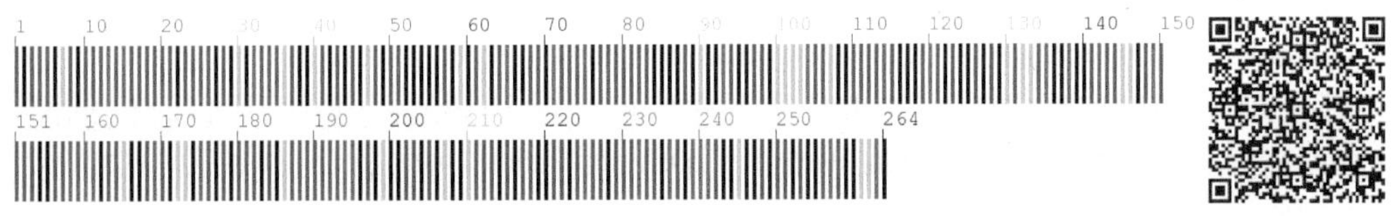

【ITS2 序列二级结构】

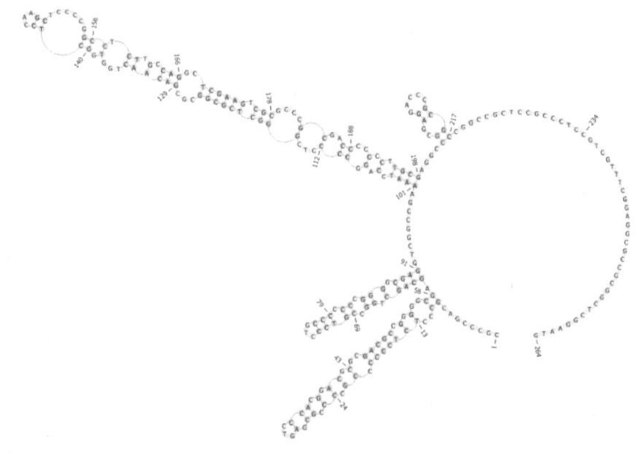

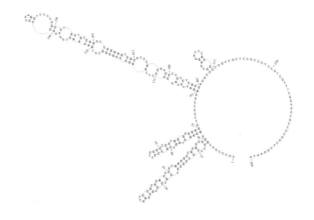

157 马　蹄　香

Matixiang

ASARI CAUDIGERI HERBA

本品为马兜铃科细辛属植物尾花细辛（*Asarum caudigerum* Hance）的干燥带根全草。

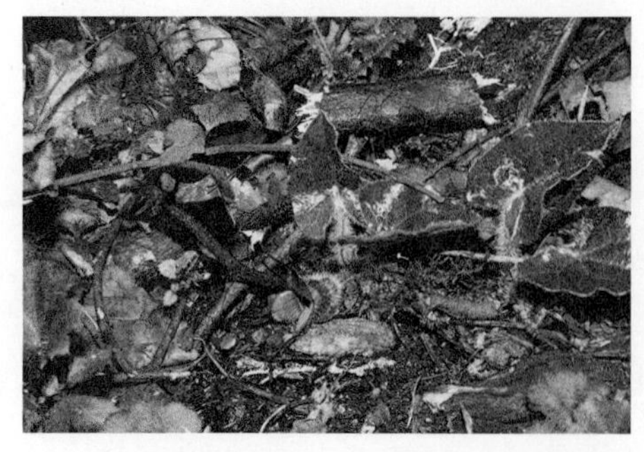

【中国药典】 无。

【植物形态】 多年生草本，全株被散生柔毛；根状茎粗壮，节间短或较长，有多条纤维根。叶片阔卵形、三角状卵形或卵状心形，叶面深绿色，脉两旁偶有白色云斑，疏被长柔毛，叶背浅绿色，稀稍带红色，被较密的毛。花被绿色，被紫红色圆点状短毛丛。果近球状，具宿存花被。花期 4～5 月，云南、广西可晚至 11 月。

【生态环境】 生于山坡林下阴湿处、山沟边灌草丛中。

【采收季节】 全年可采，除去泥土，阴干。

【功效】 温经散寒，化痰止咳，消肿解毒。

【主治】 风寒感冒，头痛，咳嗽哮喘，风湿痹痛，跌打损伤，口舌生疮，毒蛇咬伤，疮疡肿毒。

【材料来源】 基原植物样本共 12 份。样本采自浙江省丽水市莲都区、青田县、松阳县、云和县，衢州市龙游县，金华市东阳市；江西省上饶市婺源县。

【DNA 提取及序列扩增】 取基原植物样本叶片约 20 mg，均按照叶类药材 DNA 提取方法操作。序列扩增按照《中国药典》2015 年版的“中药材 DNA 条形码分子鉴定法指导原则”进行。

【ITS2 序列特征】 尾花细辛共 12 条序列：序列长度为 233 bp；无变异位点；GC 含量为 50.2%。序列特征如下：

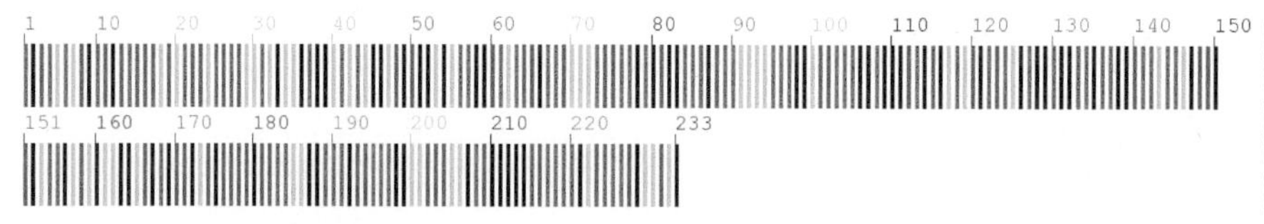

【ITS2 序列二级结构】

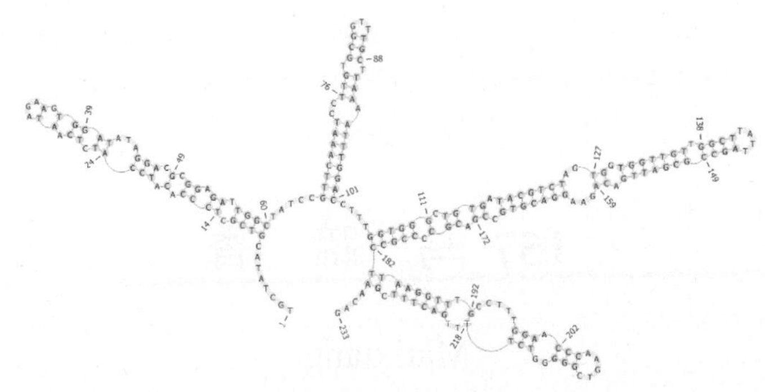

158 红马蹄香

Hongmatixiang

ASARI ICHANGENSIS HERBA

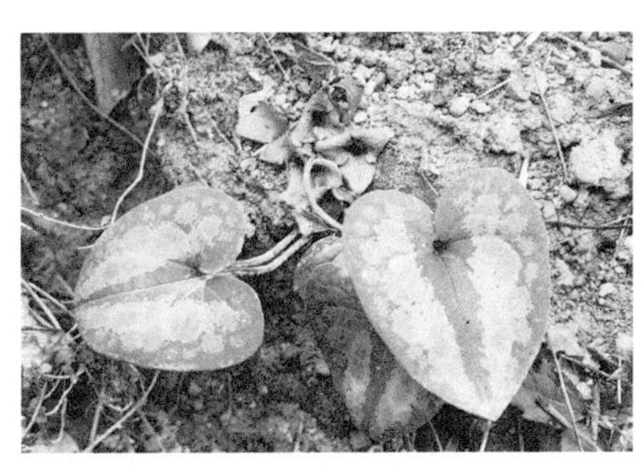

本品为马兜铃科细辛属植物小叶马蹄香（*Asarum ichangense* C. Y. Cheng et C. S. Yang）的干燥全草。小叶马蹄香又名宜昌细辛、马蹄细辛。

【中国药典】 无。

【植物形态】 多年生草本，根状茎粗短，根丛生，稍肉质，有浓烈的麻辣味。叶片长卵形、卵形或三角状卵形，先端急尖或渐尖，基部耳状深裂，叶面中脉两旁有白色云斑，偶无，具疏生短毛，叶背可见细小颗粒状油点，脉上和叶缘有柔毛。花紫色。花期3～4月。

【生态环境】 生于山坡林下阴湿处。

【采收季节】 4～6月采收，除去泥土，阴干。

【功效】 祛风散寒，消痰行水，活血止痛，解毒。

【主治】 风寒感冒，痰饮咳喘，水肿，风寒湿痹，跌打损伤，头痛，齿痛，胃痛，痧气腹痛，瘰疬，肿毒，毒蛇咬伤。

【材料来源】 基原植物样本共18份。样本采自浙江省丽水市莲都区、青田县、松阳县、云和县，衢州市龙游县，金华市东阳市。

【DNA提取及序列扩增】 取基原植物样本叶片约20 mg，均按照叶类药材DNA提取方法操作。序列扩增按照《中国药典》2015年版的“中药材DNA条形码分子鉴定法指导原则”进行。

【ITS2序列特征】 小叶马蹄香共18条序列：序列长度为226 bp；无变异位点；GC含量为55.8%。序列特征如下：

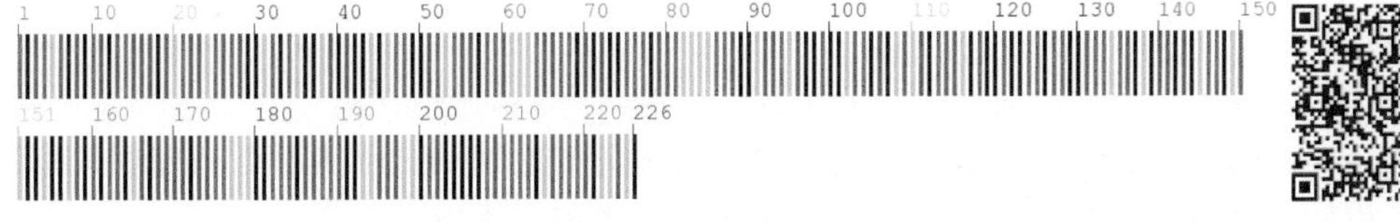

【ITS2 序列二级结构】

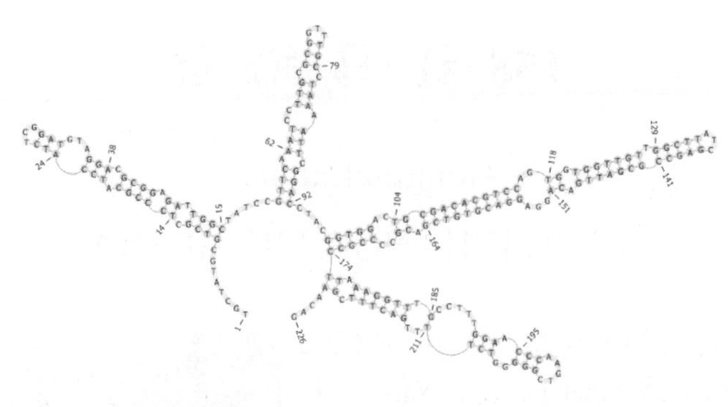

159 柴 花 树

Chaihuashu

BUDDLEJAE LINDLEYANAE RADIX

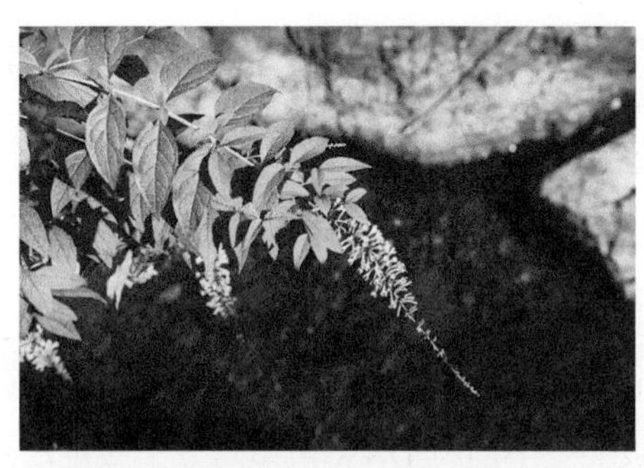

本品为马钱科醉鱼草属植物醉鱼草（*Buddleja lindleyana* Fort.）的干燥根。柴花树又名牛目引、山步仁。

【中国药典】 无。

【植物形态】 灌木，茎皮褐色，小枝具四棱，棱上略有窄翅。叶对生，萌芽枝条上的叶为互生或近轮生，叶片膜质，卵形、椭圆形至长圆状披针形。穗状聚伞花序顶生，花紫色。果序穗状；蒴果长圆状或椭圆状，无毛，有鳞片，基部常有宿存花萼；种子淡褐色，小，无翅。花期 4～10 月，果期 8 月至翌年 4 月。

【生态环境】 生于向阳山坡灌丛中、溪沟边、路旁的石缝间。

【采收季节】 秋季采根，洗净，切片，干燥。

【功效】 活血化瘀，消积解毒。

【主治】 经闭，癥瘕，血崩，小儿疳积，痄腮，哮喘，肺脓肿。

【材料来源】 基原植物样本共 20 份。样本采自浙江省丽水市莲都区、青田县、松阳县、云和县、景宁县，衢州市龙游县、开化县，金华市永康市。

【DNA 提取及序列扩增】 取基原植物样本根约 40 mg，均按照根类药材 DNA 提取方法操作。序列扩增按照《中国药典》2015 年版的“中药材 DNA 条形码分子鉴定法指导原则”进行。

【*psbA-trnH* 序列特征】 醉鱼草共 20 条序列：序列长度为 379 bp；无变异位点；

GC 含量为 30.3%。序列特征如下：

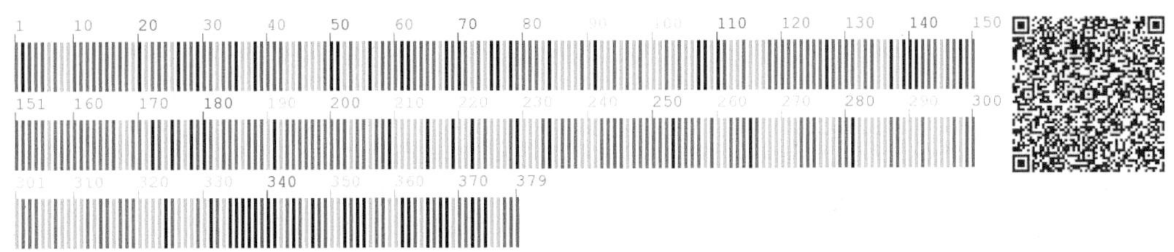

160 旗　彭

Qipeng
ELAEAGNI PUNGENTIS RADIX

本品为胡颓子科胡颓子属植物胡颓子（*Elaeagnus pungens* Thunb.）的干燥根。旗彭又名狗屎满堂。

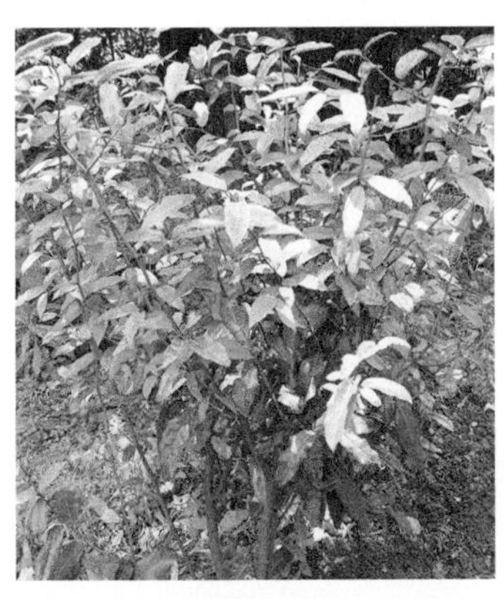

胡颓子

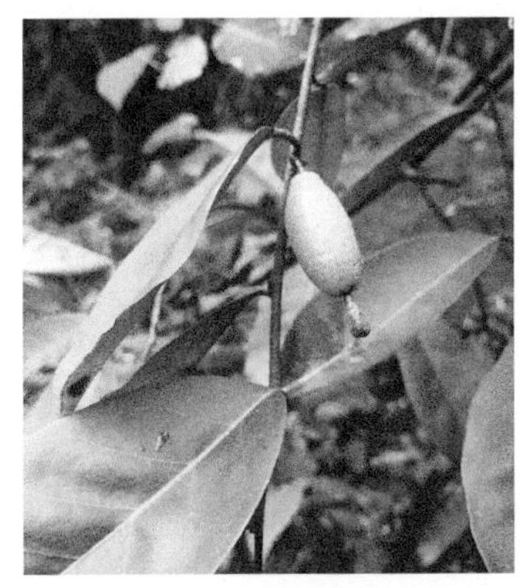

胡颓子果实

【中国药典】 无。

【植物形态】 常绿直立灌木，具刺，刺顶生或腋生，深褐色；幼枝微扁棱形，密被锈色鳞片，黑色，具光泽。叶革质，椭圆形或阔椭圆形，稀矩圆形。花白色或淡白色，下垂，密被鳞片，1～3 花生于叶腋锈色短小枝上。果实椭圆形，长 12～14 mm，幼时被褐色鳞片，成熟时红色，果核内面具白色丝状绵毛。花期 9～12 月，果期翌年 4～6 月。

【生态环境】 生于山坡杂木林中、向阳的溪沟两旁及村庄路边。

【采收季节】 夏、秋季采根，洗净，切片，干燥。

【功效】 活血止血，祛风利湿，止咳平喘，解毒敛疮。

【主治】 咯血，吐血，便血，月经过多，风湿关节痛，黄疸，水肿，泻痢，小儿疳积，咳喘，咽喉肿痛，疥疮，跌扑损伤。

【材料来源】 基原植物样本共 18 份。样本采自浙江省丽水市莲都区、青田县、松阳县、云和县，衢州市龙游县，金华市东阳市、永康市；江西省上饶市婺源县。

【DNA 提取及序列扩增】 取基原植物样本根约 40 mg，均按照根类药材 DNA 提取方法操作。序列扩增按照《中国药典》2015 年版的“中药材 DNA 条形码分子鉴定法指导原则”进行。

【ITS2 序列特征】 胡颓子共 18 条序列：序列长度为 221 bp；有 1 个变异位点，为 79 位点 T-C 变异；GC 含量为 56.6%～57.0%。主导单倍型序列特征如下：

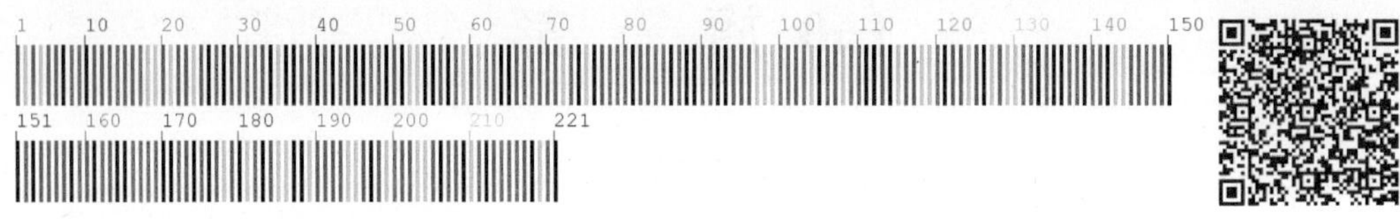

【ITS2 序列二级结构】

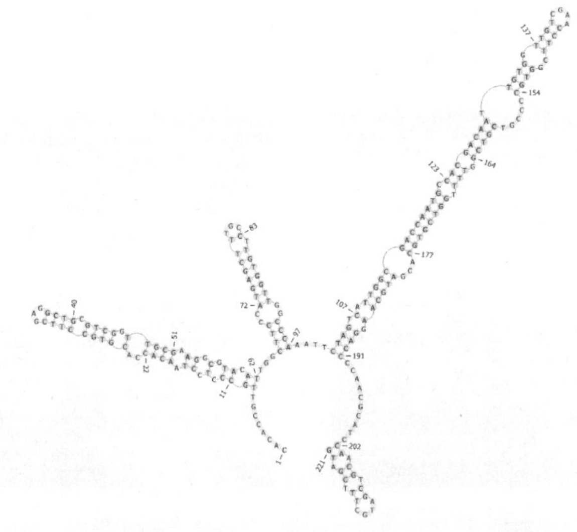

161 老虎脚迹

Laohujiaoji

RANUNCULI JAPONICI HERBA

本品为毛茛科毛茛属植物毛茛（*Ranunculus japonicus* Thunb.）的干燥全草。

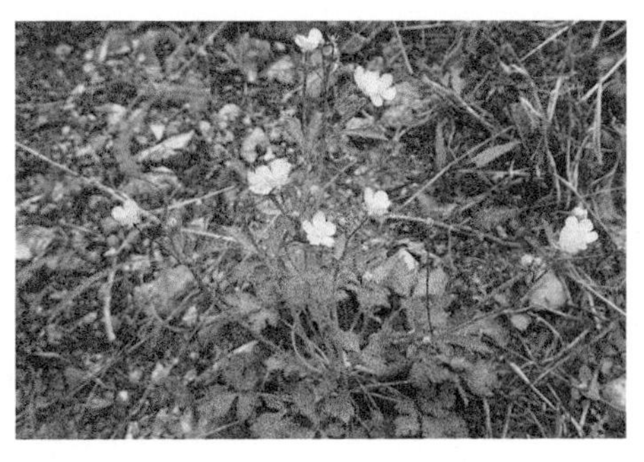

【中国药典】 无。

【植物形态】 多年生草本。须根多数簇生。茎直立，高 30～70 cm，中空，有槽，具分枝，生开展或贴伏的柔毛。基生叶多数；叶片圆心形或五角形，基部心形或截形。最上部叶线形，全缘，无柄。聚伞花序有多数花，疏散。聚合果近球形，直径 6～8 mm；瘦果扁平，无毛，喙短直或外弯，长约 0.5 mm。花果期 4～9 月。

【生态环境】 生于路边、田边、沟边及向阳山坡草丛中。

【采收季节】 夏、秋季采挖，洗净，沸水中煮后去皮，干燥。

【功效】 退黄，定喘，截疟，镇痛，消翳。

【主治】 黄疸，哮喘，疟疾，偏头痛，牙痛，鹤膝风，风湿关节痛，目生翳膜，瘰疬，痈疮肿毒。

【材料来源】 基原植物样本共 18 份。样本采自浙江省丽水市莲都区、青田县、松阳县、云和县，衢州市龙游县，金华市东阳市、永康市；江西省上饶市婺源县。

【DNA 提取及序列扩增】 取基原植物样本叶片约 20 mg，均按照叶类药材 DNA 提取方法操作。序列扩增按照《中国药典》2015 年版的“中药材 DNA 条形码分子鉴定法指导原则”进行。

【ITS2 序列特征】 毛茛共 18 条序列：序列长度为 208 bp；有 1 个变异位点，为 17 位点 C-T 变异；GC 含量为 56.3%～56.7%。主导单倍型序列特征如下：

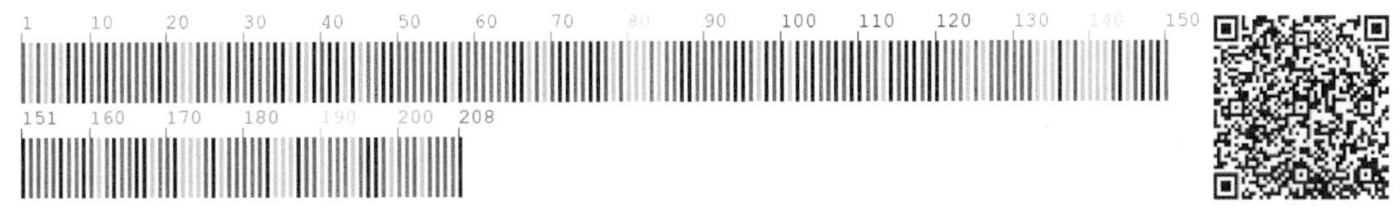

【ITS2 序列二级结构】

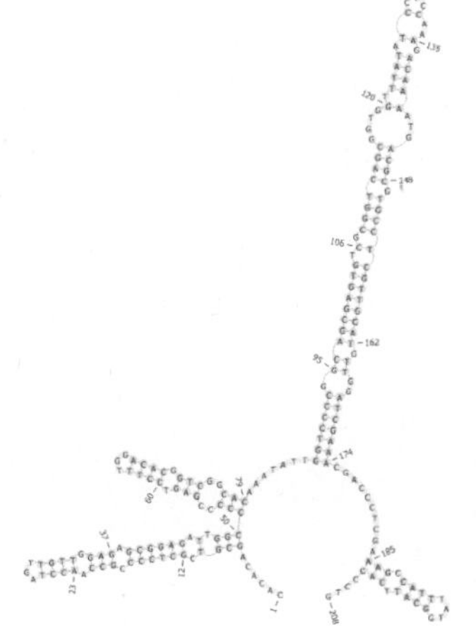

162 老 鼠 屎

Laoshushi

SEMIAQUILEGIAE RADIX

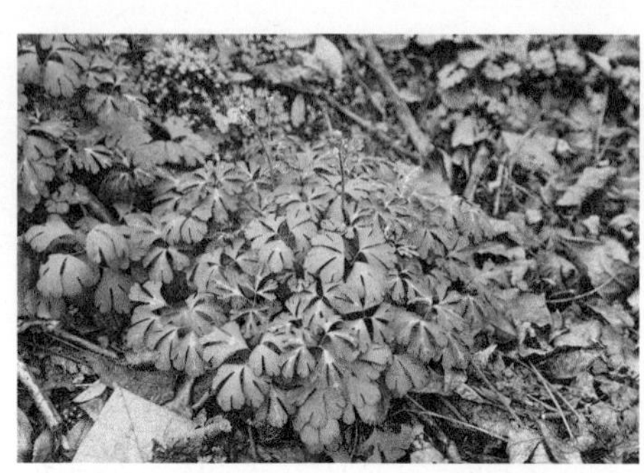

本品为毛茛科天葵属植物天葵[*Semiaquilegia adoxoides* (DC.) Makino]的干燥块根。老鼠屎又名蛇不见。

【中国药典】 天葵子：天葵的干燥块根。

【植物形态】 块根长 1～2 cm，粗 3～6 mm，外皮棕黑色。茎 1～5 条，被稀疏的白色柔毛，分歧。基生叶多数，为掌状三出复叶；叶片轮廓卵圆形至肾形；小叶扇状菱形或倒卵状菱形，三深裂，两面均无毛。花小，直径 4～6 mm。蓇葖卵状长椭圆形，表面具凸起的横向脉纹，种子卵状椭圆形，褐色至黑褐色。花期 3～4 月，果期 4～5 月。

【生态环境】 生于山坡林缘、疏林下、路边、沟边草丛或阴湿处。

【采收季节】 夏季采挖块根，洗净，干燥，除去须根。

【功效】 清热解毒，消肿散结，利水通淋。

【主治】 小儿高热，癫痫，痈肿，疔疮，乳痈，瘰疬，皮肤漆疮，目赤肿痛，咽痛，蛇虫咬伤，热淋，砂淋。

【材料来源】 基原植物样本共 20 份。样本采自浙江省丽水市莲都区、青田县、松阳县、云和县、庆元县，衢州市开化县，金华市东阳市。

【DNA 提取及序列扩增】 取基原植物样本根约 40 mg，均按照根类药材 DNA 提取方法操作。序列扩增按照《中国药典》2015 年版的“中药材 DNA 条形码分子鉴定法指导原则”进行。

【ITS2 序列特征】 天葵共 20 条序列：序列长度为 219 bp；有 1 个变异位点，为 201 位点 T-C 变异；GC 含量为 65.3%～65.8%。主导单倍型序列特征如下：

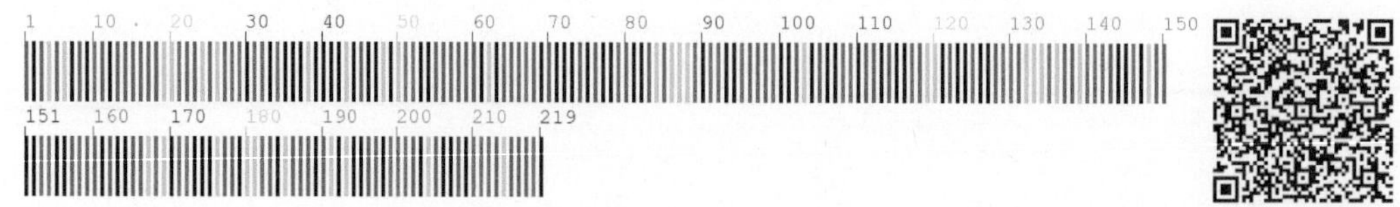

【ITS2 序列二级结构】

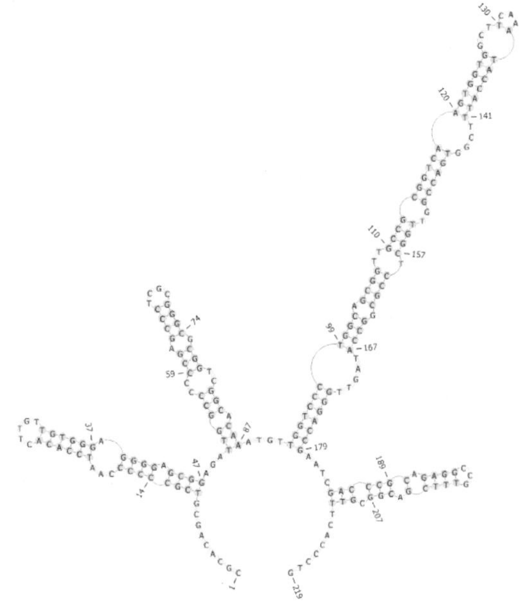

163 鸡　母　绳

Jimusheng

CLEMATIDIS APIIFOLIAE HERBA

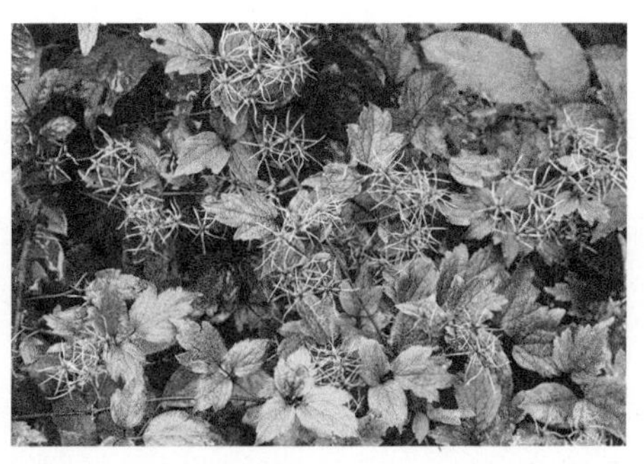

本品为毛茛科铁线莲属植物女萎（*Clematis apiifolia* DC.）的干燥全草。鸡母绳又名一把抓。

【中国药典】 无。

【植物形态】 藤本。小枝和花序梗、花梗密生贴伏短柔毛。三出复叶，连叶柄长 5～17 cm，叶柄长 3～7 cm；小叶片卵形或宽卵形，常有不明显 3 浅裂，边缘有锯齿。圆锥状聚伞花序多花；萼片 4，开展，白色，狭倒卵形，两面有短柔毛，外面较密；雄蕊无毛。瘦果纺锤形或狭卵形，顶端渐尖，不扁，有柔毛。花期 7～9 月，果期 9～10 月。

【生态环境】 生于海拔 1000 m 以下的向阳山坡、路边、溪边灌丛或林缘。

【采收季节】 秋季开花采收，洗净，干燥或鲜用。

【功效】 祛风除湿，温中理气，利尿，消食。

【主治】 风湿痹痛，吐泻，痢疾，腹痛肠鸣，小便不利，水肿。

【材料来源】 基原植物样本共 15 份。样本采自浙江省丽水市莲都区、青田县、松阳县、云和县，衢州市龙游县，金华市东阳市。

【DNA 提取及序列扩增】 取基原植物样本叶片约 20 mg，均按照叶类药材 DNA 提取方法操作。序列扩增按照《中国药典》2015 年版的“中药材 DNA 条形码分子鉴定法指导原则”进行。

【ITS2 序列特征】 女萎共 15 条序列：序列长度为 219 bp；无变异位点；GC 含量为 68.0%。序列特征如下：

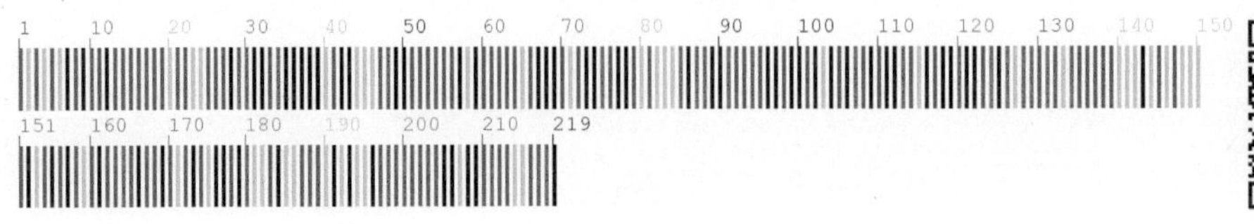

【ITS2 序列二级结构】

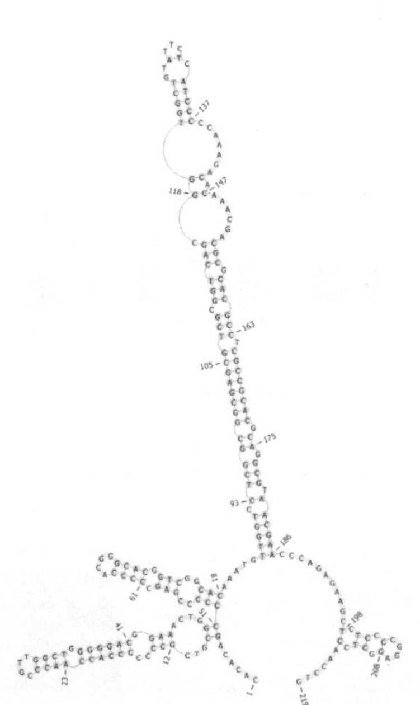

164 地　雷　根

Dileigen

CLEMATIDIS HENRYI RADIX

本品为毛茛科铁线莲属植物单叶铁线莲（*Clematis henryi* Oliv.）的干燥根。地雷根又名雪里开。

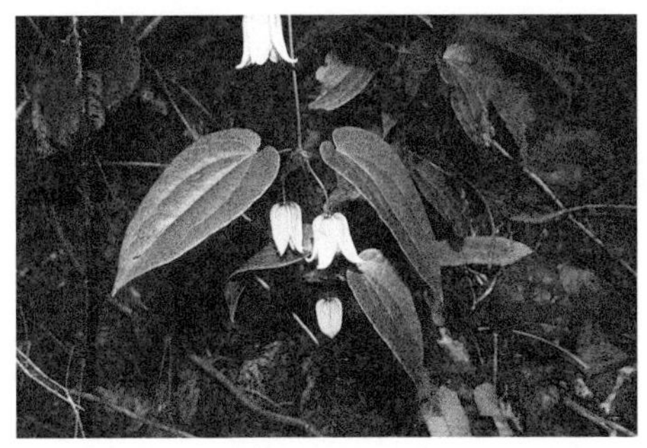

单叶铁线莲花

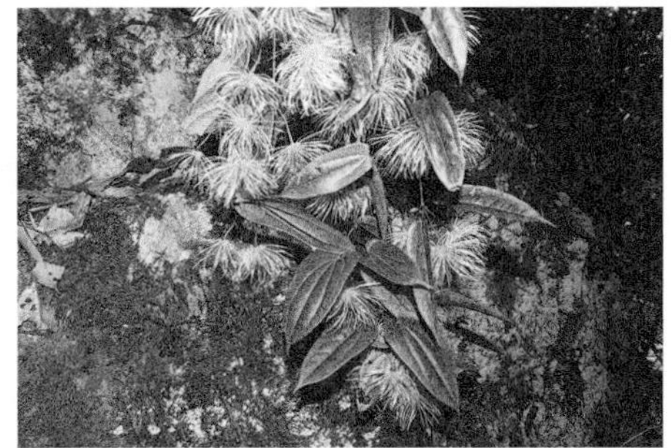

单叶铁线莲果

【中国药典】 无。

【植物形态】 木质藤本。主根下部膨大成瘤状或地瓜状，表面淡褐色，内部白色。单叶；叶片卵状披针形，顶端渐尖，基部浅心形，边缘具刺头状的浅齿，两面无毛或背面仅叶脉上幼时被紧贴的绒毛。聚伞花序腋生，花序梗细瘦，无毛；花钟状，直径 2～2.5 cm；萼片 4 枚，白色或淡黄色，卵圆形或长方卵圆形，边缘具白色绒毛，内面无毛。瘦果狭卵形，被短柔毛。花期 11～12 月，果期翌年 3～4 月。

【生态环境】 生于海拔 400～1200 m 的山坡林缘、路边灌丛或沟谷石缝中。

【采收季节】 秋、冬季采挖根部，取块根，洗净，鲜用或干燥。

【功效】 行气止痛，活血消肿。

【主治】 小儿高热惊风，咳嗽，咽喉肿痛，胃痛，腹痛，跌打损伤，腮腺炎，疖毒疔疮，毒蛇咬伤。

【材料来源】 基原植物样本共 12 份。样本采自浙江省丽水市莲都区、青田县、松阳县、庆元县，衢州市龙游县，金华市东阳市；江西省上饶市婺源县。

【DNA 提取及序列扩增】 取基原植物样本根约 40 mg，均按照根类药材 DNA 提取方法操作。序列扩增按照《中国药典》2015 年版的“中药材 DNA 条形码分子鉴定法指导原则”进行。

【ITS2 序列特征】 单叶铁线莲共 12 条序列：序列长度为 218 bp；无变异位点；GC 含量为 67.0%。序列特征如下：

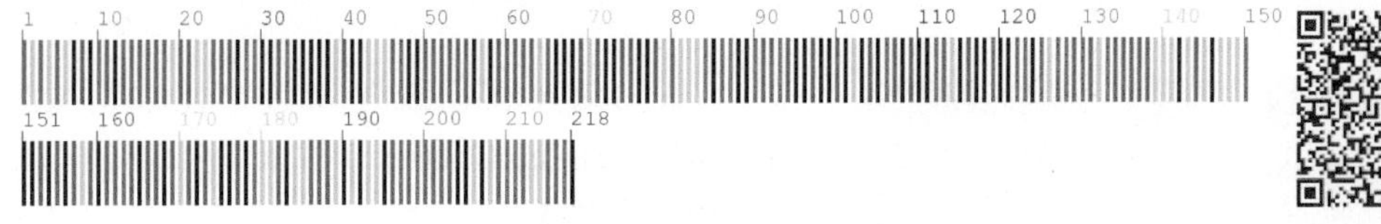

【ITS2 序列二级结构】

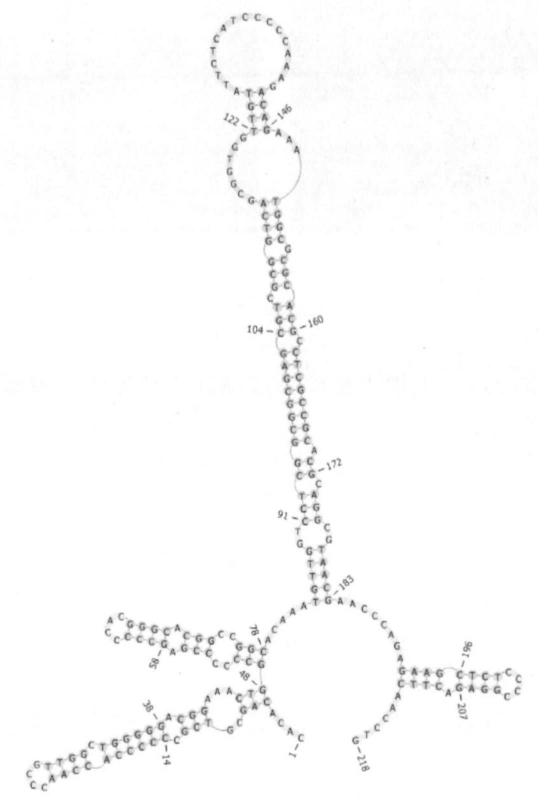

165 柱果铁线莲

Zhuguotiexianlian

CLEMATIDIS UNCINATAE RADIX ET FOLIUM

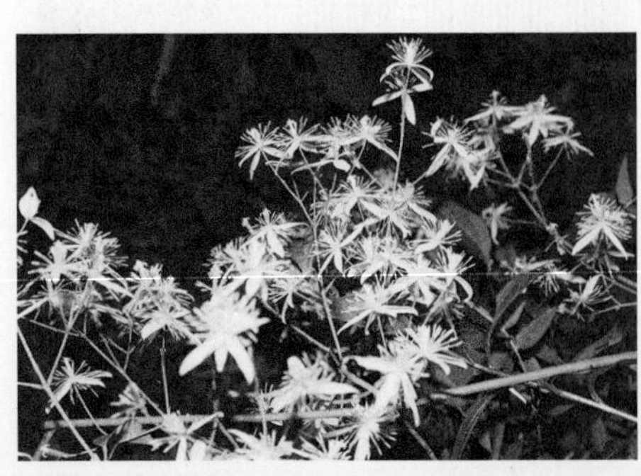

本品为毛茛科铁线莲属植物柱果铁线莲（*Clematis uncinata* Champ.）的干燥根及叶。

【中国药典】 无。

【植物形态】 藤本，干时常带黑色。茎圆柱形，有纵条纹。一至二回羽状复叶，有 5～15 小叶，基部二对常为 2～3 小叶，茎基部为单叶或三出叶；小叶片纸质或薄革质，顶端渐尖至锐尖，基部圆形或宽楔形，全缘。圆锥状聚伞花序腋生或顶生，多花；萼片 4，开展，线状披针形至倒披针形。瘦果圆柱状钻形，干后变黑，长 5～8 mm，宿存花柱长 1～2 cm。花期 6～7 月，果期 7～9 月。

【生态环境】 生于旷野、山地、山谷、沟边灌丛中或林缘。

【采收季节】 秋季采挖，洗净，干燥。

【功效】 利尿，祛风除湿，舒筋活络，祛瘀止痛。

【主治】 风湿痹痛，肢体麻木，筋脉拘挛，脚气肿痛，疮疖，目赤肿痛。

【材料来源】 基原植物样本共 18 份。样本采自浙江省丽水市莲都区、青田县、松阳县、云和县，衢州市龙游县，金华市东阳市。

【DNA 提取及序列扩增】 取基原植物样本叶片约 20 mg，均按照叶类药材 DNA 提取方法操作。序列扩增按照《中国药典》2015 年版的“中药材 DNA 条形码分子鉴定法指导原则”进行。

【ITS2 序列特征】 柱果铁线莲共 18 条序列：序列长度为 218 bp；无变异位点；GC 含量为 68.3%。序列特征如下：

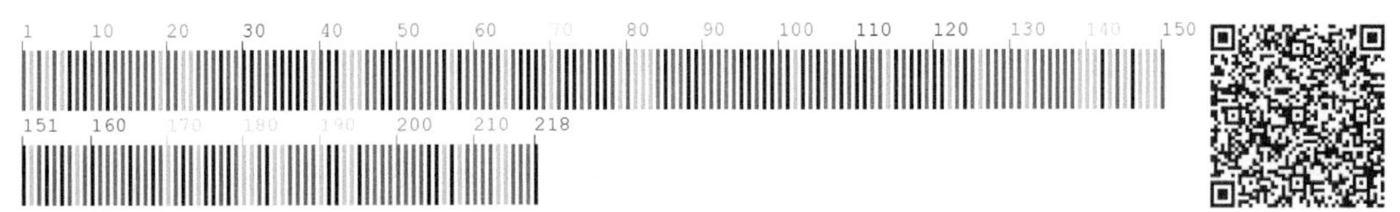

【ITS2 序列二级结构】

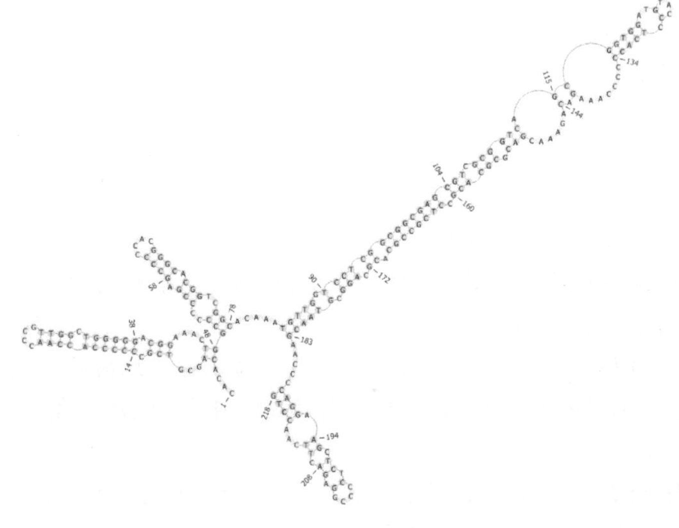

166 红 山 毛 桃

Hongshanmaotao

ACTINIDIAE CHINENSIS FRUCTUS, RADIX ET CAULIS

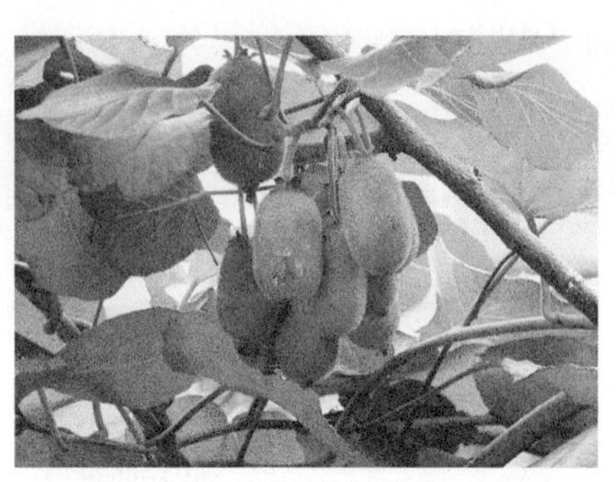

本品为猕猴桃科猕猴桃属植物中华猕猴桃（*Actinidia chinensis* Planch.）的干燥果实、根及茎。红山毛桃又名藤梨。

【中国药典】 无。

【植物形态】 大型落叶藤本。幼一枝被有灰白色茸毛或褐色长硬毛或铁锈色硬毛状刺毛；隔年枝完全秃净无毛，皮孔长圆形。叶纸质，倒阔卵形至倒卵形，长 6～17 cm，宽 7～15 cm，边缘具脉出的直伸的睫状小齿，腹面深绿色，背面苍绿色。聚伞花序 1～3 花；苞片小，均被灰白色丝状绒毛或黄褐色茸毛。果黄褐色，近球形、圆柱形、倒卵形或椭圆形，长 4～6 cm，被茸毛、长硬毛或刺毛状长硬毛；宿存萼片反折。

【生态环境】 生于海拔 1450 m 以下湿润、肥沃和排水良好的向阳山坡或山沟旁、林内或灌丛中。有栽培。

【采收季节】 秋季采收成熟果实，鲜用或干燥；全年可采根、茎，洗净切片，鲜用或干燥。

【功效】 解热，止渴，健胃，通淋。

【主治】 烦热，消渴，肺热干咳，消化不良，湿热黄疸，石淋，痔疮。

【材料来源】 基原植物样本共 20 份。样本采自浙江省丽水市莲都区、青田县、松阳县、云和县、景宁县，衢州市龙游县，金华市东阳市、永康市；江西省上饶市婺源县。

【DNA 提取及序列扩增】 取基原植物样本茎约 40 mg，均按照茎类药材 DNA 提取方法操作。序列扩增按照《中国药典》2015 年版的“中药材 DNA 条形码分子鉴定法指导原则”进行。

【ITS2 序列特征】 中华猕猴桃共 20 条序列：序列长度为 225 bp；有 5 个变异位点，分别为 11 位点 T-C 变异、28 位点 T-C 变异、102 位点 A-G 变异、111 位点 A-G 变异和 206 位点 T-C 变异；GC 含量为 50.7%～52.9%。主导单倍型序列特征如下：

【ITS2 序列二级结构】

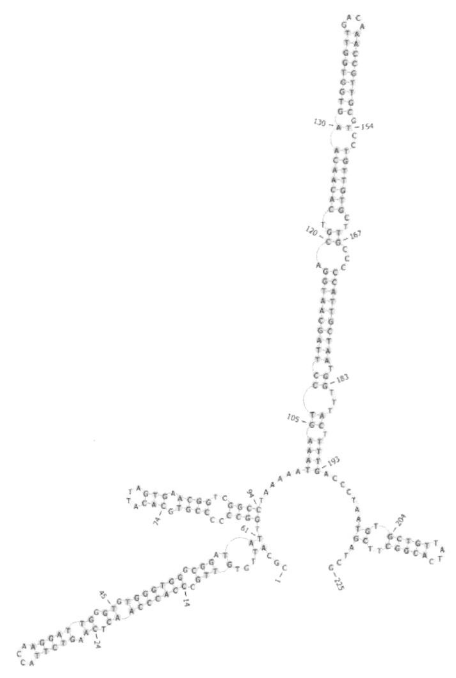

167 梦 幢 香

Mengzhuangxiang

ILLICII LANCEOLATI RADIX ET CORTEX

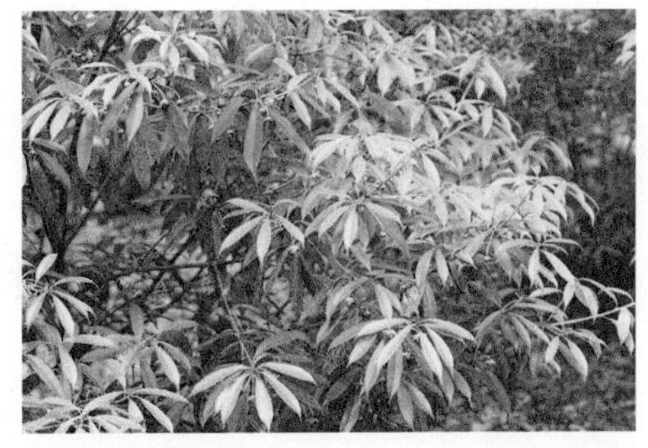

本品为木兰科八角属植物红毒茴（*Illicium lanceolatum* A. C. Smith）的干燥根及根皮。梦幢香又名山木蟹、芥草根；红毒茴又名披针叶红毒茴、披针叶茴香、莽草、红茴香等。*Flora of China* 将红毒茴置于八角科八角属。

【中国药典】 无。

【植物形态】 灌木或小乔木；枝条纤细，树皮浅灰色至灰褐色。叶互生或稀疏地簇生于小枝近顶端或排成假轮生，革质，披针形、倒披针形或倒卵状椭圆形；叶柄纤细，长 7～15 mm。花腋生或近顶生，单生或 2～3 朵，红色、深红色。果梗长可达 6 cm，纤细、蓇葖 10～14 枚轮状排列，直径 3.4～4 cm。花期 4～6 月，果期 8～10 月。

【生态环境】 生于阴湿的溪沟两旁杂木林中。

【采收季节】 夏季采收叶，鲜用或干燥；全年可采挖根或根皮，洗净，干燥。

【功效】 通经活血，散瘀止痛。

【主治】 风湿痹痛，跌打损伤。

【材料来源】 基原植物样本共 10 份。样本采自浙江省丽水市莲都区、青田县、松阳县、景宁县。

【DNA 提取及序列扩增】 取基原植物样本根约 40 mg，均按照根类药材 DNA 提取方法操作。序列扩增按照《中国药典》2015 年版的“中药材 DNA 条形码分子鉴定法指导原则”进行。

【ITS2 序列特征】 红毒茴共 10 条序列：序列长度为 228 bp；无变异位点；GC 含量为 58.8%。序列特征如下：

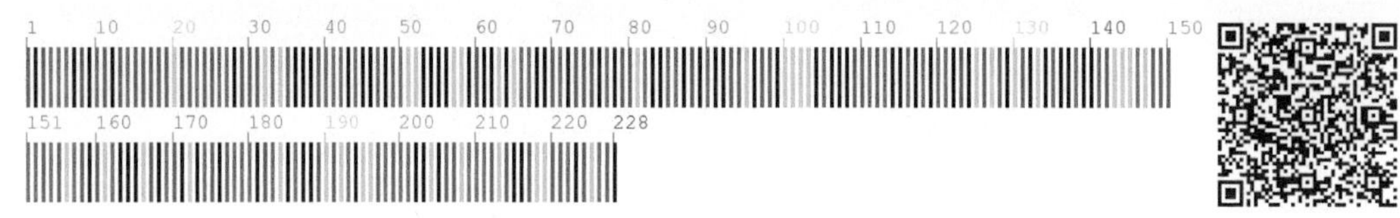

【ITS2 序列二级结构】

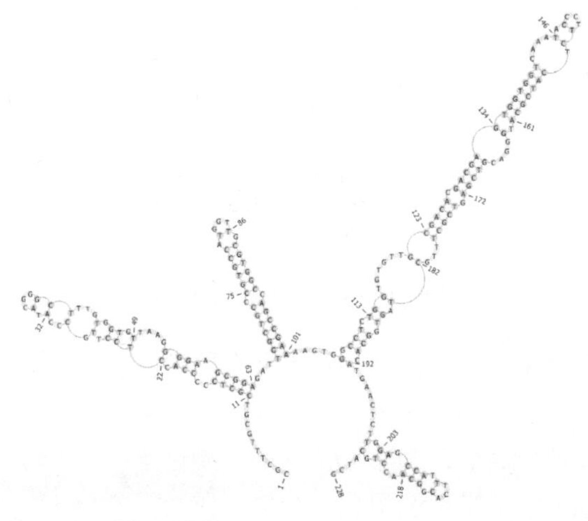

168 白 五 味 子

Baiwuweizi

SCHISANDRAE SPHENANTHERAE FRUCTUS

本品为木兰科五味子属植物华中五味子（*Schisandra sphenanthera* Rehd. et Wils.）的干燥成熟果实。*Flora of China* 将华中五味子置于五味子科五味子属。

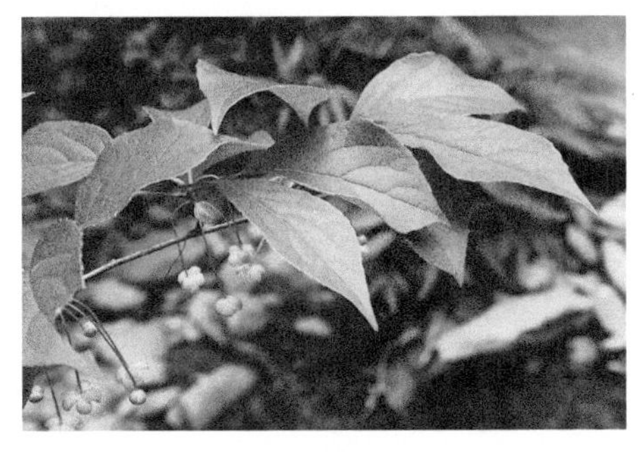

【中国药典】 南五味子：华中五味子的干燥成熟果实。

【植物形态】 落叶木质藤本，全株无毛。冬芽、芽鳞具长缘毛，先端无硬尖，小枝红褐色，矩状短枝或伸长，具颇密而凸起的皮孔。叶纸质，倒卵形、宽倒卵形；叶柄红色，长 1～3 cm。花生于近基部叶腋，椭圆形或长圆状倒卵形，具缘毛。种子长圆体形或肾形，种脐斜 V 字形，长约为种子宽的 1/3；种皮褐色光滑，或仅背面微皱。花期 4～7 月，果期 7～9 月。

【生态环境】 生于海拔 350～1250 m 的山坡林缘或灌丛中。有栽培。

【采收季节】 秋季果实红色时采摘，干燥。

【功效】 收敛固涩，益气生津，宁心安神。

【主治】 久咳虚喘，梦遗滑精，尿频遗尿，久泻不止，自汗盗汗，津伤口渴，心悸失眠。

【材料来源】 基原植物样本共 12 份。样本采自浙江省丽水市莲都区、青田县、松阳县、云和县，衢州市龙游县；江西省上饶市婺源县。

【DNA 提取及序列扩增】 取基原植物样本果实约 60 mg，加入样本量 10% PVP-40 充分研磨，按照果实类药材 DNA 提取方法操作。序列扩增按照《中国药典》2015 年版的“中药材 DNA 条形码分子鉴定法指导原则”进行。

【ITS2 序列特征】 华中五味子共 12 条序列：序列长度为 231 bp；无变异位点；GC 含量为 60.2%。主导单倍型序列特征如下：

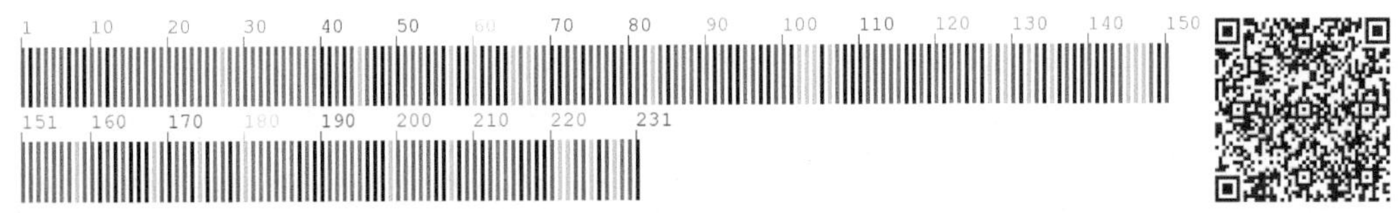

【ITS2 序列二级结构】

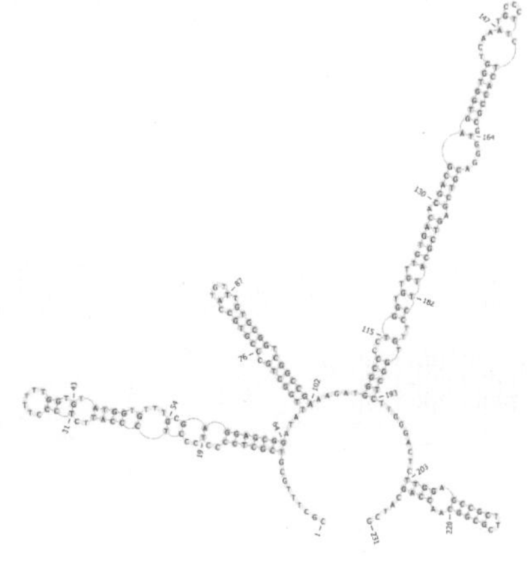

169 黄 省 藤

Huangshengteng

SARGENTODOXAE CAULIS

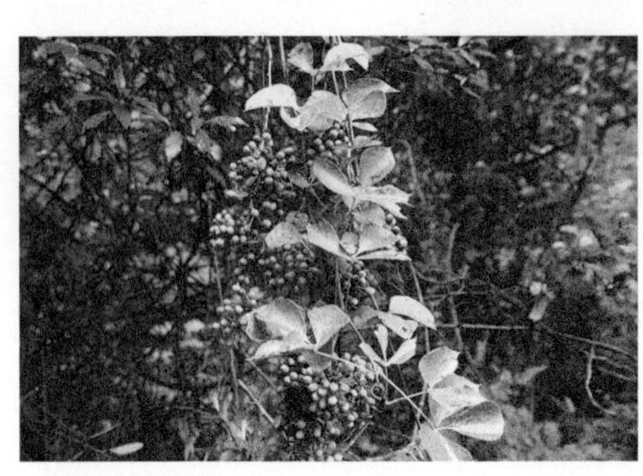

本品为木通科大血藤属植物大血藤[*Sargentodoxa cuneata* (Oliv.) Rehd. et Wils.]的干燥藤茎。黄省藤又名八卦藤、黄柏藤。

【中国药典】 大血藤：木通科植物大血藤的干燥藤茎。

【植物形态】 落叶木质藤本。藤径粗达 9 cm，全株无毛；当年枝条暗红色，老树皮有时纵裂。三出复叶，或兼具单叶；小叶革质，顶生小叶近棱状倒卵圆形，全缘，侧生小叶斜卵形，干时常变为红褐色。总状花序长 6～12 cm；花梗细；苞片 1 枚，长卵形，膜质，先端渐尖；萼片 6，花瓣状，长圆形，顶端钝。每一浆果近球形，直径约 1 cm，成熟时黑蓝色。种子卵球形，基部截形；种皮黑色，光亮，平滑。花期 4～5 月，果期 6～9 月。

【生态环境】 生于山坡或山沟疏林中。

【采收季节】 秋、冬季采收，切片，干燥。

【功效】 解毒消痈，活血止痛，祛风除湿，杀虫。

【主治】 肠痈，痢疾，乳痈，痛经，经闭，跌打损伤，风湿痹痛，虫积腹痛。

【材料来源】 基原植物样本共 12 份。样本采自浙江省丽水市莲都区、青田县、松阳县、景宁县，衢州市龙游县。

【DNA 提取及序列扩增】 取基原植物样本藤茎约 40 mg，均按照茎类药材 DNA 提取方法操作。序列扩增按照《中国药典》2015 年版的“中药材 DNA 条形码分子鉴定法指导原则”进行。

【ITS2 序列特征】 大血藤共 12 条序列：序列长度为 234 bp；无变异位点；GC 含量为 67.5%。序列特征如下：

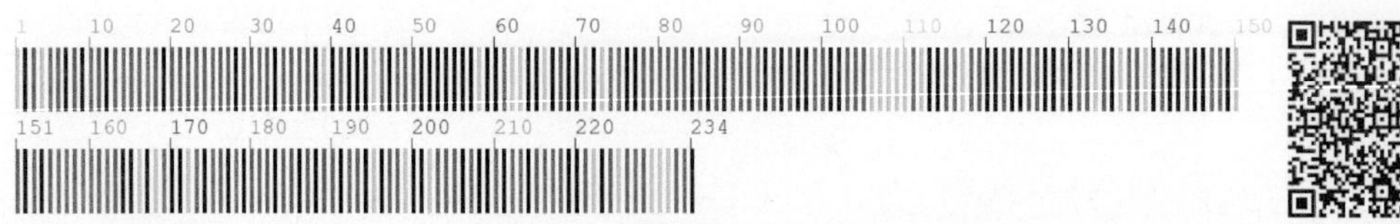

【ITS2 序列二级结构】

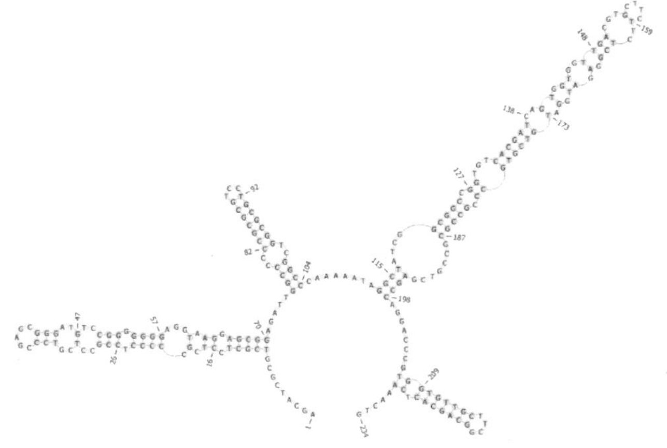

170 小　叶　拿

Xiaoyena

AKEBIAE QUINATAE RADIX, FRUCTUS ET CAULIS

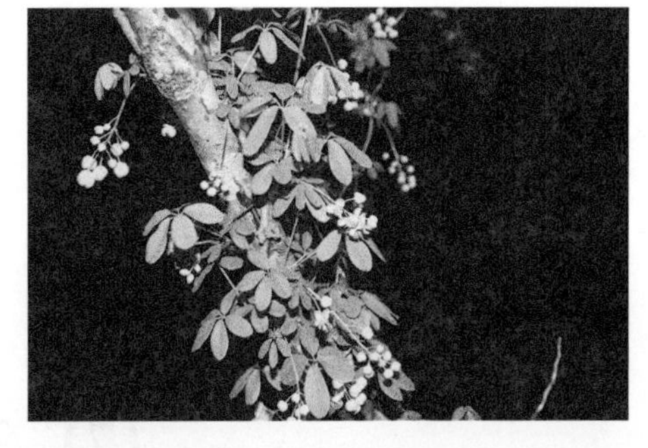

本品为木通科木通属植物木通[*Akebia quinata* (Houtt.) Decne.]的干燥根、果实及藤茎。

【中国药典】 木通：木通、三叶木通[*Akebia trifoliata* (Thunb.) Koidz.]或白木通[*Akebia trifoliata* (Thunb.) Koidz. var. *australis* (Diels) Rehd.]的干燥藤茎。

【植物形态】 落叶木质藤本。茎纤细，圆柱形，缠绕，茎皮灰褐色；芽鳞片覆瓦状排列，淡红褐色。掌状复叶互生或在短枝上簇生；小叶纸质，倒卵形或倒卵状椭圆形，先端圆或凹入，具小凸尖，基部圆或阔楔形，上面深绿色，下面青白色。伞房花序式的总状花序腋生，长 6～12 cm，疏花，花略芳香。种子多数，卵状长圆形，略扁平，着生于白色、多汁的果肉中，种皮褐色或黑色，有光泽。花期 4～5 月，果期 6～8 月。

【生态环境】 生于山坡路边、溪边疏林中。

【采收季节】 秋季采收藤茎、根，洗净，阴干；夏、秋二季果实黄绿时采摘，沸水中略烫后干燥。

【功效】 根：祛风除湿，活血行气，利尿，解毒；果实：疏肝和胃，活血止痛，软坚散结，利小便；藤茎：清热利尿，活血通淋。

【主治】 根：风湿痹痛，跌打损伤，经闭，疝气，脘腹胀满，小便不利，带下，虫蛇咬伤；果实：肝胃气滞，脘腹、胁肋胀痛，饮食不消，下痢便泄，腰痛，经闭，痛经，恶性肿瘤；藤茎：小便短赤，水肿，胸中烦热，咽喉疼痛，口舌生疮，乳汁不通，经闭，痛经。

【材料来源】 基原植物样本共 13 份。样本采自浙江省丽水市莲都区、青田县、松阳县、庆元县，衢州市龙游县，金华市东阳市。

【DNA 提取及序列扩增】 取基原植物样本藤茎约 40 mg，均按照茎类药材 DNA 提取方法操作。序列扩增按照《中国药典》2015 年版的“中药材 DNA 条形码分子鉴定法指导原则”进行。

【ITS2 序列特征】 木通共 13 条序列：序列长度为 216 bp；无变异位点；GC 含量为 67.6%。序列特征如下：

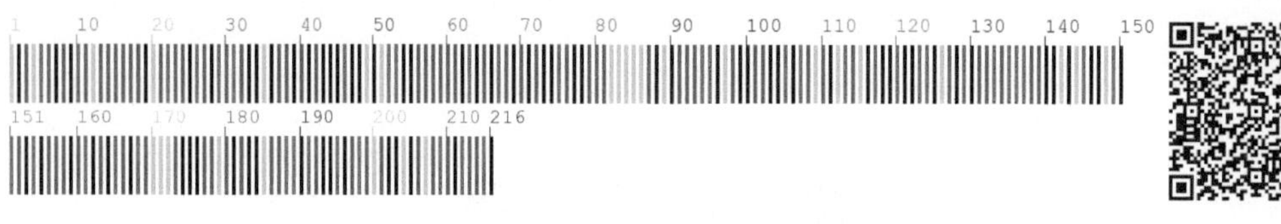

【ITS2 序列二级结构】

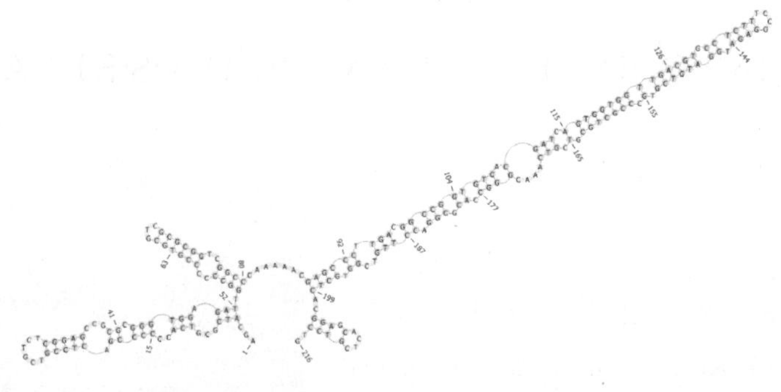

171 三 叶 拿

Sanyena

AKEBIAE TRIFOLIATAE RADIX, FRUCTUS ET CAULIS

本品为木通科木通属植物三叶木通[*Akebia trifoliata* (Thunb.) Koidz.]的干燥根、果实及藤茎。

【中国药典】 木通：三叶木通、木通[*Akebia quinata* (Thunb.) Decne.]或白木通[*Akebia trifoliata* (Thunb.) Koidz. var. *australis* (Diels) Rehd.]的干燥藤茎。

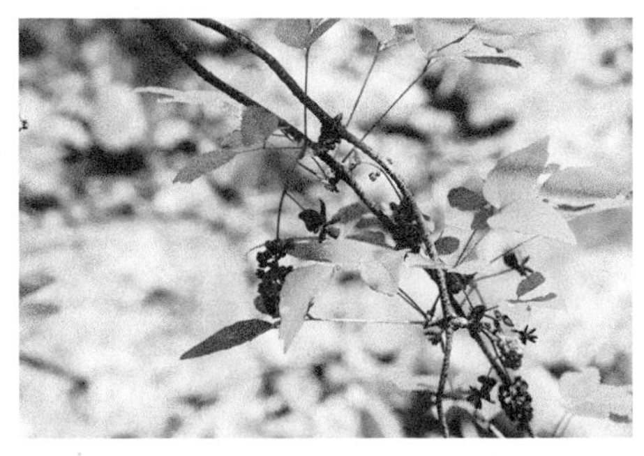

【植物形态】 小叶革质，卵状长圆形或卵形，先端狭圆，顶微凹入而具小凸尖，基部圆、阔楔形、截平或心形，边通常全缘；有时略具少数不规则的浅缺刻。总状花序长 7～9 cm，腋生或生于短枝上。果长圆形，长 6～8 cm，直径 3～5 cm，熟时黄褐色；种子卵形，黑褐色。花期 4～5 月，果期 6～9 月。

【生态环境】 生于山坡疏林中。

【采收季节】 秋季采收藤茎、根，洗净，阴干；夏、秋二季果实黄绿时采摘，沸水中略烫后干燥。

【功效】 根：祛风除湿，活血行气，利尿，解毒；果实：疏肝和胃，活血止痛，软坚散结，利小便；藤茎：清热利尿，活血通淋。

【主治】 根：风湿痹痛，跌打损伤，经闭，疝气，睾丸肿痛，脘腹胀满，小便不利，带下，虫蛇咬伤；果实：肝胃气滞，脘腹、胁肋胀痛，饮食不消，疝气疼痛，腰痛，经闭，痛经，恶性肿瘤；藤茎：小便短赤，淋浊，水肿，咽喉疼痛，风湿痹痛，乳汁不通，经闭，痛经。

【材料来源】 基原植物样本共 12 份。样本采自浙江省丽水市莲都区、青田县、松阳县、云和县，衢州市龙游县。

【DNA 提取及序列扩增】 取基原植物样本藤茎约 40 mg，均按照茎类药材 DNA 提取方法操作。序列扩增按照《中国药典》2015 年版的“中药材 DNA 条形码分子鉴定法指导原则”进行。

【ITS2 序列特征】 三叶木通共 12 条序列：序列长度为 216 bp；无变异位点；GC 含量为 67.1%。序列特征如下：

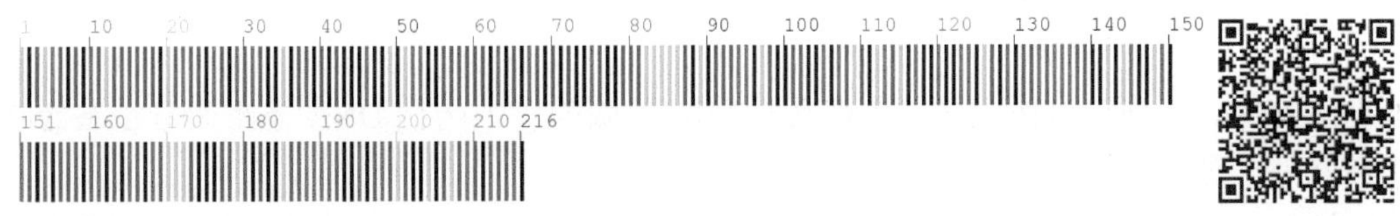

【ITS2 序列二级结构】

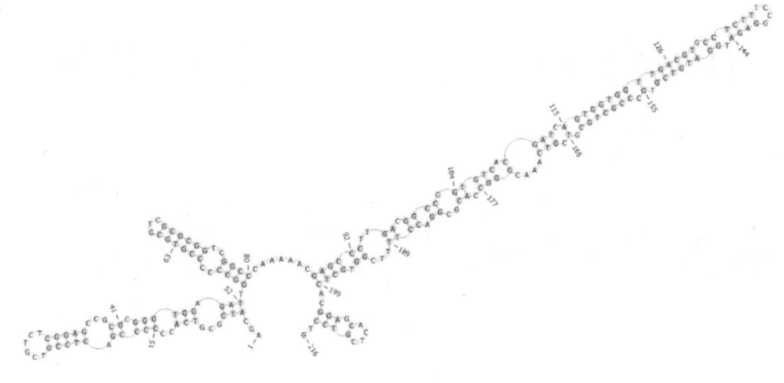

172 大 黄 花

Dahuanghua

FORSYTHIAE VIRIDISSIMAE RADIX

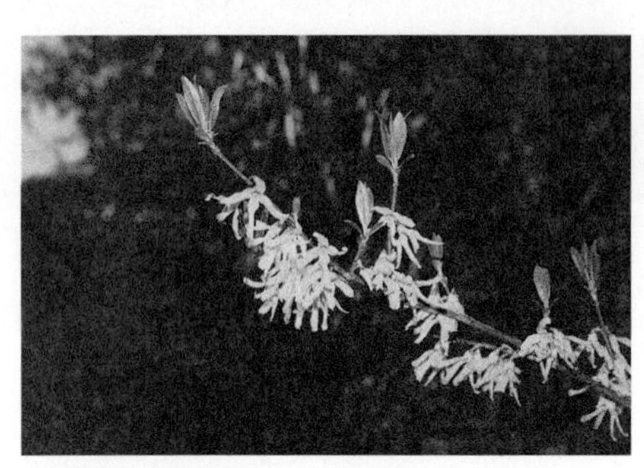

本品为木犀科连翘属植物金钟花（*Forsythia viridissima* Lindl.）的干燥根。

【中国药典】 无。

【植物形态】 落叶灌木，高可达 3 m，全株除花萼裂片边缘具睫毛外，其余均无毛。枝棕褐色或红棕色，直立，皮孔明显，具片状髓。叶片长椭圆形至披针形，或倒卵状长椭圆形，先端锐尖，基部楔形，两面无毛。花 1～3 朵着生于叶腋，先于叶开放。果卵形或宽卵形，基部稍圆，先端喙状渐尖，具皮孔。花期 3～4 月，果期 8～11 月。

【生态环境】 生于海拔 800 m 以下沟谷或溪沟边杂木林下或灌丛中。

【采收季节】 夏、秋季采收，洗净，鲜用或干燥。

【功效】 清热，解毒，散结。

【主治】 感冒发热，目赤肿痛，痈疮，丹毒，瘰疬。

【材料来源】 基原植物样本共 10 份。样本采自浙江省丽水市莲都区、青田县、松阳县、景宁县、庆元县，衢州市龙游县，金华市东阳市。

【DNA 提取及序列扩增】 取基原植物样本叶片约 20 mg，均按照叶类药材 DNA 提取方法操作。序列扩增按照《中国药典》2015 年版的“中药材 DNA 条形码分子鉴定法指导原则”进行。

【ITS2 序列特征】 金钟花共 10 条序列：序列长度为 210 bp；无变异位点；GC 含量为 57.1%。序列特征如下：

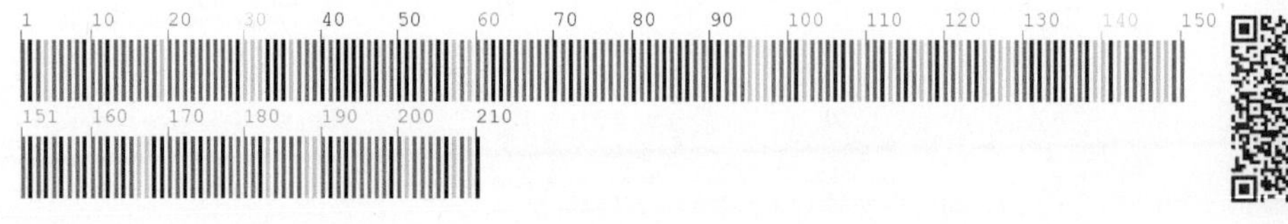

【ITS2 序列二级结构】

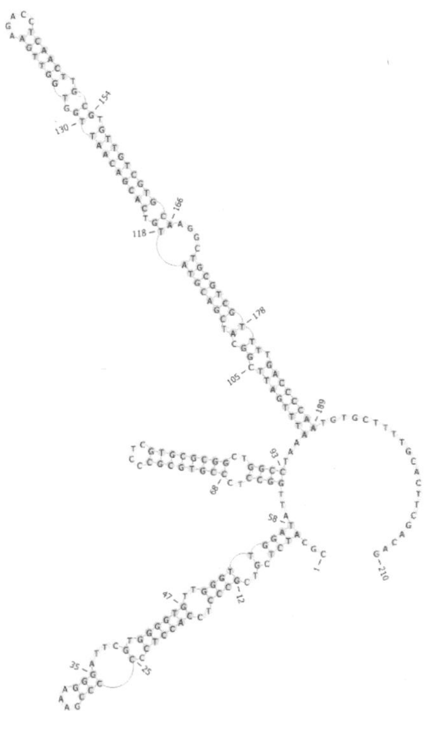

173 桂　　花

Guihua

OSMANTHI FRAGRANTIS FLOS, FRUCTUS, RAMULUS, FOLIUM ET RADIX

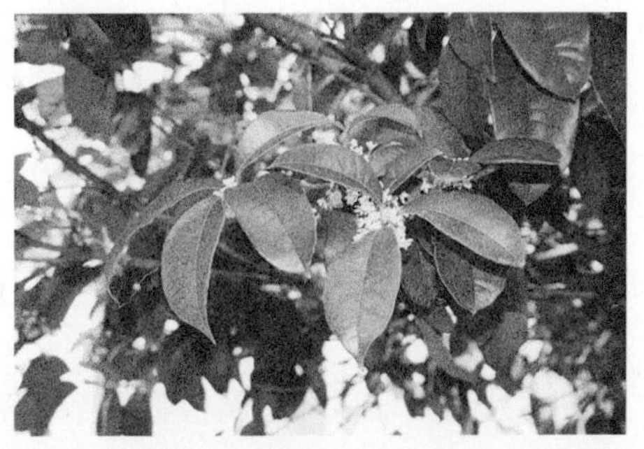

本品为木犀科木犀属植物木犀（*Osmanthus fragrans* Lour.）的干燥花、果实、枝叶及根。

【中国药典】 无。

【植物形态】 常绿乔木或灌木，高 3～5 m；树皮灰褐色。小枝黄褐色，无毛。叶片革质，椭圆形、长椭圆形或椭圆状披针形，先端渐尖，基部渐狭呈楔形或宽楔形，全缘或通常上半部具细锯齿，两面无毛。聚伞花序簇生于叶腋，每腋内有花多朵；花冠黄白色、淡黄色、黄色或橘红色。果歪斜，椭圆形，呈紫黑色。花期 9～10 月上旬，果期翌年 3 月。

【生态环境】 栽培于庭院、住宅小区或行道边，也有逸出生于山坡杂木林中。

【采收季节】 秋季采收花，阴干；春季采收成熟果实，温水泡过，干燥；全年可采枝叶，鲜用或干燥；深秋采挖根或根皮，洗净，切片，干燥。

【功效】 花：温肺化饮，散寒止痛；果实：温中行气，止痛；枝叶：发表散寒，祛风止痒；根：祛风除湿，散寒止痛。

【主治】 花：痰饮咳喘，脘腹冷痛，肠风血痢，经闭痛经，牙痛，口臭；果实：胃寒疼痛，肝胃气痛；枝叶：风寒感冒，皮肤瘙痒，漆疮；根：风湿痹痛，肢体麻木，胃脘冷痛，肾虚牙痛。

【材料来源】 基原植物样本共 18 份。样本采自浙江省丽水市莲都区、青田县、松阳县、云和县，衢州市龙游县，金华市东阳市、永康市。

【DNA 提取及序列扩增】 取基原植物样本叶片约 20 mg，均按照叶类药材 DNA 提取方法操作。序列扩增按照《中国药典》2015 年版的“中药材 DNA 条形码分子鉴定法指导原则”进行。

【ITS2 序列特征】 木犀共 18 条序列：序列长度为 221 bp；有 1 个变异位点，为 217 位点 A-C 变异；GC 含量为 57.0%～57.5%。主导单倍型序列特征如下：

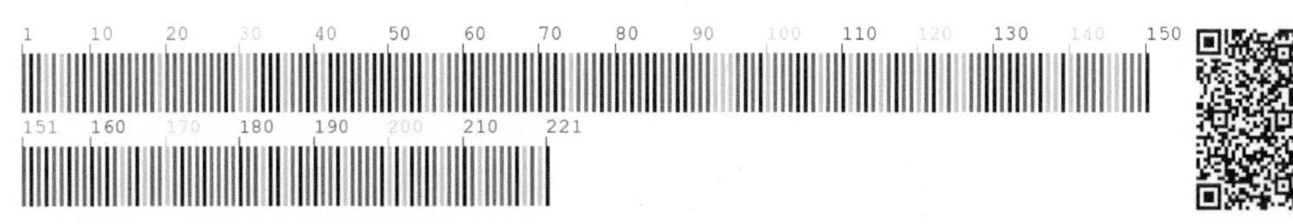

【ITS2 序列二级结构】

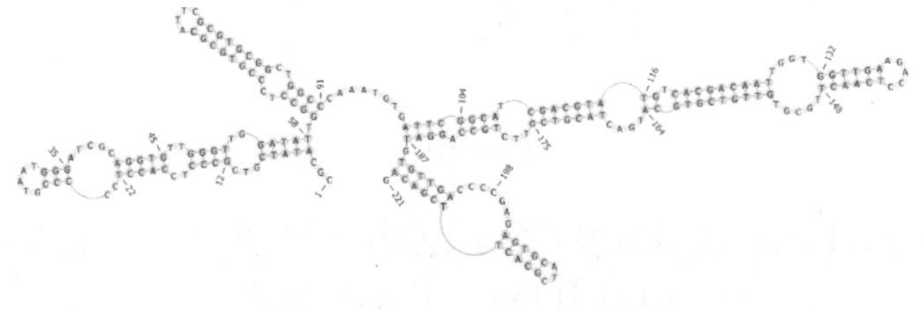

174 踏地蜈蚣

Tadiwugong

HEDYOTIS CHRYSOTRICHAE HERBA

本品为茜草科耳草属植物金毛耳草[*Hedyotis chrysotricha* (Palib.) Merr.]的干燥全草。踏地蜈蚣又名陈头蜈蚣、铺地蜈蚣。

【中国药典】 无。

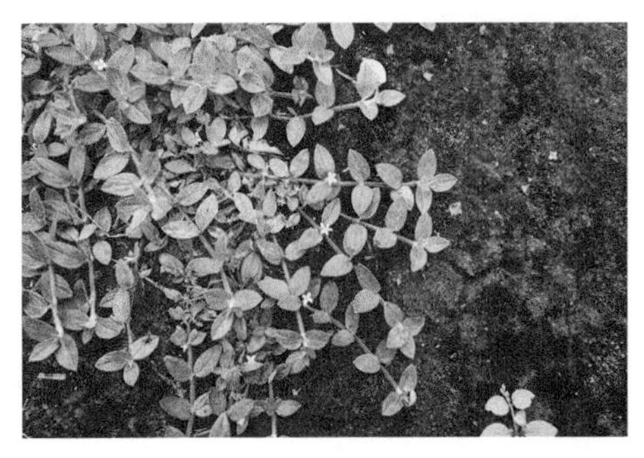

【植物形态】 多年生披散草本，高约 30 cm，基部木质，被金黄色硬毛。叶对生，具短柄，薄纸质，阔披针形、椭圆形或卵形，脉上被毛更密。聚伞花序腋生，有花 1～3 朵，被金黄色疏柔毛，近无梗；花萼被柔毛；花冠白或紫色，漏斗形，上部深裂，裂片线状长圆形，顶端渐尖。果近球形，直径约 2 mm，被扩展硬毛，宿存萼檐裂片长 1～1.5 mm，成熟时不开裂，内有种子数颗。花期几乎全年。

【生态环境】 生于山坡、谷地、路边草丛及田边。

【采收季节】 夏、秋季采收，洗净，鲜用或干燥。

【功效】 清热利湿，消肿解毒。

【主治】 暑热泄泻，湿热黄疸，急性肾炎，白带，带状疱疹，乳糜尿，跌打肿痛，毒蛇咬伤，疮疖肿毒，血崩，外伤出血。

【材料来源】 基原植物样本共 18 份。样本采自浙江省丽水市莲都区、青田县、松阳县、云和县，衢州市龙游县，金华市东阳市；江西省上饶市婺源县。

【DNA 提取及序列扩增】 取基原植物样本叶片约 20 mg，均按照叶类药材 DNA 提取方法操作。序列扩增按照《中国药典》2015 年版的“中药材 DNA 条形码分子鉴定法指导原则”进行。

【ITS2 序列特征】 金毛耳草共 18 条序列：序列长度为 216 bp；有 1 个变异位点，为 73 位点 T-C 变异；GC 含量为 67.1%～67.6%。主导单倍型序列特征如下：

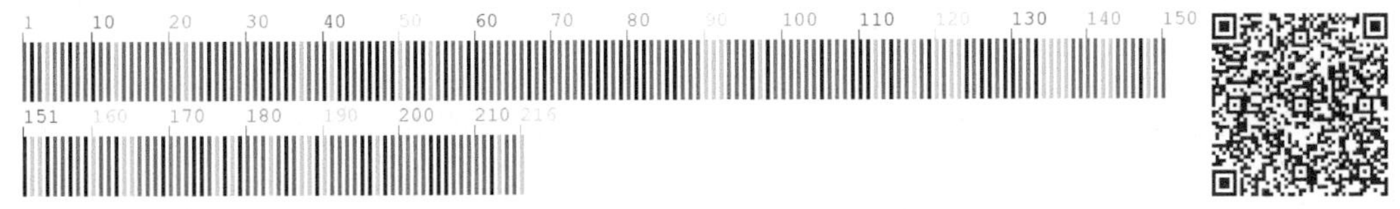

【ITS2 序列二级结构】

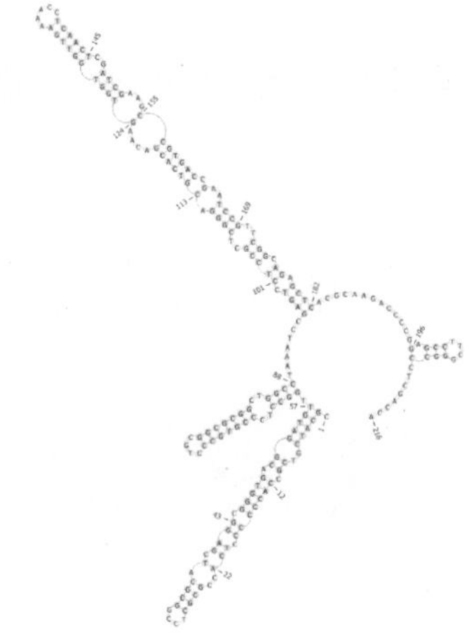

175 蛇　舌　草

Sheshecao

HEDYODIS DIFFUSAE HERBA

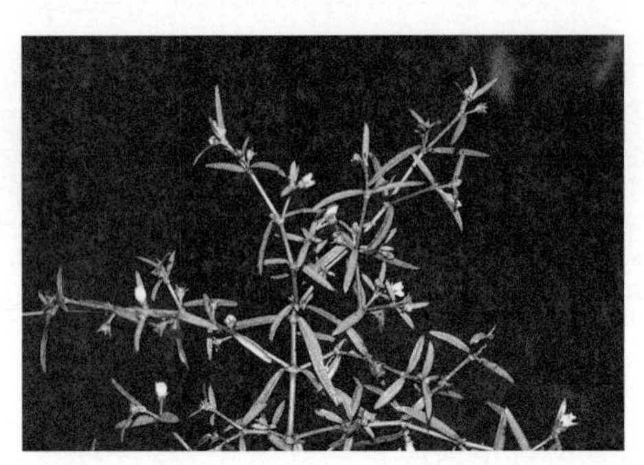

本品为茜草科耳草属植物白花蛇舌草（*Hedyotis diffusa* Willd.）的干燥全草。

【中国药典】 无。

【植物形态】 一年生无毛纤细披散草本，高20～50 cm；茎稍扁，从基部开始分枝。叶对生，无柄，膜质，线形，顶端短尖，边缘干后常背卷；中脉在上面下陷，侧脉不明显。花 4 数，单生或双生于叶腋；花梗略粗壮；萼管球形；花冠白色，管形，喉部无毛。蒴果膜质，扁球形，成熟时顶部室背开裂；种子每室约 10 颗，具棱，干后深褐色，有深而粗的窝孔。花期春季。

【生态环境】 生于山坡溪沟边草丛中及田边或菜地。有栽培。

【采收季节】 秋季采收，干燥。

【功效】 清热解毒，利湿。

【主治】 肺热喘咳，咽喉肿痛，肠痈，疖肿疮疡，毒蛇咬伤，水肿，肠炎，湿热黄疸，癌肿。

【材料来源】 基原植物样本共 18 份。样本采自浙江省丽水市莲都区、青田县、松阳县、云和县，衢州市龙游县，金华市东阳市。

【DNA 提取及序列扩增】 取基原植物样本叶片约 20 mg，均按照叶类药材 DNA 提取方法操作。序列扩增按照《中国药典》2015 年版的“中药材 DNA 条形码分子鉴定法指导原则”进行。

【ITS2 序列特征】 白花蛇舌草共 18 条序列：序列长度为 214 bp；无变异位点；GC 含量为 65.9%。序列特征如下：

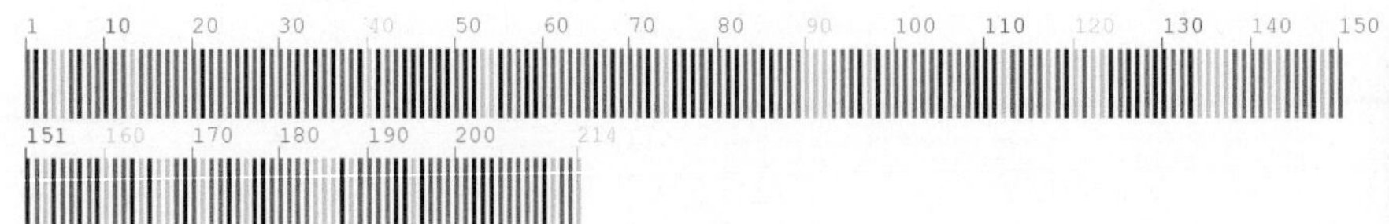

【ITS2 序列二级结构】

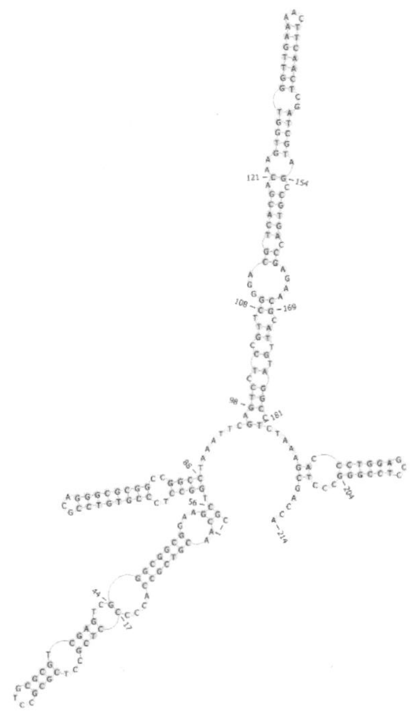

176 金 钩 吊

Jingoudiao

UNCARIAE RHYNCHOPHYLLAE RAMULUS CUM UNCIS ET RADIX

本品为茜草科钩藤属植物钩藤[*Uncaria rhynchophylla* (Miq.) Miq. ex Havil.]的干燥带钩茎枝及根。金钩吊又名双钩、搭钩藤。

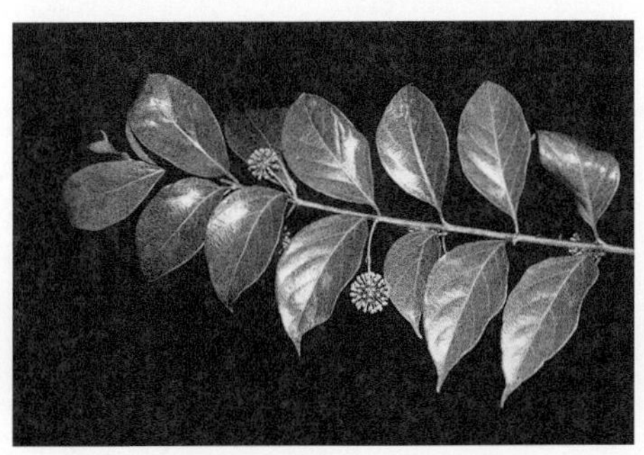

钩藤

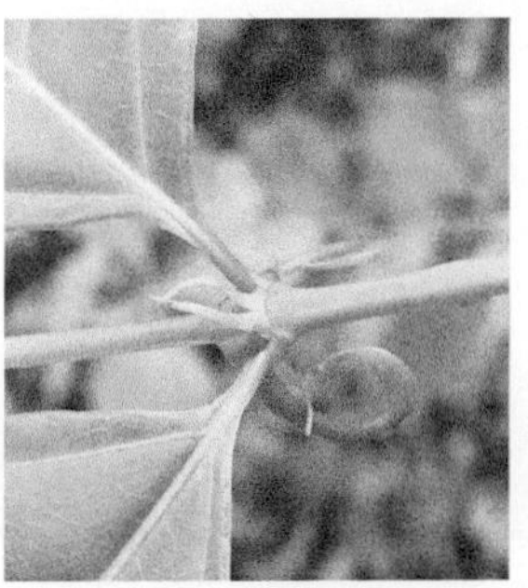

钩藤带钩茎枝

【中国药典】 钩藤，钩藤、大叶钩藤（*Uncaria macrophylla* Wall.）、毛钩藤（*Uncaria hirsuta* Havil.）、华钩藤[*Uncaria sinensis* (Oliv.) Havil.]或无柄果钩藤（*Uncaria sessilifructus* Roxb.）的干燥带钩茎枝。

【植物形态】 藤本，嫩枝较纤细，方柱形或略有 4 棱角，无毛。叶纸质，椭圆形或椭圆状长圆形，两面均无毛，干时褐色或红褐色。头状花序不计花冠直径 5～8 mm，单生叶腋；花萼管疏被毛，萼裂片近三角形；花冠管外面无毛，或具疏散的毛，花冠裂片卵圆形；花柱伸出冠喉外，柱头棒形。果序直径 10～12 mm；小蒴果被短柔毛，宿存萼裂片近三角形，星状辐射。花果期 5～12 月。

【生态环境】 生于海拔 150～550 m 山谷坡地、溪边、路旁及林下灌丛中。

【采收季节】 秋冬二季采收当年带钩茎枝，干燥；秋季采挖根，洗净，干燥。

【功效】 带钩茎枝：熄风止痉，清热平肝；根：舒经活络，清热消肿。

【主治】 带钩茎枝：小儿惊风，夜啼，热盛动风，子痫，肝阳眩晕，肝火头痛；根：关节痛风，半身不遂，癫症，水肿，跌扑损伤。

【材料来源】 基原植物样本共 12 份。样本采自浙江省丽水市莲都区、青田县、松阳县、云和县，衢州市龙游县，金华市东阳市。

【DNA 提取及序列扩增】 取基原植物样本茎枝约 40 mg，均按照茎类药材 DNA 提取方法操作。序列扩增按照《中国药典》2015 年版的“中药材 DNA 条形码分子鉴定法指导原则”进行。

【ITS2 序列特征】 钩藤共 12 条序列：序列长度为 220 bp；无变异位点；GC 含量为 65.0%。序列特征如下：

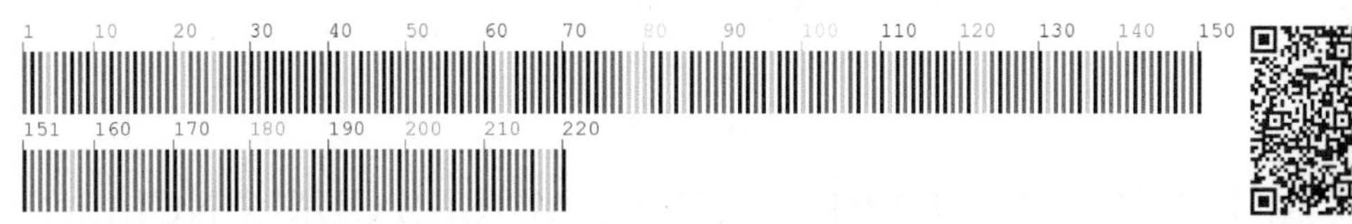

【ITS2 序列二级结构】

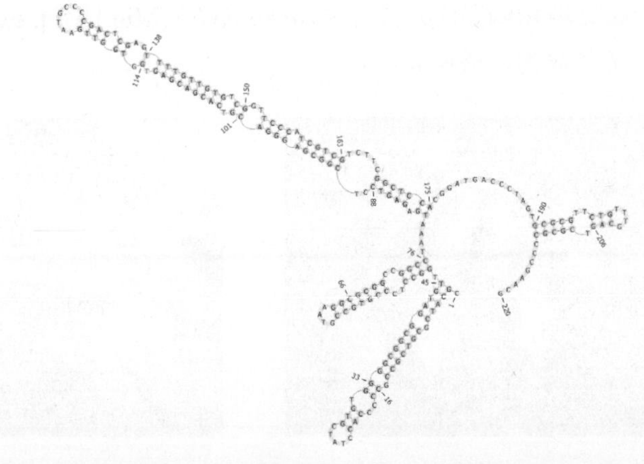

177 细 粒 草

Xilicao

GALII APARINIS HERBA

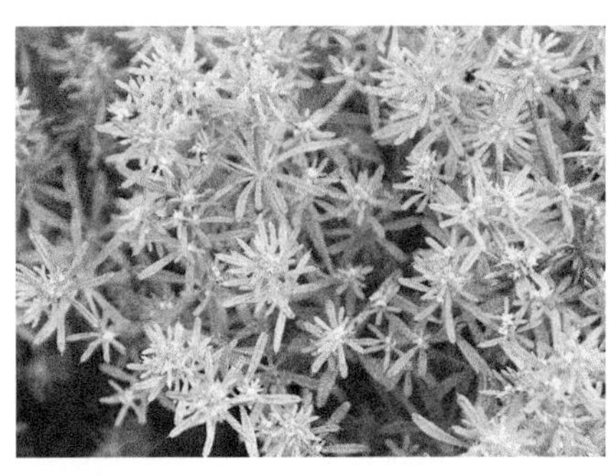

本品为茜草科拉拉藤属植物原拉拉藤（*Galium aparine* L.）的干燥全草。细粒草又名猪娘菜；原拉拉藤又名猪殃殃。

【中国药典】 无。

【植物形态】 多枝、蔓生或攀援状草本，通常高30～90 cm；茎有4棱角；棱上、叶缘、叶脉上均有倒生的小刺毛。叶纸质或近膜质，6～8片轮生，带状倒披针形或长圆状倒披针形，顶端有针状凸尖头，基部渐狭，两面常有紧贴的刺状毛。聚伞花序腋生或顶生，少至多花，花小，有纤细的花梗。果干燥，有1或2个近球状的分果爿，直径达5.5 mm，肿胀，密被钩毛。花期3～7月，果期4～11月。

【生态环境】 生于海拔300 m以下山坡路边、田边及溪沟边草丛中。

【采收季节】 秋季采收，鲜用或干燥。

【功效】 清热解毒，利尿通淋，消肿止痛。

【主治】 痈疽肿毒，乳痈，肠痈，水肿，感冒发热，痢疾，尿路感染，尿血，牙龈出血，刀伤出血。

【材料来源】 基原植物样本共22份。样本采自浙江省丽水市莲都区、青田县、松阳县、云和县，衢州市龙游县，金华市东阳市、永康市；江西省上饶市婺源县。

【DNA提取及序列扩增】 取基原植物样本叶片约20 mg，均按照叶类药材DNA提取方法操作。序列扩增按照《中国药典》2015年版的“中药材DNA条形码分子鉴定法指导原则”进行。

【ITS2序列特征】 原拉拉藤共22条序列：序列长度为301 bp；有3个变异位点，分别为74位点T-C变异、226位点T-C变异和242位点C-A变异；GC含量为60.5%～60.8%。主导单倍型序列特征如下：

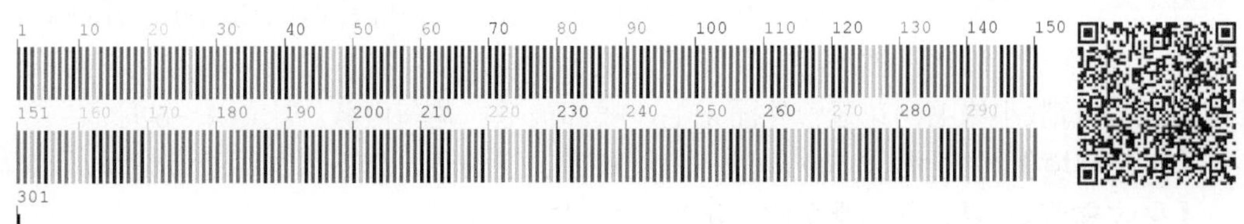

【ITS2 序列二级结构】

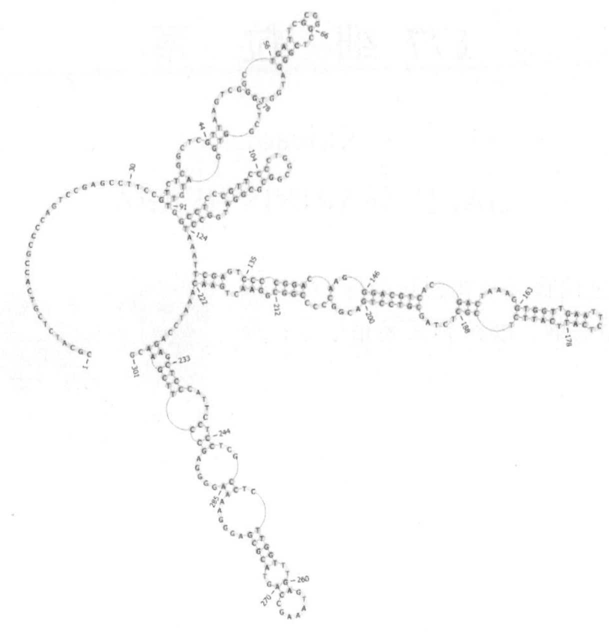

178 六　月　雪

Liuyuexue

SERISSAE SERISSOIDIS HERBA

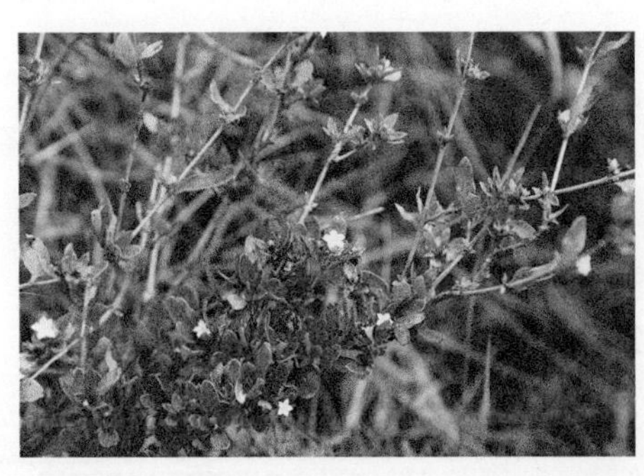

本品为茜草科六月雪属植物白马骨[*Serissa serissoides* (DC.) Druce]的干燥全草。

【中国药典】 无。

【植物形态】 小灌木，通常高达 1 m；枝粗壮，灰色，被短毛。叶通常丛生，薄纸质，倒卵形或倒披针形，顶端短尖或近短尖，基部收狭成一短柄，除下面被疏毛外，其余无毛；侧脉每边 2～3 条，上举，在叶片两面均凸起；托叶具锥形裂片，基部阔，膜质，被疏毛。花无梗，生于小枝顶部；苞片膜质，斜方状椭圆形，长渐尖，具疏散小缘毛；花冠管外面无毛，喉部被毛；花药内藏。花期 4～6 月。

【生态环境】 生于海拔 500 m 以下山坡路旁、溪沟边、林下灌丛中及石缝中。

【采收季节】 夏、秋二季采收，洗净，切段，干燥。

【功效】 活血，利湿，健脾。

【主治】 肝炎，肠炎腹泻，小儿疳积。

【材料来源】 基原植物样本共 12 份。样本采自浙江省丽水市莲都区、青田县、松阳县、云和县，衢州市龙游县。

【DNA 提取及序列扩增】 取基原植物样本叶片约 20 mg，均按照叶类药材 DNA 提取方法操作。序列扩增按照《中国药典》2015 年版的“中药材 DNA 条形码分子鉴定法指导原则”进行。

【ITS2 序列特征】 白马骨共 12 条序列：序列长度为 221 bp；无变异位点；GC 含量为 62.9%。序列特征如下：

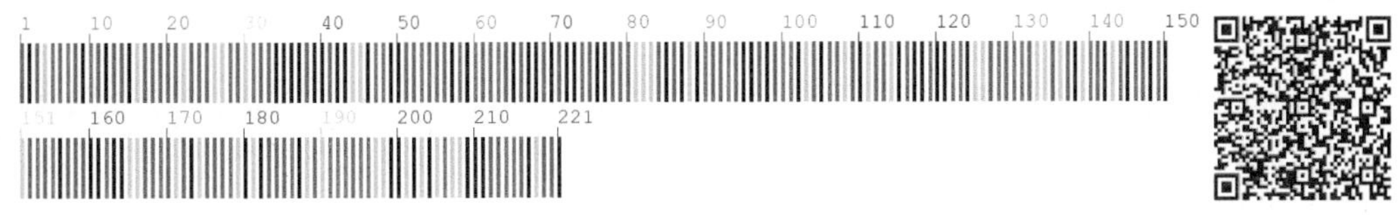

【ITS2 序列二级结构】

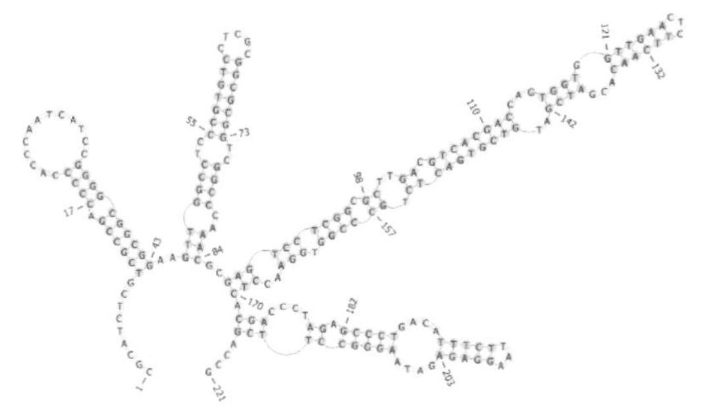

179 染 卵 草

Ranluancao

RUBIAE CAULIS, RADIX ET RHIZOMA

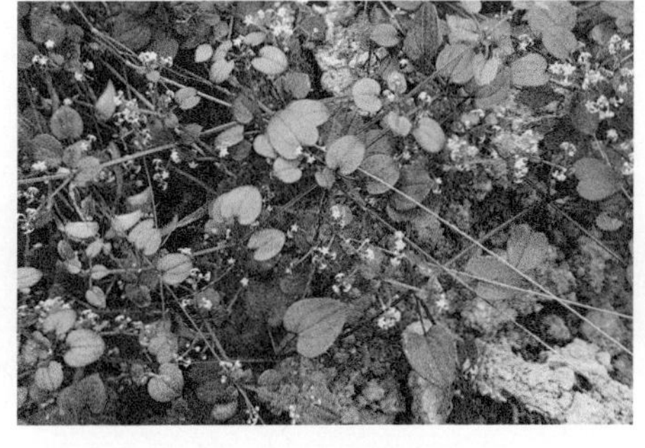

本品为茜草科茜草属植物茜草（*Rubia cordifolia* L.）的干燥茎、根及根茎。

【中国药典】 茜草：茜草的干燥根和根茎。

【植物形态】 草质攀援藤木，长通常 1.5～3.5 m；根状茎和其节上的须根均红色；茎数至多条，细长，方柱形，有 4 棱，棱上生倒生皮刺。叶纸质，披针形或长圆状披针形，顶端渐尖，基部心形，边缘有齿状皮刺，脉上有微小皮刺。叶柄有倒生皮刺。聚伞花序腋生和顶生，多回分枝，花序和分枝均细瘦；花冠淡黄色，干时淡褐色，花冠裂片近卵形，微伸展，外面无毛。果球形，直径通常 4～5 mm，成熟时橘黄色。花期 8～9 月，果期 10～11 月。

【生态环境】 生于海拔 1450 m 以下山坡路边、溪沟边或林下灌丛中。

【采收季节】 初春或深秋采挖根及根茎，洗净，干燥；夏、秋季采收地上部分，干燥。

【功效】 凉血止血，活血化瘀。

【主治】 吐血，衄血，崩漏，外伤出血，瘀阻经闭，关节痹痛，跌扑肿痛。

【材料来源】 基原植物样本共 15 份。样本采自浙江省丽水市莲都区、青田县、松阳县、景宁县，衢州市开化县。

【DNA 提取及序列扩增】 取基原植物样本根茎约 40 mg，均按照根茎类药材 DNA 提取方法操作。序列扩增按照《中国药典》2015 年版的“中药材 DNA 条形码分子鉴定法指导原则”进行。

【ITS2 序列特征】 茜草共 15 条序列：序列长度为 231 bp；有 5 个变异位点，分别为 28 位点 C-A 变异、35 位点 C-T 变异、150 位点 C-T 变异、152 位点 C-T 变异和 212 位点 G-A 变异；GC 含量为 69.7%～71.0%。主导单倍型序列特征如下：

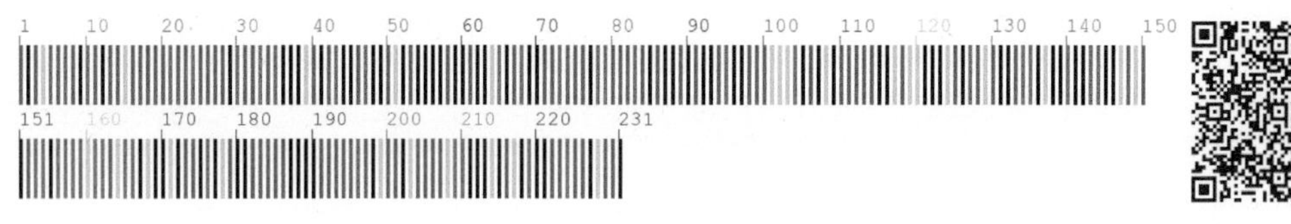

【ITS2 序列二级结构】

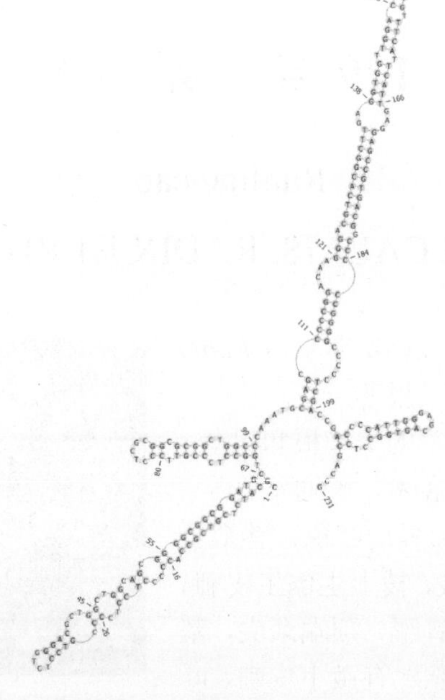

【*psbA-trnH* 序列特征】 茜草共 15 条序列：序列长度为 248bp；无变异位点；GC 含量为 23.8%。序列特征如下：

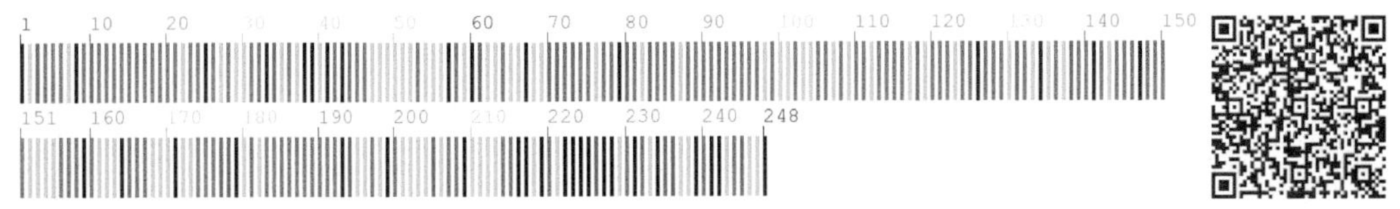

180 水　杨　梅

Shuiyangmei

ADINAE RUBELLAE HERBA

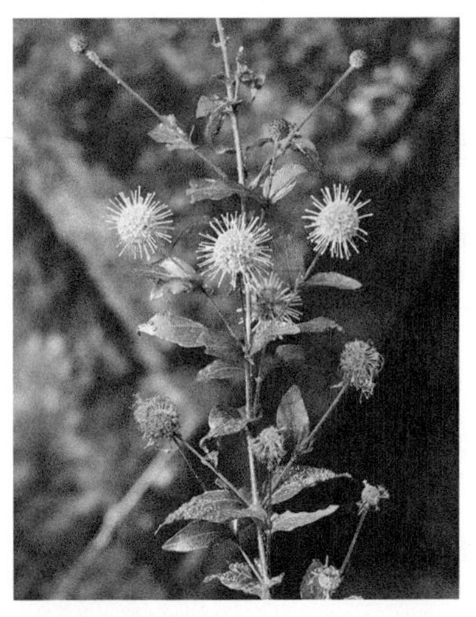

本品为茜草科水团花属植物细叶水团花（*Adina rubella* Hance）的干燥全草。

【中国药典】 无。

【植物形态】 落叶小灌木，高 1～3 m；小枝延长，具赤褐色微毛，后无毛；顶芽不明显，被开展的托叶包裹。叶对生，近无柄，薄革质，卵状披针形或卵状椭圆形，全缘，顶端渐尖或短尖，基部阔楔形或近圆形；托叶小，早落。头状花序不计花冠直径 4～5 mm，单生，顶生或兼有腋生，总花梗略被柔毛。果序直径 8～12 mm；小蒴果长卵状楔形，长 3 mm。花果期 5～12 月。

【生态环境】 生于海拔 200～1400 m 的山谷沟边阴处，落叶阔叶幼林下，针叶、落叶阔混交疏林缘及落叶阔叶灌丛中。

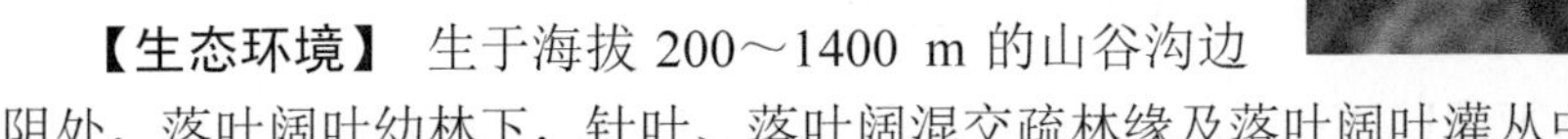

【采收季节】 春、秋采收地上部分，秋、冬采收未成熟花序，鲜用或干燥；夏秋采挖多年老植株的根，洗净，切片、干燥。

【功效】 地上部分：清热利湿，解毒消肿；根：清热解表，活血解毒。

【主治】 地上部分：湿热泄泻，痢疾，湿疹，疮疖肿毒，风火牙痛，跌打损伤，外伤出血；根：感冒发热，咳嗽，痄腮，咽喉肿痛，肝炎，风湿关节痛，创伤出血。

【材料来源】 基原植物样本共 18 份。样本采自浙江省丽水市莲都区、青田县、松阳县、云和县，衢州市龙游县，金华市东阳市、永康市；江西省上饶市婺源县。

【DNA 提取及序列扩增】 取基原植物样本叶片约 20 mg，均按照叶类药材 DNA 提取方法操作。序列扩增按照《中国药典》2015 年版的“中药材 DNA 条形码分子鉴定法指导原则”进行。

【ITS2 序列特征】 细叶水团花共 18 条序列：序列长度为 221 bp；有 1 个变异位点，为 217 位点 G-T 变异；GC 含量为 71.5%～71.9%。主导单倍型序列特征如下：

【ITS2 序列二级结构】

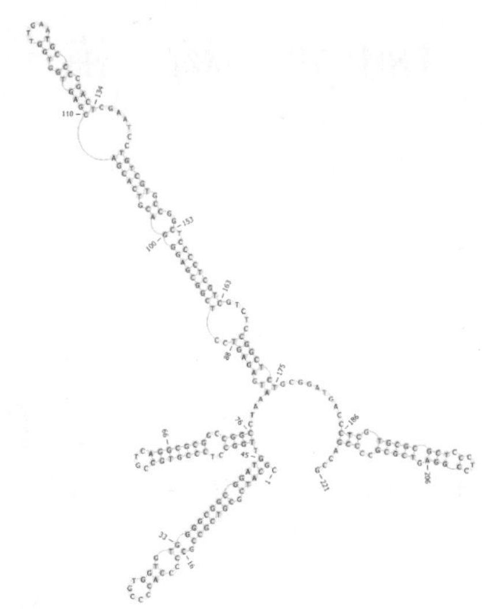

181 山 红 枣

Shanhongzao

SANGUISORBAE OFFICINALIS RADIX

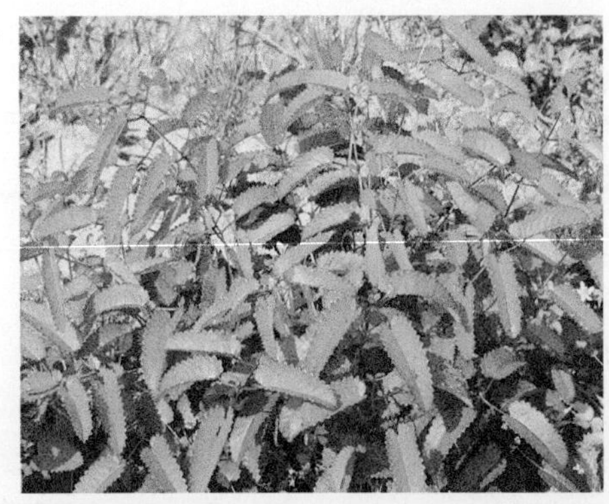

本品为蔷薇科地榆属植物地榆（*Sanguisorba officinalis* L.）的干燥根。

【中国药典】 地榆：蔷薇科植物地榆或长叶地榆[*Sanguisorba officinalis* L. var. *longifolia* (Bert.) Yü et Li]的干燥根。

【植物形态】 多年生草本，高 30～120 cm。根粗壮，多呈纺锤形，稀圆柱形，表面棕褐色或紫褐色，有纵皱及横裂纹，横切面黄白或紫红色，较平正。茎直立，有棱，无毛或基部有稀疏腺毛。

基生叶为羽状复叶，有小叶 4～6 对，叶柄无毛或基部有稀疏腺毛。穗状花序椭圆形，圆柱形或卵球形，直立，花序梗光滑或偶有稀疏腺毛。果实包藏在宿存萼筒内，外面有斗棱。花果期 7～10 月。

【生态环境】 生于海拔 1400 m 以下山坡草地、路旁、灌草丛中。

【采收季节】 秋季地上部分枯萎前采挖根，洗净，切片，干燥。

【功效】 凉血止血，清热解毒，消肿敛疮。

【主治】 吐血，血痢，崩漏，赤白带下，疮痈肿痛，湿疹，阴痒，水火烫伤，蛇虫咬伤。

【材料来源】 基原植物样本共 12 份。样本采自浙江省丽水市莲都区、青田县、松阳县、云和县，衢州市开化县。

【DNA 提取及序列扩增】 取基原植物样本根约 40 mg，均按照根类药材 DNA 提取方法操作。序列扩增按照《中国药典》2015 年版的“中药材 DNA 条形码分子鉴定法指导原则”进行。

【ITS2 序列特征】 地榆共 18 条序列：序列长度为 207 bp；无变异位点；GC 含量为 64.3%。序列特征如下：

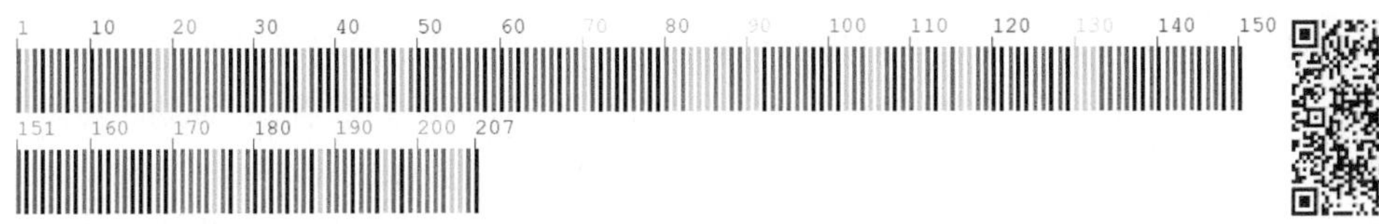

【ITS2 序列二级结构】

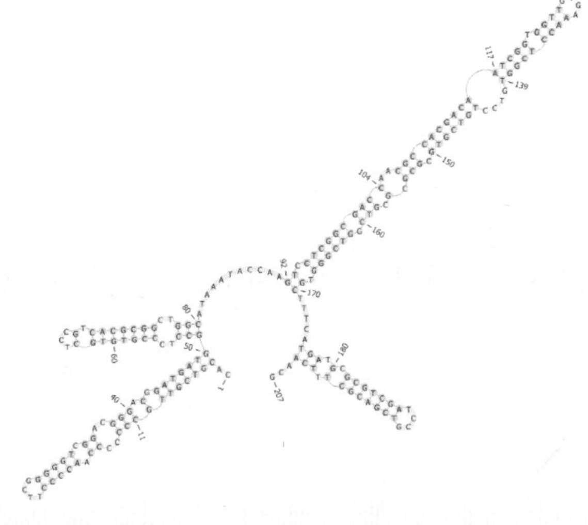

182 龙 芽 草

Longyacao
AGRIMONIAE HERBA

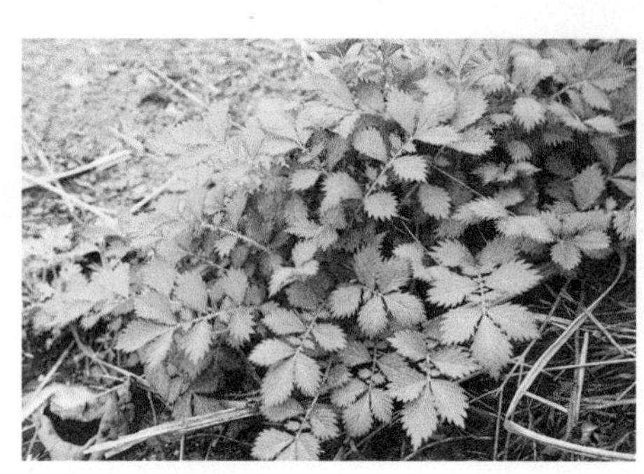

本品为蔷薇科龙芽草属植物龙芽草（*Agrimonia pilosa* Ledeb.）的干燥全草。龙芽草又名牙骨草。

【中国药典】 仙鹤草：龙芽草的干燥地上部分。

【植物形态】 多年生草本。根多呈块茎状，周围长出若干侧根，根茎短。茎被疏柔毛及短柔毛，稀下部被稀疏长硬毛。叶为间断奇数羽状复叶，通常有小叶 3～4 对；小叶片无柄或有短柄，上面被疏柔毛，稀脱落几无毛。花序穗状总状顶生，分枝或不分枝，花序轴被柔毛。果实倒卵圆锥形，外面有 10 条肋，被疏柔毛，顶端有数层钩刺，幼时直立，成熟时靠合。花果期 5～12 月。

【生态环境】 生于海拔 1300 m 以下山坡、沟谷、路边、山麓林缘、草丛、灌丛或疏林下。

【采收季节】 开花前枝叶茂盛时采收地上部分，洗净，鲜用或干燥。

【功效】 收敛止血，止痢，杀虫。

【主治】 吐血，便血，崩漏及外伤出血，腹泻，痢疾，脱力劳伤，疟疾，滴虫性阴道炎。

【材料来源】 基原植物样本共 18 份。样本采自浙江省丽水市莲都区、青田县、松阳县、景宁县，衢州市开化县，金华市东阳市。

【DNA 提取及序列扩增】 取基原植物样本叶片约 20 mg，均按照叶类药材 DNA 提取方法操作。序列扩增按照《中国药典》2015 年版的“中药材 DNA 条形码分子鉴定法指导原则”进行。

【ITS2 序列特征】 龙芽草共 18 条序列：序列长度为 224 bp；有 1 个变异位点，为 134 位点 GA 变异；GC 含量为 69.6%～70.1%。主导单倍型序列特征如下：

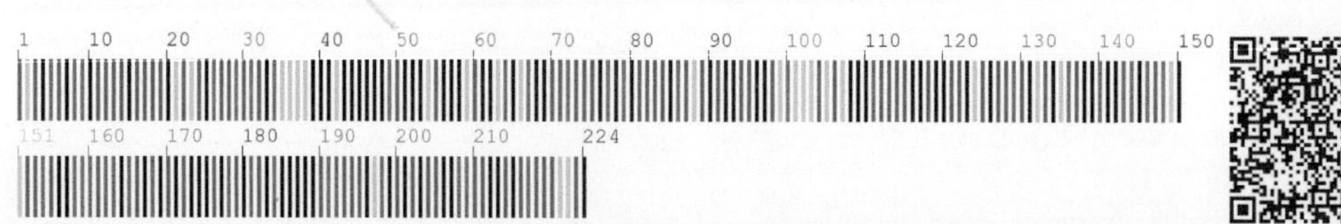

【ITS2 序列二级结构】

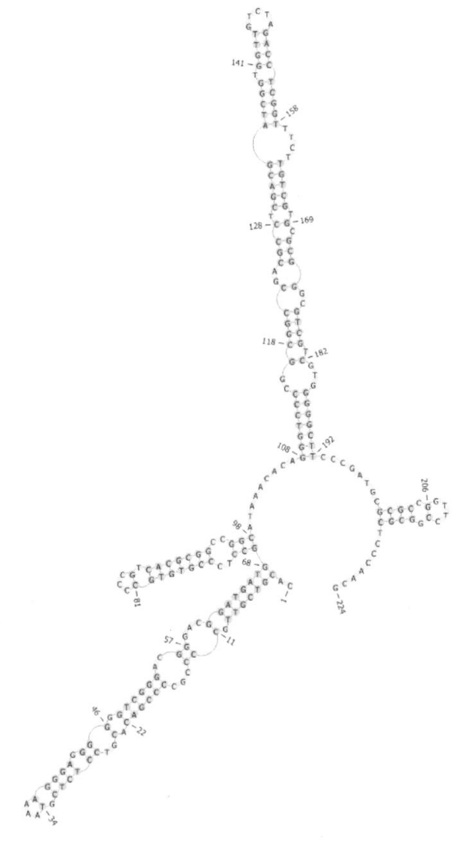

183 枇　　杷

Pipa

ERIOBOTRYAE FOLIUM

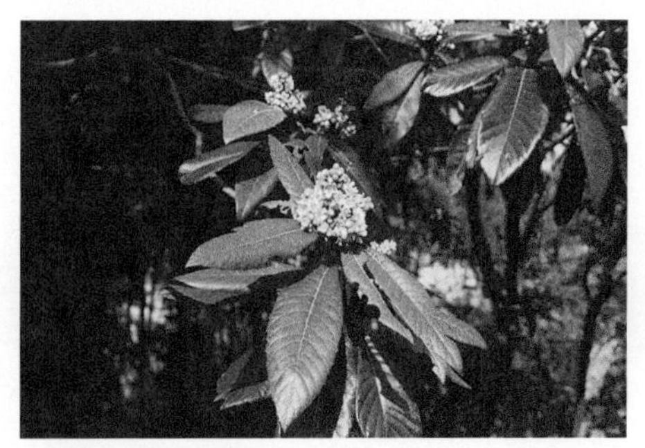

本品为蔷薇科枇杷属植物枇杷[*Eriobotrya japonica* (Thunb.) Lindl.]的干燥叶。

【中国药典】 枇杷叶：枇杷的干燥叶。

【植物形态】 常绿小乔木，高可达 10 m；小枝粗壮，黄褐色，密生锈色或灰棕色绒毛。叶片革质，披针形、倒披针形、倒卵形或椭圆长圆形，先端急尖或渐尖，基部楔形或渐狭成叶柄。圆锥花序顶生，长 10～19 cm，具多花。果实球形或长圆形，直径 2～5 cm，黄色或橘黄色，外有锈色柔毛；种子 1～5，球形或扁球形，褐色，光亮，种皮纸质。花期 10～12 月，果期 5～6 月。

【生态环境】 栽培。

【采收季节】 夏、秋季采收叶，干燥至七八成，扎成小把，干燥。

【功效】 清肺止咳，和胃降逆，止渴。

【主治】 肺热咳嗽，阴虚劳咳，胃热呕哕，妊娠恶阻，小儿吐乳，消渴。

【材料来源】 基原植物样本共 18 份。样本采自浙江省丽水市莲都区、青田县、松阳县、云和县，衢州市龙游县，金华市东阳市。

【DNA 提取及序列扩增】 取基原植物样本叶片约 20 mg，均按照叶类药材 DNA 提取方法操作。序列扩增按照《中国药典》2015 年版的“中药材 DNA 条形码分子鉴定法指导原则”进行。

【ITS2 序列特征】 枇杷共 18 条序列：序列长度为 219 bp；有 4 个变异位点，分别为 25 位点 C-T 变异、93 位点 C-T 变异、202 位点 T-C 变异和 205 位点 G-A 变异；GC 含量为 68.9%～69.9%。主导单倍型序列特征如下：

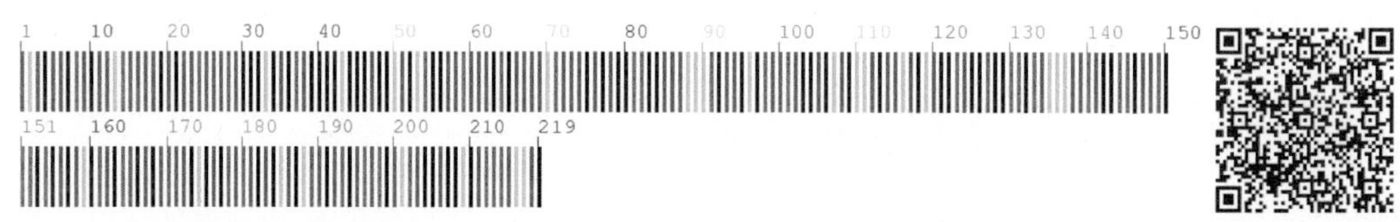

【ITS2 序列二级结构】

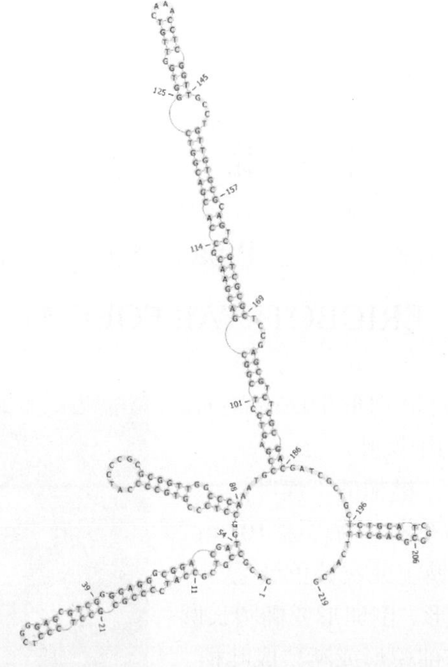

184 算 盘 子

Suanpanzi

ROSAE BRACTEATAE RADIX, FOLIUM, FLOS ET FRUCTUS

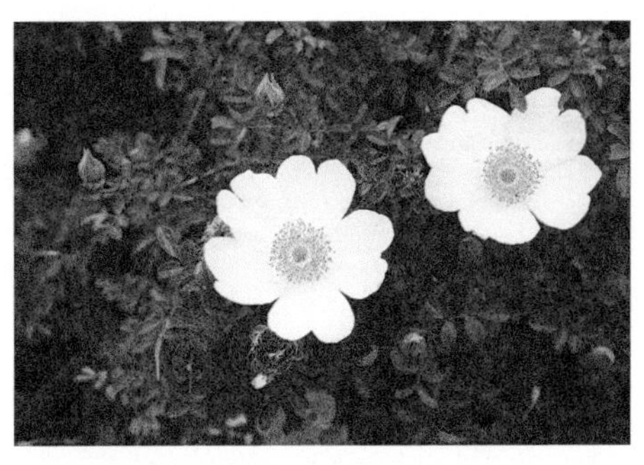

本品为蔷薇科蔷薇属植物硕苞蔷薇（*Rosa bracteata* Wendl.）的干燥根、叶、花及果实。

【中国药典】 无。

【植物形态】 铺散常绿灌木，高 2～5 m，有长匍枝；小枝粗壮，密被黄褐色柔毛，混生针刺和腺毛；皮刺扁弯常成对着生在托叶下方。小叶片革质，椭圆形、倒卵形，先端截形、圆钝或稍急尖，基部宽楔形或近圆形，边缘有紧贴圆钝锯齿，上面无毛，深绿色，有光泽。花单生或 2～3 朵集生；萼片宽卵形，密被黄褐色柔毛和腺毛，内面有稀疏柔毛，花后反折。果球形，密被黄褐色柔毛，果梗短，密被柔毛。花期 5～7 月，果期 8～11 月。

【生态环境】 生于溪边、溪滩、山坡、路旁向阳处。

【采收季节】 全年可采根、叶，根洗净，鲜用或干燥，叶鲜用或干燥；5～7 月采花，阴干；秋季果实成熟时采摘果实，鲜用或干燥。

【功效】 根：益脾补肾，敛肺涩肠，止汗，活血调经，祛风湿，散结解毒；叶：清热解毒，消肿敛疮；花：润肺止咳；果实：补脾益肾，涩肠止泻，祛风湿，活血调经。

【主治】 根：腰膝酸软，水肿，脚气，遗精，盗汗，阴挺，久泻，脱肛，咳嗽气喘，胃脘痛，疝气，风湿痹痛，月经不调，闭经，带下，瘰疬，肠痈，烫伤；叶：疔疮肿毒，烧烫伤；花：肺痨咳嗽；果实：腹泻，痢疾，风湿痹痛，月经不调。

【材料来源】 基原植物样本共 18 份。样本采自浙江省丽水市莲都区、青田县、松阳县、云和县，衢州市龙游县，金华市东阳市、永康市；江西省上饶市婺源县。

【DNA 提取及序列扩增】 取基原植物样本叶片约 20 mg，均按照叶类药材 DNA 提取方法操作。序列扩增按照《中国药典》2015 年版的“中药材 DNA 条形码分子鉴定法指导原则”进行。

【ITS2 序列特征】 硕苞蔷薇共 18 条序列：序列长度为 212 bp；有 3 个变异位点，分别为 19 位点 A-C 变异、181 位点 C-T 变异和 186 位点 C-T 变异；GC 含量为 57.5%～58.5%。主导单倍型序列特征如下：

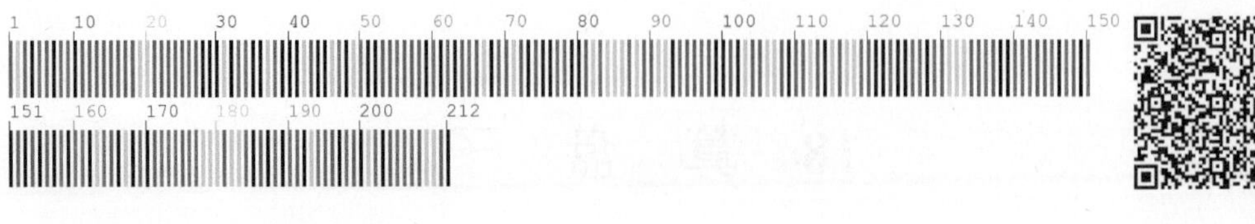

【ITS2 序列二级结构】

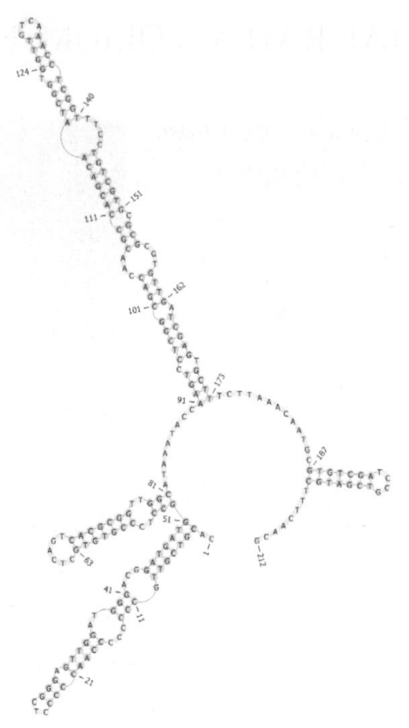

185 月　月　红

Yueyuehong
ROSAE CHINENSIS RADIX

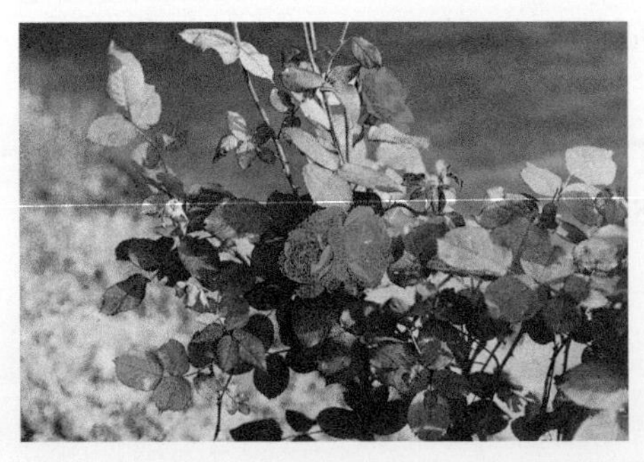

本品为蔷薇科蔷薇属植物月季（*Rosa chinensis* Jacq.）的干燥根。

【中国药典】 月季花：月季的干燥花。

【植物形态】 直立灌木，高 1～2 m；小枝粗壮，圆柱形，近无毛，有短粗的钩状皮刺或无刺。小叶 3～5，稀 7，宽卵形至卵状长圆形，先端长渐尖或渐尖，基部近圆形或宽楔形，边缘有锐锯齿，两面近无毛，上面暗绿色，常带光泽。

花几朵集生，稀单生，近无毛或有腺毛，萼片卵形，先端尾状渐尖，有时呈叶状，边缘常有羽状裂片，稀全缘，外面无毛，内面密被长柔毛。果卵球形或梨形，红色，萼片脱落。花期 4～9 月，果期 6～11 月。

【生态环境】 栽培于庭院、阳台花盆中或路边花坛等。

【采收季节】 全年可采挖根，洗净，切段，干燥。

【功效】 活血调经，消肿散结，涩精止带。

【主治】 月经不调，痛经，闭经，血崩，跌打损伤，瘰疬，遗精，带下。

【材料来源】 基原植物样本共 18 份。样本采自浙江省丽水市莲都区、青田县、松阳县、云和县，衢州市龙游县，金华市东阳市。

【DNA 提取及序列扩增】 取基原植物样本根约 40 mg，均按照根类药材 DNA 提取方法操作。序列扩增按照《中国药典》2015 年版的“中药材 DNA 条形码分子鉴定法指导原则”进行。

【ITS2 序列特征】 月季共 18 条序列：序列长度为 211 bp；无变异位点；GC 含量为 57.3%。序列特征如下：

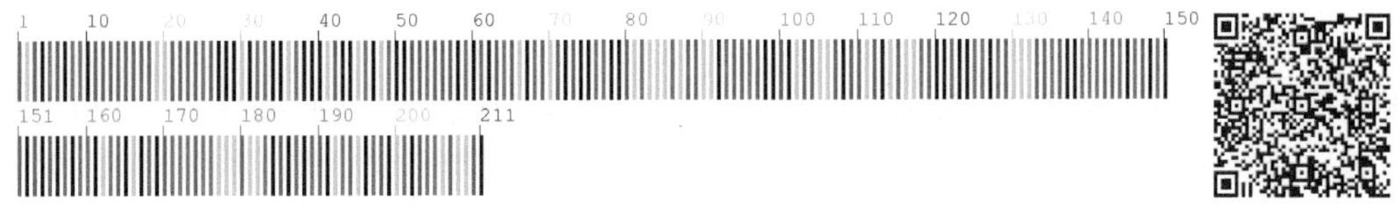

【ITS2 序列二级结构】

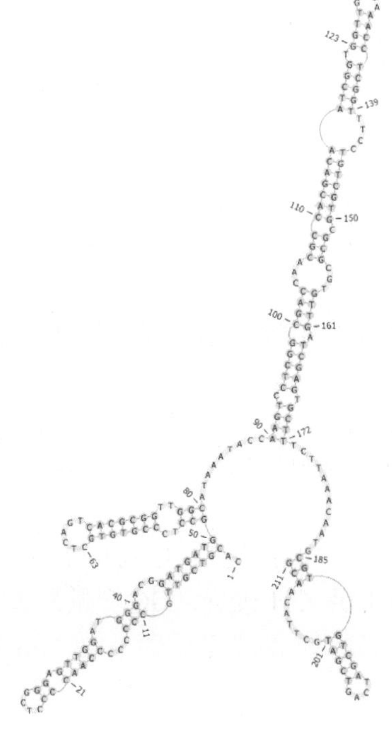

186 甜　　缸

Tiangang

ROSAE LAEVIGATAE RADIX ET FRUCTUS

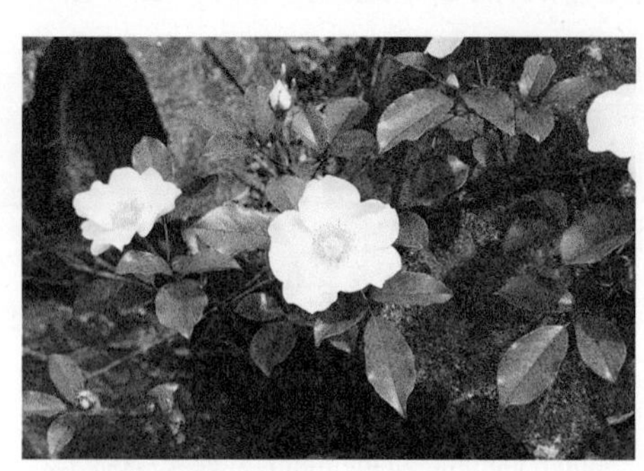

本品为蔷薇科蔷薇属植物金樱子（*Rosa laevigata* Michx.）的干燥根及果实。

【中国药典】 金樱子：蔷薇科植物金樱子的干燥成熟果实。

【植物形态】 常绿攀援灌木，高可达 5 m；小枝粗壮，散生扁弯皮刺，无毛，幼时被腺毛，老时逐渐脱落减少。小叶革质，通常 3，稀 5；小叶片椭圆状卵形、倒卵形或披针状卵形，先端急尖或圆钝，稀尾状渐尖，边缘有锐锯齿，上面亮绿色，无毛，下面黄绿色。花单生于叶腋，花梗和萼筒密被腺毛，随果实成长变为针刺。果梨形、倒卵形，稀近球形，紫褐色，外面密被刺毛，萼片宿存。花期 4～6 月，果期 7～11 月。

【生态环境】 生于海拔 1100 m 以下向阳山坡、路旁、溪沟边、田边、谷地疏林下或灌丛中。

【采收季节】 全年可采根，洗净，切片，鲜用或干燥；秋季果实红熟时采收果实，干燥后擦去毛刺，干燥。

【功效】 根：收敛固涩，止血敛疮，祛风活血，止痛，杀虫；果实：固精缩尿，涩肠止带。

【主治】 根：遗精，泄泻，咳血，带下，脱肛，风湿痹痛，跌打损伤，疮疡，烫伤，牙痛，胃痛；果实：遗精，遗尿，尿频，久泻，久痢，白浊，白带，崩漏，脱肛，子宫下垂。

【材料来源】 基原植物样本共 18 份。样本采自浙江省丽水市莲都区、青田县、松阳县、云和县，衢州市开化县，金华市东阳市。

【DNA 提取及序列扩增】 取基原植物样本根约 40 mg，均按照根类药材 DNA 提取方法操作。序列扩增按照《中国药典》2015 年版的“中药材 DNA 条形码分子鉴定法指导原则”进行。

【ITS2 序列特征】 金樱子共 18 条序列：序列长度为 212 bp；有 2 个变异位点，分别为 28 位点 G-A 变异和 101 位点 C-T 变异；GC 含量为 56.6%～57.5%。主导单倍型序列特征如下：

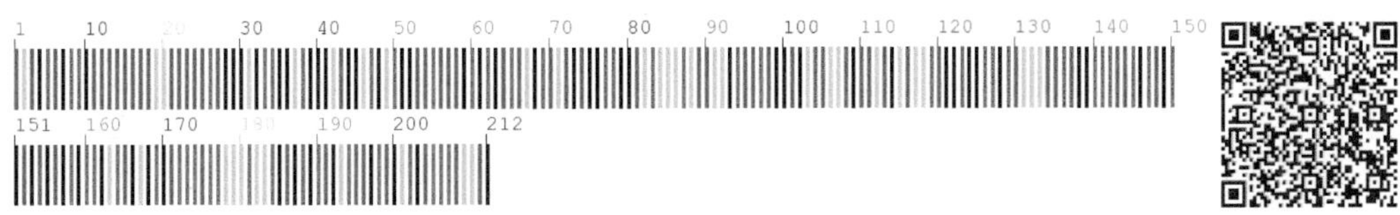

【ITS2 序列二级结构】

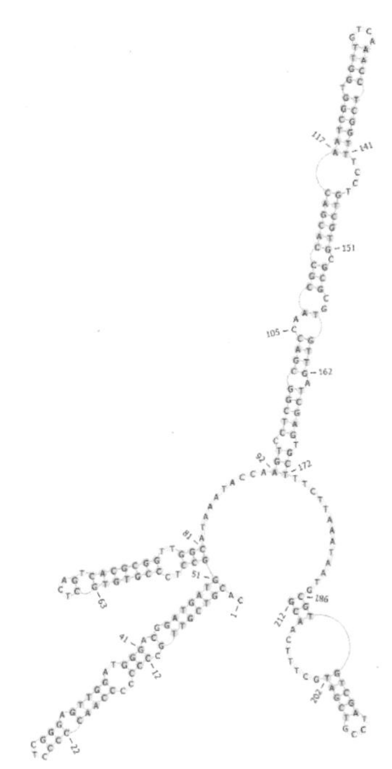

187 七　姐　妹

Qijiemei

ROSAE MULTIFLORAE RADIX

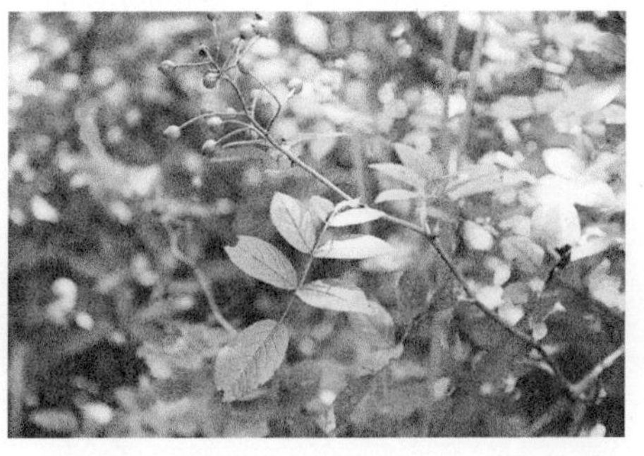

本品为蔷薇科蔷薇属植物野蔷薇（*Rosa multiflora* Thunb.）的干燥根。野蔷薇又名多花蔷薇。

【中国药典】 无。

【植物形态】 攀援灌木；小枝圆柱形，通常无毛，有短、粗稍弯曲皮刺。小叶 5～9，小叶片倒卵形、长圆形或卵形，先端急尖或圆钝，基部近圆形或楔形，边缘有尖锐单锯齿，稀混有重锯齿，上面无毛，下面有柔毛。花多朵，排成圆锥状花序，无毛或有腺毛；萼片披针形，外面无毛，内面有柔毛；花瓣白色，宽倒卵形，先端微凹，基部楔形；花柱结合成束，无毛。果近球形，红褐色或紫褐色，有光泽，无毛，萼片脱落。

【生态环境】 生于海拔 1100 m 以下向阳山坡、溪沟边、路旁或灌丛中。

【采收季节】 秋季采收根，洗净，切片，干燥。

【功效】 清热解毒，祛风除湿，活血调经，固精缩尿。

【主治】 疮痈肿毒，烫伤，口疮，关节疼痛，月经不调，痛经，遗尿，白带过多，子宫脱垂。

【材料来源】 基原植物样本共 10 份。样本采自浙江省丽水市莲都区、青田县、松阳县，衢州市开化县。

【DNA 提取及序列扩增】 取基原植物样本根约 40 mg，均按照根类药材 DNA 提取方法操作。序列扩增按照《中国药典》2015 年版的“中药材 DNA 条形码分子鉴定法指导原则”进行。

【ITS2 序列特征】 野蔷薇共 10 条序列：序列长度为 212 bp；无变异位点；GC 含量为 57.5%。序列特征如下：

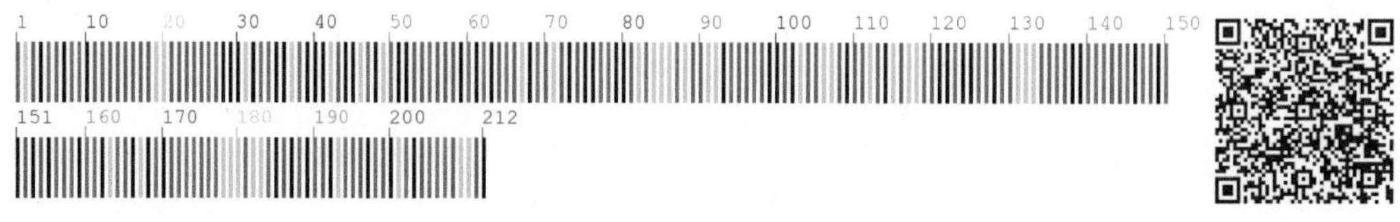

【ITS2 序列二级结构】

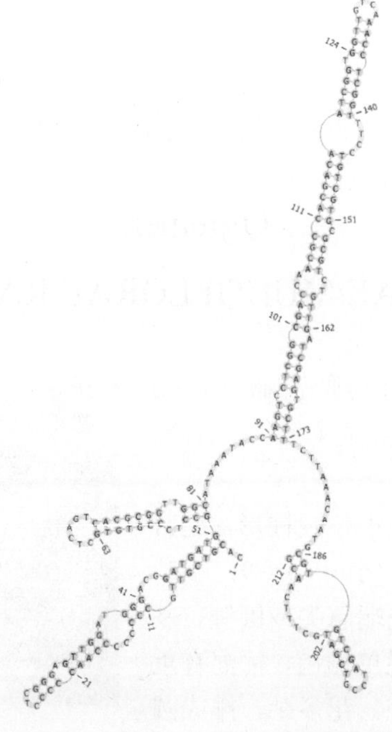

188 山　介　草

Shanjiecao

POTENTILLAE DISCOLORIS HERBA

本品为蔷薇科委陵菜属植物翻白草（*Potentilla discolor* Bunge）的干燥全草。

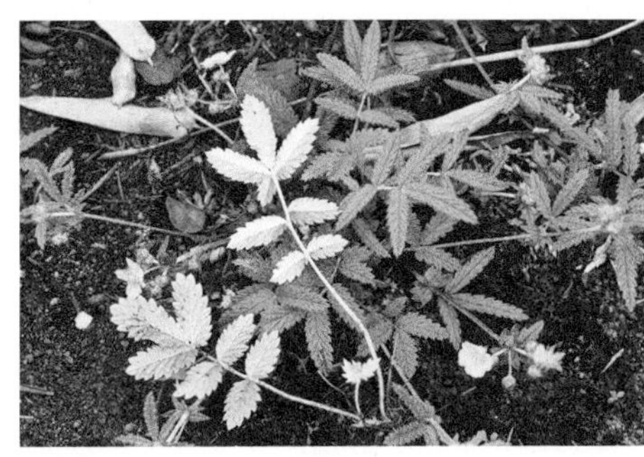

翻白草

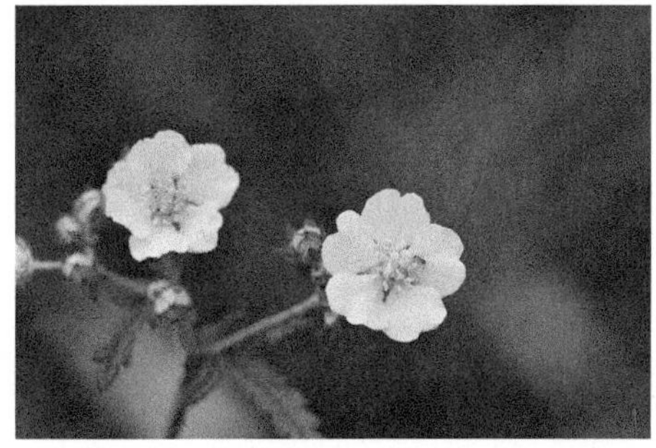

翻白草花

【中国药典】 翻白草：翻白草的干燥全草。

【植物形态】 多年生草本。根粗壮，下部常肥厚呈纺锤形。花茎直立，上升或微铺散，密被白色绵毛。基生叶有小叶 2～4 对；小叶对生或互生，无柄，小叶片长圆形或长圆披针形，顶端圆钝，稀急尖，上面暗绿色，脉不显或微显，茎生叶 1～2，有掌状 3～5 小叶。聚伞花序有花数朵，疏散，外被绵毛；萼片三角状卵形，副萼片披针形，外面被白色绵毛；花瓣黄色，倒卵形，顶端微凹或圆钝。瘦果近肾形，光滑。花果期 5～9 月。

【生态环境】 生于荒野、山谷、沟边山坡草地及疏林下。

【采收季节】 秋季采挖带根的全草，除去花枝和果枝，洗净，干燥。

【功效】 清热解毒，凉血止血。

【主治】 肺热咳嗽，泻痢，疟疾，咳血，吐血，便血，崩漏，痈肿疮毒，瘰疬结核。

【材料来源】 基原植物样本共 12 份。样本采自浙江省丽水市莲都区、青田县、松阳县、云和县，衢州市龙游县。

【DNA 提取及序列扩增】 取基原植物样本叶片约 20 mg，均按照叶类药材 DNA 提取方法操作。序列扩增按照《中国药典》2015 年版的“中药材 DNA 条形码分子鉴定法指导原则”进行。

【ITS2 序列特征】 翻白草共 12 条序列：序列长度为 210 bp；有 2 个变异位点，分别为 37 位点 C-G 变异和 163 位点 T-C 变异；GC 含量为 62.9%～63.3%。主导单倍型序列特征如下：

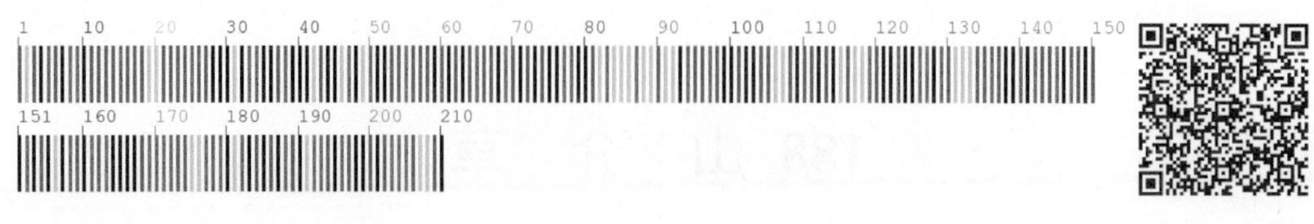

【ITS2 序列二级结构】

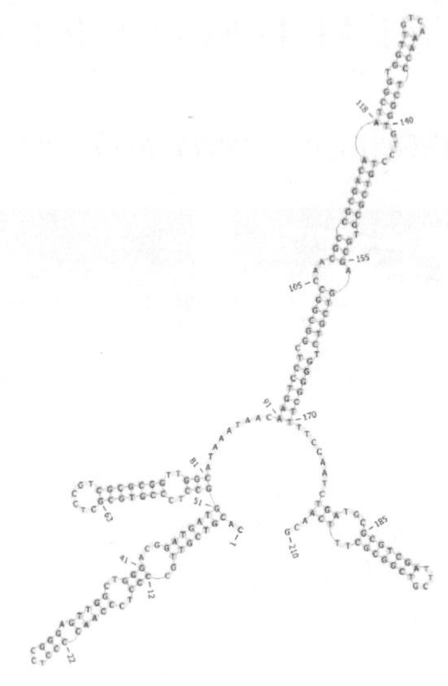

189 五 叶 蛇 扭

Wuyesheniu

POTENTILLAE SUNDAICAE HERBA

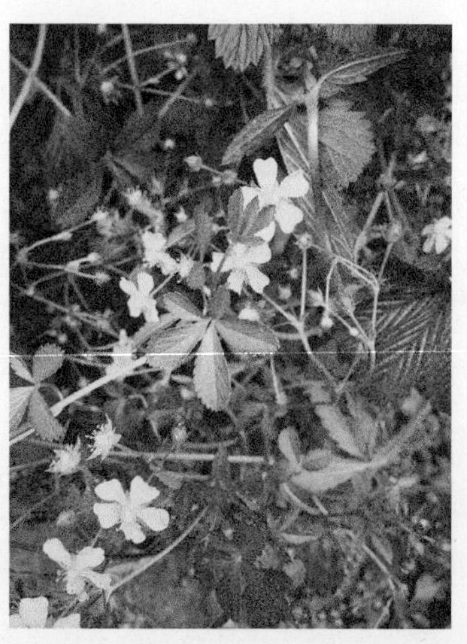

本品为蔷薇科委陵菜属植物蛇含委陵菜（*Potentilla sundaica* Wight et Arn.）的干燥全草。五叶蛇扭又名五叶草。

【中国药典】 无。

【植物形态】 一年生、二年生或多年生宿根草本。多须根。花茎上升或匍匐，常于节处生根并发育出新植株，长 10～50 cm，被疏柔毛或开展长柔毛。基生叶为近于鸟足状 5 小叶；小叶几无柄稀有短柄，小叶片倒卵形或长圆倒卵形，顶端圆钝，基部楔形，边缘有多数急尖或圆钝锯齿，两面绿色，被疏柔毛。聚伞花序密集枝顶如假伞形，密被开展长柔毛，下有茎生叶如苞片状。瘦果近圆形，一面稍平，具皱纹。花果期 4～9 月。

【生态环境】 生于低山山坡、旷野、沟边、路旁草地。

【采收季节】 秋季采收，洗净，干燥。

【功效】 清热定惊，截疟，止咳化痰，解毒活血。

【主治】 高热惊风，疟疾，肺热咳嗽，百日咳，痢疾，疮疖肿毒，咽喉肿痛，风火牙痛，带状疱疹，目赤肿痛，虫蛇咬伤，风湿麻木，跌打损伤，月经不调，外伤出血。

【材料来源】 基原植物样本共 18 份。样本采自浙江省丽水市莲都区、青田县、松阳县、云和县，衢州市龙游县，金华市东阳市、永康市；江西省上饶市婺源县。

【DNA 提取及序列扩增】 取基原植物样本叶片约 20 mg，均按照叶类药材 DNA 提取方法操作。序列扩增按照《中国药典》2015 年版的“中药材 DNA 条形码分子鉴定法指导原则”进行。

【ITS2 序列特征】 蛇含委陵菜共 18 条序列：序列长度为 212 bp；无变异位点；GC 含量为 63.2%。序列特征如下：

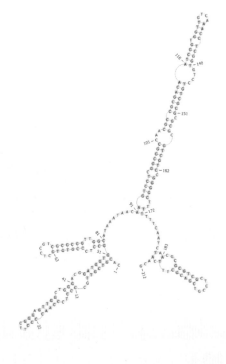

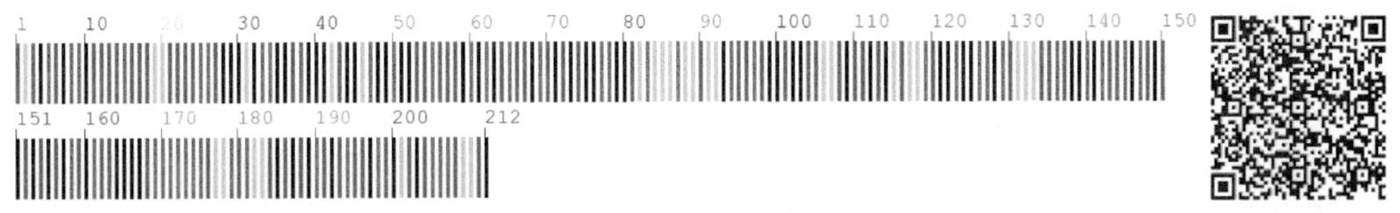

【ITS2 序列二级结构】

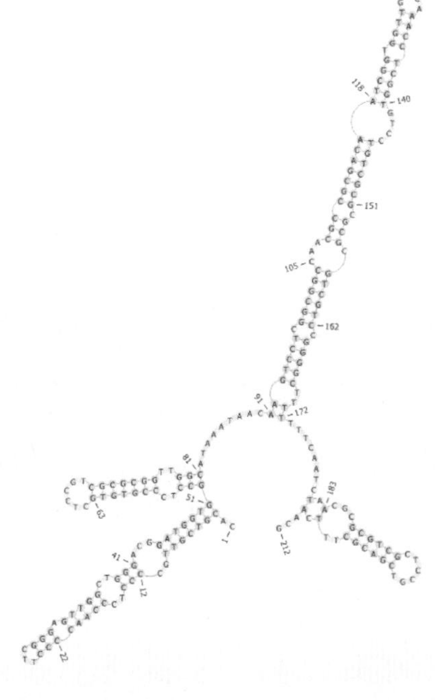

190 落 泥 泡

Luonipao
RUBI BUERGERI CAULIS, FOLIUM ET RADIX

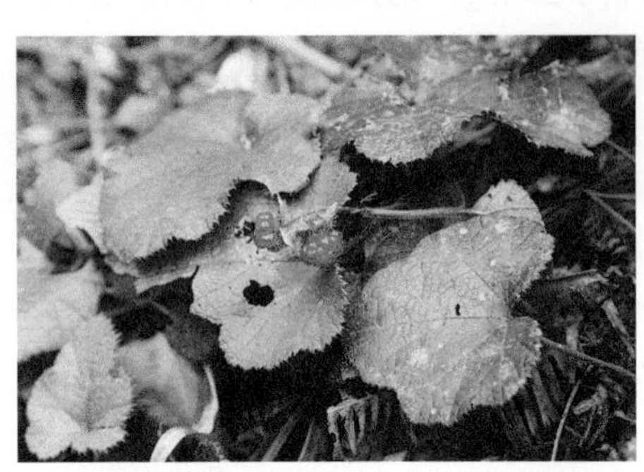

本品为蔷薇科悬钩子属植物寒莓（*Rubus buergeri* Miq.）的干燥茎叶及根。

【中国药典】 无。

【植物形态】 直立或匍匐小灌木，茎常伏地生根，长出新株；匍匐枝与花枝均密被绒毛状长柔毛，无刺或具稀疏小皮刺。单叶，卵形至近圆形，直径 5～11 cm，顶端圆钝或急尖，基部心形，上面微具柔毛或仅沿叶脉具柔毛，下面密被绒毛。花成短总状花序，顶生或腋生，或花数朵簇生于叶腋，总花梗和花梗密被绒毛状长柔毛，无刺或疏生针刺。果实近球形，紫黑色，无毛；核具粗皱纹。花期 7～8 月，果期 9～10 月。

【生态环境】 生于低海拔山坡灌丛或林下。

【采收季节】 夏、秋季采收茎叶，鲜用或干燥；全年可采挖根，洗净，切片，干燥。

【功效】 茎叶：凉血止血，解毒敛疮；根：清热解毒，活血止痛。

【主治】 茎叶：肺痨咯血，外伤出血，疮疡肿毒，湿疹流脓；根：湿热黄疸，产后发热，小儿高热，月经不调，白带过多，胃痛吐酸，痔疮肿痛，肛门漏管。

【材料来源】 基原植物样本共 21 份。样本采自浙江省丽水市莲都区、青田县、松阳县、云和县、庆元县，衢州市龙游县，金华市东阳市、永康市；江西省上饶市婺源县。

【DNA 提取及序列扩增】 取基原植物样本叶片约 20 mg，均按照叶类药材 DNA 提取方法操作。序列扩增按照《中国药典》2015 年版的“中药材 DNA 条形码分子鉴定法指导原则”进行。

【ITS2 序列特征】 寒莓共 21 条序列：序列长度为 212 bp；有 2 个变异位点，分别为 197 位点 G-C 变异和 200 位点 C-A 变异；GC 含量为 56.6%～57.1%。主导单倍型序列特征如下：

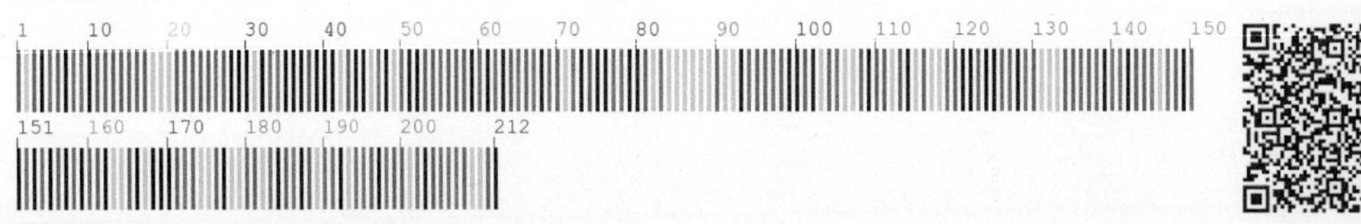

【ITS2 序列二级结构】

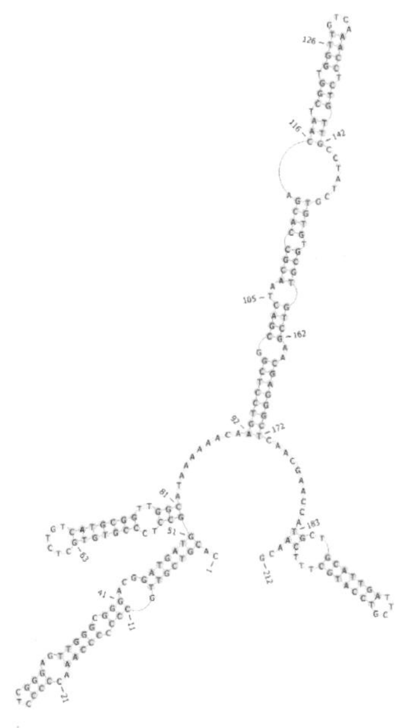

191 三 月 扭

Sanyueniu

RUBI CORCHORIFOLII FRUCTUS, RADIX ET FOLIUM

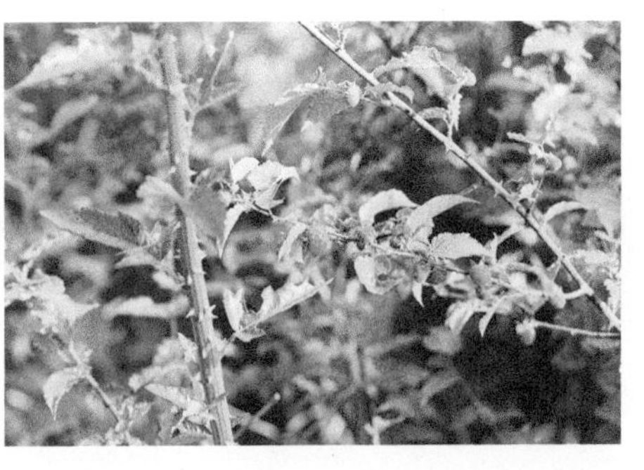

本品为蔷薇科悬钩子属植物山莓（*Rubus corchorifolius* L. f.）的干燥果实、根及叶。三月扭又名三月泡。

【中国药典】 无。

【植物形态】 直立灌木，高 1～3 m；枝具皮刺，幼时被柔毛。单叶，卵形至卵状披针形，顶端渐尖，基部微心形，有时近截形或近圆形，上面色较浅，沿叶脉有细柔毛，下面色稍深。花单生或少数生于短枝上；花梗具细柔毛；花萼外密被细柔毛，无刺；花瓣长圆形或椭圆形，白色，顶端圆钝。果实由很多小核果组成，近球形或卵球形，红色，密被细柔毛；核具皱纹。花期 2～3 月，果期 4～6 月。

【生态环境】 生于向阳山坡、路旁、溪沟边或灌丛中。

【采收季节】 夏季果实已饱满未成熟采摘果实，在沸水中烫 2 min，干燥；秋季挖根，洗净，切片，干燥；夏、秋季采叶，洗净，鲜用或干燥。

【功效】 果实：醒酒止渴，化痰解毒，收敛；根：凉血止血，活血调经，清热利湿，解毒敛疮；叶：清热利咽，解毒敛疮。

【主治】 果实：醉酒，痛风，丹毒，烫火伤，遗精，遗尿；根：咯血，崩漏，痢疾，泄泻，经闭，痛经，跌打损伤，毒蛇咬伤，疮疡肿毒，湿疹；叶：咽喉肿痛，疮痈疖肿，乳腺炎，湿疹，黄水疮。

【材料来源】 基原植物样本共 20 份。样本采自浙江省丽水市莲都区、青田县、松阳县、云和县、景宁县，衢州市龙游县、开化县，金华市东阳市。

【DNA 提取及序列扩增】 取基原植物样本叶片约 20 mg，均按照叶类药材 DNA 提取方法操作。序列扩增按照《中国药典》2015 年版的“中药材 DNA 条形码分子鉴定法指导原则”进行。

【ITS2 序列特征】 山莓共 20 条序列：序列长度为 211～212 bp；无变异位点；有一处插入/缺失，为 11 位点；GC 含量为 55.5%～55.7%。主导单倍型序列特征如下：

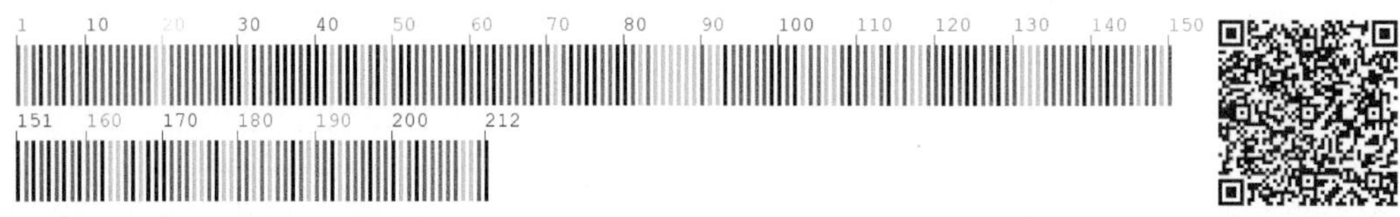

【ITS2 序列二级结构】

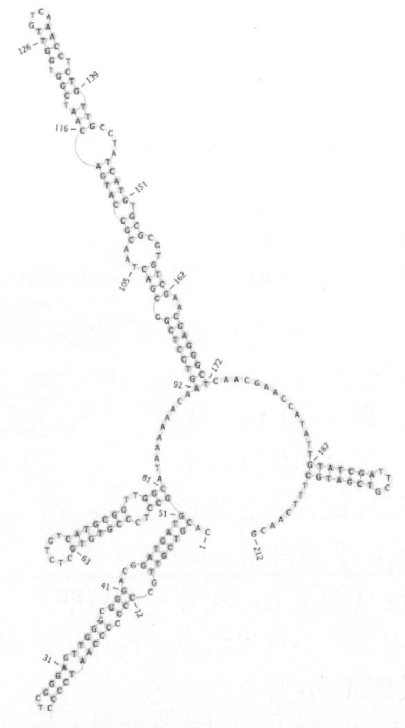

192 牛 乳 扭

Niuruniu

RUBI HIRSUTI RADIX ET FOLIUM

本品为蔷薇科悬钩子属植物蓬蘽（*Rubus hirsutus* Thunb.）的干燥根及叶。

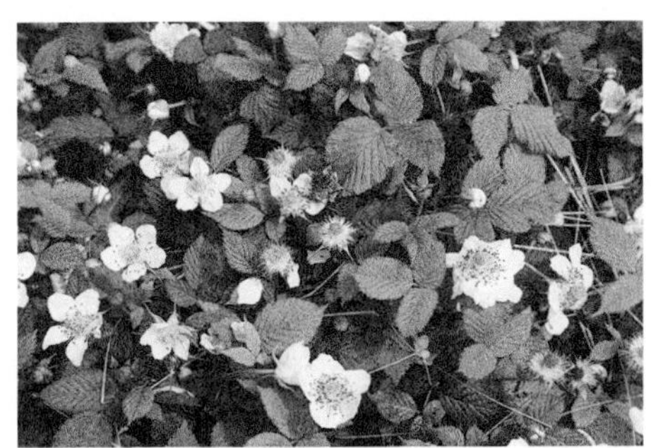

蓬蘽

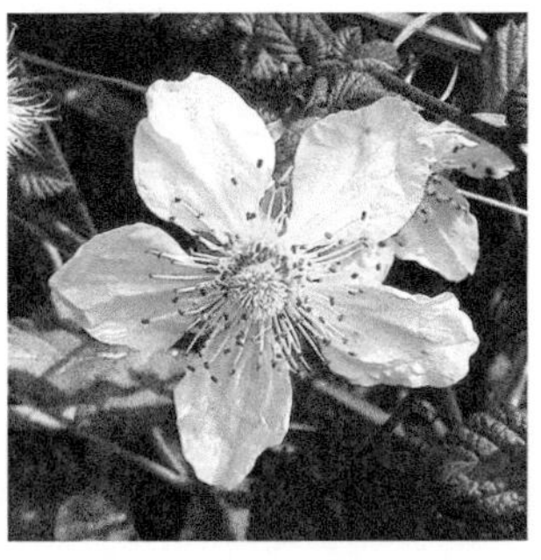

蓬蘽花

【中国药典】 无。

【植物形态】 灌木，高 1～2 m；枝红褐色或褐色，被柔毛和腺毛，疏生皮刺。小叶 3～5 枚，卵形或宽卵形，顶端急尖，顶生小叶顶端常渐尖，基部宽楔形至圆形，两面疏生柔毛，边缘具不整齐尖锐重锯齿；叶柄具柔毛和腺毛，并疏生皮刺。花常单生于侧枝顶端，也有腋生；苞片小，线形，具柔毛；花瓣倒卵形或近圆形，白色，基部具爪。果实近球形，无毛。花期 4 月，果期 5～6 月。

【生态环境】 生于山沟、路旁阴湿处或灌丛中。

【采收季节】 夏秋之间挖根、摘叶，洗净，鲜用或干燥。

【功效】 根：清热解毒，消肿止痛，止血；叶：清热解毒，收敛止血。

【主治】 根：流行性感冒，感冒，小儿高热惊厥，咽喉肿痛，牙痛，头痛，风湿筋骨痛，瘰疬，疖肿；叶：牙龈肿痛，暴赤火眼，疮疡疖肿，外伤出血。

【材料来源】 基原植物样本共 24 份。样本采自浙江省丽水市莲都区、青田县、松阳县、云和县，衢州市龙游县、开化县，金华市东阳市、永康市；江西省上饶市婺源县。

【DNA 提取及序列扩增】 取基原植物样本叶片约 20 mg，均按照叶类药材 DNA 提取方法操作。序列扩增按照《中国药典》2015 年版的“中药材 DNA 条形码分子鉴定法指导原则”进行。

【ITS2 序列特征】 蓬蘽共 24 条序列：序列长度为 211 bp；有 3 个变异位点，分别为 164 位点 C-T 变异、179 位点 G-A 变异和 191 位点 G-C 变异；GC 含量为 52.1%～53.1%。主导单倍型序列特征如下：

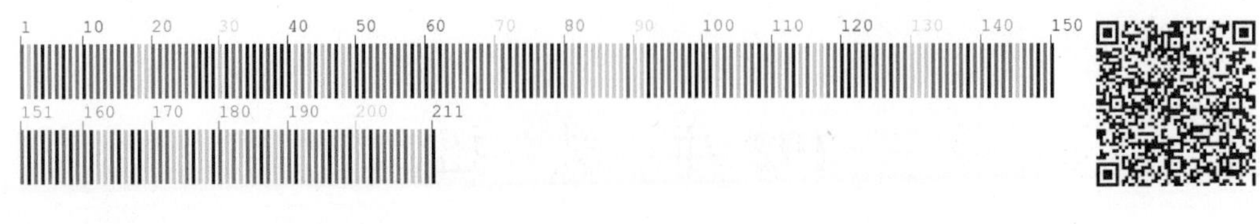

【ITS2序列二级结构】

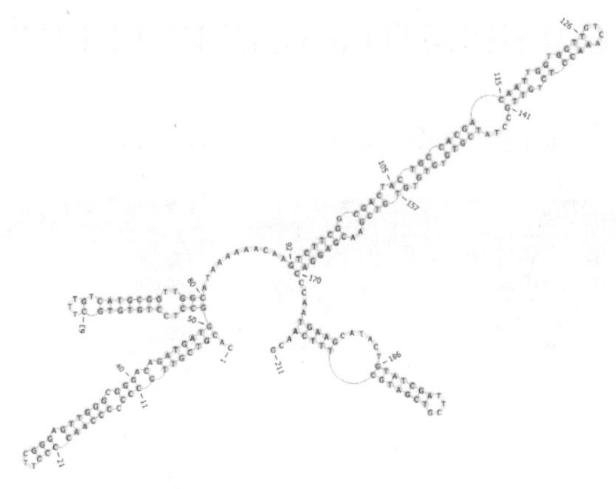

193 寒　扭

Hanniu

RUBI LAMBERTIANI RADIX

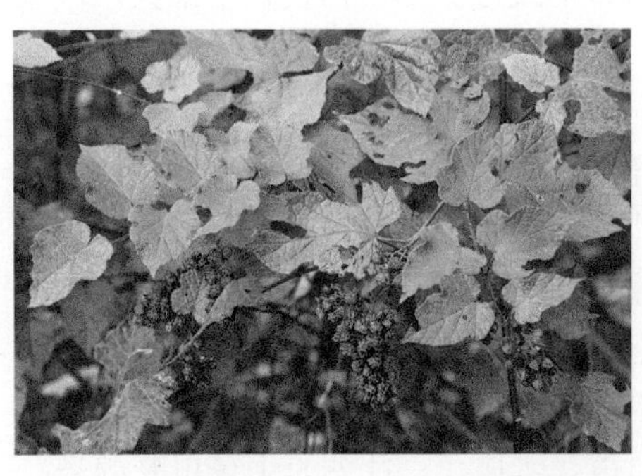

本品为蔷薇科悬钩子属植物高粱泡（*Rubus lambertianus* Ser.）的干燥根。寒扭又名冬泡。

【中国药典】 无。

【植物形态】 半落叶藤状灌木，高达3 m；枝幼时有细柔毛或近无毛，有微弯小皮刺。单叶宽卵形，稀长圆状卵形，顶端渐尖，基部心形，上面疏生柔毛或沿叶脉有柔毛，下面被疏柔毛，中脉上常疏生小皮刺。圆锥花序顶生，生于枝上部叶腋内的花序常近总状，有时仅数朵花簇生于叶腋；总花梗、花梗和花萼均被细柔毛。果实小，近球形，由多数小核果组成，无毛，熟时红色；核较小，有明显皱纹。花期7～8月，果期9～11月。

【生态环境】 生于低海拔山坡林下或沟边。

【采收季节】 全年可采根，洗净，切片，鲜用或干燥。

【功效】 祛风清热，凉血止血，活血祛瘀。

【主治】 风热感冒，风湿痹痛，半身不遂，便血，崩漏，经闭，痛经，产后腹痛，疮疡。

【材料来源】 基原植物样本共21份。样本采自浙江省丽水市莲都区、青田县、松阳县、云和县、景宁县、庆元县，衢州市龙游县、开化县。

【DNA提取及序列扩增】 取基原植物样本根约40 mg，均按照根类药材DNA提取方法操作。序列扩增按照《中国药典》2015年版的“中药材DNA条形码分子鉴定法指导原则”进行。

【ITS2序列特征】 高粱泡共21条序列：序列长度为212 bp；有1个变异位点，为182位点T-A变异；GC含量为57.5%。主导单倍型序列特征如下：

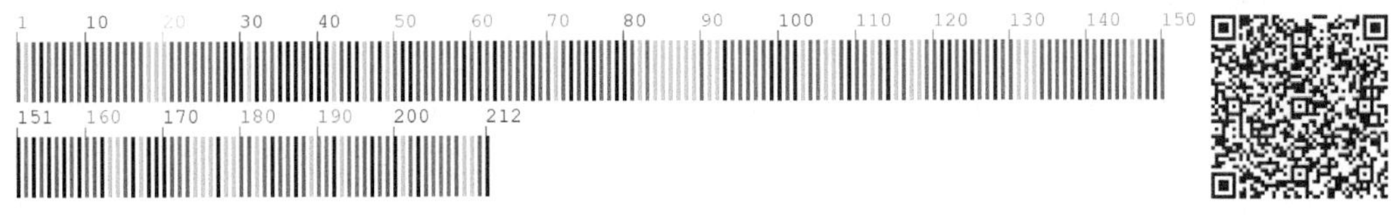

【ITS2序列二级结构】

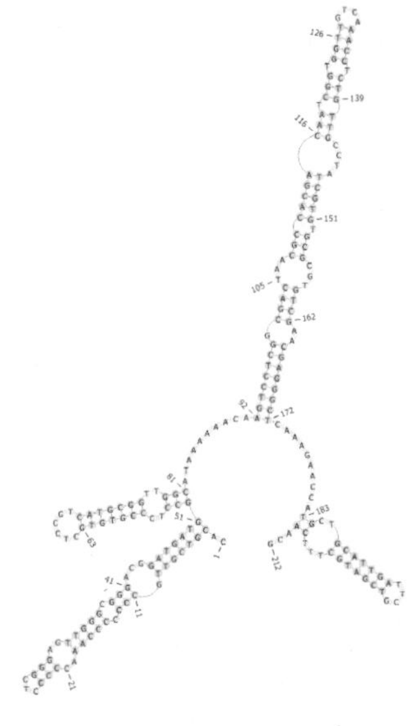

194 山 桃 旦 根

Shantaodangen

RUBI PARVIFOLII RADIX

本品为蔷薇科悬钩子属植物茅莓（*Rubus parvifolius* L.）的干燥根。

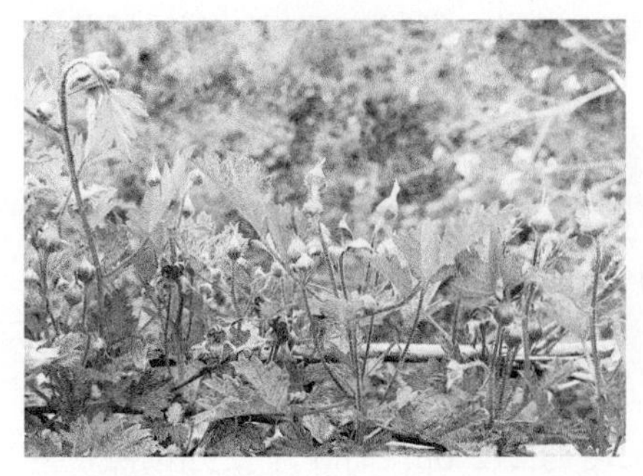

【中国药典】 无。

【植物形态】 灌木，高 1～2 m；枝呈弓形弯曲，被柔毛和稀疏钩状皮刺；小叶 3 枚，在新枝上偶有 5 枚，菱状圆形或倒卵形，顶端圆钝或急尖，基部圆形或宽楔形，上面伏生疏柔毛，下面密被灰白色绒毛。伞房花序顶生或腋生，稀顶生花序成短总状，被柔毛和细刺；花萼外面密被柔毛和疏密不等的针刺。果实卵球形，红色，无毛或具稀疏柔毛；核有浅皱纹。花期 5～6 月，果期 7～8 月。

【生态环境】 生于低山丘陵、山坡、路边。

【采收季节】 冬季采挖根，洗净，切片，鲜用或干燥。

【功效】 清热解毒，祛风利湿，活血凉血。

【主治】 感冒发热，咽喉肿痛，风湿痹痛，肝炎，肠炎，痢疾，肾炎水肿，尿路感染，结石，跌打损伤，咯血，吐血，崩漏，疔疮肿毒，腮腺炎。

【材料来源】 基原植物样本共 18 份。样本采自浙江省丽水市莲都区、青田县、松阳县、云和县，衢州市龙游县，金华市东阳市、永康市；江西省上饶市婺源县。

【DNA 提取及序列扩增】 取基原植物样本根约 40 mg，均按照根类药材 DNA 提取方法操作。序列扩增按照《中国药典》2015 年版的“中药材 DNA 条形码分子鉴定法指导原则”进行。

【ITS2 序列特征】 茅莓共 18 条序列：序列长度为 211～212 bp；有 2 个变异位点，分别为 66 位点 C-T 变异和 118 位点 A-C 变异；GC 含量为 57.3%～57.5%。主导单倍型序列特征如下：

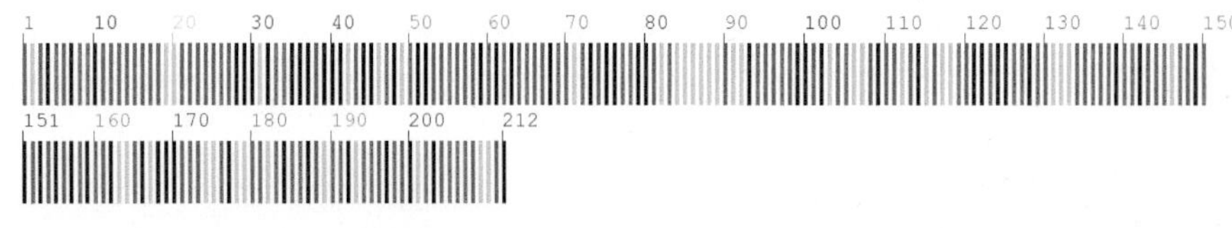

【ITS2 序列二级结构】

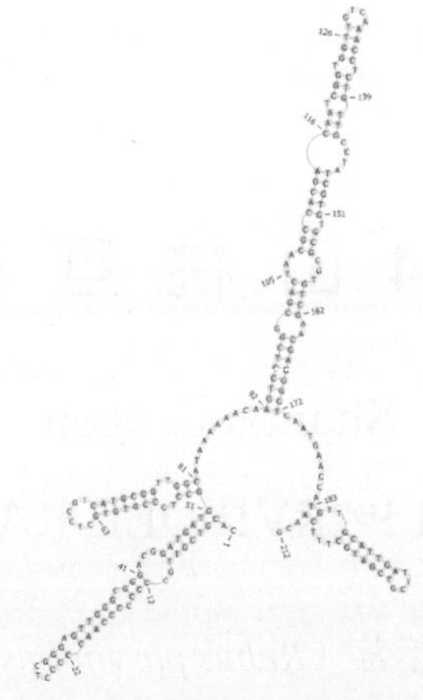

195 龙　珠

Longzhu

SOLANI NIGRI HERBA

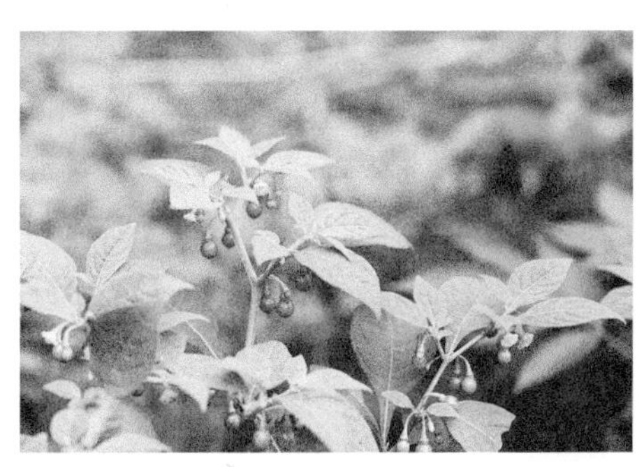

本品为茄科茄属植物龙葵（*Solanum nigrum* L.）的干燥全草。

【中国药典】 无。

【植物形态】 一年生直立草本，高 0.25～1 m，茎无棱或棱不明显，绿色或紫色，近无毛或被微柔毛。叶卵形，先端短尖，光滑或两面均被稀疏短柔毛，叶脉每边 5～6 条。蝎尾状花序腋外生，近无毛或具短柔毛；萼小，浅杯状，齿卵圆形，先端圆，基部两齿间连接处成角度；花冠白色，筒部隐于萼内。浆果球形，熟时黑色。种子多数，近卵形，两侧压扁。

【生态环境】 生于山坡林缘、溪沟边灌草丛中、田边、路旁及村庄附近。

【采收季节】 夏、秋季采收全草，鲜用或干燥。

【功效】 清热解毒，活血消肿。

【主治】 疔疮，痈肿，丹毒，跌打扭伤，慢性支气管炎，肾炎水肿。

【材料来源】 基原植物样本共 24 份。样本采自浙江省丽水市莲都区、青田县、松阳县、云和县、景宁县、庆元县，衢州市龙游县，金华市东阳市、永康市；江西省上饶市婺源县。

【DNA 提取及序列扩增】 取基原植物样本叶片约 20 mg，均按照叶类药材 DNA 提取方法操作。序列扩增按照《中国药典》2015 年版的“中药材 DNA 条形码分子鉴定法指导原则”进行。

【ITS2 序列特征】 龙葵共 24 条序列：序列长度为 210 bp；无变异位点；GC 含量为 68.1%。主导单倍型序列特征如下：

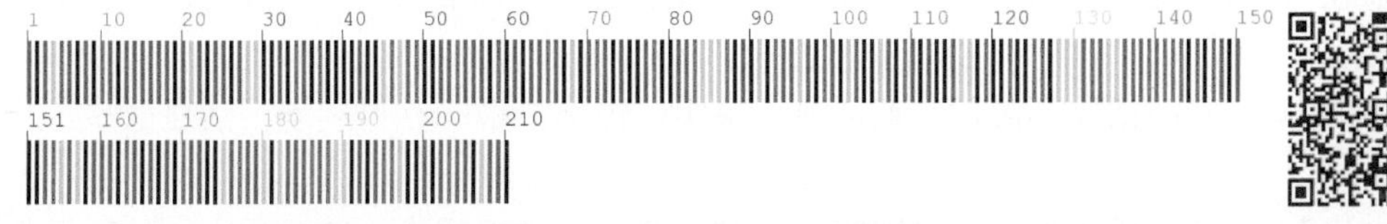

【ITS2 序列二级结构】

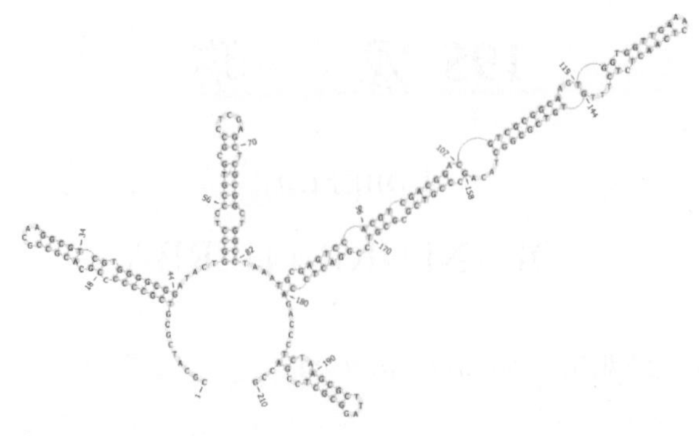

196 燥　棒

Zaobang

SAMBUCI JAVANICAE HERBA

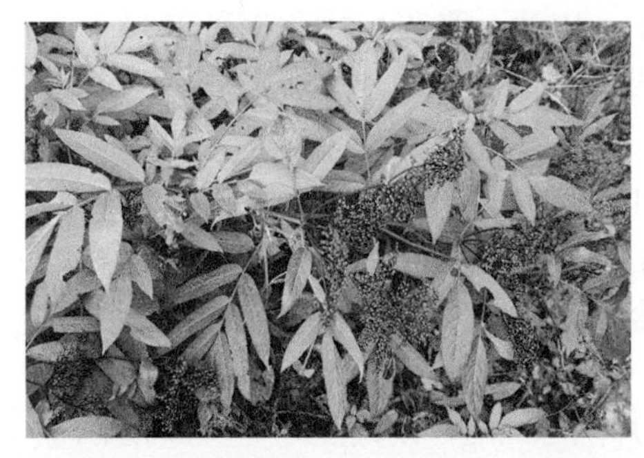

本品为忍冬科接骨木属植物接骨草（*Sambucus javanica* Reinw. ex Bl.）的干燥全草。*Flora of China* 将接骨草置于五福花科接骨木属；《中国植物志》中接骨草的拉丁名为 *Sambucus chinensis* L.。

【中国药典】 无。

【植物形态】 高大草本或半灌木，高 1～2 m；茎有棱条，髓部白色。羽状复叶的托叶叶状或有时退化成蓝色的腺体；小叶 2～3 对，互生或对生，狭卵形。复伞形花序顶生，大而疏散，总花梗基部托以叶状总苞片，分枝 3～5 出，纤细，被黄色疏柔毛。果实红色，近圆形，核 2～3 颗，卵形，表面有小疣状突起。花期 4～5 月，果熟期 8～9 月。

【生态环境】 生于山坡、山谷路旁或溪沟边及村庄家舍附近。

【采收季节】 夏、秋二季采收茎叶，鲜用或干燥；初秋采摘果实，鲜用；深秋采挖根，洗净，干燥。

【功效】 茎叶：祛风利湿，舒筋活血；果实：蚀疣；根：祛风利湿，活血散瘀，止血。

【主治】 茎叶：风湿痹痛，腰腿痛，水肿，黄疸，跌打损伤，产后恶露不行，风疹瘙痒，丹毒，疮肿；果实：手足生疣；根：风湿疼痛，头风，腰腿疼痛，水肿，淋证，白带，跌打损伤，骨折，癥积，咯血，吐血，风疹瘙痒，疮肿。

【材料来源】 基原植物样本共 18 份。样本采自浙江省丽水市莲都区、青田县、松阳县、云和县，衢州市龙游县，金华市东阳市；江西省上饶市婺源县。

【DNA 提取及序列扩增】 取基原植物样本叶片约 20 mg，均按照叶类药材 DNA 提取方法操作。序列扩增按照《中国药典》2015 年版的“中药材 DNA 条形码分子鉴定法指导原则”进行。

【ITS2 序列特征】 接骨草共 18 条序列：序列长度为 226 bp；无变异位点；GC 含量为 58.0%。序列特征如下：

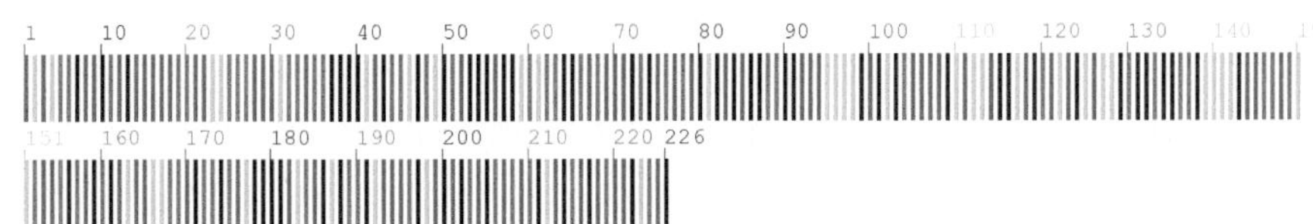

【ITS2 序列二级结构】

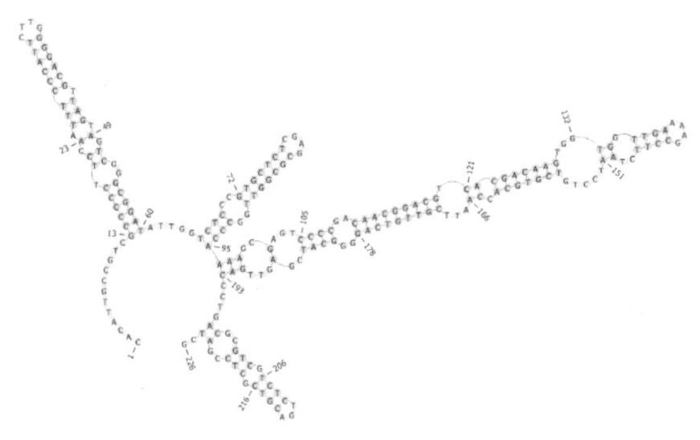

197 金　银　花

Jinyinhua

LONICERAE JAPONICAE FLOS

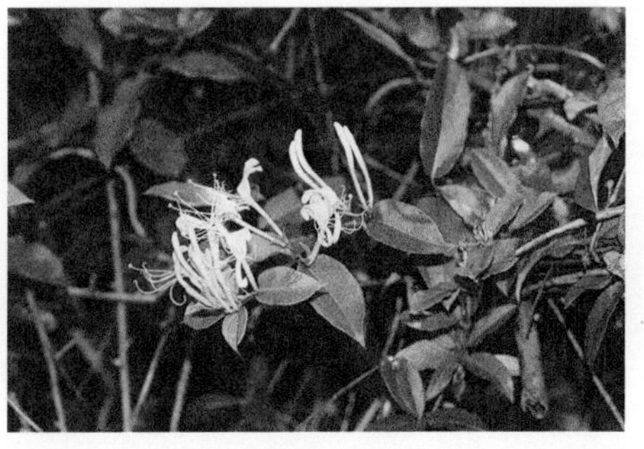

本品为忍冬科忍冬属植物忍冬（*Lonicera japonica* Thunb.）的干燥花。金银花又名双色花、变色花。

【中国药典】 无。

【植物形态】 半常绿藤本；幼枝暗红褐色，密被黄褐色、开展的硬直糙毛、腺毛和短柔毛，下部常无毛。叶纸质，卵形至矩圆状卵形，有糙缘毛。总花梗通常单生于小枝上部叶腋；苞片大，叶状，卵形至椭圆形，长达 2～3 cm，两面均有短柔毛或有时近无毛。果实圆形，熟时蓝黑色，有光泽；种子卵圆形或椭圆形，褐色，中部有 1 凸起的脊，两侧有浅的横沟纹。花期 4～6 月（秋季亦常开花），果熟期 10～11 月。

【中国药典】 金银花：忍冬的干燥花蕾或带初开的花。

【生态环境】 多生于海拔 200～500 m 的丘陵灌丛边缘、山坡岩石上、山麓及山涧阴湿处。有栽培。

【采收季节】 夏初花开放前采收花，干燥。

【功效】 清热解毒，疏散风热。

【主治】 痈肿疔毒，喉痹，丹毒，热毒血痢，风热感冒，温病发热。

【材料来源】 基原植物样本共 18 份。样本采自浙江省丽水市莲都区、青田县、松阳县、云和县、景宁县，衢州市开化县，金华市东阳市。

【DNA 提取及序列扩增】 取基原植物样本花约 20 mg，均按照花类药材 DNA 提取方法操作。序列扩增按照《中国药典》2015 年版的“中药材 DNA 条形码分子鉴定法指导原则”进行。

【ITS2 序列特征】 忍冬共 18 条序列：序列长度为 228 bp；有 2 个变异位点，分别为 27 位 C-T 变异和 69 位点 T-C 变异；GC 含量为 71.5%～75.4%。主导单倍型序列特征如下：

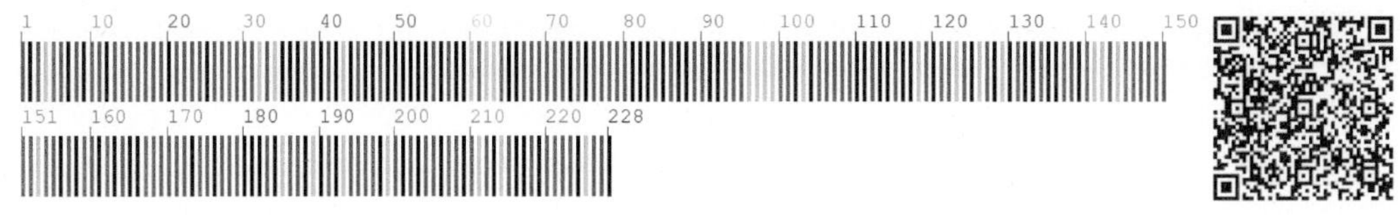

【ITS2 序列二级结构】

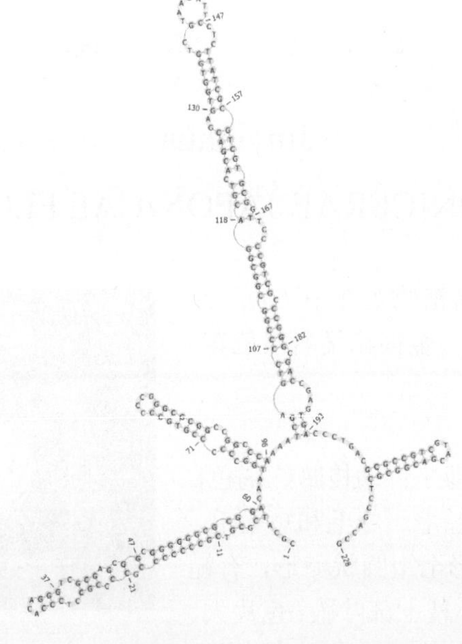

198 落　雪　花

Luoxuehua
EDGEWORTHIAE CHRYSANTHAE FLOS ET RADIX

本品为瑞香科结香属植物结香（*Edgeworthia chrysantha* Lindi.）的干燥花蕾及根。

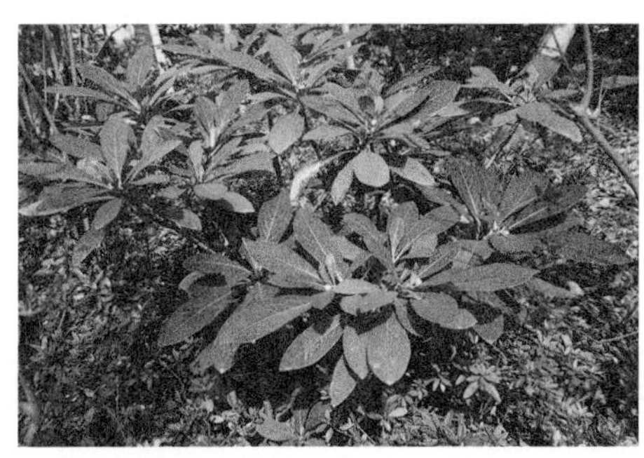
结香

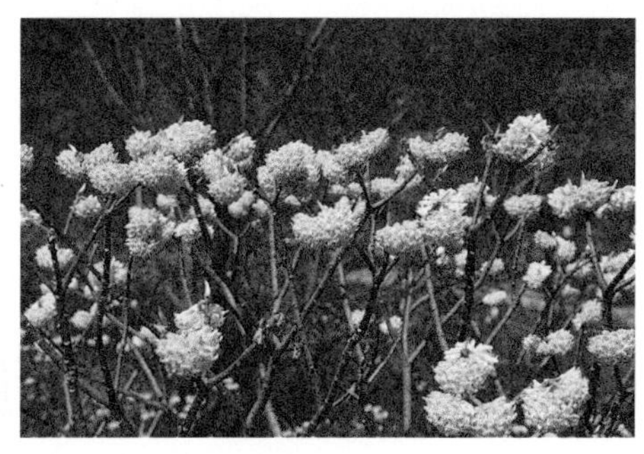
结香花

【中国药典】 无。

【植物形态】 灌木，高 0.7～1.5 m，小枝粗壮，褐色，幼枝常被短柔毛。叶在花前凋落，长圆形，披针形至倒披针形，先端短尖，基部楔形或渐狭，两面均被银灰色绢状毛，侧脉纤细，弧形，被柔毛。头状花序顶生或侧生，具花 30～50 朵成绒球状，外围以 10 枚左右被长毛而早落的总苞。果椭圆形，绿色，长约 8 mm，直径约 3.5 mm，顶端被毛。花期冬末春初，果期春夏间。

【生态环境】 生于山坡、山谷、土壤湿润肥沃的林下及灌丛中。有栽培。

【采收季节】 初春采收花蕾，干燥；全年可采根皮及茎皮，洗净，切段，干燥。

【功效】 滋养肝肾，明目退翳。

【主治】 夜盲，翳障，目赤流泪，羞明怕光，小儿疳眼，头痛，失音，夜梦遗精。

【材料来源】 基原植物样本共 22 份。样本采自浙江省丽水市莲都区、青田县、松阳县、云和县、遂昌县，衢州市龙游县，金华市东阳市、永康市；江西省上饶市婺源县。

【DNA 提取及序列扩增】 取基原植物样本花约 40 mg，均按照花类药材 DNA 提取方法操作。序列扩增按照《中国药典》2015 年版的“中药材 DNA 条形码分子鉴定法指导原则”进行。

【ITS2 序列特征】 结香共 22 条序列：序列长度为 242 bp；无变异位点；GC 含量为 51.2%。序列特征如下：

【ITS2 序列二级结构】

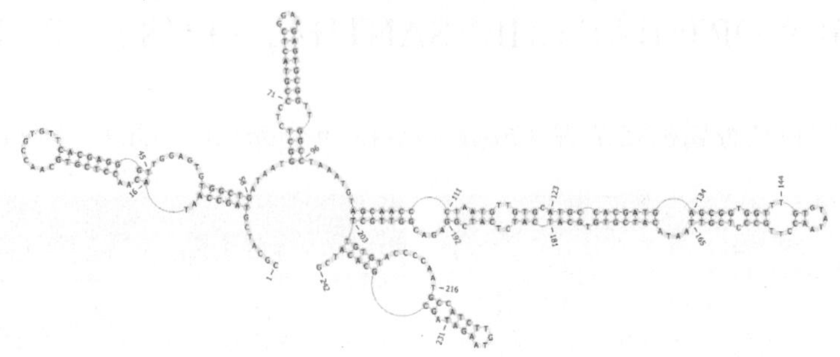

199 田鲜臭菜

Tianxianchoucai

HOUTTUYNIAE HERBA

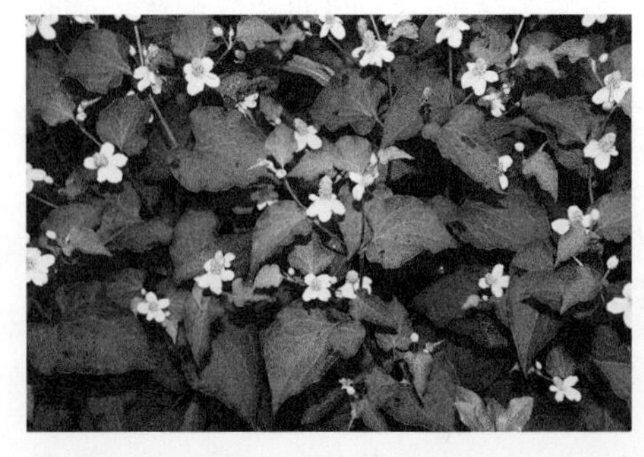

本品为三白草科蕺菜属植物蕺菜（*Houttuynia cordata* Thunb.）的干燥全草。田鲜臭菜又名臭节、鱼腥草。

【中国药典】 鱼腥草：蕺菜的新鲜全草或干燥地上部分。

【植物形态】 腥臭草本，高 30～60 cm；茎下部伏地，节上轮生小根，上部直立，无毛或节上被毛。叶薄纸质，有腺点，背面尤甚，卵形或阔卵形，顶端短渐尖，基部心形，两面有时除叶脉被毛外余均无毛，背面常呈紫红色；叶脉 5～7 条，全部基出或最内 1 对离基约 5 mm 从中脉发出。蒴果长 2～3 mm，顶端有宿存的花柱。花期 4～7 月。

【生态环境】 生于背阴湿地、林缘路边、田塍、沟边草坡或草丛中。有栽培。

【采收季节】 夏、秋季采收带根的全草，鲜用或干燥。

【功效】 清热解毒，消痈排脓，利尿通淋。

【主治】 肺痈吐脓，痰热喘咳，喉蛾，热痢，痈肿疮毒，热淋。

【材料来源】 基原植物样本共 18 份。样本采自浙江省丽水市莲都区、青田县、松阳

县、景宁县，衢州市龙游县，金华市东阳市。

【DNA 提取及序列扩增】 取基原植物样本叶片约 20 mg，均按照叶类药材 DNA 提取方法操作。序列扩增按照《中国药典》2015 年版的“中药材 DNA 条形码分子鉴定法指导原则”进行。

【ITS2 序列特征】 蕺菜共 18 条序列：序列长度为 253 bp；有 3 个变异位点，分别为 43 位点 A-T 变异、65 位点 C-T 变异和 151 位点 C-T 变异；GC 含量为 59.3%～60.1%。主导单倍型序列特征如下：

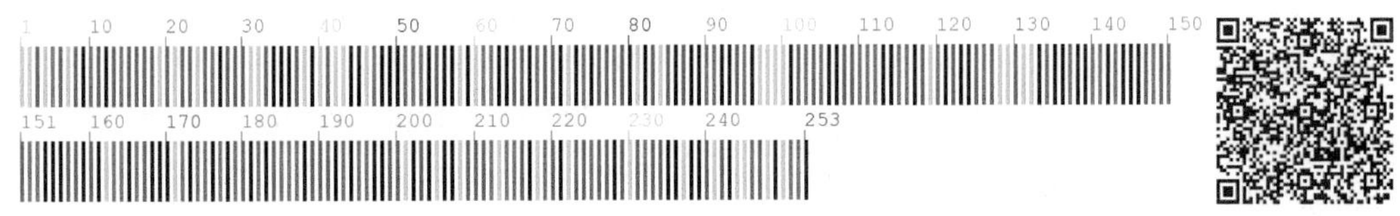

【ITS2 序列二级结构】

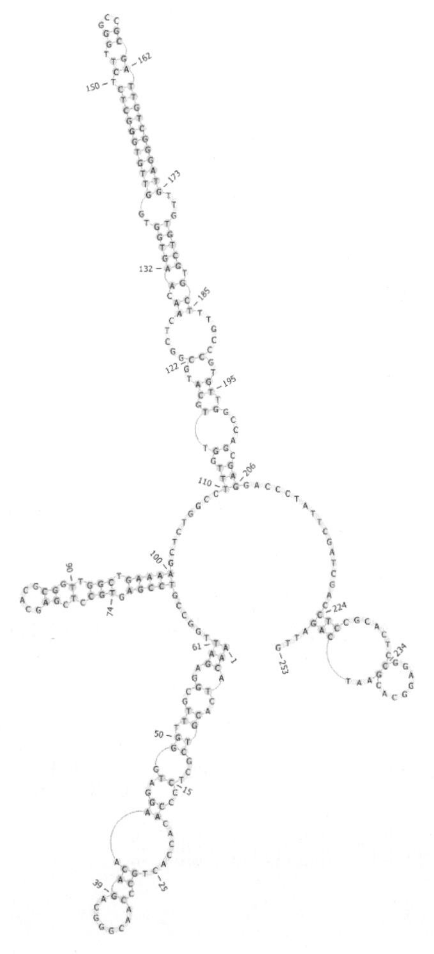

200 插　田　白

Chatianbai

SAURURI HERBA

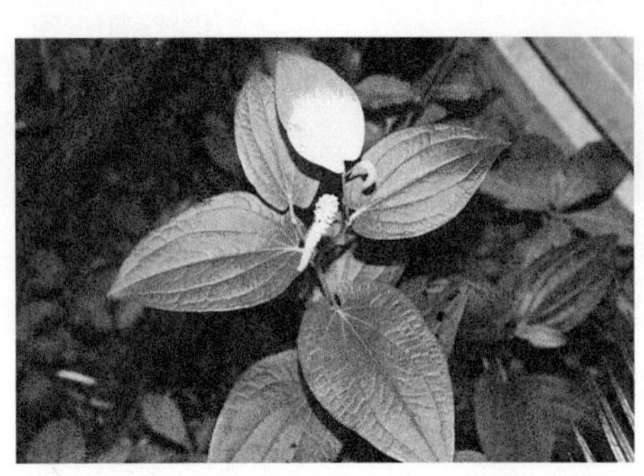

本品为三白草科三白草属植物三白草[*Saururus chinensis* (Lour.) Baill.]的干燥全草。插田白又名补田白。

【中国药典】 三白草：三白草的干燥地上部分。

【植物形态】 湿生草本，高约 1 m；茎粗壮，有纵长粗棱和沟槽，下部伏地，常带白色，上部直立，绿色。叶纸质，密生腺点，阔卵形至卵状披针形，顶端短尖或渐尖，基部心形或斜心形，两面均无毛，茎顶端的 2～3 片于花期常为白色。果近球形，直径约 3 mm，表面多疣状凸起。花期 4～6 月。

【生态环境】 生于低湿沟边，水塘边、溪边或常年积水腐殖质较多的沼泽地。

【采收季节】 夏季采收全草，干燥；深秋采挖根茎，洗净，鲜用或干燥。

【功效】 清热利水，解毒消肿。

【主治】 热淋，血淋，水肿，脚气，黄疸，痢疾，带下，痈肿疮毒，湿疹，蛇咬伤。

【材料来源】 基原植物样本共 15 份。样本采自浙江省丽水市莲都区、青田县、松阳县、云和县，金华市东阳市。

【DNA 提取及序列扩增】 取基原植物样本叶片约 20 mg，均按照叶类药材 DNA 提取方法操作。序列扩增按照《中国药典》2015 年版的“中药材 DNA 条形码分子鉴定法指导原则”进行。

【ITS2 序列特征】 三白草共 15 条序列：序列长度为 255 bp；有 2 个变异位点，分别为 62 位点 T-G 变异和 251 位点 A-G 变异；GC 含量为 74.9%～75.3%。主导单倍型序列特征如下：

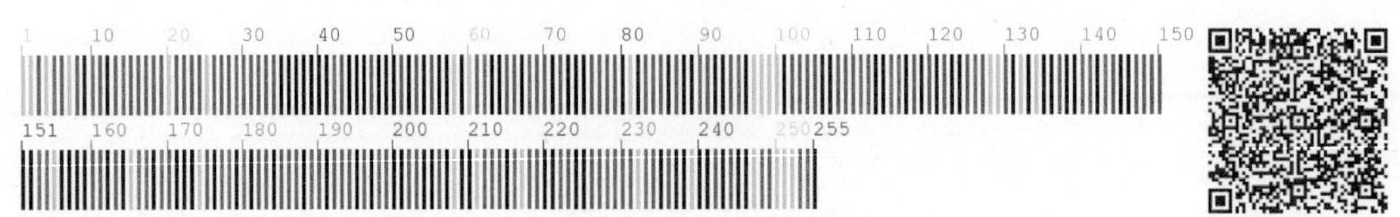

【ITS2 序列二级结构】

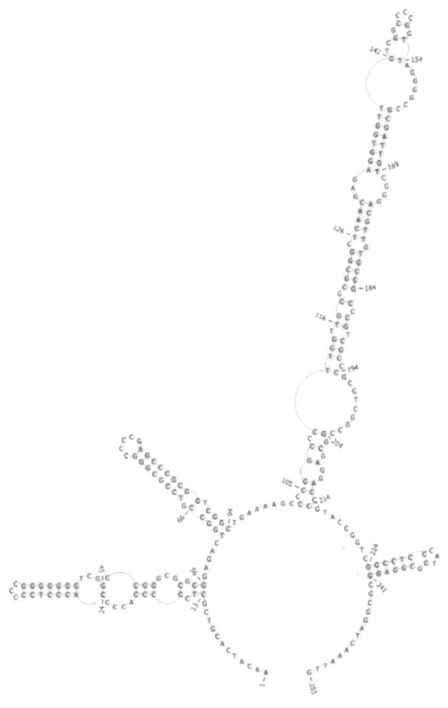

201 茶　叶　香

Chayexiang

LIGUSTICI RHIZOMA ET RADIX

本品为伞形科藁本属植物藁本（*Ligusticum sinense* Oliv.）的干燥根茎及根。

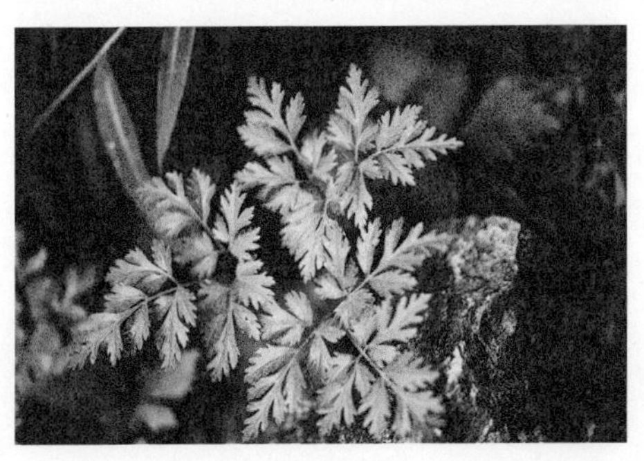

藁本

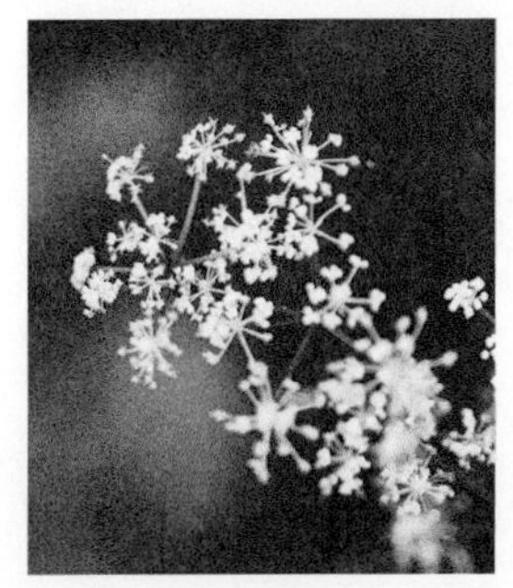

藁本花

【中国药典】 藁本：藁本或辽藁本（*Ligusticum jeholense* Nakai et Kitag.）的干燥根茎和根。

【植物形态】 多年生草本，高达 1 m。根茎发达，具膨大的结节。茎直立，圆柱形，中空，具条纹，基生叶具长柄，柄长可达 20 cm；叶片轮廓宽三角形，2 回三出式羽状全裂。复伞形花序顶生或侧生；花白色，花柄粗糙；萼齿不明显；花瓣倒卵形，先端微凹，具内折小尖头；花柱基隆起，花柱长，向下反曲。分生果幼嫩时宽卵形，稍两侧扁压，成熟时长圆状卵形，背腹扁压，背棱突起，侧棱略扩大呈翅状；胚乳腹面平直。花期 8～9 月，果期 10 月。

【生态环境】 生于海拔约 1000 m 东南向的山谷林下和溪沟边，或北向的林下草丛阴湿处。

【采收季节】 深秋采收，洗净，干燥。

【功效】 祛风，散寒，除湿，止痛。

【主治】 风寒感冒，巅顶疼痛，风湿肢节痹痛。

【材料来源】 基原植物样本共 12 份。样本采自浙江省丽水市莲都区、青田县、松阳县、景宁县，衢州市龙游县，金华市东阳市。

【DNA 提取及序列扩增】 取基原植物样本茎约 40 mg，均按照茎类药材 DNA 提取方法操作。序列扩增按照《中国药典》2015 年版的“中药材 DNA 条形码分子鉴定法指导原则”进行。

【ITS2 序列特征】 藁本共 12 条序列：序列长度为 228 bp；无变异位点；GC 含量为 57.5%。序列特征如下：

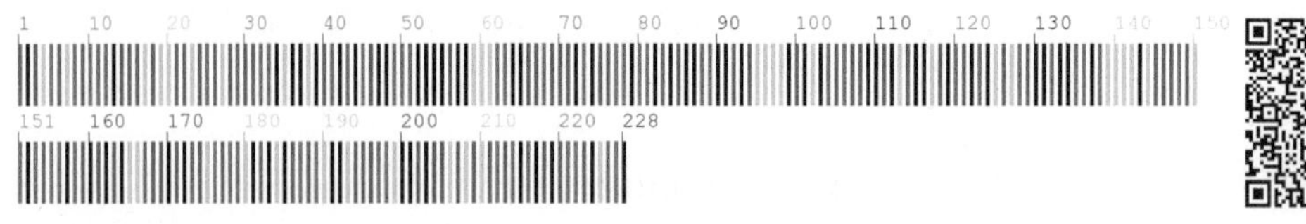

【ITS2 序列二级结构】

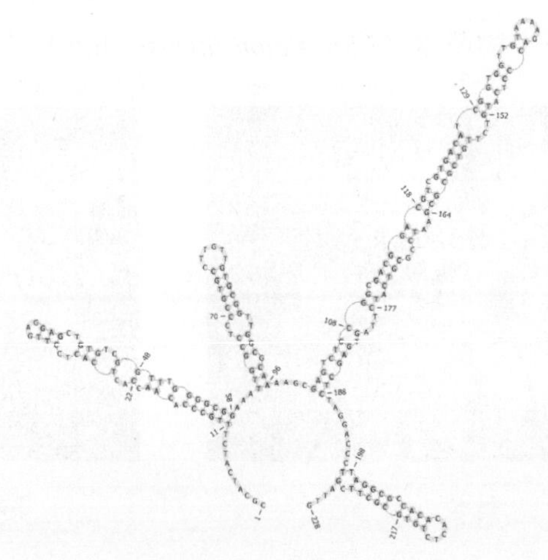

202 破 铜 钱

Potongqian

CENTELLAE HERBA

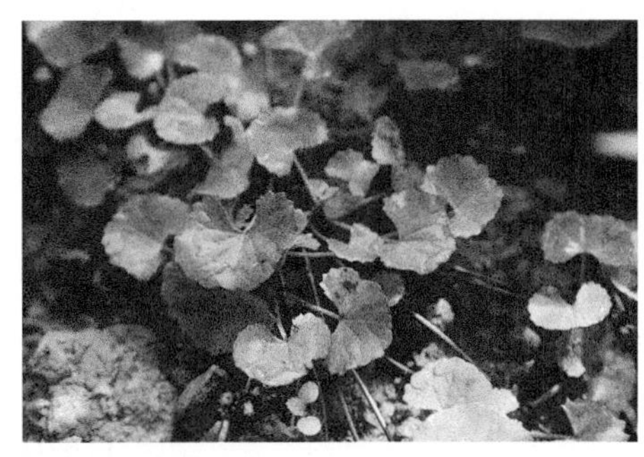

本品为伞形科积雪草属植物积雪草[*Centella asiatica* (L.) Urban]的干燥全草。

【中国药典】 积雪草：积雪草的干燥全草。

【植物形态】 多年生草本，茎匍匐，细长，节上生根。叶片膜质至草质，圆形、肾形或马蹄形，边缘有钝锯齿，两面无毛或在背面脉上疏生柔毛；掌状脉 5～7，两面隆起，脉上部分叉。伞形花序梗 2～4 个，聚生于叶腋，有或无毛；苞片卵形，膜质；花瓣卵形，紫红色或乳白色，膜质。果实两侧扁压，圆球形，基部心形至平截形，每侧有纵棱数条，棱间有明显的小横脉，网状，表面有毛或平滑。花果期 4～10 月。

【生态环境】 生于山脚、旷野、路边水沟边等较阴湿处。

【采收季节】 夏季采收，洗净，鲜用或干燥。

【功效】 清热利湿，活血止血，解毒消肿。

【主治】 湿热黄疸，中暑腹泻，痈肿疮毒，跌打损伤。

【材料来源】 基原植物样本共 18 份。样本采自浙江省丽水市莲都区、青田县、松阳县、云和县，衢州市龙游县，金华市东阳市。

【DNA 提取及序列扩增】 取基原植物样本叶片约 20 mg，均按照叶类药材 DNA 提取方法操作。序列扩增按照《中国药典》2015 年版的“中药材 DNA 条形码分子鉴定法指导原则”进行。

【ITS2 序列特征】 积雪草共 18 条序列：序列长度为 234 bp；无变异位点；GC 含量为 71.8%。序列特征如下：

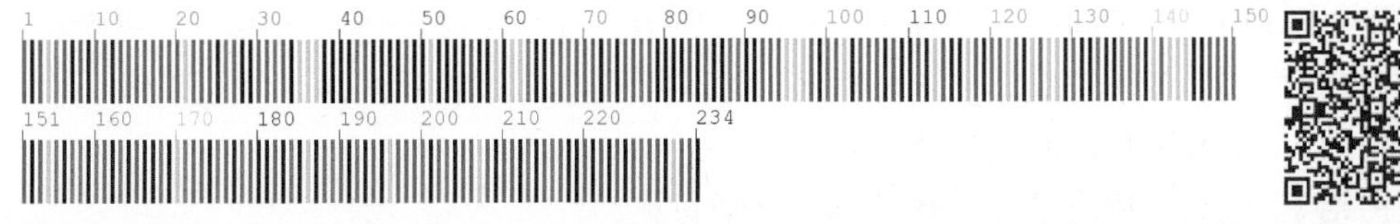

【ITS2 序列二级结构】

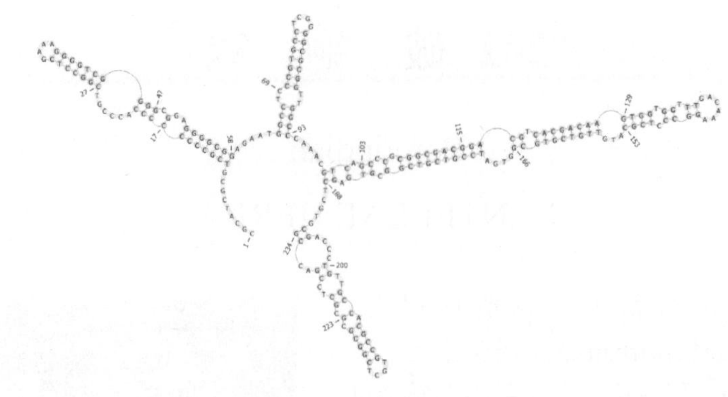

203 白花山当归

Baihuashandanggui

PEUCEDANI RADIX

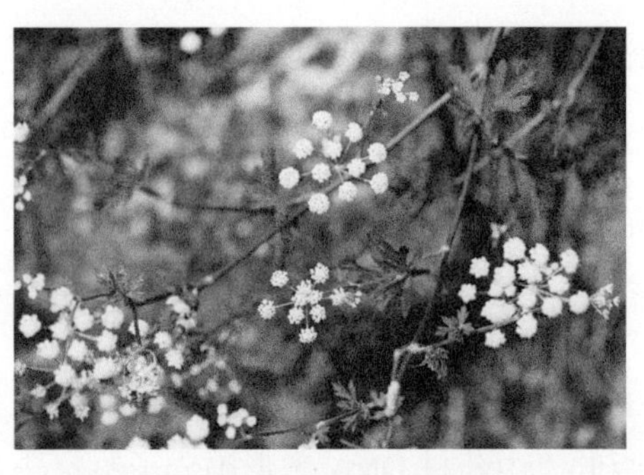

本品为伞形科前胡属植物前胡（*Peucedanum praeruptorum* Dunn）的干燥根。《中国药典》中前胡称为白花前胡。

【中国药典】 前胡：白花前胡的干燥根。

【植物形态】 多年生草本，高 0.6～1 m。根茎粗壮，灰褐色；根圆锥形，末端细瘦，常分叉。茎圆柱形，髓部充实。基生叶具长柄，基部有卵状披针形叶鞘；叶片轮廓宽卵形或三角状卵形，三出式二至三回分裂。复伞形花序多数，顶生或侧生；花序梗上端多短毛；总苞片无或 1 至数片，线形。果实卵圆形，背部扁压，棕色，有稀疏短毛，背棱线形稍突起，侧棱呈翅状；棱槽内油管 3～5，合生面油管 6～10；胚乳腹面平直。花期 8～9 月，果期 10～11 月。

【生态环境】 生于向阳山坡林下、林缘、路旁、裸岩边或沟边草丛中。有栽培。

【采收季节】 冬季至翌年春茎叶枯萎时或未抽花茎时采收，洗净，低温干燥。

【功效】 疏散风热，降气化痰。

【主治】 风热咳嗽痰多，痰热喘满，咯痰黄稠。

【材料来源】 基原植物样本共 18 份。样本采自浙江省丽水市莲都区、青田县、松阳县、云和县，衢州市龙游县，金华市东阳市。

【DNA 提取及序列扩增】 取基原植物样本根约 40 mg，加入样品量 10% PVP-40 充分研磨，均按照根类药材 DNA 提取方法操作。序列扩增按照《中国药典》2015 年版的“中药材 DNA 条形码分子鉴定法指导原则”进行。

【ITS2 序列特征】 前胡共 18 条序列：序列长度为 230 bp；无变异位点；GC 含量为 54.3%。序列特征如下：

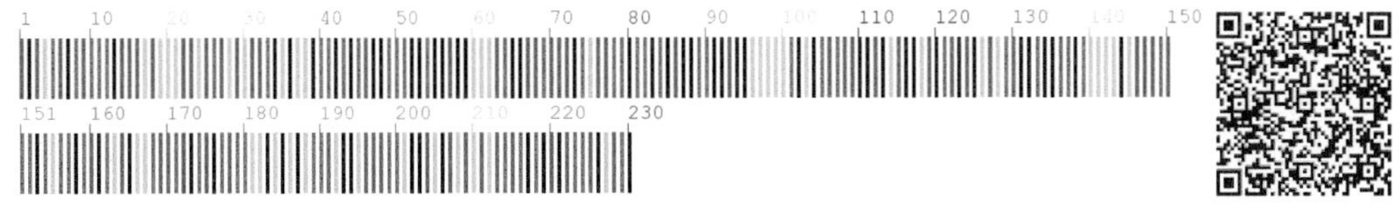

【ITS2 序列二级结构】

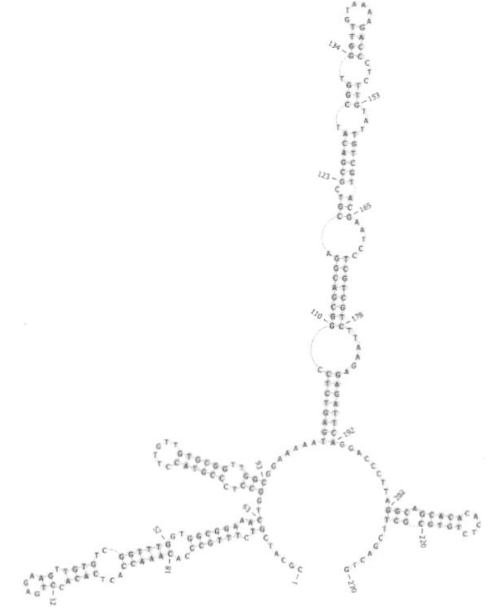

204 水　芹　菜

Shuiqincai

OENANTHIS JAVANICAE HERBA

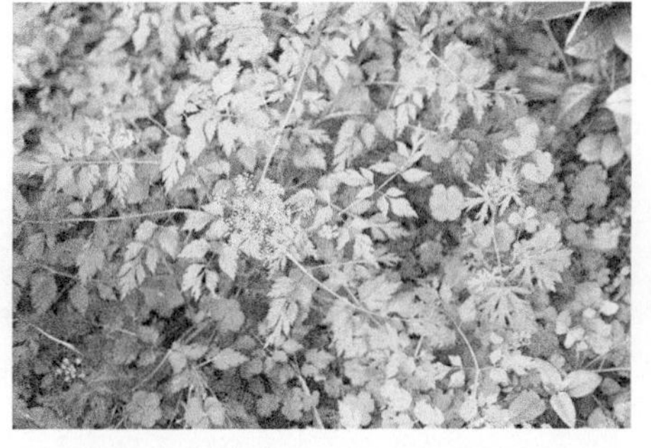

本品为伞形科水芹属植物水芹[*Oenanthe javanica* (Bl.) DC.]的干燥全草。

【中国药典】 无。

【植物形态】 多年生草本，高 15～80 cm，茎直立或基部匍匐。基生叶有柄，基部有叶鞘；叶片轮廓三角形，1～2 回羽状分裂，末回裂片卵形至菱状披针形，边缘有牙齿或圆齿状锯齿。

复伞形花序顶生，花序梗长 2～16 cm；无总苞；伞辐 6～16，不等长，直立和展开。果实近于四角状椭圆形或筒状长圆形，侧棱较背棱和中棱隆起，木栓质，分生果横剖面近于五边状的半圆形；每棱槽内油管 1，合生面油管 2。花期 6～7 月，果期 8～9 月。

【生态环境】 生于丘陵低地潮湿处或水沟中，亦有作野菜栽培。

【采收季节】 秋季采收，洗净，鲜用或干燥。

【功效】 清热解毒，利尿，止血。

【主治】 感冒，浮肿，小便不利，淋痛，经多，目赤，咽痛，喉肿，口疮，牙疳，痈疽，带状疱疹，痔疮，跌打伤肿。

【材料来源】 基原植物样本共 10 份。样本采自浙江省丽水市莲都区、青田县、松阳县，衢州市开化县。

【DNA 提取及序列扩增】 取基原植物样本叶片约 20 mg，均按照叶类药材 DNA 提取方法操作。序列扩增按照《中国药典》2015 年版的“中药材 DNA 条形码分子鉴定法指导原则”进行。

【ITS2 序列特征】 水芹共 10 条序列：序列长度为 232 bp；无变异位点；GC 含量为 58.2%。序列特征如下：

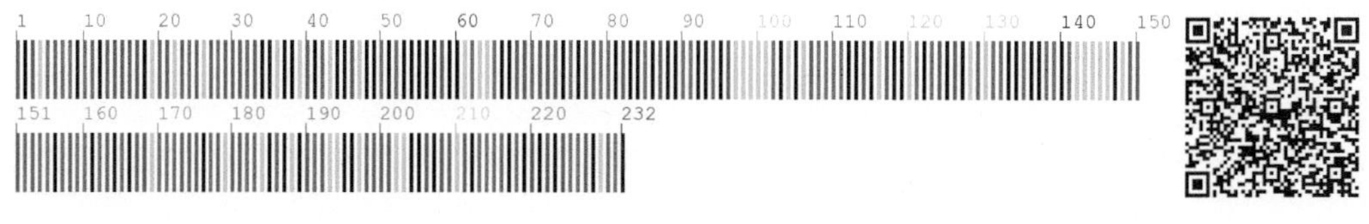

【ITS2 序列二级结构】

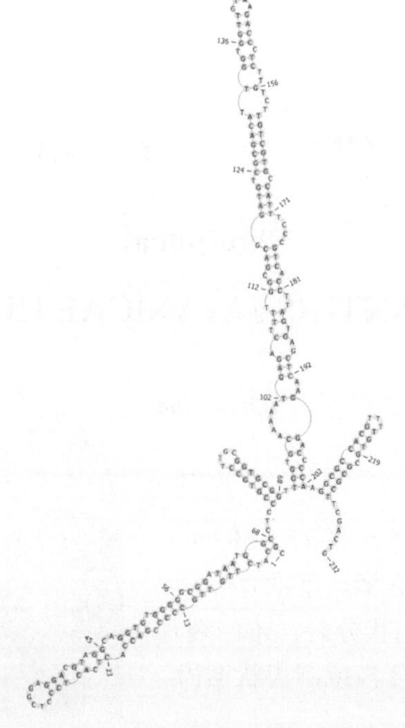

205 盆地锦

Pendijin

HYDROCOTYLIS SIBTHORPIOLDES HERBA

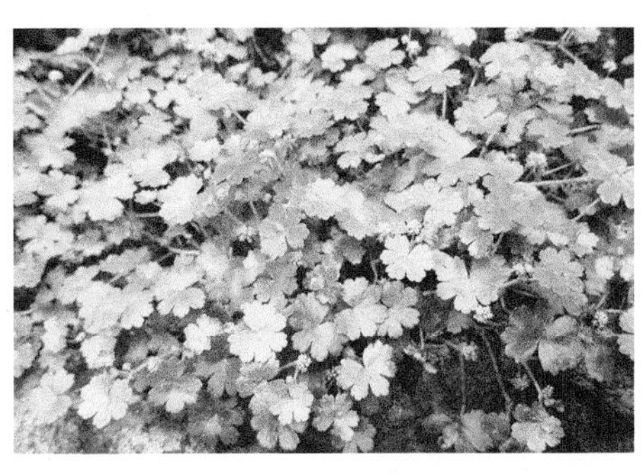

本品为伞形科天胡荽属植物天胡荽（*Hydrocotyle sibthorpioides* Lam.）的干燥全草。盆地锦又名洋文锦。

【中国药典】 无。

【植物形态】 多年生草本，有气味。茎细长而匍匐，平铺地上成片，节上生根。叶片膜质至草质，圆形或肾圆形，基部心形，不分裂或5～7裂，裂片阔倒卵形，边缘有钝齿，表面光滑；叶柄长0.7～9 cm，无毛或顶端有毛；托叶略呈半圆形，薄膜质，全缘或稍有浅裂。伞形花序与叶对生，单生于节上；小伞形花序有花5～18，花无柄或有极短的柄，花瓣卵形，绿白色，有腺点。果实略呈心形，两侧扁压，中棱在果熟时极为隆起。花果期4～9月。

【生态环境】 生于山坡、路旁润湿地、林下溪沟边。

【采收季节】 夏、秋季采收，洗净，鲜用或干燥。

【功效】 清热利湿，解毒消肿。

【主治】 黄疸，痢疾，水肿，淋证，目翳，喉肿，痈肿疮毒，带状疱疹，跌打损伤。

【材料来源】 基原植物样本共20份。样本采自浙江省丽水市莲都区、青田县、松阳县、云和县，衢州市龙游县，金华市东阳市、永康市；江西省上饶市婺源县。

【DNA提取及序列扩增】 取基原植物样本叶片约20 mg，均按照叶类药材DNA提取方法操作。序列扩增按照《中国药典》2015年版的“中药材DNA条形码分子鉴定法指导原则”进行。

【ITS2序列特征】 天胡荽共20条序列：序列长度为230 bp；无变异位点；GC含量为61.3%。序列特征如下：

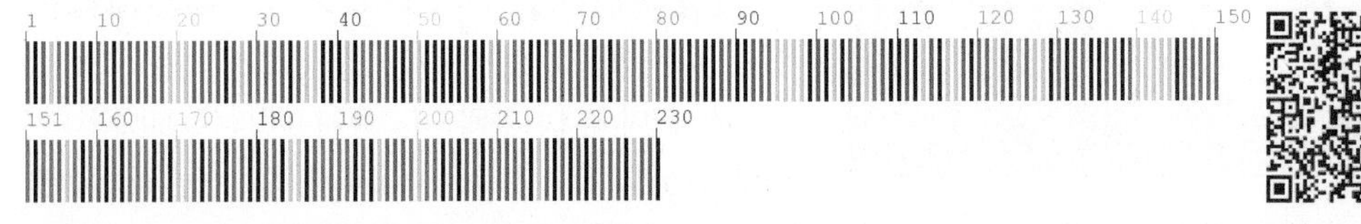

【ITS2 序列二级结构】

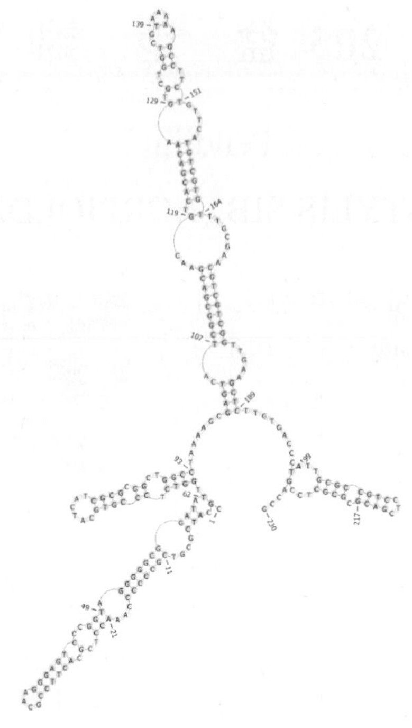

206 大料谷皮树

Daliaogupishu

BROUSSONETIAE KAEMPFERI HERBA

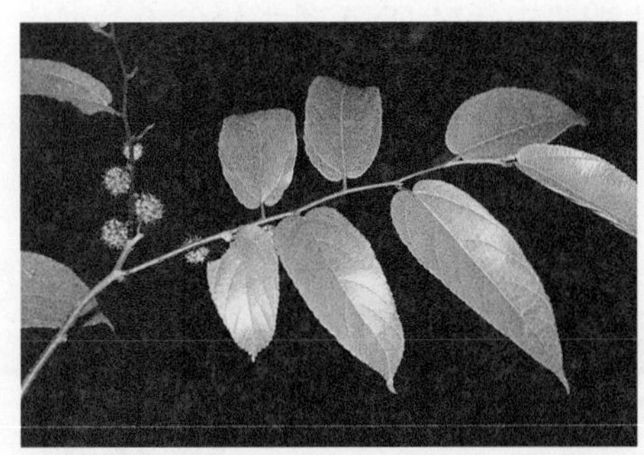

本品为桑科构属植物葡蟠（*Broussonetia kaempferi* Sieb. et Zucc.）的干燥全草。大料谷皮树又名黄皮绳。

【中国药典】 无。

【植物形态】 蔓生藤状灌木；树皮黑褐色；小枝显著伸长，幼时被浅褐色柔毛，成长脱落。叶互生，螺旋状排列，近对称的卵状椭圆形，先端渐尖至尾尖，基部心形或截形，边缘锯齿细，齿尖具腺体，不裂，稀为2～3裂，表面无毛。花雌雄异株，雄花花被片4～3，裂片外面被毛，花药黄色，椭圆球形，退化雌蕊小；雌花集生为球形头状花序。聚花果直径1 cm，花柱线形，延长。花期4～6月，果期5～7月。

【生态环境】 生于山坡、溪谷、路边，常攀援于它物上。

【采收季节】 4～11 月采收，洗净，切片，鲜用或干燥。

【功效】 清热利湿，活血消肿。

【主治】 肺热咳嗽，砂石淋，黄疸，跌打损伤。

【材料来源】 基原植物样本共 12 份。样本采自浙江省丽水市莲都区、青田县、松阳县、云和县，衢州市龙游县，金华市东阳市；江西省上饶市婺源县。

【DNA 提取及序列扩增】 取基原植物样本叶片约 20 mg，均按照叶类药材 DNA 提取方法操作。序列扩增按照《中国药典》2015 年版的“中药材 DNA 条形码分子鉴定法指导原则”进行。

【*psbA-trnH* 序列特征】 葡蟠共 12 条序列：序列长度为 414 bp；无变异位点；GC 含量为 58.0%。序列特征如下：

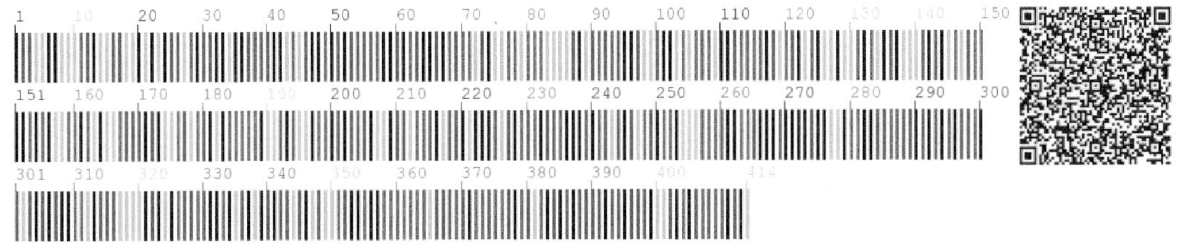

207 谷　皮　柴

Gupichai

BROUSSONETIAE KAZINOKI FOLIUM

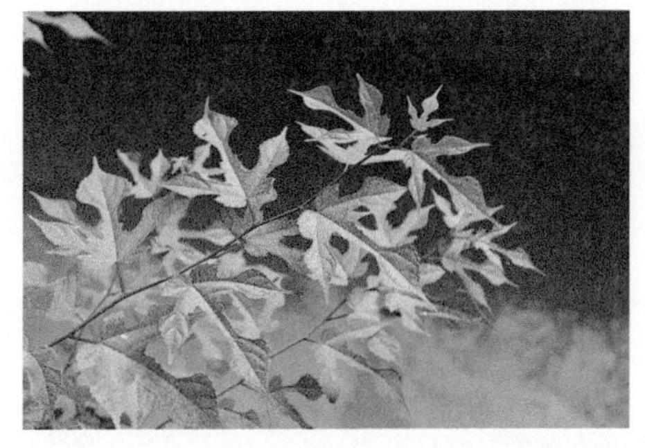

本品为桑科构属植物构树 [*Broussonetia kazinoki* (L.) L'Hért. ex Vent.] 的干燥叶。谷皮柴又名构皮树。

【中国药典】 无。

【植物形态】 乔木，高 10～20 m；树皮暗灰色；小枝密生柔毛。叶螺旋状排列，广卵形至长椭圆状卵形，先端渐尖，基部心形，边缘具粗锯齿，不分裂或 3～5 裂，小树之叶常有明显分裂，背面密被绒毛，基生叶脉三出，侧脉 6～7 对。花雌雄异株；雄花序为柔荑花序，粗壮，雌花序球形头状。聚花果，成熟时橙红色，肉质；瘦果具与等长的柄，表面有小瘤，龙骨双层，外果皮壳质。花期 4～5 月，果期 6～7 月。

【生态环境】 生于山坡路边、山谷溪边及原野田梗上。有栽培。

【采收季节】 叶片全年可采，鲜用或干燥。

【功效】 清热解毒，祛风止痒，敛疮止血。

【主治】 痢疾，神经性皮炎，疥癣，疖肿，刀伤出血。

【材料来源】 基原植物样本共18份。样本采自浙江省丽水市莲都区、青田县、松阳县、景宁县，衢州市龙游县，金华市东阳市。

【DNA提取及序列扩增】 取基原植物样本叶片约20 mg，均按照叶类药材DNA提取方法操作。序列扩增按照《中国药典》2015年版的“中药材DNA条形码分子鉴定法指导原则”进行。

【ITS2序列特征】 构树共18条序列：序列长度为258 bp；无变异位点；GC含量为68.2%。序列特征如下：

【ITS2序列二级结构】

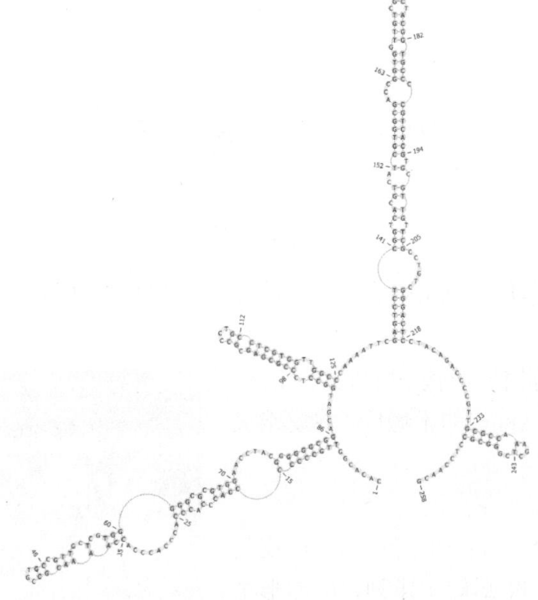

208 五爪金龙

Wuzhuajinlong

HUMULI SCANDENTIS HERBA

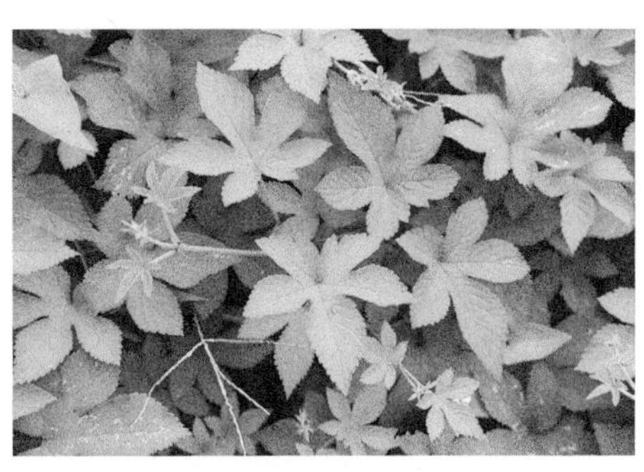

本品为桑科葎草属植物葎草[*Humulus scandens* (Lour.) Merr.]的干燥全草。*Flora of China* 将葎草置于大麻科葎草属。

【中国药典】 无。

【植物形态】 缠绕草本，茎、枝、叶柄均具倒钩刺。叶纸质，肾状五角形，掌状5～7深裂，稀为3裂，基部心脏形，表面粗糙，疏生糙伏毛，背面有柔毛和黄色腺体，裂片卵状三角形，边缘具锯齿。雄花小，黄绿色，圆锥花序，长15～25 cm；雌花序球果状，苞片纸质，三角形，顶端渐尖，具白色绒毛；子房为苞片包围，柱头2，伸出苞片外。瘦果成熟时露出苞片外。花期春夏，果期秋季。

【生态环境】 生于山坡路边、沟边、田野荒地或垃圾堆上。

【采收季节】 深秋采收，干燥。

【功效】 清热解毒，利尿通淋。

【主治】 肺热咳嗽，肺痈，虚热烦渴，热淋，水肿，小便不利，湿热泻痢，热毒疮疡，皮肤瘙痒。

【材料来源】 基原植物样本共22份。样本采自浙江省丽水市莲都区、青田县、松阳县、云和县，衢州市龙游县，金华市东阳市、永康市；江西省上饶市婺源县。

【DNA 提取及序列扩增】 取基原植物样本叶片约20 mg，均按照叶类药材DNA提取方法操作。序列扩增按照《中国药典》2015年版的“中药材DNA条形码分子鉴定法指导原则”进行。

【ITS2 序列特征】 葎草共22条序列：序列长度为234 bp；无变异位点；GC含量为58.1%。序列特征如下：

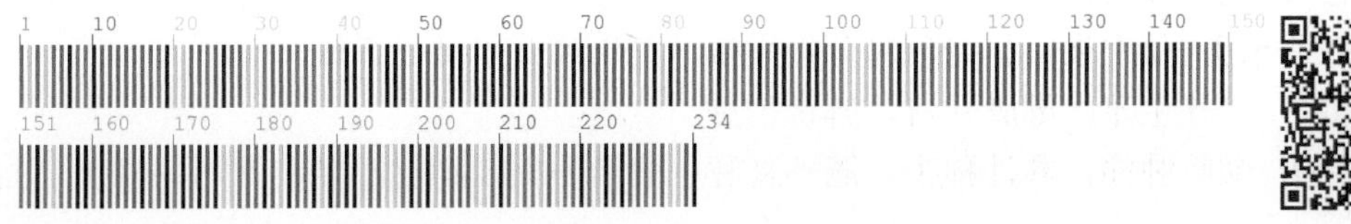

【ITS2 序列二级结构】

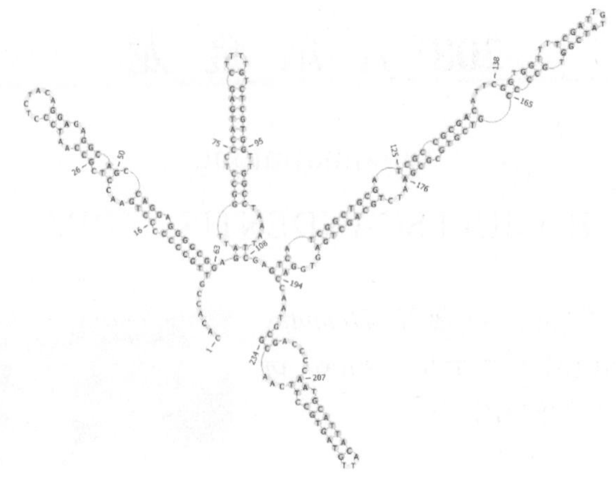

209 无 花 果

Wuhuaguo

FICI CARICAE FRUCTUS

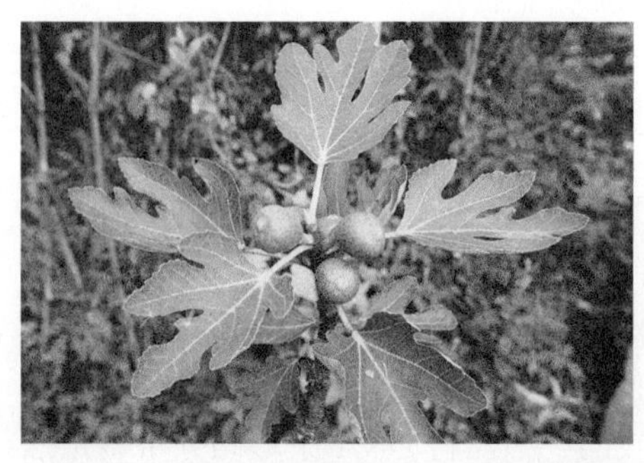

本品为桑科榕属植物无花果（*Ficus carica* L.）的干燥果实。

【中国药典】 无。

【植物形态】 落叶灌木，高 3～10 m，多分枝；树皮灰褐色，皮孔明显；小枝直立，粗壮。叶互生，厚纸质，广卵圆形，通常 3～5 裂，小裂片卵形，边缘具不规则钝齿，表面粗糙，背面密生细小钟乳体及灰色短柔毛，基部浅心形；叶柄粗壮；托叶卵状披针形，红色。雌雄异株，雄花和瘿花同生于一榕果内壁。榕果单生叶腋，大而梨形，顶部下陷，成熟时紫红色或黄色，基生苞片 3，卵形；瘦果透镜状。花果期 5～7 月。

【生态环境】 栽培。

【采收季节】 秋季果实呈绿色时分批采摘，鲜用或开水烫过干燥。

【功效】 清热生津，健脾开胃，解毒消肿。

【主治】 咽喉肿痛，乳汁稀少，肠热便秘，食欲不振，消化不良，泄泻，痢疾，痈肿，癣疾。

【材料来源】 基原植物样本共 18 份。样本采自浙江省丽水市莲都区、青田县、松阳县、云和县，衢州市龙游县，金华市东阳市。

【DNA 提取及序列扩增】 取基原植物样本果实约 40 mg，均按照果实类药材 DNA 提取方法操作。序列扩增按照《中国药典》2015 年版的“中药材 DNA 条形码分子鉴定法指导原则”进行。

【ITS2 序列特征】 无花果共 18 条序列：序列长度为 239 bp；有 2 个变异位点，分别为 39 位点 C-T 变异和 172 位点 C-T 变异；GC 含量为 66.5%～67.4%。主导单倍型序列特征如下：

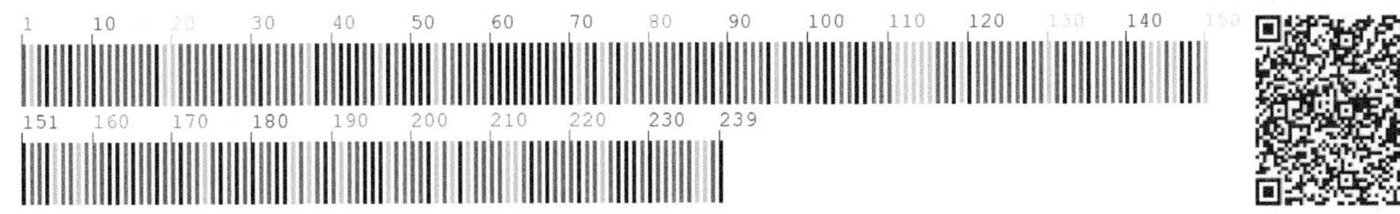

【ITS2 序列二级结构】

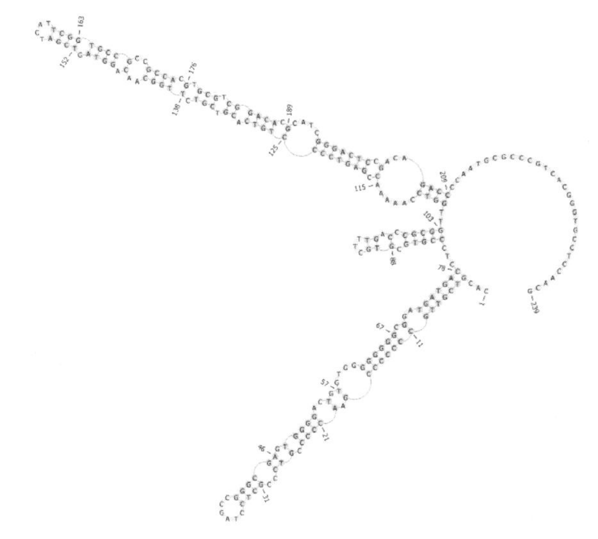

210 琴 叶 榕

Qinyerong

FICI PANDURATAE RADIX ET FOLIUM

本品为桑科榕属植物琴叶榕（*Ficus pandurata* Hance）的干燥根及叶。*Flora of China* 已将条叶榕（*Ficus pandurata* Hance var. *angustifolia* Cheng）和全缘琴叶榕（*Ficus pandurata* Hance var. *holophylla* Migo）与琴叶榕合并为琴叶榕一种。

【中国药典】 无。

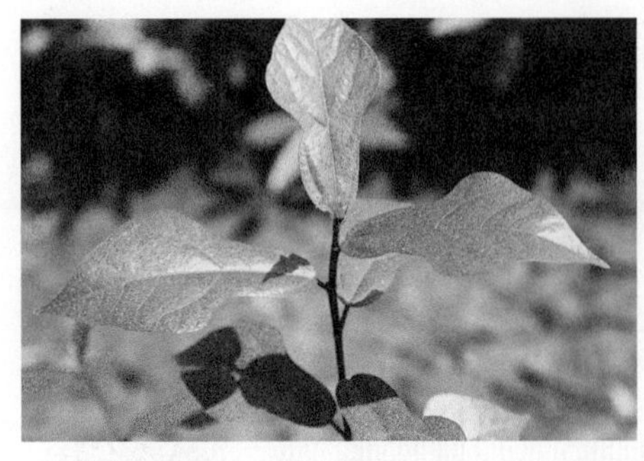

【植物形态】 小灌木，高 1～2 m；小枝。嫩叶幼时被白色柔毛。叶纸质，提琴形或倒卵形，先端急尖有短尖，基部圆形至宽楔形，中部缢缩，表面无毛，背面叶脉有疏毛和小瘤点；托叶披针形，迟落。榕果单生叶腋，鲜红色，椭圆形或球形，顶部脐状突起，基生苞片 3，卵形。花期 6～8 月。

【生态环境】 生于山地灌丛、疏林、村旁。

【采收季节】 深秋采挖根；夏季采摘叶；鲜用或干燥。

【功效】 祛风除湿，解毒消肿，活血通络。

【主治】 风湿痹痛，黄疸，疟疾，百日咳，痛经，闭经，痈疖肿痛，跌打损伤，毒蛇咬伤。

【材料来源】 基原植物样本共 12 份。样本采自浙江省丽水市莲都区、青田县、松阳县、云和县，衢州市龙游县。

【DNA 提取及序列扩增】 取基原植物样本叶片约 20 mg，均按照叶类药材 DNA 提取方法操作。序列扩增按照《中国药典》2015 年版的“中药材 DNA 条形码分子鉴定法指导原则”进行。

【ITS2 序列特征】 琴叶榕共 12 条序列：序列长度为 239 bp；无变异位点；GC 含量为 68.6%。序列特征如下：

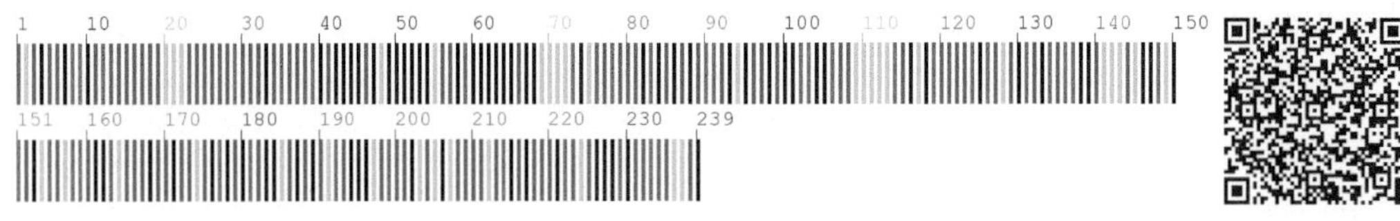

【ITS2 序列二级结构】

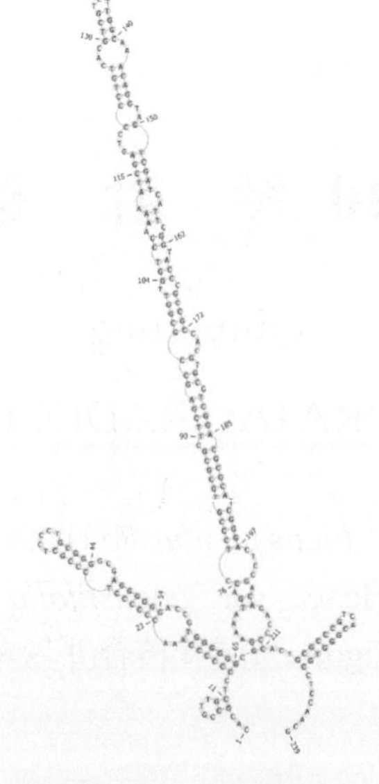

211 攀　蓬

Panpeng

FICI PUMILAE FRUCTUS

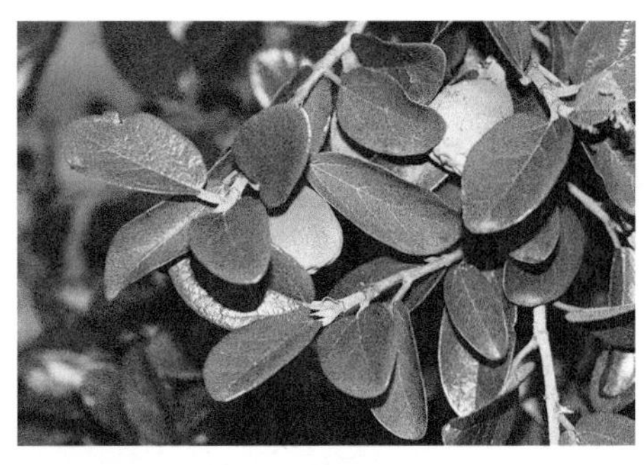

本品为桑科榕属植物薜荔（*Ficus pumila* L.）的干燥果实。攀蓬又名墙络藤。

【中国药典】 无。

【植物形态】 攀援或匍匐灌木，叶卵状心形，长约 2.5 cm，薄革质，基部稍不对称，尖端渐尖，叶柄很短；结果枝上无不定根，革质，卵状椭圆形，先端急尖至钝形，基部圆形至浅心形，全缘，上面无毛，背面被黄褐色柔毛，基生叶脉延长，网脉 3～4 对。榕果单生叶腋，瘿花果梨形，雌花果近球形，基生苞片宿存，三角状卵形，密被长柔毛。瘦果近球形，有黏液。花果期 5～8 月。

【生态环境】 攀援于树干上、溪边岩石上、墙上。

【采收季节】 全年可采带叶的茎枝、根，鲜用或干燥；秋季采收成熟果实，开水烫过，鲜用或干燥；随采随用割破树皮流出的液汁。

【功效】 补肾固精，清热利湿，活血通络，催乳，解毒消肿。

【主治】 肾虚遗精，小便淋浊，肠风下血，久痢脱肛，闭经，疝气，乳汁不下，咽喉痛。

【材料来源】 基原植物样本共 18 份。样本采自浙江省丽水市莲都区、青田县、松阳县、庆元县，衢州市龙游县，金华市东阳市、永康市。

【DNA 提取及序列扩增】 取基原植物样本果实约 40 mg，均按照果实类药材 DNA 提取方法操作。序列扩增按照《中国药典》2015 年版的“中药材 DNA 条形码分子鉴定法指导原则”进行。

【ITS2 序列特征】 薜荔共 18 条序列：序列长度为 239 bp；无变异位点；GC 含量为 71.1%。序列特征如下：

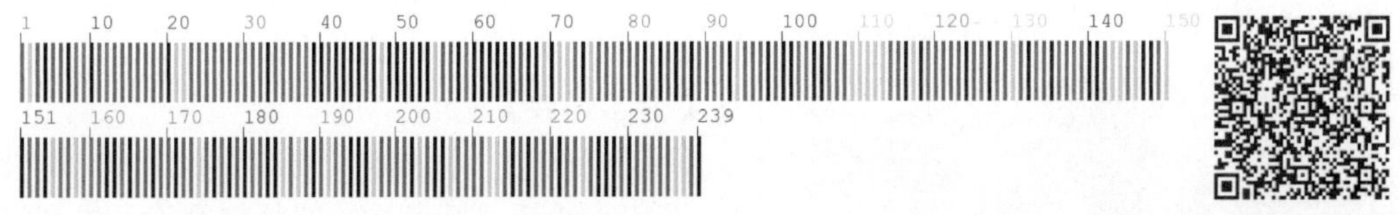

【ITS2 序列二级结构】

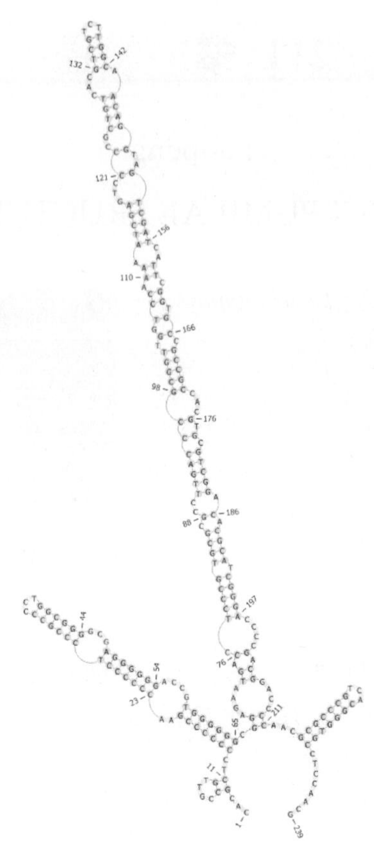

212 风　落　树

Fengluoshu

FICI HENRYI RADIX ET CAULIS

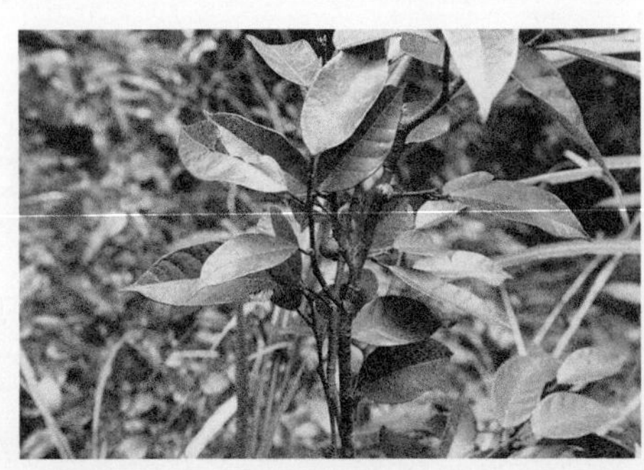

本品为桑科榕属植物珍珠莲 [*Ficus sarmentosa* Buch. -Ham. ex J. E. Sm. var. *henryi* (King ex D. Oliv.) Corner]的干燥根及茎。

【中国药典】 无。

【植物形态】 木质攀援匍匐藤状灌木，幼枝密被褐色长柔毛，叶革质，卵状椭圆形，先端渐尖，基部圆形至楔形，表面无毛，背面密被褐色柔毛或长柔毛，基生侧脉延长，侧脉 5～7 对，小脉网结成蜂窝状；叶柄长 5～10 mm，被毛。榕果成对腋生，圆锥形，表面密被褐色长柔毛，成长后脱落，顶生苞片直立，基生苞片卵状披针形。榕果无总梗或具短梗。

【生态环境】 生于山坡、低山疏林、山谷、溪边树丛中，攀援于它树、岩石或墙上。

【采收季节】 秋季采收根或茎，干燥。

【功效】 祛风除湿，消肿止痛，解毒杀虫。

【主治】 风湿关节痛，脱臼，乳痈，疮疖，癣症。

【材料来源】 基原植物样本共 12 份。样本采自浙江省丽水市莲都区、青田县、松阳县、景宁县，衢州市龙游县。

【DNA 提取及序列扩增】 取基原植物样本茎约 40 mg，均按照茎类药材 DNA 提取方法操作。序列扩增按照《中国药典》2015 年版的“中药材 DNA 条形码分子鉴定法指导原则”进行。

【ITS2 序列特征】 珍珠莲共 12 条序列：序列长度为 237 bp；无变异位点；GC 含量为 69.6%。序列特征如下：

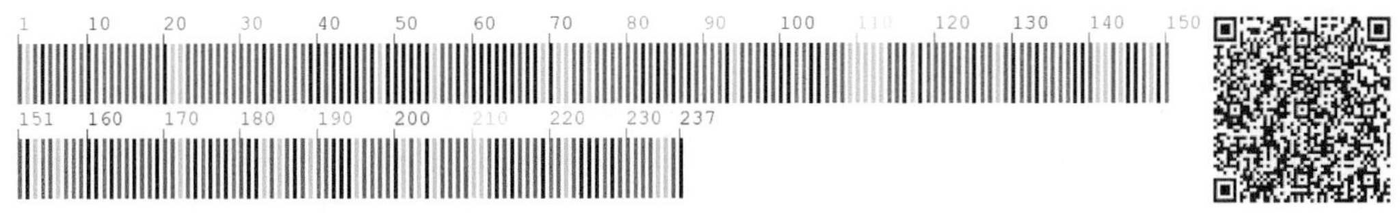

【ITS2 序列二级结构】

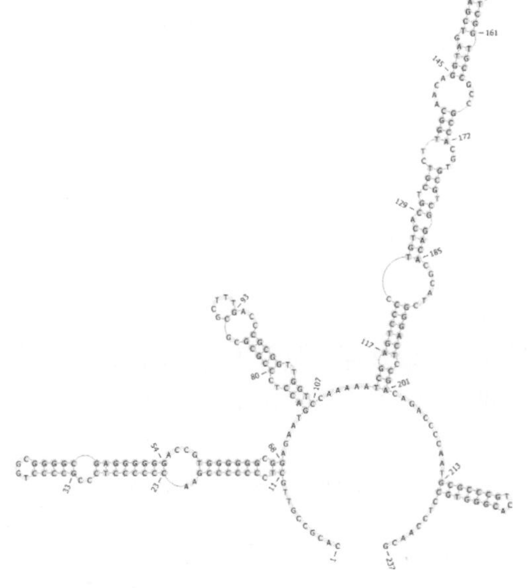

213 蚕　　桑

Cansang

MORI FOLIUM ET CORTEX

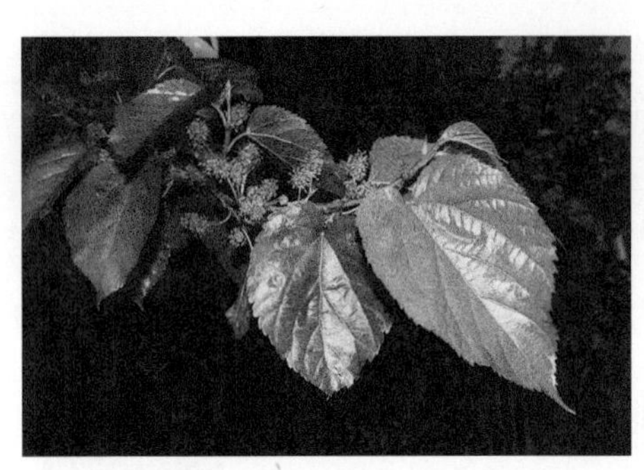

本品为桑科桑属植物桑（*Morus alba* L.）的干燥叶及根皮。蚕桑又名蚕树、桑叶树。

【中国药典】 桑叶：桑的干燥叶；桑白皮：桑的干燥根皮；桑枝：桑的干燥嫩枝；桑椹：桑的干燥果穗。

【植物形态】 乔木或为灌木，高 3～10 m，树皮厚，灰色，具不规则浅纵裂；冬芽红褐色，卵形，芽鳞覆瓦状排列，灰褐色，有细毛。叶卵形或广卵形，先端急尖、渐尖或圆钝，基部圆形至浅心形，边缘锯齿粗钝，有时叶为各种分裂，表面鲜绿色，无毛，背面沿脉有疏毛，脉腋有簇毛；叶柄长 1.5～5.5 cm，具柔毛；托叶披针形，早落，外面密被细硬毛。花单性，腋生或生于芽鳞腋内。聚花果卵状椭圆形，成熟时红色或暗紫色。花期 4～5 月，果期 5～8 月。

【生态环境】 栽培。

【采收季节】 深秋或初冬采经过霜的叶，干燥；深秋采挖根、剥取根皮，干燥。

【功效】 叶：疏散风热，清肺，明目；根皮：泻肺平喘，利水消肿。

【主治】 叶：风热感冒，风温初起，发热头痛，汗出恶风，咳嗽胸痛，或肺热干咳无痰，咽干口渴，风热及肝阳上扰，目赤肿痛；根皮：肺热喘咳，水饮停肺，胀满喘急，水肿，脚气，小便不利。

【材料来源】 基原植物样本共 18 份。样本采自浙江省丽水市莲都区、青田县、松阳县、云和县，衢州市龙游县，金华市东阳市。

【DNA 提取及序列扩增】 取基原植物样本叶片约 20 mg，均按照叶类药材 DNA 提取方法操作。序列扩增按照《中国药典》2015 年版的“中药材 DNA 条形码分子鉴定法指导原则”进行。

【ITS2 序列特征】 桑共 18 条序列：序列长度为 236 bp；无变异位点；GC 含量为 63.1%。序列特征如下：

【ITS2 序列二级结构】

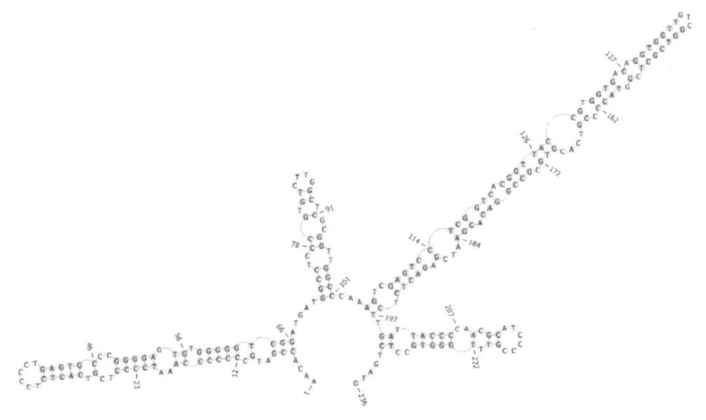

214 山　　桑

Shansang

MORI AUSTRALIS FOLIUM, RADIX ET CORTEX

本品为桑科桑属植物鸡桑（*Morus australis* Poir.）的干燥叶、根及根皮。

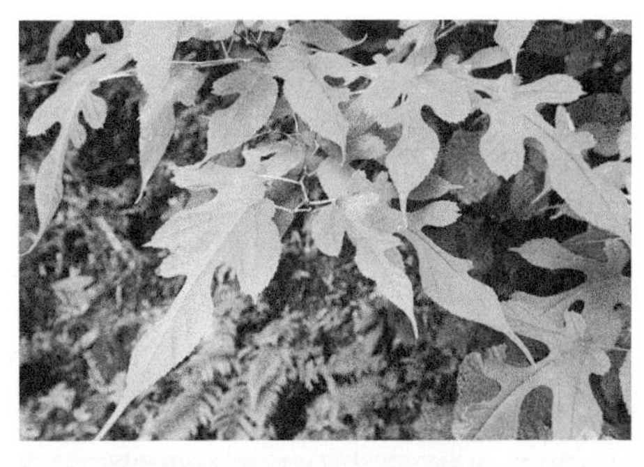

【中国药典】 无。

【植物形态】 灌木或小乔木，树皮灰褐色，冬芽大，圆锥状卵圆形。叶卵形，先端急尖或尾状，基部楔形或心形，边缘具粗锯齿，不分裂或3～5 裂，表面粗糙，密生短刺毛，背面疏被粗毛；托叶线状披针形，早落。雄花绿色，具短梗，花被片卵形，花药黄色；雌花序球形，密被白色柔毛，雌花花被片长圆形，暗绿色。聚花果短椭圆形，成熟时红色或暗紫色。花期 3～4 月，果期 4～5 月。

【生态环境】 生于山坡、悬崖上。

【采收季节】 夏季采收叶，鲜用或干燥；秋、冬季采收根或根皮，洗净，干燥。

【功效】 叶：清热解表，宣肺止咳；根及根皮：清肺，凉血，利湿。

【主治】 叶：风热感冒，肺热咳嗽，头痛，咽痛；根及根皮：肺热咳嗽，鼻衄，水肿，腹泻，黄疸。

【材料来源】 基原植物样本共 12 份。样本采自浙江省丽水市莲都区、青田县、松阳县、云和县，衢州市龙游县。

【DNA 提取及序列扩增】 取基原植物样本叶片约 20 mg，均按照叶类药材 DNA 提取方法操作。序列扩增按照《中国药典》2015 年版的“中药材 DNA 条形码分子鉴定法

指导原则”进行。

【ITS2 序列特征】 鸡桑共 12 条序列：序列长度为 236 bp；无变异位点；GC 含量为 63.1%。序列特征如下：

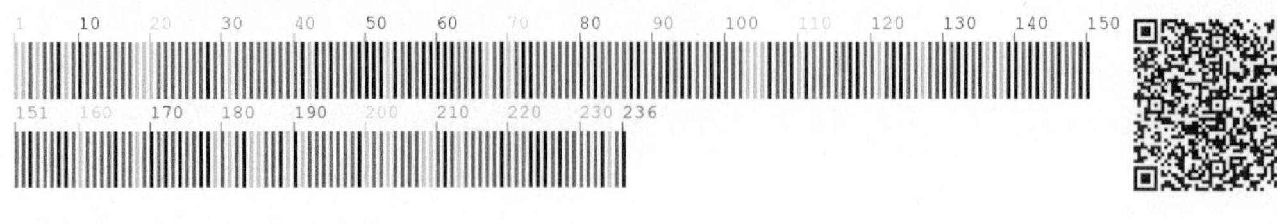

【ITS2 序列二级结构】

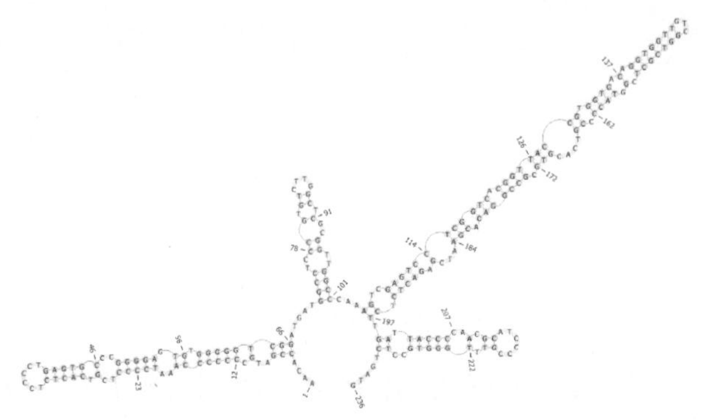

215 黄　母　鸡

Huangmuji

MACLURAE COCHINCHINENSIS RADIX, SPINA ET FRUCTUS

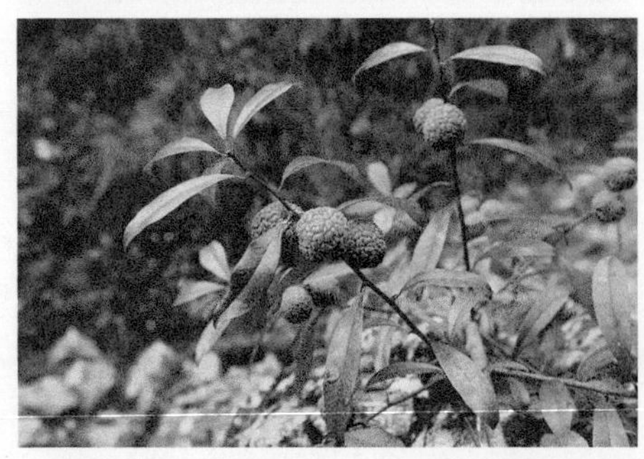

本品为桑科柘属植物构棘 [*Maclura cochinchinensis* (Lour.) Corner]的干燥根、棘刺及果实。黄母鸡又名担米刺；构棘又名蒷芝。

【中国药典】 无。

【植物形态】 直立或攀援状灌木；枝无毛，具粗壮弯曲无叶的腋生刺，刺长约 1 cm。叶革质，椭圆状披针形或长圆形，全缘，先端钝或短渐尖，基部楔形，两面无毛，侧脉 7～10 对。花雌雄异株，雌雄花序均为具苞片的球形头状花序，每花具 2～4 个苞片，锥形，苞片常附着于花被片上。聚合果肉质，表面微被毛，成熟时橙红色，核果卵圆形，成熟时褐色，光滑。花期 4～5 月，果期 6～7 月。

【生态环境】 生于山坡溪边灌丛中或山谷阴湿林下。

【采收季节】 全年可采根、棘刺，洗净，干燥；秋季果实近成熟时采收，鲜用或干燥。

【功效】 根：祛风通络，清热除湿，解毒消肿；棘刺：化瘀消积；果实：理气，消食，利尿。

【主治】 根：风湿痹痛，跌打损伤，黄疸，腮腺炎，肺结核，胃和十二指肠溃疡，淋浊，蛊胀，闭经，劳伤咳血，疔疮痈肿；棘刺：腹中积聚，痞块；果实：疝气，食积，小便不利。

【材料来源】 基原植物样本共 16 份。样本采自浙江省丽水市莲都区、青田县、松阳县、云和县、庆元县，衢州市龙游县，金华市东阳市；江西省上饶市婺源县。

【DNA 提取及序列扩增】 取基原植物样本根约 40 mg，均按照根类药材 DNA 提取方法操作。序列扩增按照《中国药典》2015 年版的“中药材 DNA 条形码分子鉴定法指导原则”进行。

【ITS2 序列特征】 构棘共 16 条序列：序列长度为 242 bp；有 1 个变异位点，为 157 位点 G-A 变异；GC 含量为 56.2%～56.6%。主导单倍型序列特征如下：

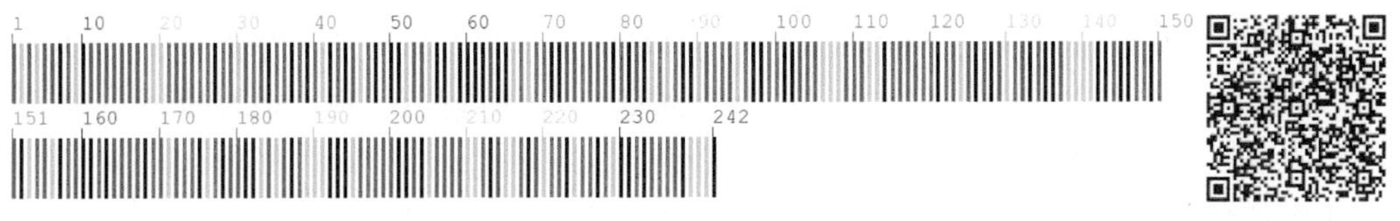

【ITS2 序列二级结构】

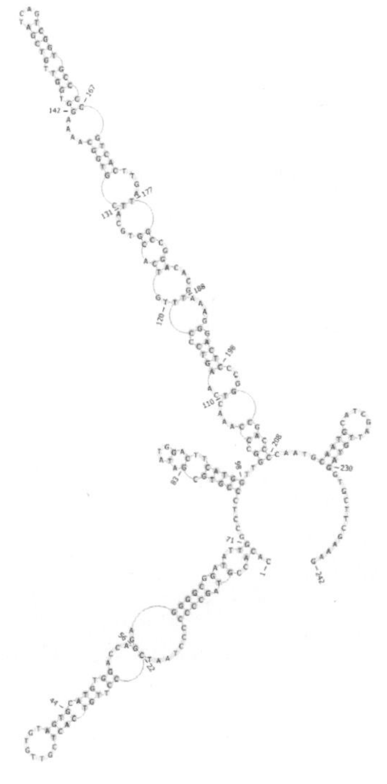

216 白　染

Bairan
SYMPLOCTIS CHINENSIS FOLIUM

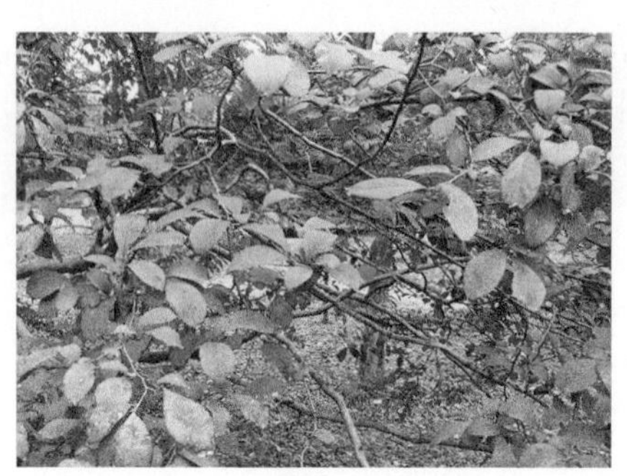

本品为山矾科山矾属植物华山矾[*Symplocos chinensis* (Lour.) Druce]的干燥叶。白染又名白桑。

【中国药典】 无。

【植物形态】 灌木，嫩枝、叶柄、叶背均被灰黄色皱曲柔毛。叶纸质，椭圆形或倒卵形，先端急尖或短尖，有时圆，基部楔形或圆形，边缘有细尖锯齿，叶面有短柔毛。圆锥花序顶生或腋生，花序轴、苞片、萼外面均密被灰黄色皱曲柔毛。花冠白色，芳香，长约 4 mm；雄蕊 50～60 枚，花丝基部合生成五体雄蕊；花盘具 5 凸起的腺点，无毛。核果卵状圆球形，歪斜，被紧贴的柔毛，熟时蓝色，顶端宿萼裂片向内伏。花期 4～5 月，果期 8～9 月。

【生态环境】 生于海拔 300～1000 m 的山地或丘陵。

【采收季节】 夏、秋季采叶，洗净，鲜用或干燥。

【功效】 清热利湿，解毒，止血生肌。

【主治】 泻痢，疮疡肿毒，创伤出血，烫火伤，溃疡出血。

【材料来源】 基原植物样本共 22 份。样本采自浙江省丽水市莲都区、青田县、松阳县、云和县，衢州市龙游县，金华市东阳市、永康市；江西省上饶市婺源县。

【DNA 提取及序列扩增】 取基原植物样本叶片约 20 mg，均按照叶类药材 DNA 提取方法操作。序列扩增按照《中国药典》2015 年版的“中药材 DNA 条形码分子鉴定法指导原则”进行。

【ITS2 序列特征】 华山矾共 22 条序列：序列长度为 224 bp；无变异位点；GC 含量为 59.8%。序列特征如下：

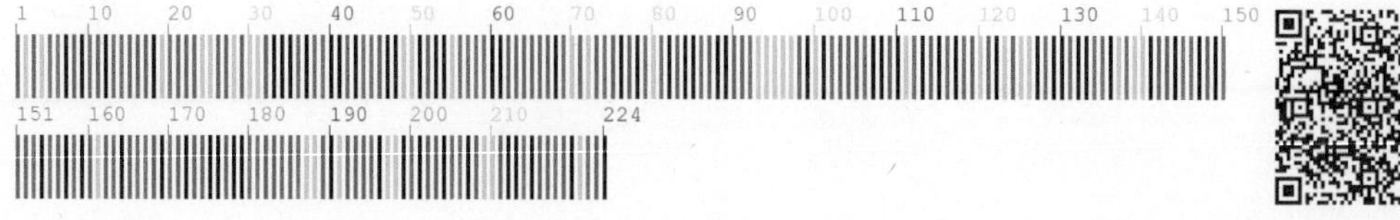

【ITS2 序列二级结构】

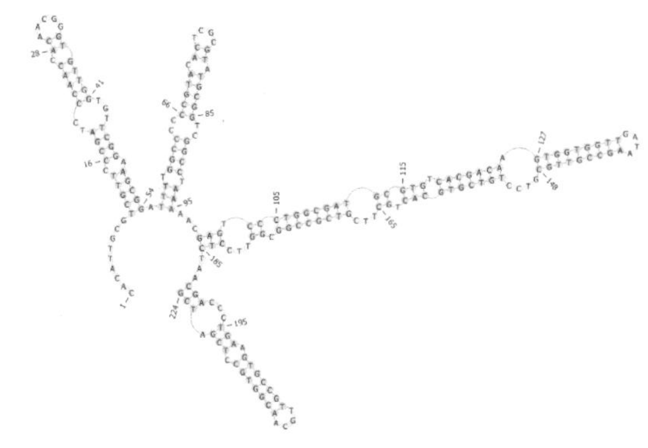

217 土 白 芍

Tubaishao

SYMPLOCTIS SUMUNTIAE FOLIUM, FLOS ET RADIX

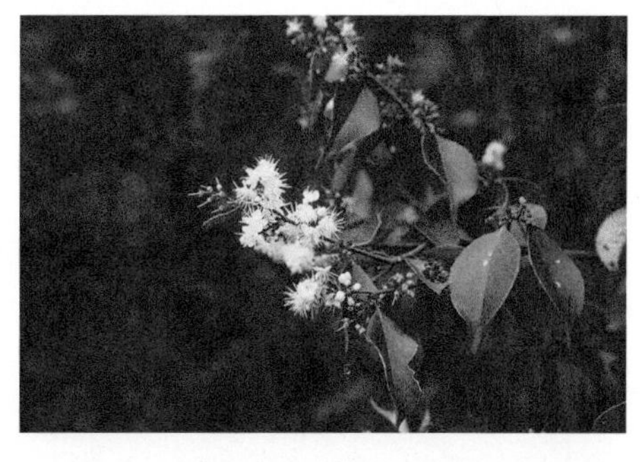

本品为山矾科山矾属植物山矾（*Symplocos sumuntia* Buch. -Ham. ex D. Don）的干燥叶、花及根。

【中国药典】 无。

【植物形态】 乔木，嫩枝褐色。叶薄革质，卵形、狭倒卵形、倒披针状椭圆形，先端常呈尾状渐尖，基部楔形或圆形，边缘具浅锯齿或波状齿，有时近全缘；中脉在叶面凹下，侧脉和网脉在两面均凸起，侧脉每边 4～6 条。总状花序长 2.5～4 cm，被展开的柔毛；苞片早落，阔卵形至倒卵形，密被柔毛。核果卵状坛形，长 7～10 mm，外果皮薄而脆，顶端宿萼裂片直立，有时脱落。花期 2～3 月，果期 6～7 月。

【生态环境】 生于海拔 200～800 m 山地林间。

【采收季节】 夏、秋季采叶，鲜用或干燥；春季采花，干燥；秋季采挖根，洗净，切片，干燥。

【功效】 叶：清热解毒，收敛止血；花：化痰解郁，生津止渴；根：清热利湿，凉血止血，祛风止痛。

【主治】 叶：久痢，风火赤眼，扁桃体炎，中耳炎，咳血，便血，鹅口疮；花：咳嗽胸闷，小儿消渴；根：黄疸，泄泻，痢疾，血崩，风火牙痛，头痛，风湿痹痛。

【材料来源】 基原植物样本共 18 份。样本采自浙江省丽水市莲都区、青田县、松阳

县、云和县，衢州市龙游县，金华市东阳市；江西省上饶市婺源县。

【DNA 提取及序列扩增】 取基原植物样本叶片约 20 mg，均按照叶类药材 DNA 提取方法操作。序列扩增按照《中国药典》2015 年版的“中药材 DNA 条形码分子鉴定法指导原则”进行。

【ITS2 序列特征】 山矾共 18 条序列：序列长度为 224 bp；无变异位点；GC 含量为 55.4%。序列特征如下：

【ITS2 序列二级结构】

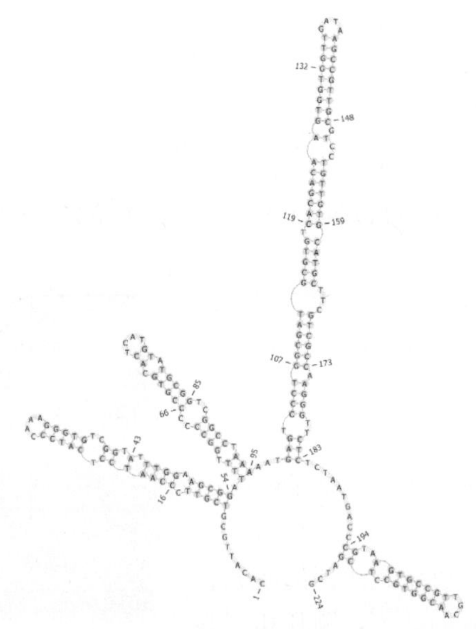

218 土 人 参

Turenshen

PHYTOLACCAE RADIX

本品为商陆科商陆属植物商陆（*Phytolacca acinosa* Roxb.）或垂序商陆（*Phytolacca americana* L.）的干燥根。

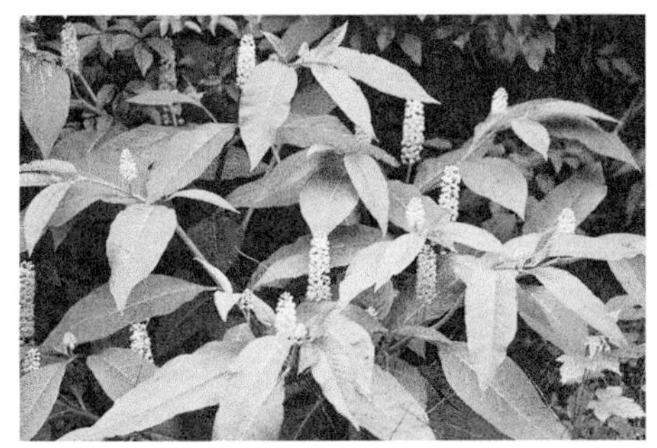
商陆

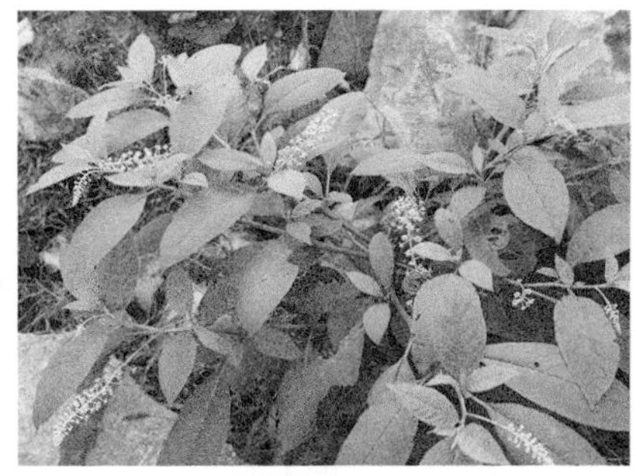
垂序商陆

【中国药典】 商陆：商陆或垂序商陆的干燥根。

【植物形态】 **商陆**：多年生草本，高 0.5～1.5 m，全株无毛。根肥大，倒圆锥形，外皮淡黄色或灰褐色，内面黄白色。茎直立，圆柱形，有纵沟，绿色或红紫色。叶片薄纸质，椭圆形、长椭圆形或披针状椭圆形，顶端急尖或渐尖，基部楔形，渐狭，两面散生细小白色斑点，背面中脉凸起；叶柄粗壮，上面有槽，下面半圆形，基部稍扁宽。总状花序顶生或与叶对生，圆柱状，直立，密生多花。果序直立；浆果扁球形，熟时黑色；种子肾形，黑色，具 3 棱。花期 5～8 月，果期 6～10 月。**垂序商陆**：多年生草本，高 1～2 m。根粗壮，肥大，倒圆锥形。茎直立，圆柱形，有时带紫红色。叶片椭圆状卵形或卵状披针形，顶端急尖，基部楔形；总状花序顶生或侧生；花白色，微带红晕；花被片 5，雄蕊、心皮及花柱通常均为 10，心皮合生。果序下垂；浆果扁球形，熟时紫黑色；种子肾圆形。花期 6～8 月，果期 8～10 月。

【生态环境】 商陆生于海拔 1100 m 以下山坡疏林下、林缘及沟边阴湿处，亦有零星栽培；垂序商陆原产北美洲，现常逸生于山麓林缘、路边、小溪边及村旁阴湿处。

【采收季节】 夏、秋季采收，洗净，鲜用或干燥。

【功效】 逐水消肿，通利二便，解毒散结。

【主治】 水肿胀满，二便不通，癥瘕，痃癖，瘰疬，疮毒。

【材料来源】 基原植物商陆样本共 18 份。样本采自浙江省丽水市莲都区、青田县、松阳县、云和县，衢州市龙游县，金华市东阳市、永康市。基原植物垂序商陆样本共 12 份。样本采自浙江省丽水市莲都区、青田县、松阳县、庆元县，衢州市龙游县，金华市东阳市。

【DNA 提取及序列扩增】 取基原植物样本根约 40 mg，均按照根类药材 DNA 提取方法操作。序列扩增按照《中国药典》2015 年版的“中药材 DNA 条形码分子鉴定法指导原则”进行。

【ITS2 序列特征】 商陆共 18 条序列：序列长度为 226 bp；无变异位点；GC 含量为 58.8%。序列特征如下：

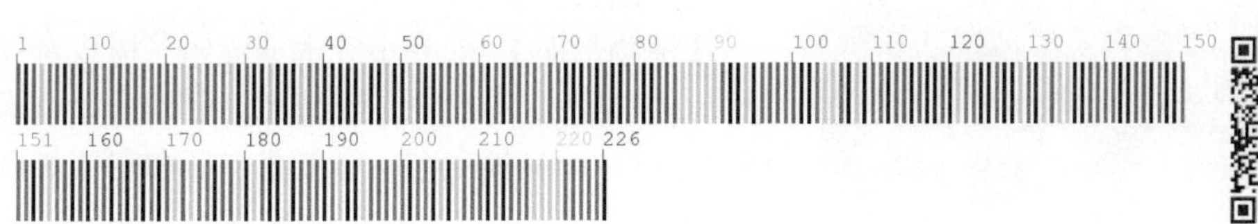

垂序商陆共 12 条序列：序列长度为 225 bp；无变异位点；GC 含量为 60.9%。主导单倍型序列特征如下：

【ITS2 序列二级结构】

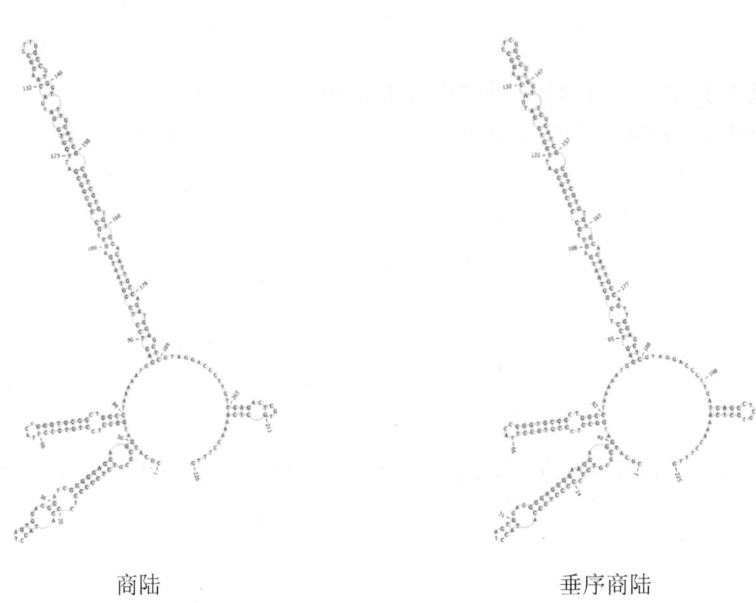

商陆　　　　垂序商陆

219 粪缸柴

Fengangchai

EUSCAPHIS JAPONICAE HERBA

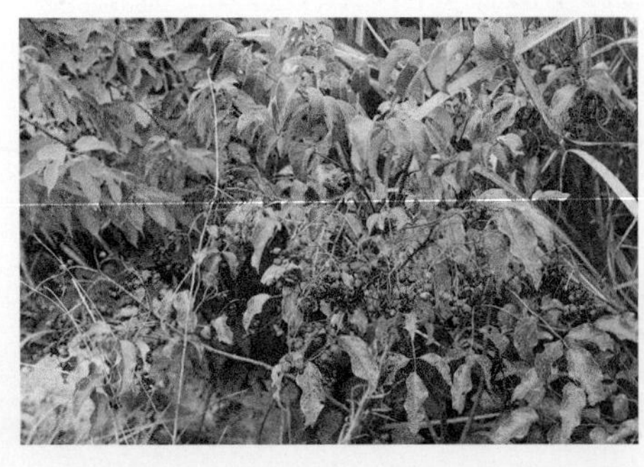

本品为省沽油科野鸦椿属植物野鸦椿[*Euscaphis japonica* (Thunb.) Kanitz]的干燥全草。粪缸柴又名白鸡肣。

【中国药典】 无。

【植物形态】 落叶小乔木或灌木，树皮灰褐色，具纵条纹，小枝及芽红紫色。叶对生，奇数羽状复叶，叶轴淡绿色，厚纸质，长卵形或椭圆形，稀为圆形，两面除背面沿脉有白色小柔毛外余无毛。圆锥花序顶生，花多，较密集，黄白色，萼片与花瓣均 5。蓇葖果长 1～2 cm，每一花发育为 1～3 个蓇葖，果皮软革质，紫红色，有纵脉纹，种子近圆形，假种皮肉质，黑色，有光泽。花期 5～6 月，果期 8～9 月。

【生态环境】 生于海拔 100～1600 m 的山谷、坡地、溪沟边、路旁及杂木林中。

【采收季节】 秋季采收成熟果实或种子，干燥；深秋采挖根，洗净，剥皮，鲜用或干燥；5～6 月采花，阴干；全年可采叶、茎皮，鲜用或干燥。

【功效】 果实或种子：祛风散寒，行气止痛，消肿散结；根皮：祛风解表，清热利湿；花：祛风止痛；叶：祛风止痒；茎皮：行气，利湿，祛风，退翳。

【主治】 果实或种子：胃痛，寒疝疼痛，泄泻，痢疾，脱肛，月经不调，子宫下垂，睾丸肿痛；根皮：外感头痛，风湿腰痛，痢疾，泄泻，跌打损伤；花：头痛，眩晕；叶：妇女阴痒；茎皮：小儿疝气，风湿骨痛，水痘，目生翳障。

【材料来源】 基原植物样本共 12 份。样本采自浙江省丽水市莲都区、青田县、松阳县、云和县，衢州市龙游县，金华市东阳市。

【DNA 提取及序列扩增】 取基原植物样本叶片约 20 mg，均按照叶类药材 DNA 提取方法操作。序列扩增按照《中国药典》2015 年版的"中药材 DNA 条形码分子鉴定法指导原则"进行。

【ITS2 序列特征】 野鸦椿共 18 条序列：序列长度为 227～229 bp；有 1 个变异位点，为 211 位点 G-C 变异；有一处插入/缺失，为 18～19 位点；GC 含量为 56.8%。主导单倍型序列特征如下：

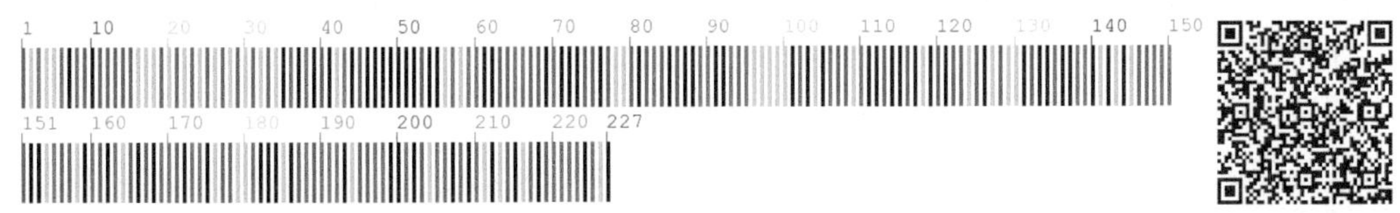

【ITS2 序列二级结构】

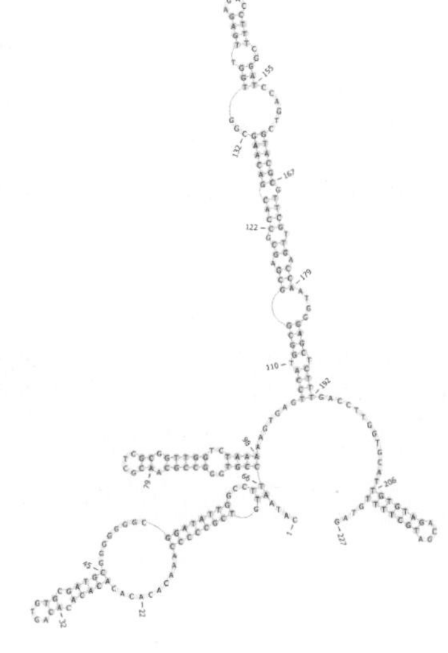

220 野 芥 菜

Yejiecai

RORIPPAE INDICAE HERBA

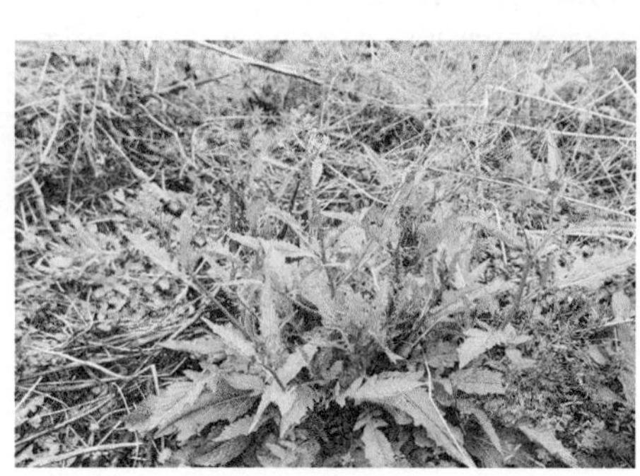

本品为十字花科蔊菜属植物蔊菜[*Rorippa indica* (L.) Hiern]的干燥全草。野芥菜又名蟛蜞菊、野萝卜。

【中国药典】 无。

【植物形态】 一、二年生直立草本，高20～40 cm，植株较粗壮，无毛或具疏毛。茎单一或分枝，表面具纵沟。叶互生，基生叶及茎下部叶具长柄，叶形多变化，通常大头羽状分裂，顶端裂片大，卵状披针形，边缘具不整齐牙齿，侧裂片 1～5 对；茎上部叶片宽披针形或匙形，边缘具疏齿，具短柄或基部耳状抱茎。总状花序顶生或侧生，花小，多数，具细花梗。长角果线状圆柱形，短而粗，直立或稍内弯。种子每室 2 行，多数，细小，卵圆形而扁，一端微凹，表面褐色，具细网纹。花期 4～6 月，果期 6～8 月。

【生态环境】 生于路旁、屋边墙脚及田边潮湿处。

【采收季节】 5～7 月采收，洗净，鲜用或干燥。

【功效】 祛痰止咳，解表散寒，活血解毒，利湿退黄。

【主治】 咳嗽痰喘，感冒发热，风湿痹痛，咽喉肿痛，经闭，跌打损伤，水肿。

【材料来源】 基原植物样本共 10 份。样本采自浙江省丽水市莲都区、青田县、松阳县，金华市东阳市。

【DNA 提取及序列扩增】 取基原植物样本叶片约 20 mg，均按照叶类药材 DNA 提取方法操作。序列扩增按照《中国药典》2015 年版的“中药材 DNA 条形码分子鉴定法指导原则”进行。

【ITS2 序列特征】 蔊菜共 10 条序列：序列长度为 190 bp；无变异位点；GC 含量为 55.8%。序列特征如下：

【ITS2 序列二级结构】

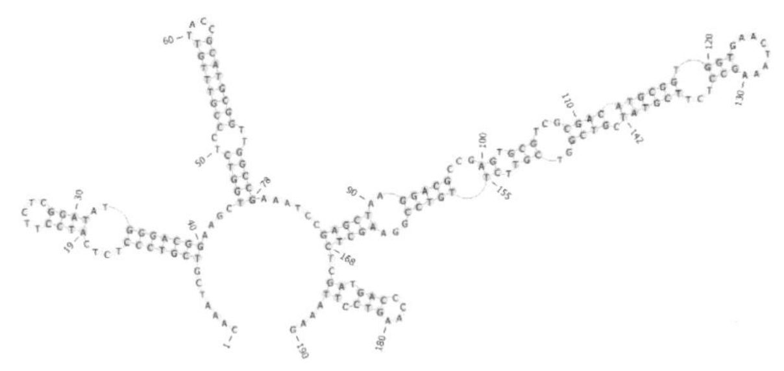

221 香 菜

Xiangcai

CAPSELLAE BURSA-PASTORIS HERBA

本品为十字花科荠属植物荠[*Capsella bursa-pastoris* (L.) Medic.]的干燥全草。

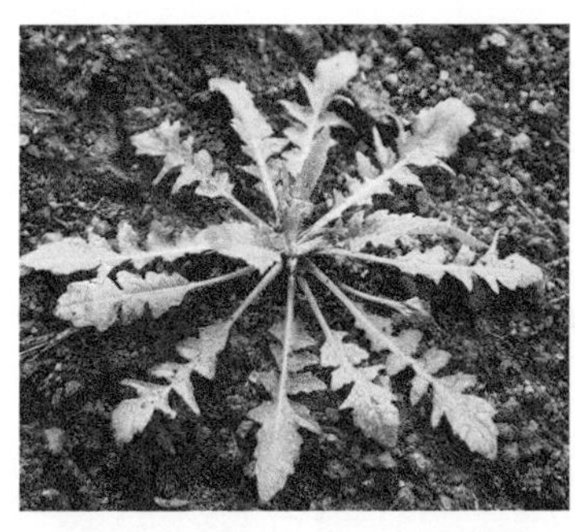

荠

荠（果序）

【中国药典】 无。

【植物形态】 一年或二年生草本，无毛、有单毛或分叉毛；茎直立，单一或从下部分枝。基生叶丛生呈莲座状，大头羽状分裂，顶裂片卵形至长圆形，侧裂片 3～8 对；茎生叶窄披针形或披针形，基部箭形，抱茎，边缘有缺刻或锯齿。总状花序顶生及腋生；花梗长 3～8 mm；萼片长圆形；花瓣白色，卵形，有短爪。短角果倒三角形或倒心状三角形，扁平，无毛，顶端微凹，裂瓣具网脉。种子 2 行，长椭圆形，浅褐色。花果期 4～6 月。

【生态环境】 生于路边、宅旁、山坡、荒地。

【采收季节】 3～5 月采收带根全草，洗净，干燥；4～5 月采收花序，干燥；6 月采收种子，干燥。

【功效】 凉肝止血，平肝明目，清热利湿。

【主治】 吐血，衄血，咯血，尿血，崩漏，目赤肿痛，眼底出血，高血压，赤白痢疾，肾炎水肿，乳糜尿。

【材料来源】 基原植物样本共 24 份。样本采自浙江省丽水市莲都区、青田县、松阳县、云和县，衢州市龙游县，金华市东阳市、永康市；江西省上饶市婺源县。

【DNA 提取及序列扩增】 取基原植物样本叶片约 20 mg，均按照叶类药材 DNA 提取方法操作。序列扩增按照《中国药典》2015 年版的“中药材 DNA 条形码分子鉴定法指导原则”进行。

【ITS2 序列特征】 荠共 24 条序列：序列长度为 194 bp；无变异位点；GC 含量为 55.2%。序列特征如下：

【ITS2 序列二级结构】

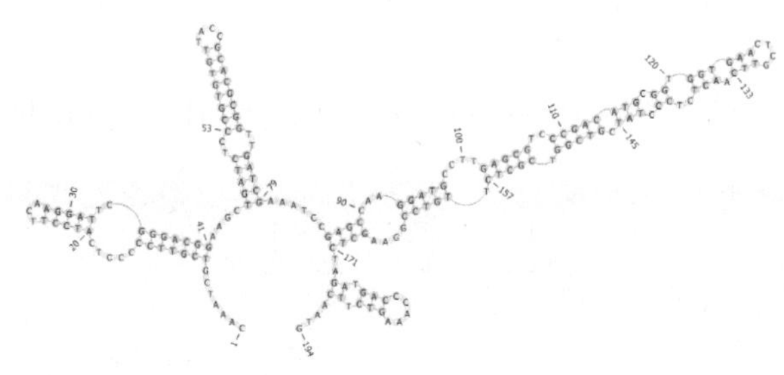

222 安 石 榴

Anshiliu

GRANATI FRUCTUS, FLOS, FOLIUM ET RADIX

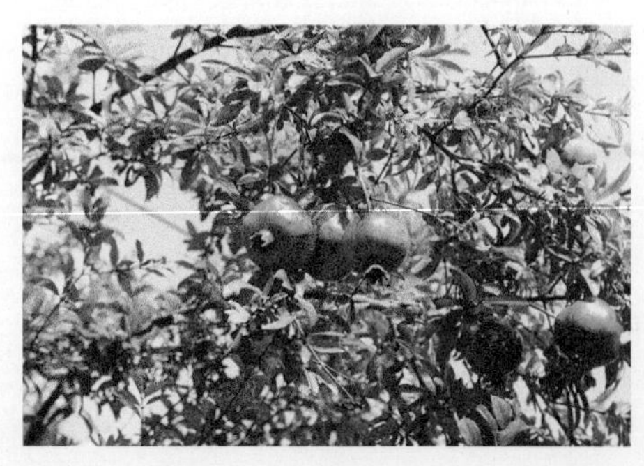

本品为石榴科石榴属植物石榴（*Punica granatum* L.）的干燥果实、花、叶及根。

【中国药典】 石榴皮：石榴的干燥果皮。

【植物形态】 落叶灌木或乔木，高通常 3～5 m，枝顶常成尖锐长刺，幼枝具棱角，无毛，老枝近圆柱形。叶通常对生，纸质，矩圆状披针形，顶端短尖、钝尖或微凹，基部短尖至稍钝形。花大，1～5 朵生枝顶；萼筒红色或淡黄色，裂片略外展，卵状三角形；花瓣通常大，红色、黄色或白色，顶端圆形。浆果近球形，淡黄褐色或淡黄绿色，有时白色，稀暗紫色。种子多数，钝角形，红色至乳白色。

【生态环境】 栽培。

【采收季节】 秋季采收成熟味酸、味甜果实，鲜用；夏季采花、叶，鲜用或干燥；秋、冬季采收根，洗净，切片，鲜用或干燥。

【功效】 味酸的果实：止渴，涩肠，止血；味甜的果实：生津止渴，杀虫；花：凉血，止血；叶：收敛止泻，解毒杀虫；根：驱虫，涩肠，止带。

【主治】 味酸的果实：津伤燥渴，滑泻，久痢，崩漏，带下；味甜的果实：咽燥口渴，虫积，久痢；花：衄血，吐血，外伤出血，月经不调，红崩白带，中耳炎；叶：泄泻，痘风疮，癞疮，跌打损伤；根：蛔虫病，绦虫病，久泻，久痢，赤白带下。

【材料来源】 基原植物样本共 18 份。样本采自浙江省丽水市莲都区、青田县、松阳县、云和县，衢州市龙游县，金华市东阳市。

【DNA 提取及序列扩增】 取基原植物样本叶片约 20 mg，均按照叶类药材 DNA 提取方法操作。序列扩增按照《中国药典》2015 年版的“中药材 DNA 条形码分子鉴定法指导原则”进行。

【ITS2 序列特征】 石榴共 18 条序列：序列长度为 243 bp；无变异位点；GC 含量为 70.8%。序列特征如下：

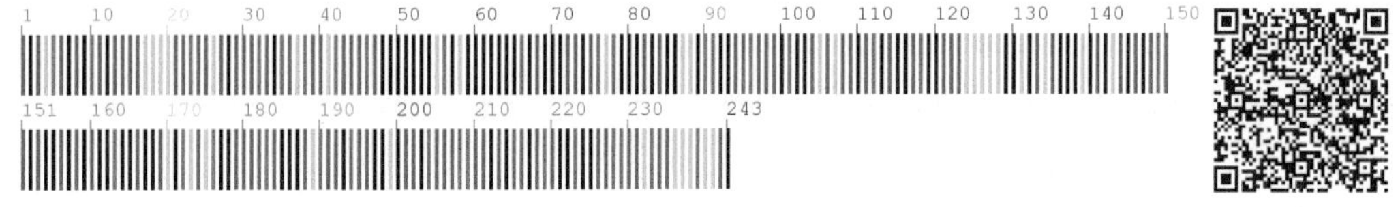

【ITS2 序列二级结构】

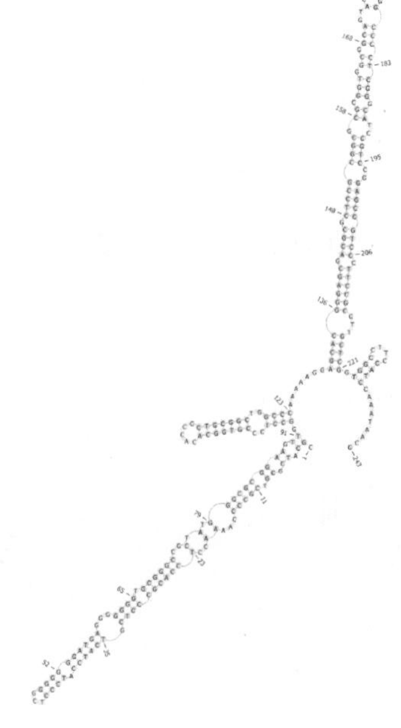

223 鸡 娘 草

Jiniangcao

STELLARIAE MEDIAE HERBA

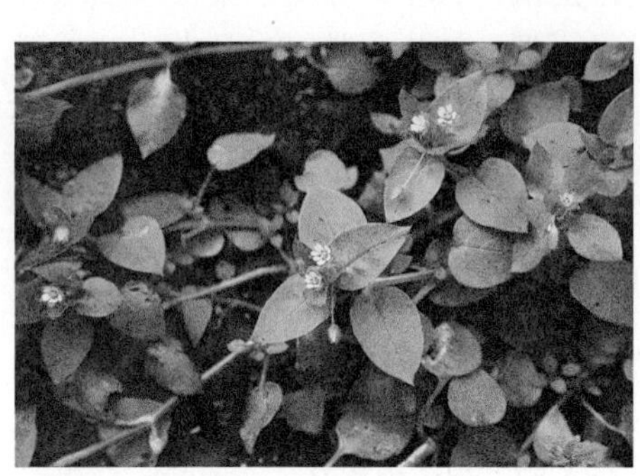

本品为石竹科繁缕属植物繁缕[*Stellaria media* (L.) Vill.]的干燥全草。鸡娘草又名万里年。

【中国药典】 无。

【植物形态】 一年生或二年生草本，高 10～30 cm。茎俯仰或上升，基部多少分枝，常带淡紫红色。叶片宽卵形或卵形，顶端渐尖或急尖，基部渐狭或近心形，全缘。疏聚伞花序顶生；花梗细弱，具 1 列短毛，花后伸长；萼片 5；花瓣白色，长椭圆形。蒴果卵形，稍长于宿存萼，顶端 6 裂，具多数种子；种子卵圆形至近圆形，稍扁，红褐色，表面具半球形瘤状凸起，脊较显著。花期 6～7 月，果期 7～8 月。

【生态环境】 生于田间、路旁、溪沟边草地。

【采收季节】 开花时采收，洗净，干燥。

【功效】 清热解毒，凉血消痈，活血止痛，下乳。

【主治】 痢疾，乳痈，疔疮肿毒，痔疮肿痛，出血，跌打伤痛，产后瘀滞腹痛，乳汁不下。

【材料来源】 基原植物样本共 18 份。样本采自浙江省丽水市莲都区、青田县、松阳县、云和县，衢州市龙游县，金华市东阳市。

【DNA 提取及序列扩增】 取基原植物样本叶片约 20 mg，均按照叶类药材 DNA 提取方法操作。序列扩增按照《中国药典》2015 年版的“中药材 DNA 条形码分子鉴定法指导原则”进行。

【ITS2 序列特征】 繁缕共 18 条序列：序列长度为 223 bp；无变异位点；GC 含量为 61.0%。序列特征如下：

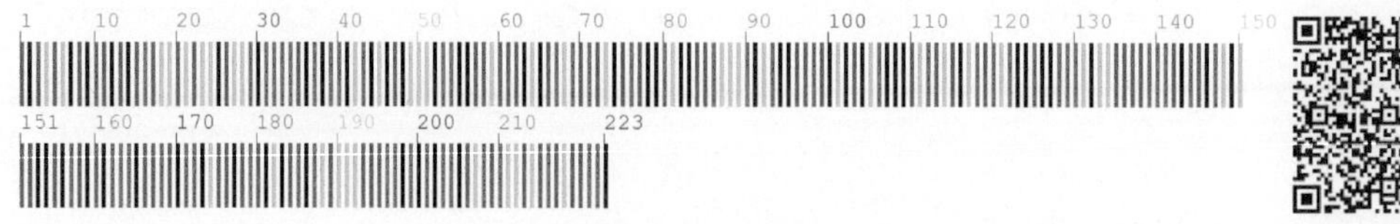

【ITS2 序列二级结构】

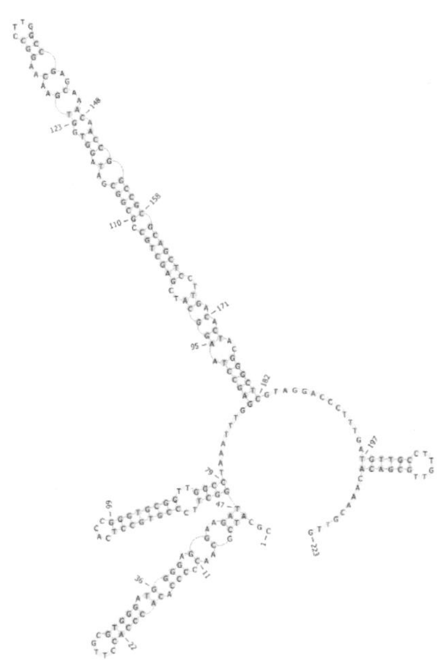

224 太　子　参

Taizishen

PSEUDOSTELLARIAE RADIX

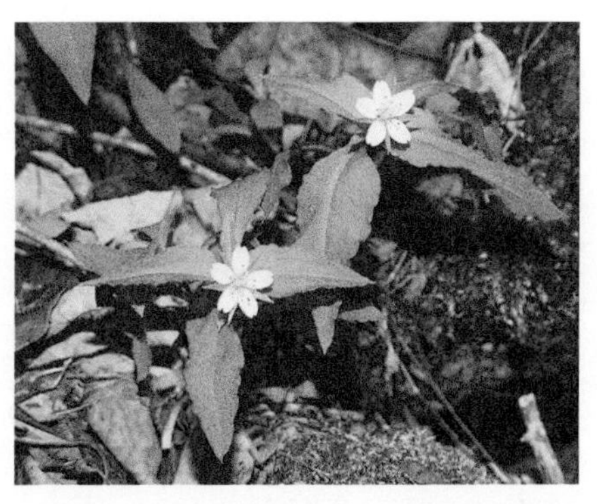

本品为石竹科孩儿参属植物孩儿参[*Pseudostellaria heterophylla* (Miq.) Pax]的干燥块根。

【中国药典】 太子参：孩儿参的干燥块根。

【植物形态】 多年生草本，高 15～20 cm。块根长纺锤形，白色，稍带灰黄。茎直立，单生，被 2 列短毛。茎下部叶常 1～2 对，叶片倒披针形，顶端钝尖，基部渐狭呈长柄状。开花受精花 1～3 朵，腋生或呈聚伞花序；花梗被短柔毛；萼片 5，狭披针形，顶端渐尖，外面及边缘疏生柔毛；花瓣 5，白色，长圆形或倒卵形，顶端 2 浅裂。蒴果宽卵形，含少数种子，顶端不裂或 3 瓣裂；种子褐色，扁圆形，具疣状凸起。花期 4～7 月，果期 7～8 月。

【生态环境】 生于海拔 1500～1580 m 的山坡阔叶林下沟边阴湿处。有栽培。

【采收季节】 夏季茎叶大多枯萎根呈黄色时采挖，洗净，用 100 ℃开水烫 3 min，捞出，干燥。

【功效】 益气生津，补脾润肺。

【主治】 脾胃虚弱，食欲不振，倦怠无力，气阴两伤，干咳痰少，自汗气短，以及温病后期气虚津伤，内热口渴，或神经衰弱，心悸失眠，头昏健忘，小儿夏季热。

【材料来源】 基原植物样本共 12 份。样本采自浙江省丽水市莲都区、青田县、松阳县、云和县，衢州市龙游县，金华市东阳市；江西省上饶市婺源县。

【DNA 提取及序列扩增】 用 75%乙醇擦拭药材表面，刮去外表皮，取基原植物样本根约 40 mg，均按照根类药材 DNA 提取方法操作。序列扩增按照《中国药典》2015 年版的“中药材 DNA 条形码分子鉴定法指导原则”进行。

【ITS2 序列特征】 孩儿参共 12 条序列：序列长度为 229 bp；无变异位点；GC 含量为 57.2%。序列特征如下：

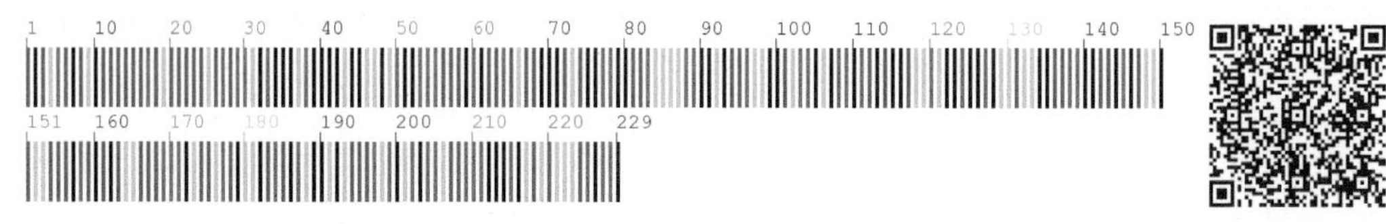

【ITS2 序列二级结构】

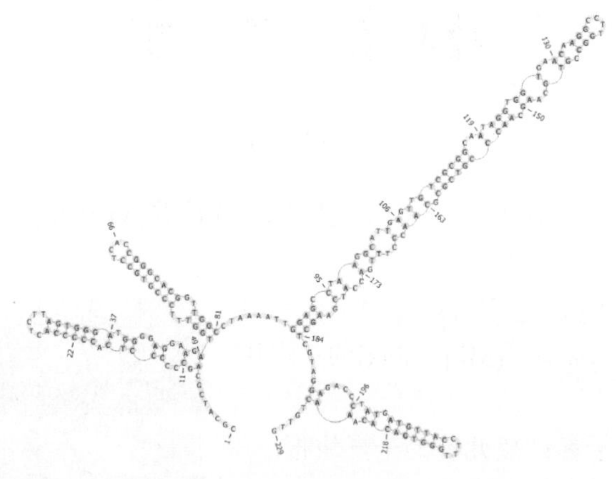

225 韭 菜 冬

Jiucaidong

DIANTHI SUPERBI HERBA

本品为石竹科石竹属植物瞿麦（*Dianthus superbus* L.）的干燥全草。

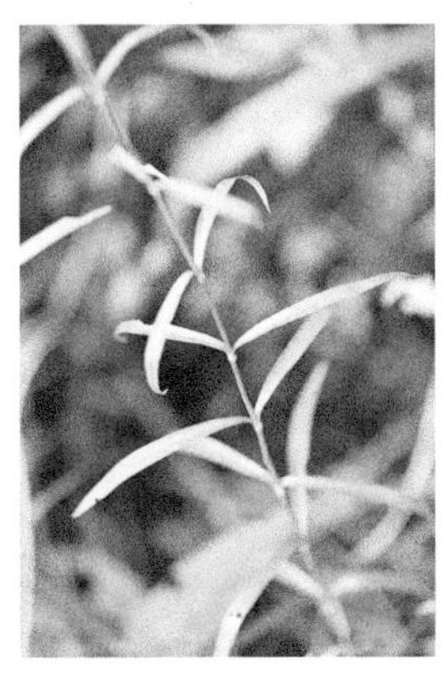

瞿麦

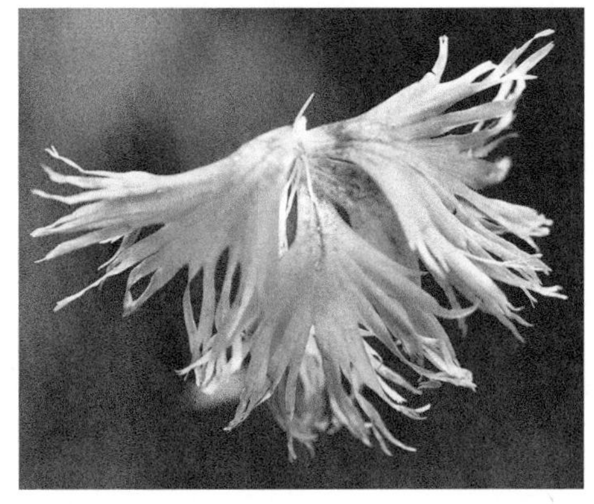

瞿麦花

【中国药典】 瞿麦：瞿麦或石竹（*Dianthus chinensis* L.）的干燥地上部分。

【植物形态】 多年生草本，高 50～60 cm，有时更高。茎丛生，直立，绿色，无毛，上部分枝。叶片线状披针形，顶端锐尖，中脉特显，基部合生成鞘状，绿色，有时带粉绿色。花 1 或 2 朵生枝端，有时顶下腋生；苞片 2～3 对，倒卵形，顶端长尖；花萼圆筒形，常染紫红色晕，萼齿披针形，通常淡红色或带紫色，稀白色，喉部具丝毛状鳞片。蒴果圆筒形，与宿存萼等长或微长，顶端 4 裂；种子扁卵圆形，黑色，有光泽。花期 6～9 月，果期 8～10 月。

【生态环境】 生于路边石隙、山坡草丛中。

【采收季节】 夏、秋二季花果期采收，洗净，干燥。

【功效】 清热利湿，利小便，活血通络。

【主治】 小便不通，热淋，血淋，石淋，闭经，目赤肿痛，痈肿疮毒，湿疮瘙痒。

【材料来源】 基原植物样本共 13 份。样本采自浙江省丽水市莲都区、青田县、松阳县、云和县，衢州市龙游县，金华市东阳市。

【DNA 提取及序列扩增】 取基原植物样本叶片约 20 mg，均按照叶类药材 DNA 提取方法操作。序列扩增按照《中国药典》2015 年版的“中药材 DNA 条形码分子鉴定法指导原则”进行。

【ITS2 序列特征】 瞿麦共 13 条序列：序列长度为 217 bp；无变异位点；GC 含量为 54.4%。主导单倍型序列特征如下：

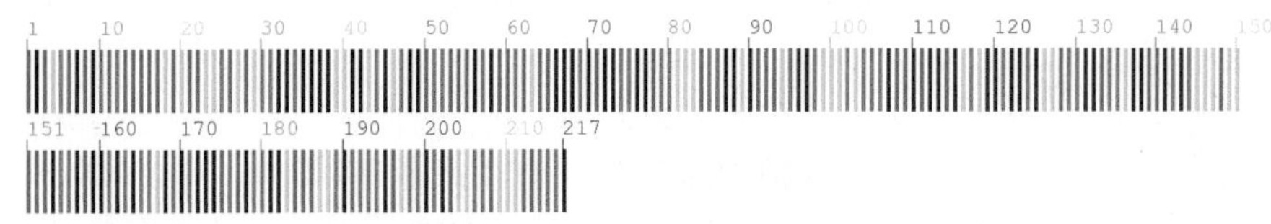

【ITS2 序列二级结构】

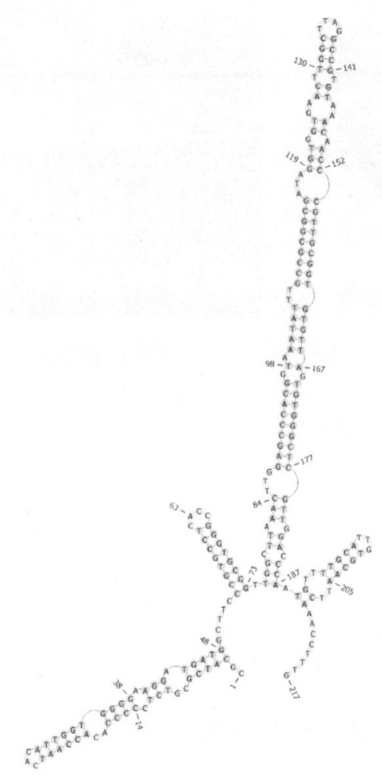

226 风　草　儿

Fengcaoer

HYPERICI JAPONICI HERBA

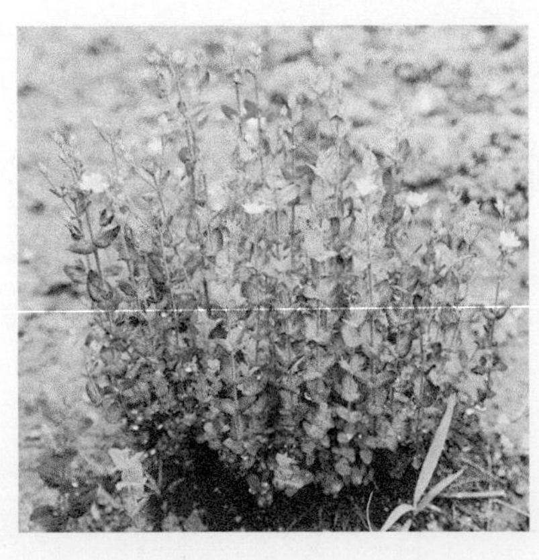

本品为藤黄科金丝桃属植物地耳草（*Hypericum japonicum* Thunb.）的干燥全草。风草儿又名九重楼、小草儿、七星塔等。

【中国药典】 无。

【植物形态】 一年生或多年生草本，高 2～45 cm。茎单一或多少簇生，直立或外倾或匍地而在基部生根，在花序下部不分枝或各式分枝，具 4 纵线棱，散布淡色腺点。叶无柄，叶片通常卵形或卵状三角形至长圆形或椭圆形，先端近锐尖至圆形，基部心形抱茎至截形，坚纸质。花序具 1～30 花，两岐状或多少呈单岐状，有或无侧生的小花枝。蒴果短圆柱形至圆球形，无腺条纹。种子淡黄色，圆柱形，两端锐尖，无龙骨状突起和顶端的附属物，全面有细蜂窝纹。花期3月，果期6～10月。

【生态环境】 生于山麓沟边、向阳山坡潮湿处及田野。

【采收季节】 夏、秋季开花时采收，鲜用或干燥。

【功效】 清热利湿，解毒，散瘀消肿，止痛。

【主治】 湿热黄疸，痢疾，痈疖肿毒，乳蛾，口疮，目赤肿痛，毒蛇咬伤，跌打损伤。

【材料来源】 基原植物样本共10份。样本采自浙江省丽水市莲都区、青田县、松阳县，金华市东阳市。

【DNA提取及序列扩增】 取基原植物样本叶片约20 mg，均按照叶类药材DNA提取方法操作。序列扩增按照《中国药典》2015年版的“中药材DNA条形码分子鉴定法指导原则”进行。

【ITS2序列特征】 地耳草共10条序列：序列长度为234 bp；无变异位点；GC含量为51.3%。序列特征如下：

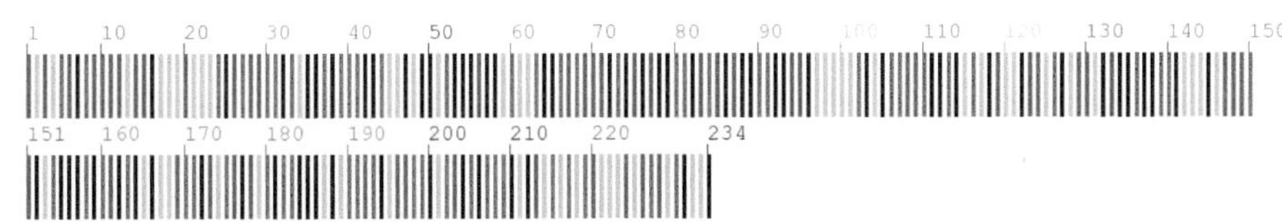

【ITS2序列二级结构】

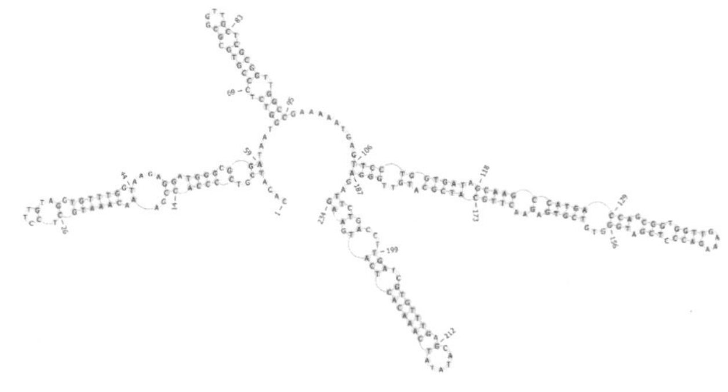

227 三角枫绳

Sanjiaofengsheng

HEDERAE SINENSIS CAULIS ET FOLIUM

本品为五加科常春藤属植物常春藤[*Hedera nepalensis* K. Koch var. *sinensis* (Tobl.) Rehd.]的干燥茎叶。常春藤又名中华常春藤。

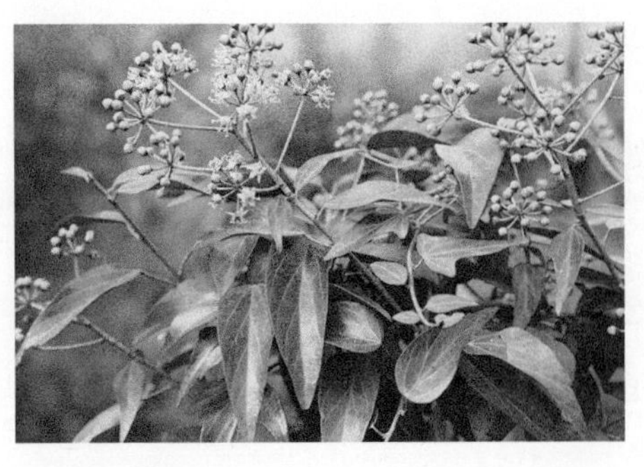

【中国药典】 无。

【植物形态】 常绿攀援灌木；茎长 3～20 m，灰棕色或黑棕色，有气生根。叶片革质，在不育枝上通常为三角状卵形或三角状长圆形，稀三角形或箭形；花枝上的叶片通常为椭圆状卵形至椭圆状披针形，极稀为阔卵形、圆卵形或箭形；叶柄细长，有鳞片，无托叶。伞形花序单个顶生，或 2～7 个总状排列或伞房状排列成圆锥花序；总花梗通常有鳞片；苞片小，三角形；花淡黄白色或淡绿白色，芳香。果实球形，红色或黄色。花期 9～11 月，果期翌年 3～5 月。

【生态环境】 生于海拔 1300 m 以下山坡、山脚裸岩旁、树丛中、乱石堆中或攀附于树上、墙上。

【采收季节】 夏、秋季采收茎叶，鲜用或干燥。

【功效】 祛风，利湿，和血，解毒。

【主治】 风湿痹痛，口眼㖞斜，月经不调，跌打损伤，咽喉肿痛，肝炎，蛇虫咬伤。

【材料来源】 基原植物样本共 15 份。样本采自浙江省丽水市莲都区、青田县、松阳县、庆元县，衢州市龙游县。

【DNA 提取及序列扩增】 取基原植物样本叶片约 20 mg，均按照叶类药材 DNA 提取方法操作。序列扩增按照《中国药典》2015 年版的“中药材 DNA 条形码分子鉴定法指导原则”进行。

【ITS2 序列特征】 常春藤共 15 条序列：序列长度为 230 bp；有 1 个变异位点，为 35 位点 G-A 变异；GC 含量为 60.9%～61.3%。主导单倍型序列特征如下：

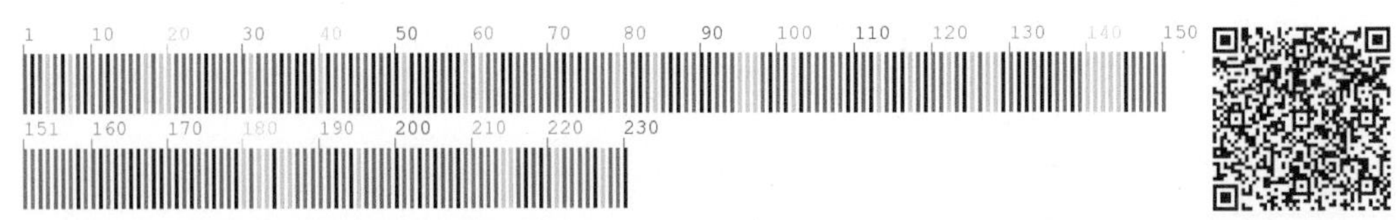

【ITS2 序列二级结构】

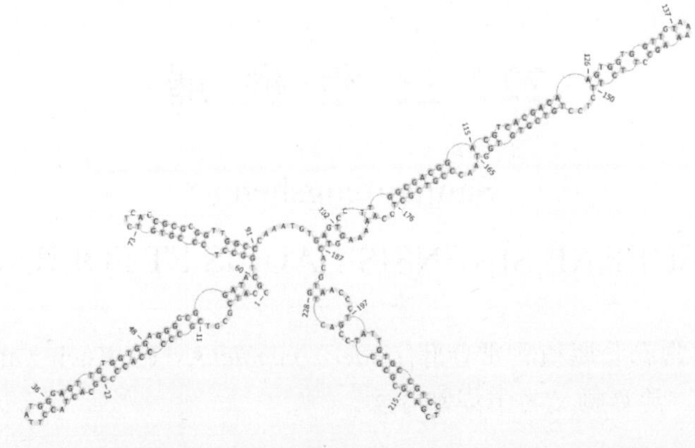

228 五　角　枫

Wujiaofeng

TETRAPANACIS RADIX

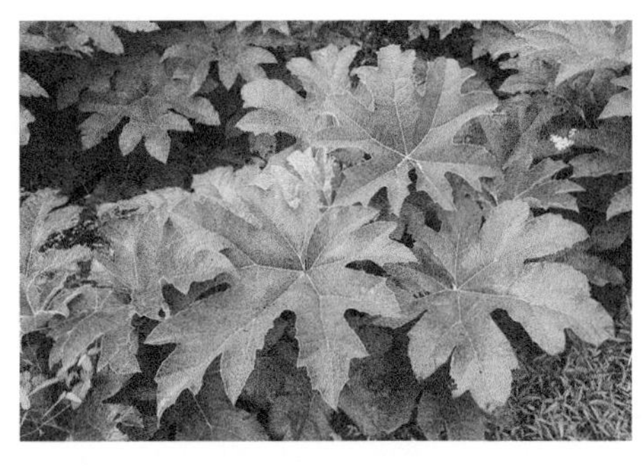

本品为五加科通脱木属植物通脱木[*Tetrapanax papyriferus* (Hook.) K. Koch]的干燥根。五角枫又名叶五茄皮。

【中国药典】 通草：通脱木的干燥茎髓。

【植物形态】 常绿灌木或小乔木，高1～3.5 m；树皮深棕色，略有皱裂；新枝淡棕色或淡黄棕色，有明显的叶痕和大形皮孔。叶大，集生茎顶；叶片纸质或薄革质，掌状5～11裂，倒卵状长圆形或卵状长圆形，先端渐尖，上面深绿色，无毛，下面密生白色厚绒毛，边缘全缘或疏生粗齿，侧脉和网脉不明显。圆锥花序长50 cm或更长；分枝多。果实球形，紫黑色。花期10～12月，果期翌年1～2月。

【生态环境】 栽培。

【采收季节】 秋季采挖根，洗净，切片，干燥。

【功效】 清热利水，行气消食，活血下乳。

【主治】 水肿，淋证，食积饱胀，痞块，风湿痹痛，月经不调，乳汁不下。

【材料来源】 基原植物样本共12份。样本采自浙江省丽水市莲都区、松阳县、景宁县，衢州市龙游县，金华市东阳市。

【DNA提取及序列扩增】 取基原植物样本根约40mg，均按照根类药材DNA提取方法操作。序列扩增按照《中国药典》2015年版的“中药材DNA条形码分子鉴定法指导原则”进行。

【ITS2序列特征】 通脱木共12条序列：序列长度为228 bp；无变异位点；GC含量为61.0%。序列特征如下：

【ITS2 序列二级结构】

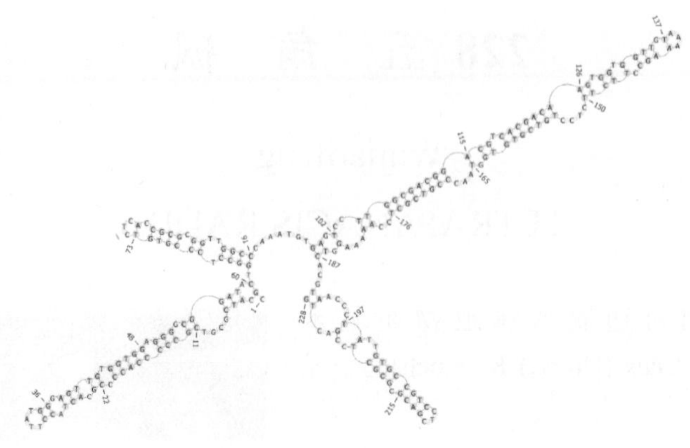

229 五　加　皮

Wujiapi

ELEUTHEROCOCCI CORTEX

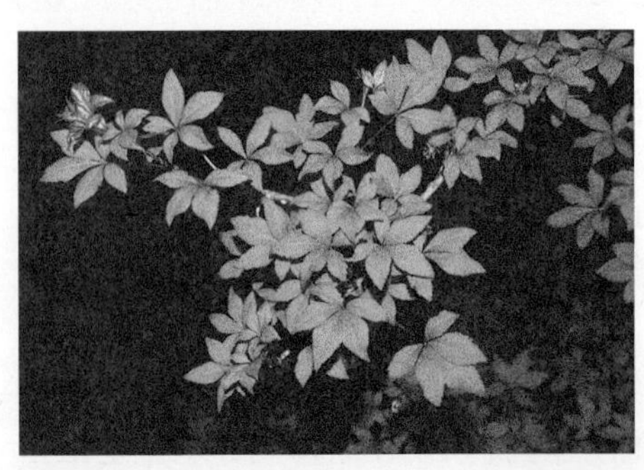

本品为五加科五加属植物细柱五加[*Eleutherococcus nodiflorus* (Dunn) S.Y. Hu]的干燥根皮。细柱五加又名五加。

【中国药典】 五加皮：细柱五加的干燥根皮。

【植物形态】 灌木，高 2～3 m；枝灰棕色，软弱而下垂，蔓生状，无毛，节上通常疏生反曲扁刺。叶有小叶 5，稀 3～4；小叶片膜质至纸质，倒卵形至倒披针形，先端尖至短渐尖，基部楔形，两面无毛或沿脉疏生刚毛，边缘有细钝齿。伞形花序单个稀 2 个腋生，或顶生在短枝上，有花多数；总花梗长 1～2 cm，结实后延长，无毛；花梗细长，无毛；花黄绿色。果实扁球形，黑色；宿存花柱长 2 mm，反曲。花期 4～8 月，果期 6～10 月。

【生态环境】 生于海拔 1100～1500 m 处向阳山坡、路旁灌丛中、阴坡水沟边或杂木林中。有栽培。

【采收季节】 夏、秋季采收根皮，洗净，干燥。

【功效】 祛风湿，补肝肾，强经骨，活血脉。

【主治】 风湿痹痛，腰膝疼痛，筋骨痿软，小儿迟行，体虚羸弱，跌打损伤，骨折，水肿，脚气，阴下湿痒。

【材料来源】 基原植物样本共 12 份。样本采自浙江省丽水市莲都区、青田县、松阳县、庆元县，衢州市龙游县，金华市东阳市。

【DNA提取及序列扩增】用酒精擦拭药材表面，刮去外表皮，取基原植物样本根皮约40 mg，均按照皮类药材DNA提取方法操作。序列扩增按照《中国药典》2015年版的"中药材DNA条形码分子鉴定法指导原则"进行。

【ITS2序列特征】细柱五加共18条序列：序列长度为230 bp；有4个变异位点，分别为31位点T-C变异、112位点A-G变异、180位点G-T变异和200位点G-T变异；GC含量为62.5%～62.6%。主导单倍型序列特征如下：

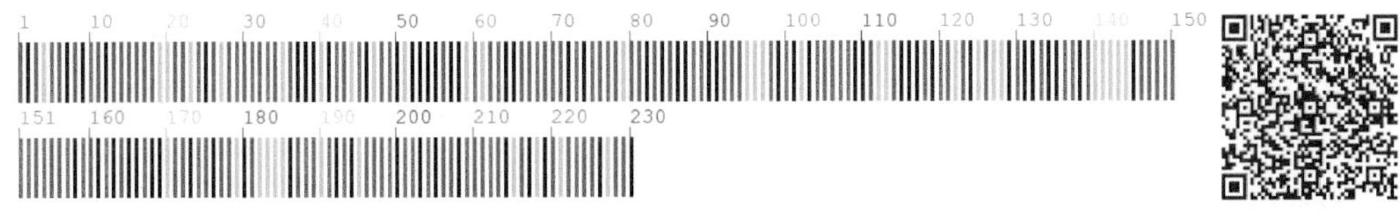

【ITS2序列二级结构】

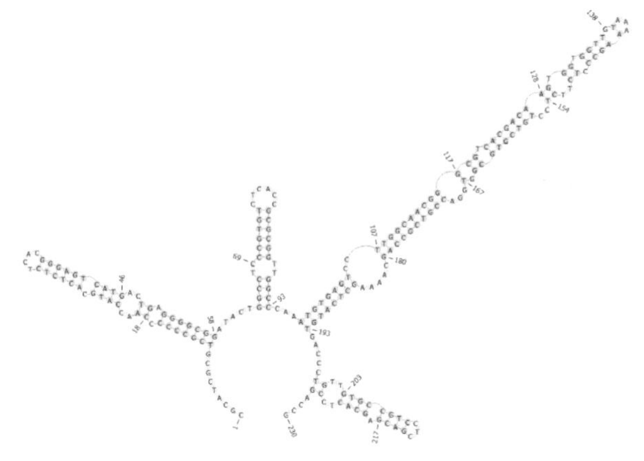

230 狗骨草

Gougucao

ACHYRANTHIS LONGIFOLIAE RADIX

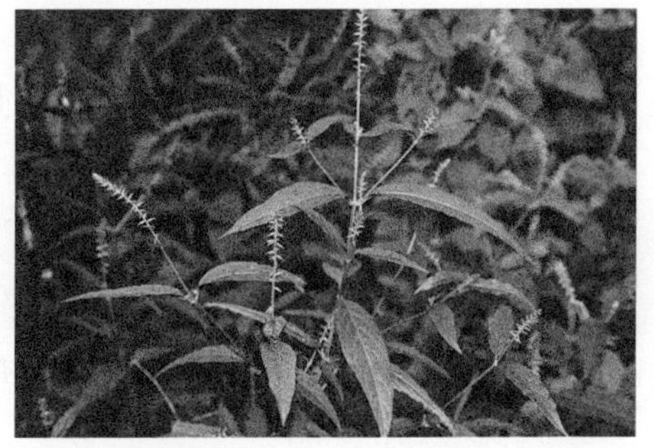

本品为苋科牛膝属植物红柳叶牛膝[*Achyranthes longifolia* (Makino) Makino f. *rubra* Ho]的干燥根。

【中国药典】无。

【植物形态】本种和牛膝相近，区别为：叶片披针形或宽披针形，长10～20 cm，宽2～5 cm，顶端尾尖；小苞片针状，长3.5 mm，基部有2

耳状薄片，仅有缘毛；退化雄蕊方形，顶端有不显明牙齿。花果期 9～11 月。

【生态环境】 栽培。

【采收季节】 全年可采收，洗净，鲜用或干燥。

【功效】 活血祛瘀，泻火解毒。

【主治】 闭经，跌打损伤，风湿痹痛，痢疾，白喉，咽喉肿痛，疮痈，淋证，水肿。

【材料来源】 基原植物样本共 18 份。样本采自浙江省丽水市莲都区、青田县、松阳县、云和县，衢州市龙游县，金华市东阳市；江西省上饶市婺源县。

【DNA 提取及序列扩增】 取基原植物样本根约 40 mg，均按照根类药材 DNA 提取方法操作。序列扩增按照《中国药典》2015 年版的“中药材 DNA 条形码分子鉴定法指导原则”进行。

【ITS2 序列特征】 红柳叶牛膝共 18 条序列：序列长度为 199 bp；无变异位点；GC 含量为 57.3%。序列特征如下：

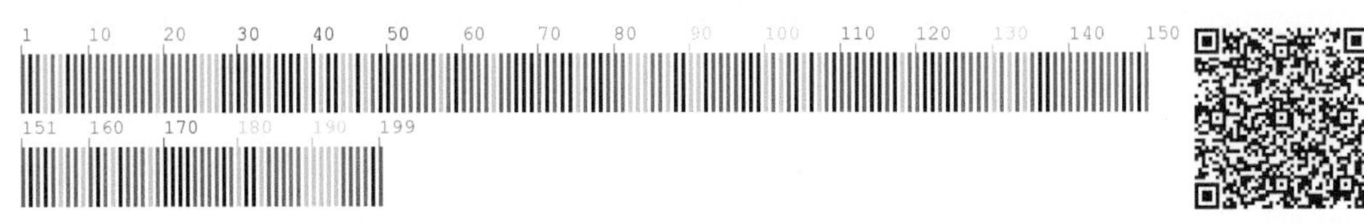

【ITS2 序列二级结构】

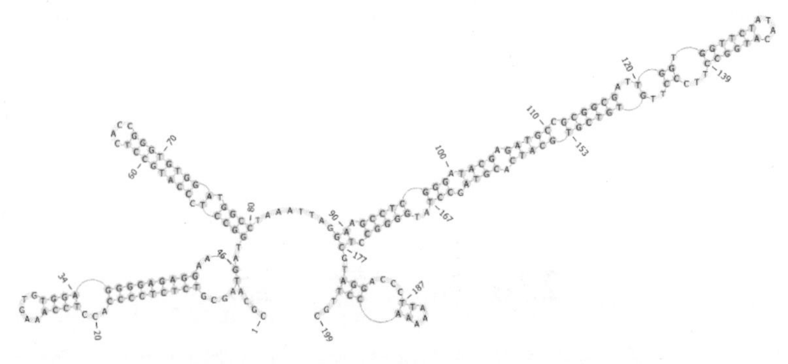

231 鸡　冠　花

Jiguanhua

CELOSIAE CRISTATAE FLOS

本品为苋科青葙属植物鸡冠花（*Celosia cristata* L.）的干燥花序。

【中国药典】 鸡冠花：鸡冠花的干燥花序。

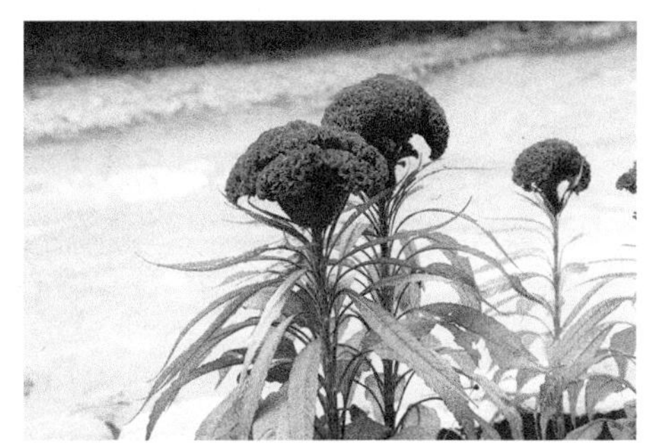

【植物形态】一年生草本，高 0.3～1 m，全体无毛；茎直立，有分枝，绿色或红色，具显明条纹。叶片卵形、卵状披针形或披针形，宽 2～6 cm；花多数，极密生，成扁平肉质鸡冠状、卷冠状或羽毛状的穗状花序，一个大花序下面有数个较小的分枝，圆锥状矩圆形，表面羽毛状；花被片红色、紫色、黄色、橙色或红色黄色相间。花果期 7～9 月。

【生态环境】栽培，广布于温暖地区。

【采收季节】8～9 月采收花序，干燥。

【功效】凉血止血，止带，止泻。

【主治】诸出血证，带下，泄泻，痢疾。

【材料来源】基原植物样本共 15 份。样本采自浙江省丽水市莲都区、青田县、松阳县、云和县，衢州市开化县。

【DNA 提取及序列扩增】取基原植物样本花序约 40 mg，均按照花类药材 DNA 提取方法操作。序列扩增按照《中国药典》2015 年版的“中药材 DNA 条形码分子鉴定法指导原则”进行。

【ITS2 序列特征】鸡冠花共 15 条序列：序列长度为 214 bp；无变异位点；GC 含量为 56.5%。序列特征如下：

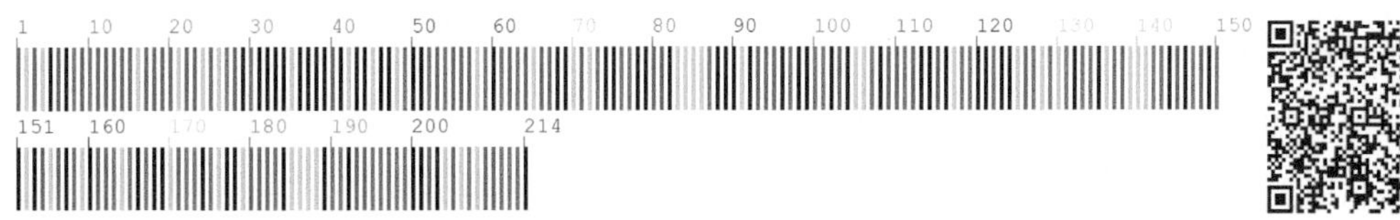

【ITS2 序列二级结构】

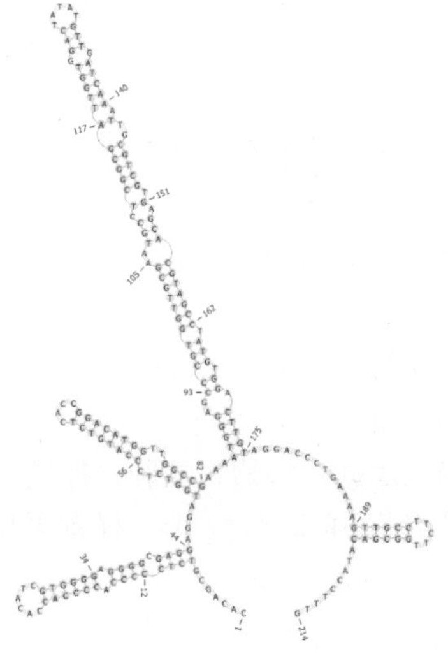

232 八角金盘

Bajiaojinpan

DYSOSMAE RHIZOMA

本品为小檗科鬼臼属植物六角莲[*Dysosma pleiantha* (Hance) Woods.]和八角莲[*Dysosma versipellis* (Hance) M. Cheng ex Ying]的干燥根茎。六角莲又名独角莲、山荷叶。

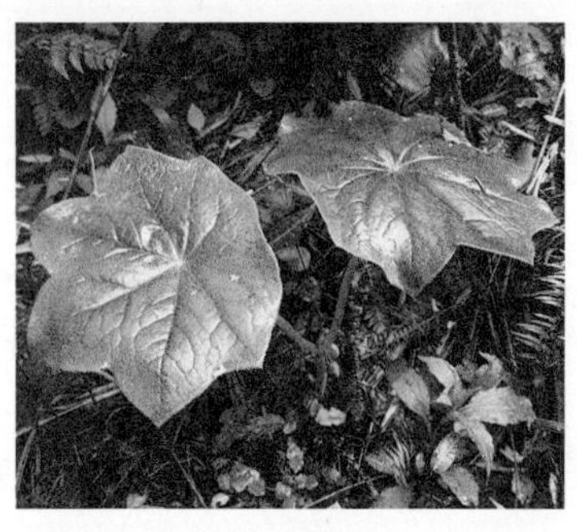

六角莲

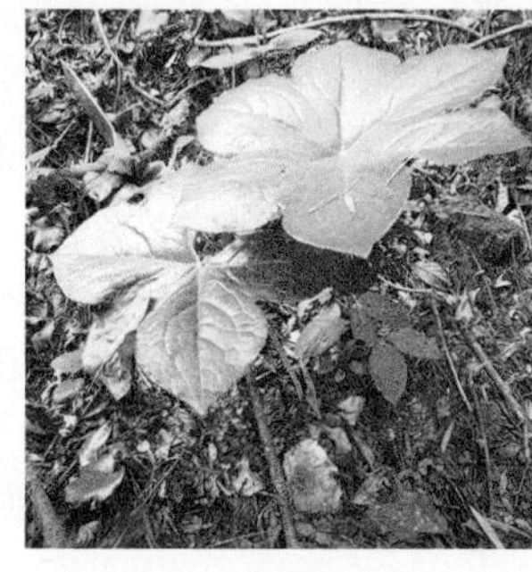

八角莲

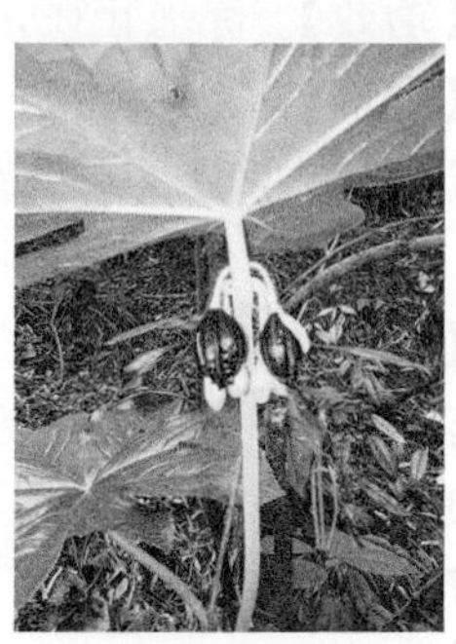

八角莲花

【中国药典】 无。

【植物形态】 **六角莲**：多年生草本，植株高 20～60 cm；根状茎粗壮，横走，呈圆形结节，多须根；茎直立，单生，顶端生二叶，无毛；叶近纸质，对生，盾状，轮廓近圆形，裂片宽三角状卵形，先端急尖，两面无毛，边缘具细刺齿；叶柄具纵条棱，无毛；花梗常下弯，无毛；花紫红色，下垂；浆果倒卵状长圆形或椭圆形，熟时紫黑色；花期 3～6 月，果期 7～9 月。**八角莲**：多年生草本，植株高 20～60 cm；根状茎粗壮，横走，呈圆形结节，多须根；茎直立，单生，顶端生二叶，无毛；叶近纸质，对生，盾状，轮廓近圆形，裂片宽三角状卵形，先端急尖，两面无毛，边缘具细刺齿；叶柄具纵条棱，无毛；花梗常下弯，无毛；花紫红色，下垂；浆果倒卵状长圆形或椭圆形，熟时紫黑色；花期 3～6 月，果期 7～9 月。

【生态环境】 生于海拔 1550 m 以下山坡沟谷杂木林下湿润处或阴湿沟边草丛中。有栽培。

【采收季节】 深秋采挖，洗净，干燥，切忌受潮。

【功效】 化痰散结，祛瘀止痛，清热解毒。

【主治】 咳嗽，咽喉肿痛，瘰疬，瘿瘤，痈肿，疔疮，毒蛇咬伤，跌打损伤，痹证。

【材料来源】 基原植物六角莲样本共 12 份。样本采自浙江省丽水市莲都区、青田县、松阳县、庆元县、缙云县，金华市东阳市；江西省上饶市婺源县。基原植物八角莲样本共 10 份。样本采自浙江省丽水市莲都区、青田县、庆元县、龙泉市；江西省上饶市婺源县。

【DNA 提取及序列扩增】 取基原植物样本根茎约 40 mg，均按照根茎类药材 DNA 提取方法操作。序列扩增按照《中国药典》2015 年版的“中药材 DNA 条形码分子鉴定法指导原则”进行。

【ITS2 序列特征】 六角莲共 12 条序列：序列长度为 242 bp；有 1 个变异位点，为 183 位点 A-G 变异；GC 含量为 48.8%～49.2%。主导单倍型序列特征如下：

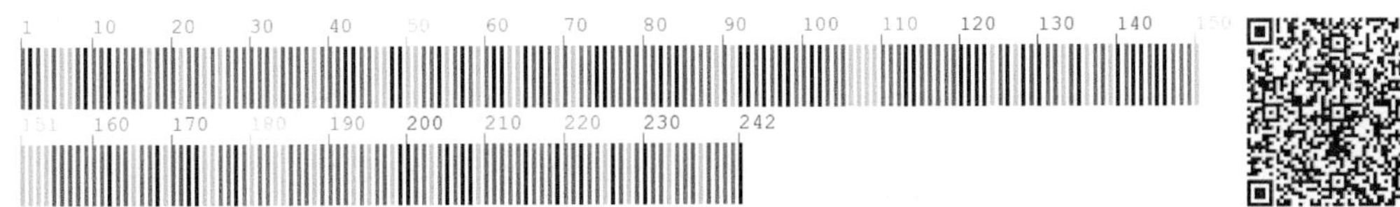

八角莲共 10 条序列：序列长度为 242 bp；有 3 个变异位点，分别为 135 位点 G-C 变异、170 位点 C-T 变异和 181 位点 C-T 变异；GC 含量为 50.4%～51.2%。主导单倍型序列特征如下：

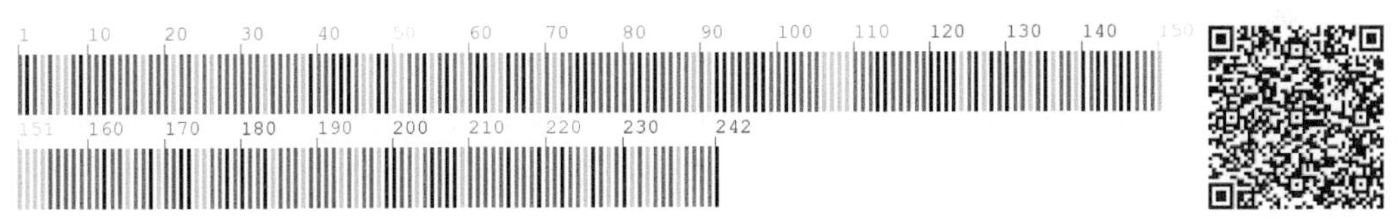

【ITS2 序列二级结构】

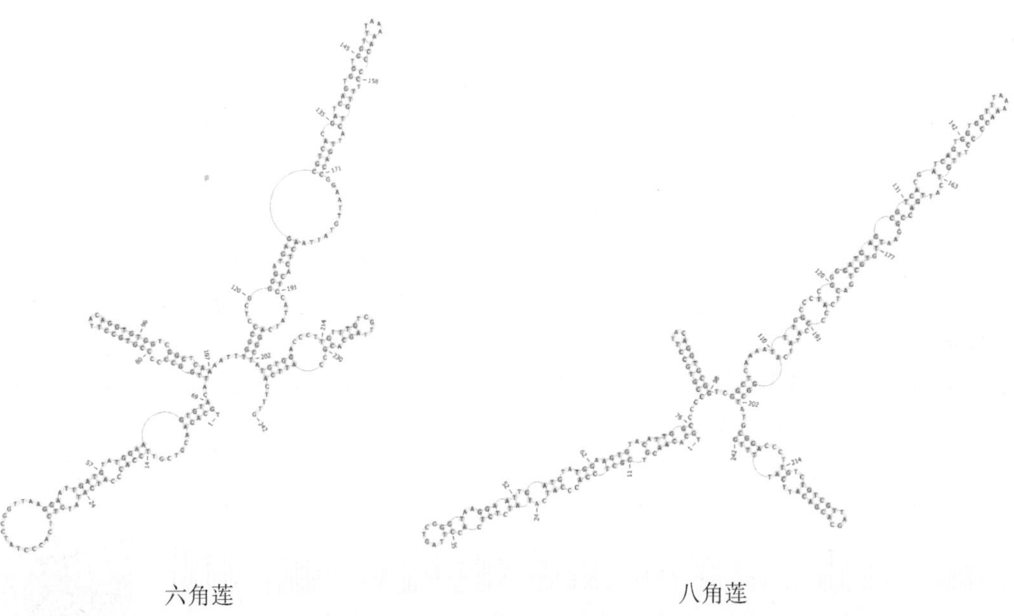

六角莲　　　　八角莲

233 大叶黄柏

Dayehuangbai

MAHONIAE BEALEI CAULIS

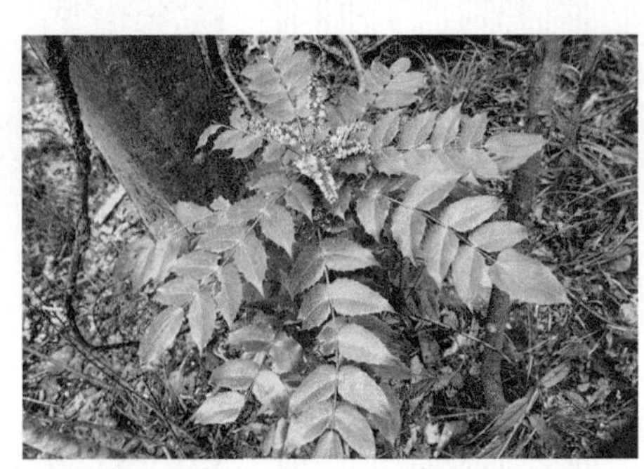

本品为小檗科十大功劳属植物阔叶十大功劳[*Mahonia bealei* (Fort.) Carr.]的干燥茎。

【中国药典】 功劳木：阔叶十大功劳或细叶十大功劳[*Mahonia fortunei* (Lindl.) Fedde.]的干燥茎。

【植物形态】 灌木或小乔木。叶狭倒卵形至长圆形，具 4～10 对小叶，上面暗灰绿色，背面被白霜，两面叶脉不显；小叶厚革质，硬直，自叶下部往上小叶渐次变长而狭，最下一对小叶卵形，具 1～2 粗锯齿，往上小叶近圆形至卵形或长圆形，基部阔楔形或圆形，偏斜，有时心形，边缘每边具 2～6 粗锯齿，先端具硬尖，顶生小叶较大。总状花序直立，通常 3～9 个簇生；芽鳞卵形至卵状披针形。浆果卵形，深蓝色，被白粉。花期 9 月～翌年 1 月，果期 3～5 月。

【生态环境】 生于海拔 500～1500 m 的山地林下阴凉湿润处。

【采收季节】 全年可采，洗净，干燥。

【功效】 清热，燥湿，解毒。

【主治】 肺热咳嗽，黄疸，泄泻，痢疾，目赤肿痛，疮疡，湿疹，烫伤。

【材料来源】 基原植物样本共 18 份。样本采自浙江省丽水市莲都区、青田县、松阳县、云和县，衢州市龙游县，金华市东阳市。

【DNA 提取及序列扩增】 取基原植物样本茎约 40 mg，均按照茎类药材 DNA 提取方法操作。序列扩增按照《中国药典》2015 年版的“中药材 DNA 条形码分子鉴定法指导原则”进行。

【ITS2 序列特征】 阔叶十大功劳共 18 条序列：序列长度为 223 bp；有 3 个变异位点，分别为 5 位点 T-C 变异、81 位点 T-A 变异和 172 位点 T-C 变异；GC 含量为 52.9%～53.4%。主导单倍型序列特征如下：

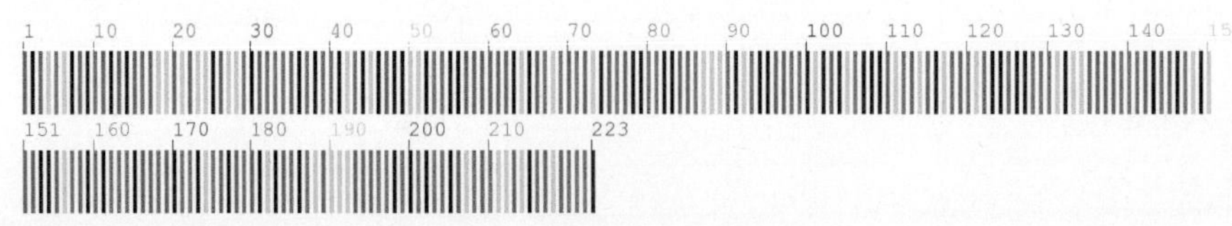

【ITS2 序列二级结构】

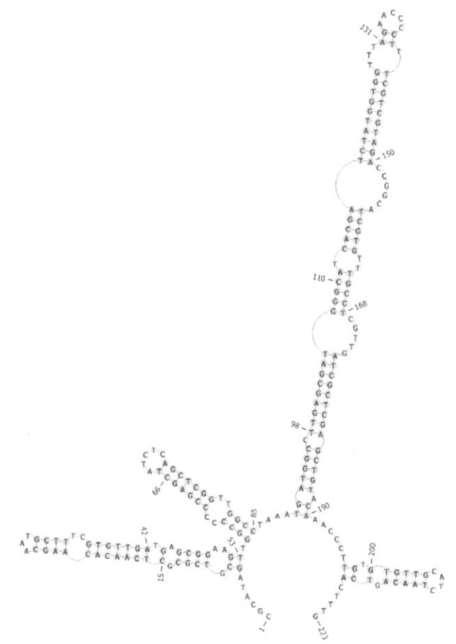

234 细叶黄柏

Xiyehuangbai

BERBERIDIS LEMPERGIANAE RADIX

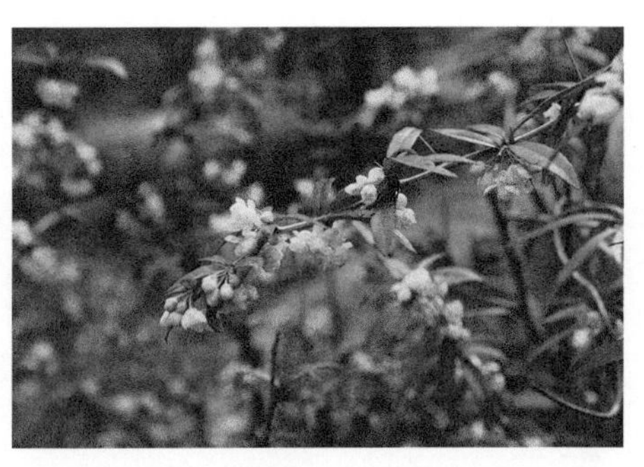

本品为小檗科小檗属植物天台小檗（*Berberis lempergiana* Ahrendt）的干燥根。天台小檗又名长柱小檗。

【中国药典】 无。

【植物形态】 常绿灌木，高 1～2 m。老枝深灰色，具稀疏黑色疣点，幼枝淡灰黄色；茎刺三分叉，粗壮，近圆柱形。叶革质，长圆状椭圆形或披针形，先端渐尖，基部楔形，上面亮深绿色，背面淡绿色，叶缘平展，每边具 5～12 细小刺齿。花 3～7 朵簇生；花梗红色；小苞片卵形，红色。浆果长圆状椭圆形或椭圆形，熟时深紫色，顶端具宿存花柱，被白粉。种子 2～3 枚，倒卵状球形或椭圆形。花期 4～5 月，果期 7～10 月。

【生态环境】 生于海拔 1200 m 左右的山坡林下灌丛中。

【采收季节】 秋季采收，洗净，干燥。

【功效】 清热燥湿。

【主治】 湿热泻痢，黄疸，胆囊炎，口疮，咽喉肿痛，火眼目赤，湿疹，丹毒，烫火伤。

【材料来源】 基原植物样本共 10 份。样本采自浙江省丽水市莲都区、青田县、庆元县，衢州市龙游县，金华市东阳市。

【DNA 提取及序列扩增】 取基原植物样本根约 40 mg，均按照根类药材 DNA 提取方法操作。序列扩增按照《中国药典》2015 年版的“中药材 DNA 条形码分子鉴定法指导原则”进行。

【ITS2 序列特征】 天台小檗共 10 条序列：序列长度为 223 bp；无变异位点；GC 含量为 53.8%。序列特征如下：

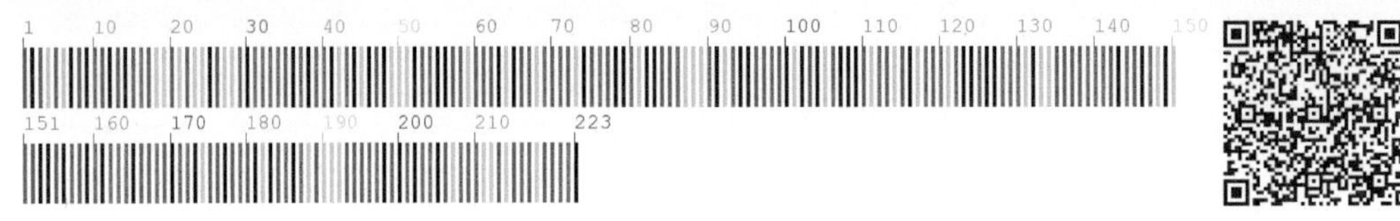

【ITS2 序列二级结构】

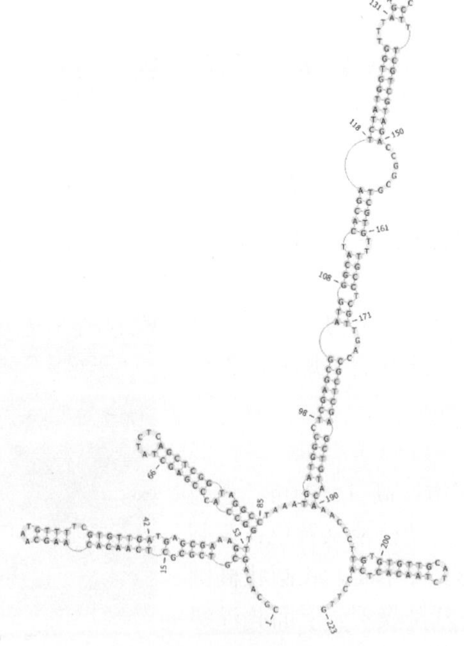

235 八山羊角

Bashanyangjiao

EPIMEDII SAGITTATI HERBA

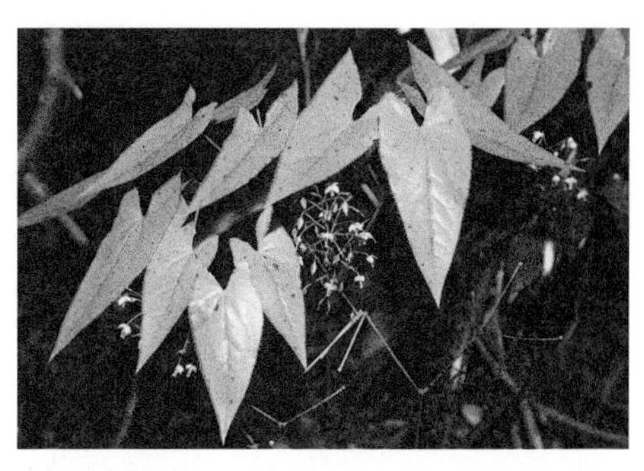

本品为小檗科淫羊藿属植物三枝九叶草[*Epimedium sagittatum* (Sieb. et Zucc.) Maxim.]的干燥全草。八山羊角又名铁棱角。《中国药典》中三枝九叶草称为箭叶淫羊藿。

【中国药典】 淫羊藿：淫羊藿（*Epimedii brevicornus* Heaba et Radix）、箭叶淫羊藿、柔毛淫羊藿（*Epimedium pubescens* Maxim.）或朝鲜淫羊藿（*Epimedium koreanum* Nakai）的干燥叶。

【植物形态】 多年生草本，植株高 30～50 cm。根状茎粗短，节结状，质硬，多须根。一回三出复叶基生和茎生，小叶 3 枚；小叶革质，卵形至卵状披针形，先端急尖或渐尖，基部心形。圆锥花序，具 200 朵花，通常无毛，偶被少数腺毛；花梗无毛；花较小，白色；萼片 2 轮，外萼片 4 枚，先端钝圆，具紫色斑点。蓇果长约 1 cm，宿存花柱长约 6 mm。花期 4～5 月，果期 5～7 月。

【生态环境】 生于海拔 600～1500 m 的山地林下灌草丛中。

【采收季节】 夏、秋季采收，洗净，干燥。

【功效】 全草：补肾壮阳，强筋健骨，祛风除湿；根：补肾助阳，祛风除湿。

【主治】 全草：虚冷不育，尿频失禁，肾虚喘咳，风湿痹痛，半身不遂，四肢麻木；根：肾虚阳痿，小便淋沥，喘咳，风湿痹痛。

【材料来源】 基原植物样本共 10 份。样本采自浙江省丽水市莲都区、青田县、庆元县，衢州市龙游县，金华市东阳市。

【DNA 提取及序列扩增】 取基原植物样本叶片约 20 mg，均按照叶类药材 DNA 提取方法操作。序列扩增按照《中国药典》2015 年版的“中药材 DNA 条形码分子鉴定法指导原则”进行。

【ITS2 序列特征】 三枝九叶草共 10 条序列：序列长度为 247 bp；有 3 个变异位点，分别为 35 位点 T-C 变异、60 位点 C-T 变异和 229 位点 G-A 变异；GC 含量为 54.7%～55.1%。主导单倍型序列特征如下：

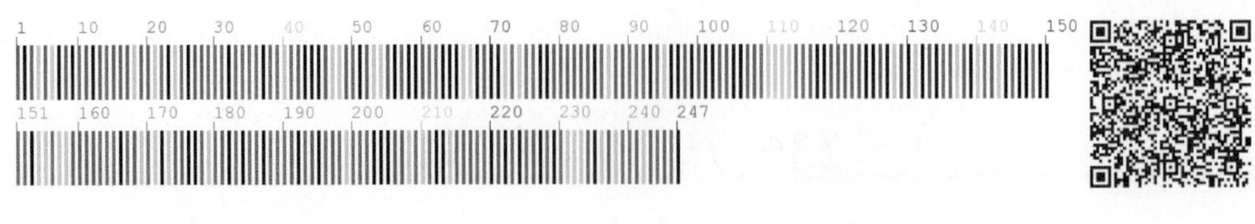

【ITS2 序列二级结构】

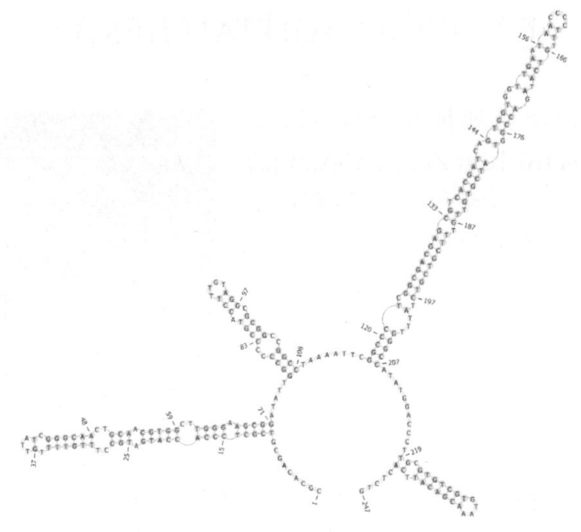

236 野 荠 菜

Yejicai

REHMANNIAE CHINGII RHIZOMA

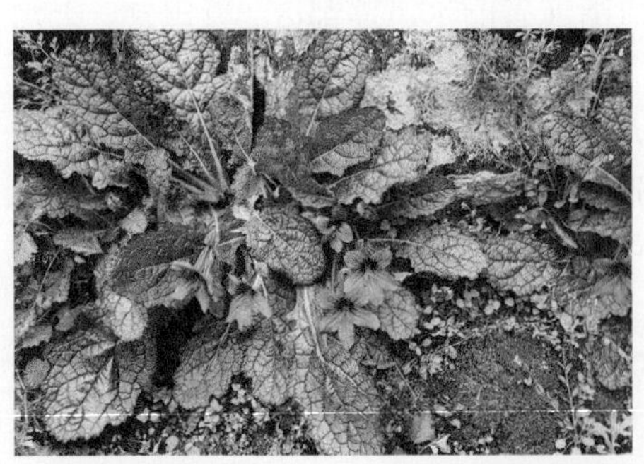

本品为玄参科地黄属植物天目地黄（*Rehmannia chingii* Li）的干燥根茎。

【中国药典】 无。

【植物形态】 植体被多细胞长柔毛，高 30～60 cm，茎单出或基部分枝。基生叶多少莲座状排列，叶片椭圆形，纸质，两面疏被白色柔毛，边缘具不规则圆齿或粗锯齿，亦或为具圆齿的浅裂片，先端钝或突尖，基部楔形；茎生叶外形与基生叶相似，向上逐渐缩小。花单生；花梗与萼同被多细胞长柔毛及腺毛；花冠紫红色，外面被多细胞长柔毛。蒴果卵形，具宿存的花萼及花柱。种子多数，卵形至长卵形，具网眼。花期 4～5 月，果期 5～6 月。

【生态环境】 生于山坡草丛中。

【采收季节】 夏、秋季挖取根，洗净，鲜用。

【功效】 清热凉血，养阴生津。

【主治】 温热病高热烦躁，吐血衄血，口干，咽喉肿痛，中耳炎，烫伤。

【材料来源】 基原植物样本共 18 份。样本采自浙江省丽水市莲都区、青田县、松阳县、云和县，衢州市龙游县，金华市东阳市。

【DNA 提取及序列扩增】 取基原植物样本茎约 40 mg，均按照茎类药材 DNA 提取方法操作。序列扩增按照《中国药典》2015 年版的“中药材 DNA 条形码分子鉴定法指导原则”进行。

【ITS2 序列特征】 天目地黄共 18 条序列：序列长度为 230 bp；有 2 个变异位点，分别为 175 位点 C-G 变异和 204 位点 T-G 变异；GC 含量为 66.5%～67.0%。主导单倍型序列特征如下：

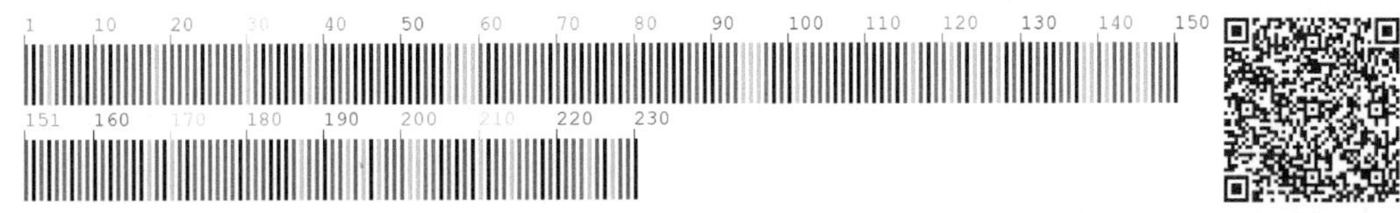

【ITS2 序列二级结构】

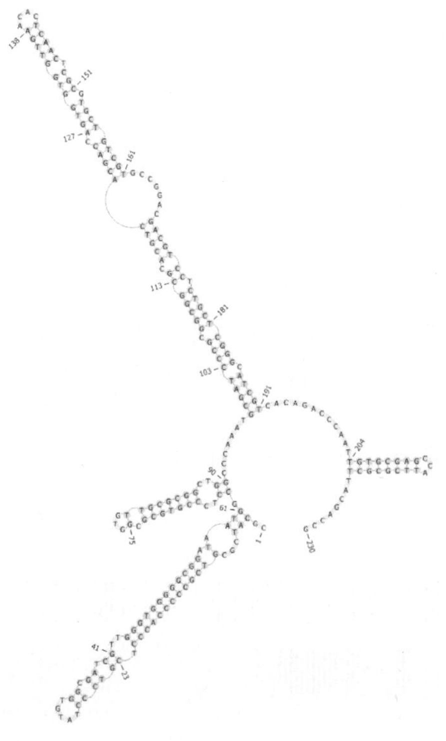

237 山 油 麻

Shanyouma

SIPHONOSTEGIAE HERBA

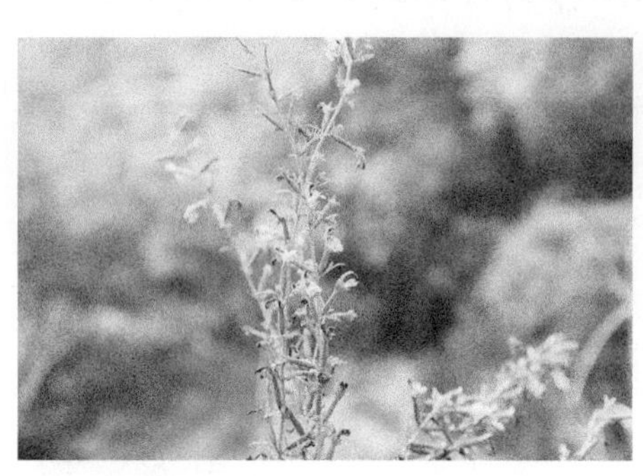

本品为玄参科阴行草属植物阴行草（*Siphonostegia chinensis* Benth.）的干燥全草。山油麻又名脱皮黄、脱力黄、山茵陈等。

【中国药典】 北刘寄奴：阴行草的干燥全草。

【植物形态】 一年生草本，直立，高 30～60 cm，密被锈色短毛。主根不发达或稍伸长，木质，纤锥状，须根多数，散生。茎多单条，中空，基部常有少数宿存膜质鳞片，下部常不分枝，而上部多分枝。花对生于茎枝上部，或有时假对生，构成疏稀的总状花序；苞片叶状，较萼短，羽状深裂或全裂，密被短毛。蒴果被包于宿存的萼内，披针状长圆形，顶端稍偏斜，有短尖头，黑褐色，稍具光泽；种子多数，黑色，长卵圆形。花期 6～8 月。

【生态环境】 生于山坡及草丛中。

【采收季节】 秋季采收，干燥。

【功效】 活血祛瘀，通经止痛，凉血止血。

【主治】 跌打损伤，瘀血闭经，月经不调，产后瘀痛，癥瘕积聚，血瘀，血淋，湿热黄疸，外伤出血，水肿腹胀，白带过多。

【材料来源】 基原植物样本共 13 份。样本采自浙江省丽水市莲都区、青田县、松阳县、云和县，衢州市龙游县，金华市东阳市。

【DNA 提取及序列扩增】 取基原植物样本叶片约 20 mg，均按照叶类药材 DNA 提取方法操作。序列扩增按照《中国药典》2015 年版的“中药材 DNA 条形码分子鉴定法指导原则”进行。

【ITS2 序列特征】 阴行草共 13 条序列：序列长度为 233 bp；无变异位点；GC 含量为 64.8%。序列特征如下：

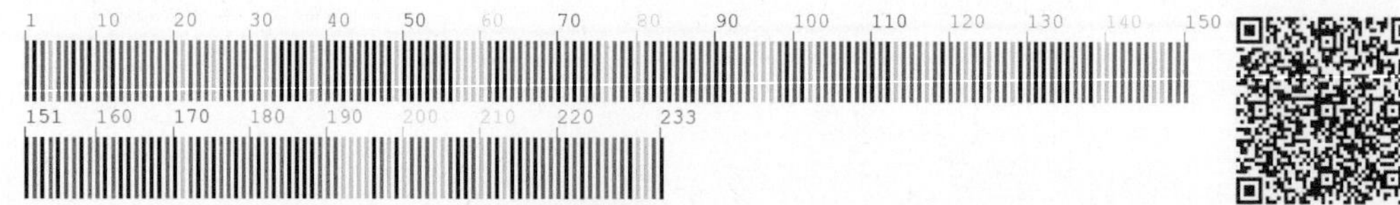

【ITS2 序列二级结构】

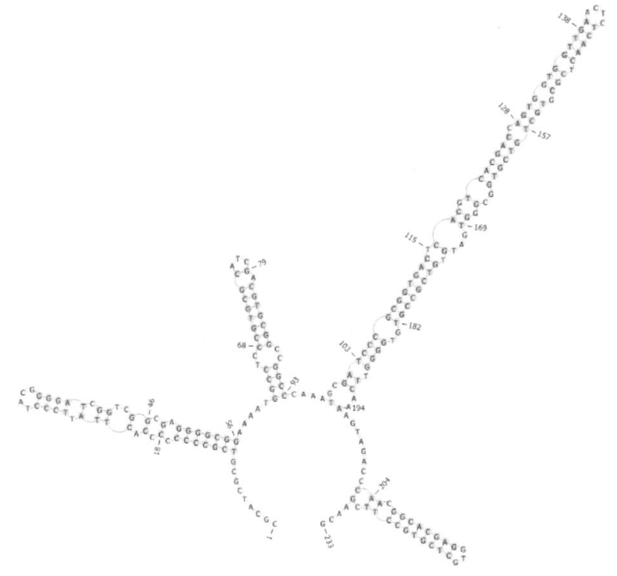

238 大叶洋皮近

Dayeyangpijin

DICHONDRAE MICRANTHAE HERBA

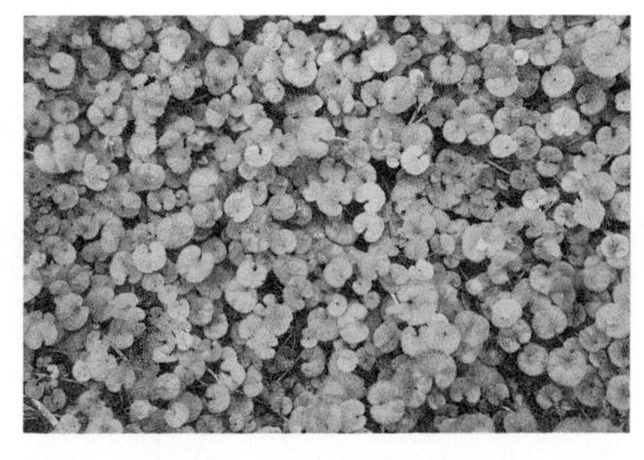

本品为旋花科马蹄金属植物马蹄金（*Dichondra micrantha* Urb.）的干燥全草。

【中国药典】 无。

【植物形态】 多年生匍匐小草本，茎细长，被灰色短柔毛，节上生根。叶肾形至圆形，直径4～25 mm，先端宽圆形或微缺，基部阔心形，叶面微被毛，背面被贴生短柔毛，全缘；具长的叶柄。花单生叶腋，花柄短于叶柄，丝状；萼片倒卵状长圆形至匙形，钝，背面及边缘被毛；花冠钟状，较短至稍长于萼，黄色，深5裂，裂片长圆状披针形，无毛。蒴果近球形，小，短于花萼，膜质。种子1～2，黄色至褐色，无毛。

【生态环境】 生于山坡路边石缝间或草地阴湿处。

【采收季节】 夏、秋季采收，洗净，鲜用或干燥。

【功效】 清热，利湿，解毒。

【主治】 黄疸，痢疾，砂淋，疔疮肿毒，跌打损伤，毒蛇咬伤。

【材料来源】 基原植物样本共 20 份。样本采自浙江省丽水市莲都区、青田县、松阳县、云和县，衢州市龙游县，金华市东阳市、永康市；江西省上饶市婺源县。

【DNA 提取及序列扩增】 取基原植物样本叶片约 20 mg，均按照叶类药材 DNA 提取方法操作。序列扩增按照《中国药典》2015 年版的“中药材 DNA 条形码分子鉴定法指导原则”进行。

【ITS2 序列特征】 马蹄金共 20 条序列：序列长度为 198 bp；无变异位点；有 1 处插入/缺失，为 66 位点；GC 含量为 66.8%～67.2%。主导单倍型序列特征如下：

【ITS2 序列二级结构】

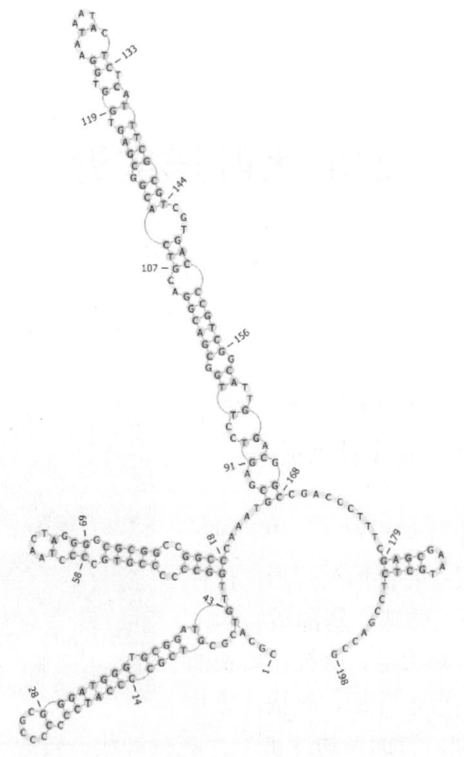

239 冷 水 草

Lengshuicao

PELLIONIAE RADICANDIS HERBA

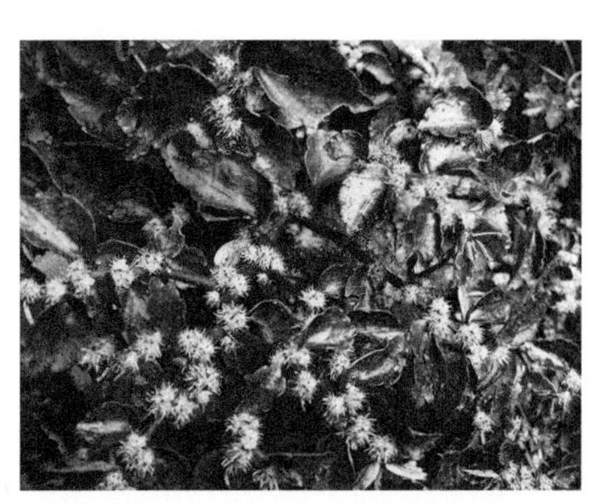

本品为荨麻科赤车属植物赤车[*Pellionia radicans* (Sieb. et Zucc.) Wedd.]的干燥全草。

【中国药典】 无。

【植物形态】 多年生草本。茎下部卧地，在节处生根，长20～60 cm，通常分枝。叶具极短柄或无柄；叶片草质，斜狭菱状卵形或披针形，顶端短渐尖至长渐尖，两面无毛或近无毛。花序通常雌雄异株。瘦果近椭圆球形，长约0.9 mm，有小瘤状突起。花期5～10月。

【生态环境】 生于林下、溪沟边阴湿处。

【采收季节】 夏、秋季采收，洗净，鲜用或干燥。

【功效】 祛风胜湿，活血行瘀，解毒止痛。

【主治】 风湿骨痛，跌打肿痛，骨折，疮疖，牙痛，骨髓炎，丝虫病引起的淋巴管炎，肝炎，支气管炎，毒蛇咬伤，烧烫伤。

【材料来源】 基原植物样本共20份。样本采自浙江省丽水市莲都区、青田县、松阳县、云和县，衢州市龙游县，金华市东阳市；江西省上饶市婺源县。

【DNA提取及序列扩增】 取基原植物样本叶片约20 mg，均按照叶类药材DNA提取方法操作。序列扩增按照《中国药典》2015年版的“中药材DNA条形码分子鉴定法指导原则”进行。

【ITS2序列特征】 赤车共18条序列：序列长度为232 bp；无变异位点；GC含量为46.1%。序列特征如下：

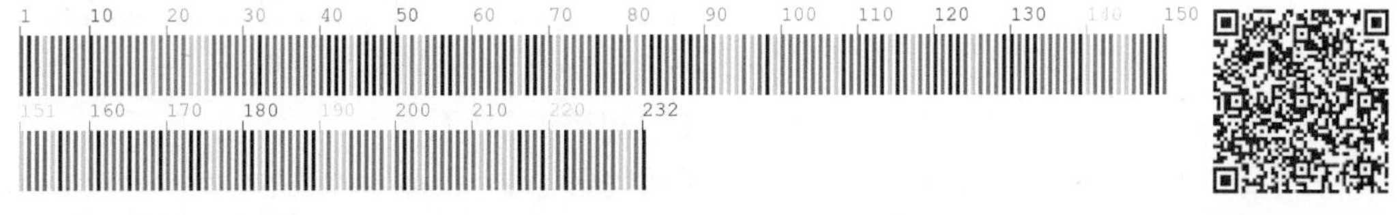

【ITS2 序列二级结构】

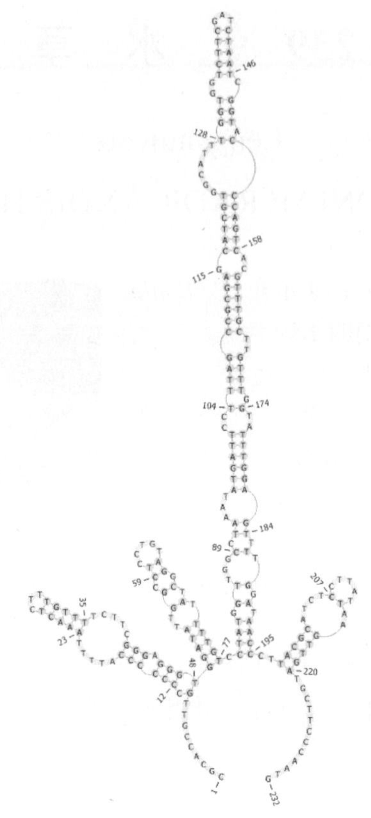

240 青　　麻

Qingma

BOEHMERIAE NIVEA RHIZOMA ET FOLIUM

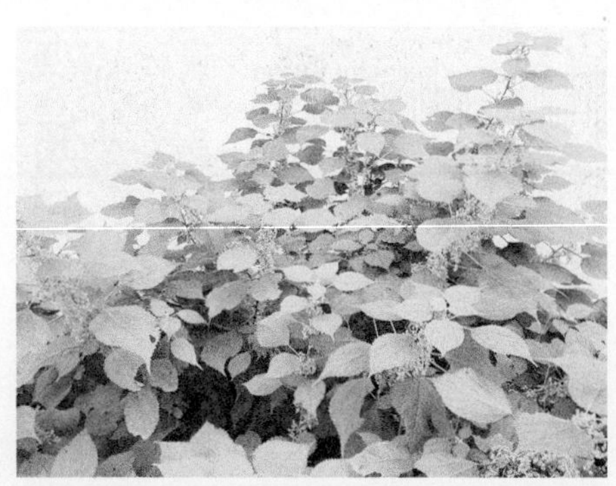

本品为荨麻科苎麻属植物苎麻[*Boehmeria nivea* (L.) Gaud.]的干燥根茎及叶。

【中国药典】 无。

【植物形态】 亚灌木或灌木，高 0.5～1.5 m；茎上部与叶柄均密被开展的长硬毛和近开展和贴伏的短糙毛。叶互生；叶片草质，通常圆卵形或宽卵形，少数卵形，顶端骤尖，基部近截形或宽楔形，边缘在基部之上有牙齿，疏被短伏毛，侧脉约 3 对。圆锥花序腋生，或植株上部的为雌性，其下的为雄性，或同一植株的全为雌性。瘦果近球形，光滑，基部突缩成细柄。花期 8～10 月。

【生态环境】 多栽培，亦有逸生，常成片生于山坡、路边、水沟边或林下杂草丛中。

【采收季节】 冬季采挖根和根茎，洗净，干燥；夏、秋季采收茎皮、叶，鲜用或干燥。

【功效】 根茎：凉血止血，清热安胎，利尿，解毒；叶：凉血止血，散瘀消肿，解毒。

【主治】 根茎：血热妄行所致的咯血，崩漏，胎动不安，小便淋沥，痈疮肿毒，虫蛇咬伤；叶：月经过多，外伤出血，跌扑肿痛，脱肛不收，丹毒，疮肿，湿疹，蛇虫咬伤。

【材料来源】 基原植物样本共 20 份。样本采自浙江省丽水市莲都区、青田县、松阳县、云和县，衢州市龙游县，金华市东阳市、永康市。

【DNA 提取及序列扩增】 取基原植物样本叶片约 20 mg，均按照叶类药材 DNA 提取方法操作。序列扩增按照《中国药典》2015 年版的“中药材 DNA 条形码分子鉴定法指导原则”进行。

【ITS2 序列特征】 苎麻共 20 条序列：序列长度为 237 bp；有 2 个变异位点，分别为 173 位点 G-T 变异和 182 位点 C-T 变异；GC 含量为 61.2%～61.6%。主导单倍型序列特征如下：

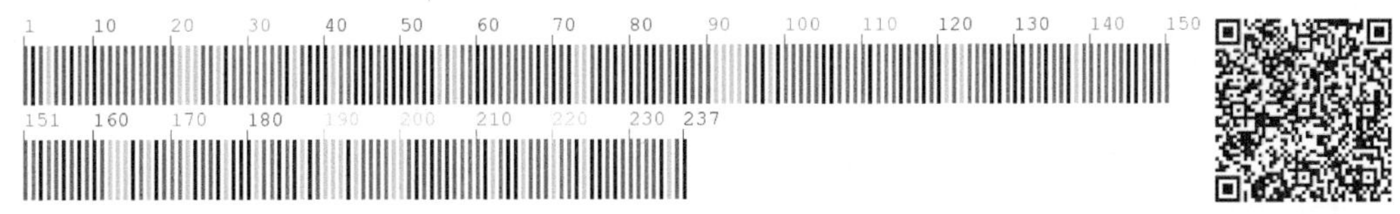

【ITS2 序列二级结构】

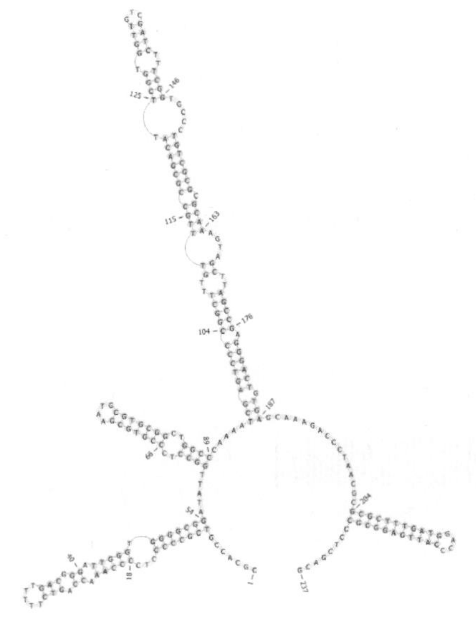

241 野　　麻

Yema

BOEHMERIAE TRICUSPIS CACUMEN ET RADIX

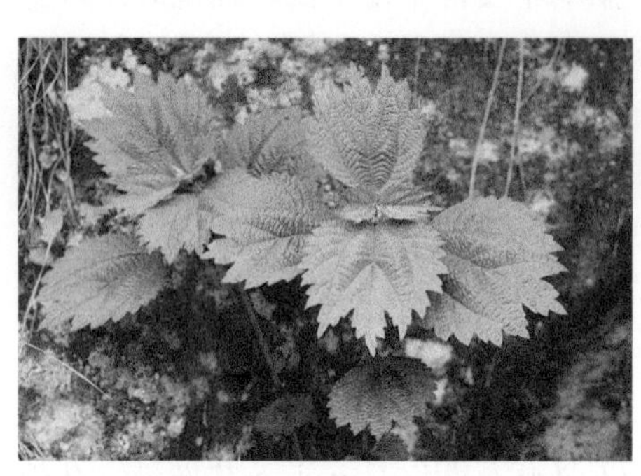

本品为荨麻科苎麻属植物悬铃木叶苎麻[*Boehmeria tricuspis* (Hance) Makino]的干燥嫩茎叶及根。

【中国药典】 无。

【植物形态】 亚灌木或多年生草本；茎高50～150 cm，中部以上与叶柄和花序轴密被短毛。叶对生，稀互生；叶片纸质，扁五角形或扁圆卵形，茎上部叶常为卵形，顶部三骤尖或三浅裂，基部截形、浅心形或宽楔形，边缘有粗牙齿，上面粗糙，有糙伏毛，下面密被短柔毛，侧脉 2 对。穗状花序单生叶腋，或同一植株的全为雌性，或茎上部的雌性，其下的为雄性。花期 7～8 月。

【生态环境】 生于山坡、路边、沟边阴湿处。

【采收季节】 夏季采收嫩茎叶；深秋采挖根，洗净，鲜用或干燥。

【功效】 嫩茎叶：收敛止血，清热解毒；根：活血止血，解毒消肿。

【主治】 嫩茎叶：咯血，衄血，尿血，便血，崩漏，跌打损伤，无名肿毒，疮疡；根：跌打损伤，胎漏下血，痔疮肿痛，疖肿。

【材料来源】 基原植物样本共 18 份。样本采自浙江省丽水市莲都区、青田县、松阳县、云和县，衢州市龙游县，金华市东阳市；江西省上饶市婺源县。

【DNA 提取及序列扩增】 取基原植物样本叶片约 20 mg，均按照叶类药材 DNA 提取方法操作。序列扩增按照《中国药典》2015 年版的“中药材 DNA 条形码分子鉴定法指导原则”进行。

【ITS2 序列特征】 悬铃木叶苎麻共 18 条序列：序列长度为 234 bp；无变异位点；GC 含量为 65.8%。序列特征如下：

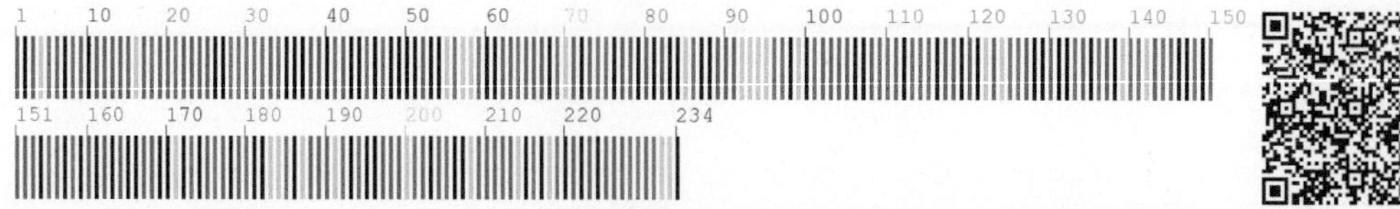

【ITS2 序列二级结构】

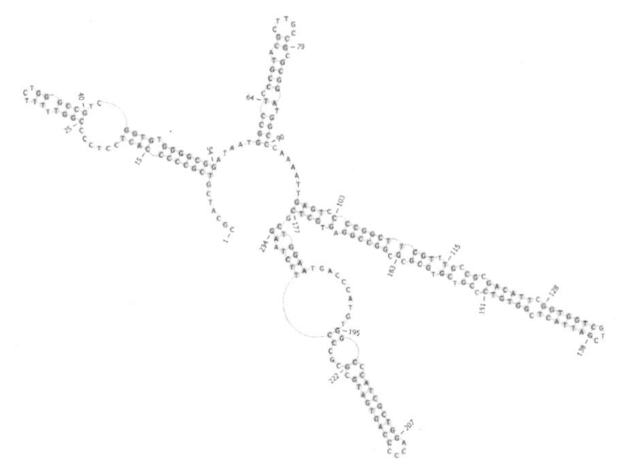

242 官　做　媒

Guanzuomei

GONOSTEGIAE HIRTAE HERBA

本品为荨麻科糯米团属植物糯米团[*Gonostegia hirta* (Bl.) Miq.]的干燥全草。官做媒又名冷饭团。

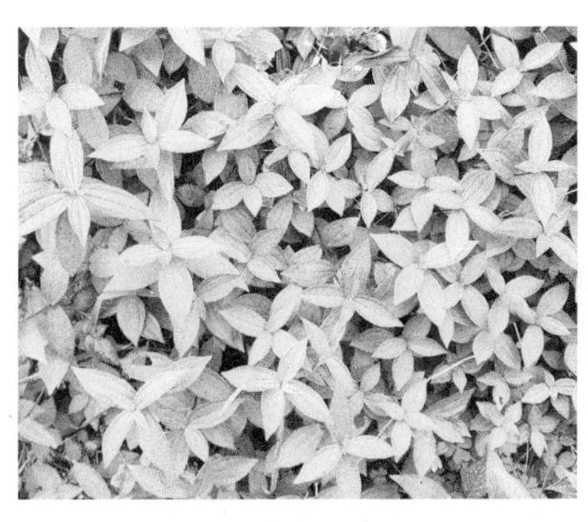

糯米团

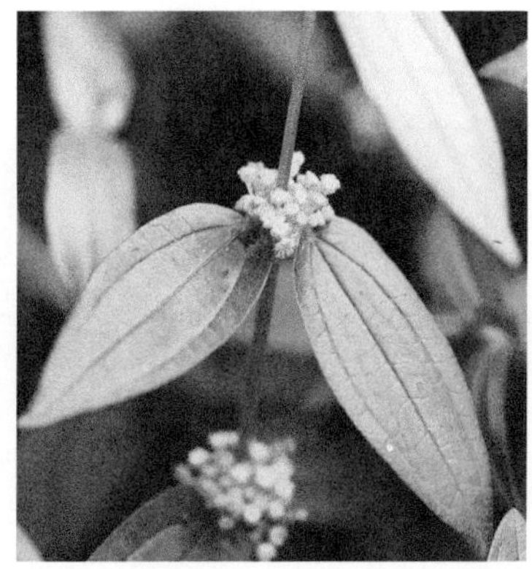

糯米团花

【中国药典】 无。

【植物性状】 多年生草本，有时茎基部变木质；茎蔓生、铺地或渐升，不分枝或分枝，上部带四棱形，有短柔毛。叶对生；叶片草质或纸质，宽披针形至狭披针形、狭卵形、稀卵形或椭圆形，顶端长渐尖至短渐尖，基部浅心形或圆形，边缘全缘，上面稍粗糙，有稀疏短伏毛或近无毛，下面沿脉有疏毛或近无毛，基出脉 3～5 条。团伞花序腋生，通常两性，有时单性，雌雄异株。瘦果卵球形，长约 1.5 mm，白色或黑色，有光泽。花期 5～9 月。

【生态环境】 生于山坡、溪旁或林下阴湿处。

【采收季节】 全年可采收，洗净，鲜用或干燥。

【功效】 清热解毒，健脾消积，利湿消肿，散瘀止痛。

【主治】 乳痈，肿毒，消化不良，食积腹痛，水肿，小便不利，痛经，跌打损伤，外伤出血。

【材料来源】 基原植物样本共 12 份。样本采自浙江省丽水市莲都区、青田县、松阳县、云和县，金华市东阳市。

【DNA 提取及序列扩增】 取基原植物样本叶片约 20 mg，均按照叶类药材 DNA 提取方法操作。序列扩增按照《中国药典》2015 年版的“中药材 DNA 条形码分子鉴定法指导原则”进行。

【ITS2 序列特征】 糯米团共 12 条序列：序列长度为 223 bp；有 1 个变异位点，为 104 位点 C-A 变异；GC 含量为 65.5%～65.9%。主导单倍型序列特征如下：

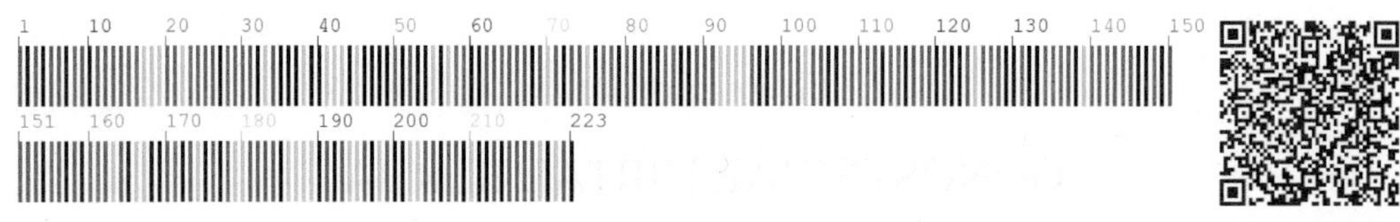

【ITS2 序列二级结构】

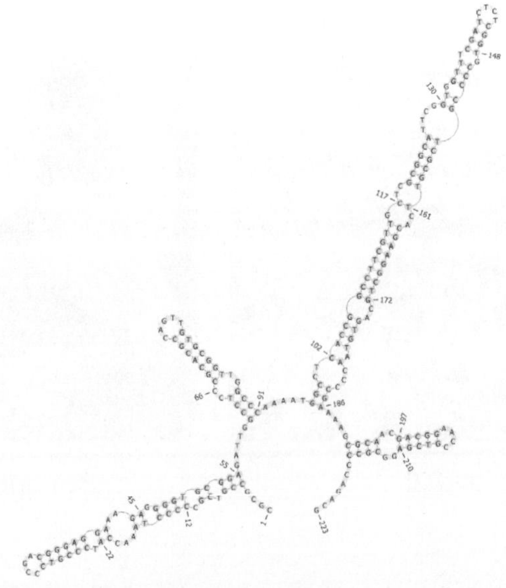

243 甜 石 榴

Tianshiliu

OSBECKIAE CHINENSIS HERBA

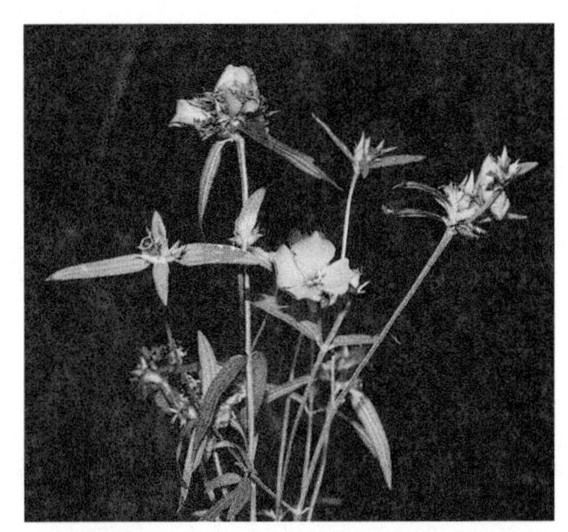

本品为野牡丹科金锦香属植物金锦香（*Osbeckia chinensis* L.）的干燥全草。甜石榴又名金石榴、山丛。

【中国药典】 无。

【植物形态】 直立草本或亚灌木，高 20～60 cm；茎四棱形，具紧贴的糙伏毛。叶片坚纸质，线形或线状披针形，极稀卵状披针形，顶端急尖，基部钝或几圆形，全缘，两面被糙伏毛，3～5 基出脉，于背面隆起，细脉不明显。头状花序，顶生，苞片卵形，被毛或背面无毛，无花梗，通常带红色，无毛或具 1～5 枚刺毛突起。花期 7～9 月，果期 9～11 月。

【生态环境】 生于海拔 1500 m 以下的荒山草坡、疏林中或梯田地边。

【采收季节】 夏、秋季采收，洗净，鲜用或干燥。

【功效】 化痰利湿，祛瘀止血，解毒消肿。

【主治】 咳嗽，哮喘，小儿疳积，风湿痹痛，崩漏，痛经，牙痛，跌打伤肿，毒蛇咬伤。

【材料来源】 基原植物样本共 12 份。样本采自浙江省丽水市莲都区、青田县、松阳县，衢州市龙游县，金华市东阳市。

【DNA 提取及序列扩增】 取基原植物样本叶片约 20 mg，均按照叶类药材 DNA 提取方法操作。序列扩增按照《中国药典》2015 年版的“中药材 DNA 条形码分子鉴定法指导原则”进行。

【ITS2 序列特征】 金锦香共 12 条序列：序列长度为 224 bp；无变异位点；GC 含量为 70.1%。序列特征如下：

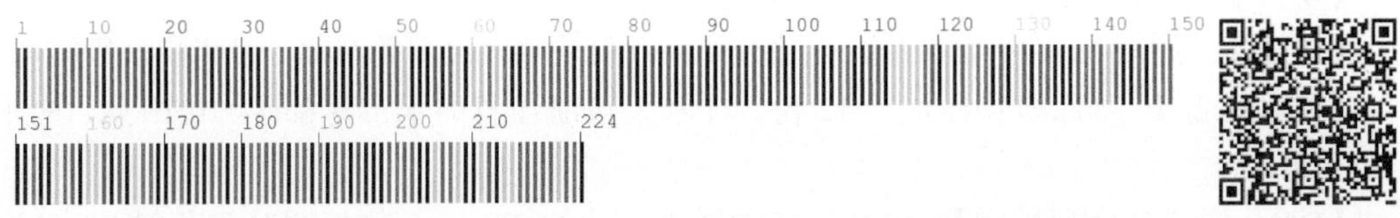

【ITS2 序列二级结构】

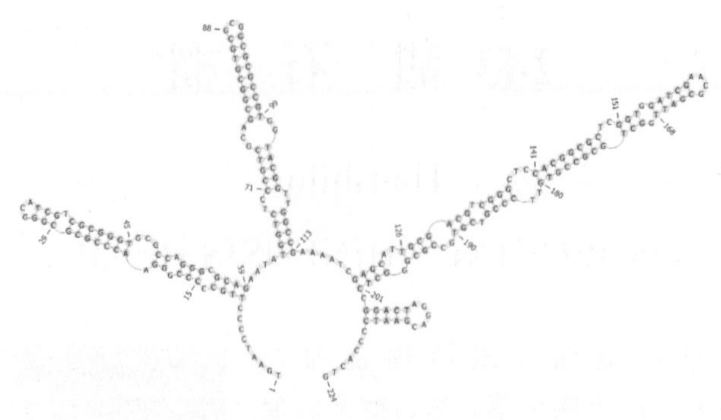

244 蓬　蓬

Pengpeng

MACLEAYAE CORDATAE HERBA

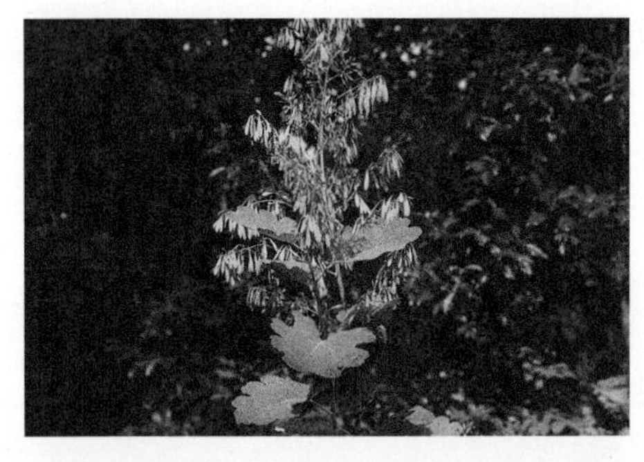

本品为罂粟科博落回属植物博落回[*Macleaya cordata* (Willd.) R. Br.]的干燥全草。蓬蓬又名喇叭竹、山火筒。

【中国药典】 无。

【植物形态】 直立草本，基部木质化。茎高1～4 m，绿色，光滑，多白粉，中空，上部多分枝。叶片宽卵形或近圆形，先端急尖、渐尖、钝或圆形，边缘波状、缺刻状、粗齿或多细齿，基出脉通常5，侧脉2对，稀3对，常呈淡红色。大型圆锥花序多花，顶生和腋生；花梗长2～7 mm；苞片狭披针形。蒴果狭倒卵形或倒披针形，无毛。种子4～6枚，卵珠形，生于缝线两侧，无柄，种皮具排成行的整齐的蜂窝状孔穴，有狭的种阜。花果期6～11月。

【生态环境】 生于低山草地、采伐迹地、火烧迹地、郊野荒地。

【采收季节】 秋、冬季采收，洗净，鲜用或干燥。

【功效】 散瘀，祛风，解毒，止痛，杀虫。

【主治】 疮疔肿，痔疮，湿疹，蛇虫咬伤，跌打肿痛，风湿关节痛，龋齿痛，酒皶鼻。

【材料来源】 基原植物样本共12份。样本采自浙江省丽水市莲都区、青田县、松阳县、云和县。

【DNA 提取及序列扩增】 取基原植物样本叶片约20 mg，均按照叶类药材DNA提取方法操作。序列扩增按照《中国药典》2015年版的“中药材DNA条形码分子鉴定法指导原则”进行。

【ITS2 序列特征】 博落回共 12 条序列：序列长度为 223 bp；有 4 个变异位点，分别为 83 位点 C-T 变异、100 位点 C-T 变异和 172～173 位点 C-T 变异；GC 含量为 77.6%～78.9%。主导单倍型序列特征如下：

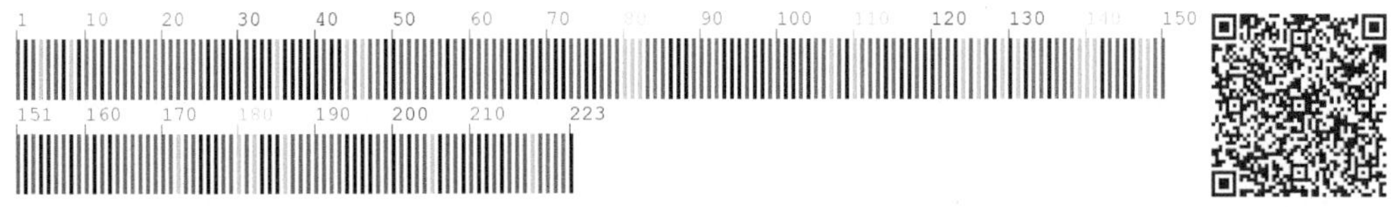

【ITS2 序列二级结构】

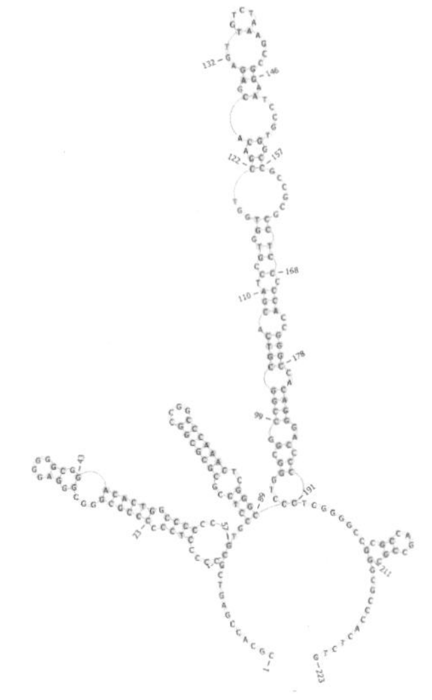

245 马　蹄　莲

Matilian

EOMECI CHIONANTHAE HERBA

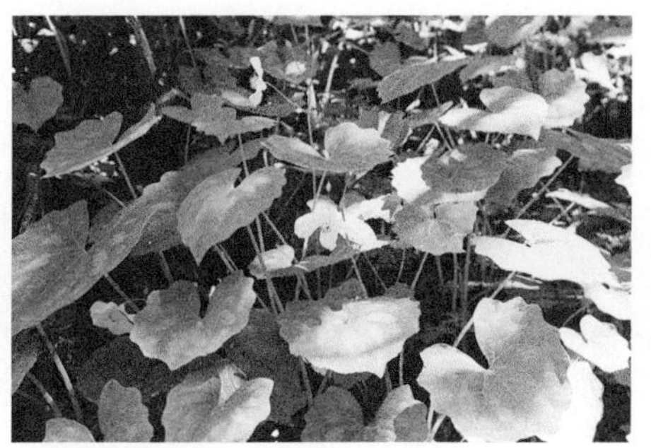

本品为罂粟科血水草属植物血水草（*Eomecon chionantha* Hance）的干燥全草。

【中国药典】 无。

【植物形态】 多年生无毛草本，具红黄色液汁。根橙黄色，根茎匍匐。叶全部基生，叶片心形或心状肾形，稀心状箭形，先端渐尖或急尖，基部耳垂，边缘呈波状；叶柄条形或狭条形，带蓝灰色，基部略扩大成狭鞘。花葶灰绿色略带紫红色，有 3～5 花，排列成聚伞状伞房花序。蒴果狭椭圆形，花柱延长达 1 cm。花期 3～6 月，果期 6～10 月。

【生态环境】 生于林下、路边阴处，常成片生长。

【采收季节】 秋季采收，洗净，鲜用或干燥。

【功效】 清热解毒，活血止痛，止血。

【主治】 目赤肿痛，咽喉疼痛，口腔溃疡，疔疮肿毒，毒蛇咬伤，癣疮，湿疹，跌打损伤，腰痛，咳血。

【材料来源】 基原植物样本共 13 份。样本采自浙江省丽水市莲都区、青田县、松阳县、云和县，衢州市龙游县，金华市东阳市；江西省上饶市婺源县。

【DNA 提取及序列扩增】 取基原植物样本叶片约 20 mg，均按照叶类药材 DNA 提取方法操作。序列扩增按照《中国药典》2015 年版的“中药材 DNA 条形码分子鉴定法指导原则”进行。

【ITS2 序列特征】 血水草共 13 条序列：序列长度为 247 bp；无变异位点；GC 含量为 64.8%。序列特征如下：

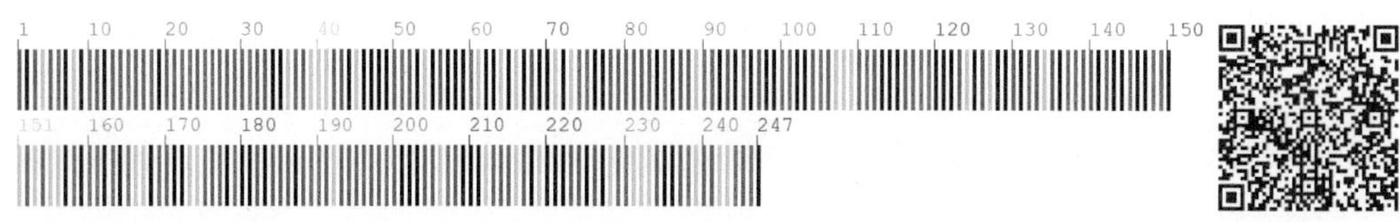

【ITS2 序列二级结构】

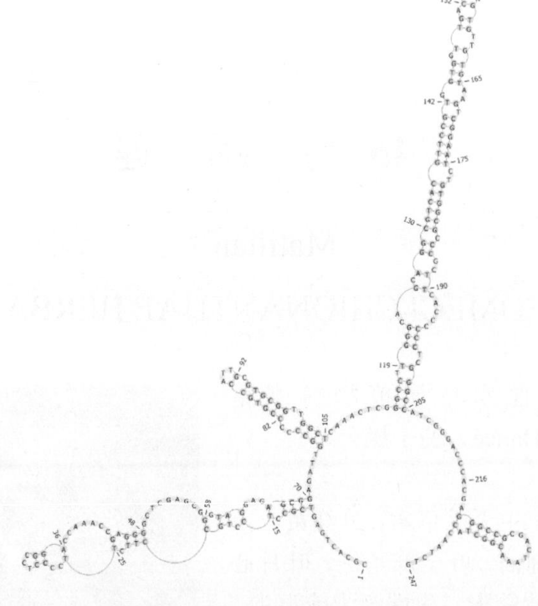

246 半 缸 草

Bangangcao

CORYDALIS RACEMOSAE HERBA

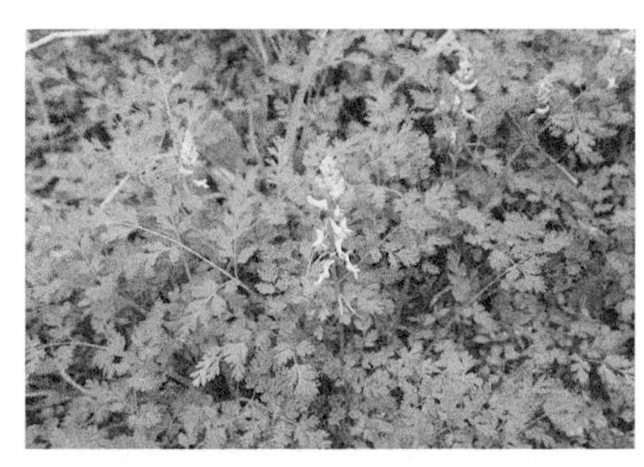

本品为罂粟科紫堇属植物小花黄堇[*Corydalis racemosa* (Thunb.) Pers.]的干燥全草。

【中国药典】 无。

【植物形态】 灰绿色丛生草本，高30～50 cm，具主根。茎具棱，分枝，具叶，枝条花葶状，对叶生。基生叶具长柄，常早枯萎。茎生叶具短柄，叶片三角形，上面绿色，下面灰白色，二回羽状全裂。总状花序长 3～10 cm，密具多花，后渐疏离。蒴果线形，具 1 列种子。种子黑亮，近肾形，具短刺状突起，种阜三角形。

【生态环境】 生于海拔 1100 m 以下山坡上、路边石缝、墙缝中或沟边阴湿林下。

【采收季节】 春、夏季采收，洗净，鲜用或干燥。

【功效】 清热利湿，解毒杀虫。

【主治】 湿热泄泻，痢疾，黄疸，目赤肿痛，聤耳流脓，疮毒，疥癣，毒蛇咬伤。

【材料来源】 基原植物样本共 22 份。样本采自浙江省丽水市莲都区、青田县、松阳县、云和县，衢州市龙游县，金华市东阳市、永康市；江西省上饶市婺源县。

【DNA 提取及序列扩增】 取基原植物样本叶片约 20 mg，均按照叶类药材 DNA 提取方法操作。序列扩增按照《中国药典》2015 年版的“中药材 DNA 条形码分子鉴定法指导原则”进行。

【ITS2 序列特征】 小花黄堇共 22 条序列：序列长度为 236 bp；有 3 个变异位点，分别为 153 位点 A-G 变异、199 位点 C-T 变异和 208 位点 A-G 变异；GC 含量为 72.0%～72.9%。主导单倍型序列特征如下：

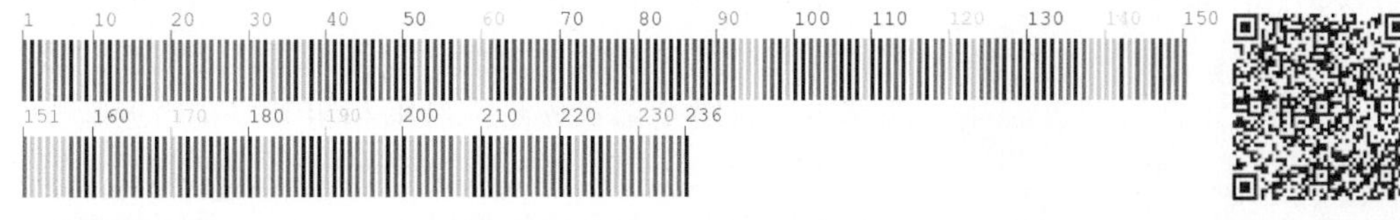

【ITS2 序列二级结构】

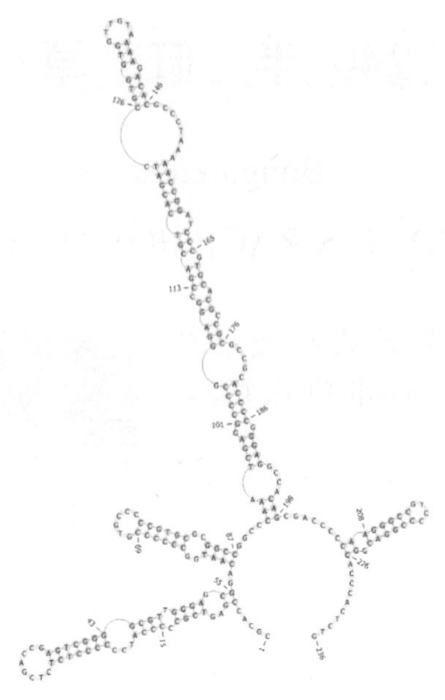

247 白 夫 桃

Baifutao

ZANTHOXYLI ARMATI FRUCTUS, RADIX ET FOLIUM

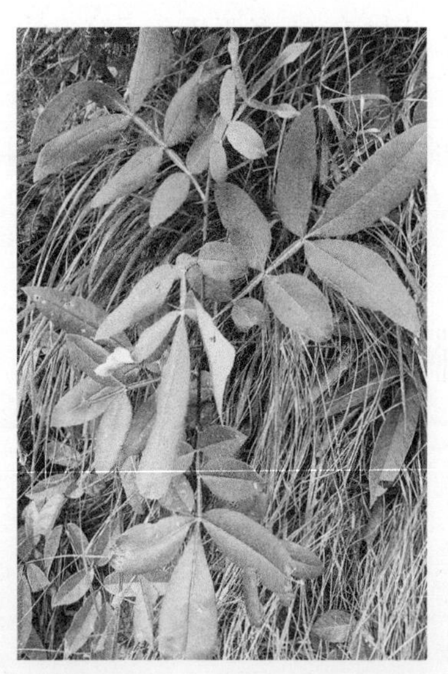

本品为芸香科花椒属植物竹叶椒（*Zanthoxylum armatum* DC.）的干燥果实、根及叶。白夫桃又名焦刺。

【中国药典】 无。

【植物形态】 高 3～5 m 的落叶小乔木；茎枝多锐刺，刺基部宽而扁，红褐色，小枝上的刺劲直，水平抽出，小叶背面中脉上常有小刺。叶有小叶 3～9、稀 11 片，翼叶明显，稀仅有痕迹；小叶对生，通常披针形，两端尖，有时基部宽楔形，叶面稍粗皱。花序近腋生或同时生于侧枝之顶，有花约 30 朵以内。果紫红色，有微凸起少数油点，单个分果瓣径 4～5 mm；种子褐黑色。花期 4～5 月，果期 8～10 月。

【生态环境】 生于海拔 700 m 左右的山坡疏林下或灌丛中。有栽培。

【采收季节】 初秋果实成熟时采收果实、种子，干燥；全年可采挖根，洗净，鲜用或切片后干燥；全年可采叶，鲜用或干燥。

【功效】 果实：温中燥湿，散寒止痛，驱虫止痒；根：祛风散寒，温中理气，活血止痛；叶：理气止痛，活血消肿，解毒止痒。

【主治】 果实：脘腹冷痛，寒湿吐泻，蛔厥腹痛，龋齿牙痛，湿疹，疥癣痒疮；根：风湿痹痛，胃脘冷痛，泄泻，痢疾，感冒头痛，牙痛，跌打损伤，痛经，刀伤出血，顽癣，毒蛇咬伤；叶：脘腹胀痛，跌打损伤，痈疮肿毒，毒蛇咬伤，皮肤瘙痒。

【材料来源】 基原植物样本共 12 份。样本采自浙江省丽水市莲都区、青田县、松阳县、云和县，衢州市龙游县，金华市东阳市；江西省上饶市婺源县。

【DNA 提取及序列扩增】 取基原植物样本根约 40 mg，均按照根类药材 DNA 提取方法操作。序列扩增按照《中国药典》2015 年版的“中药材 DNA 条形码分子鉴定法指导原则”进行。

【ITS2 序列特征】 竹叶椒共 12 条序列：序列长度为 227 bp；无变异位点；GC 含量为 70.9%。序列特征如下：

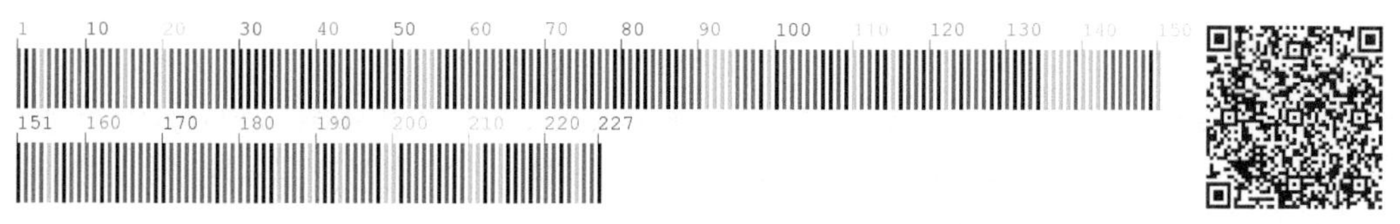

【ITS2 序列二级结构】

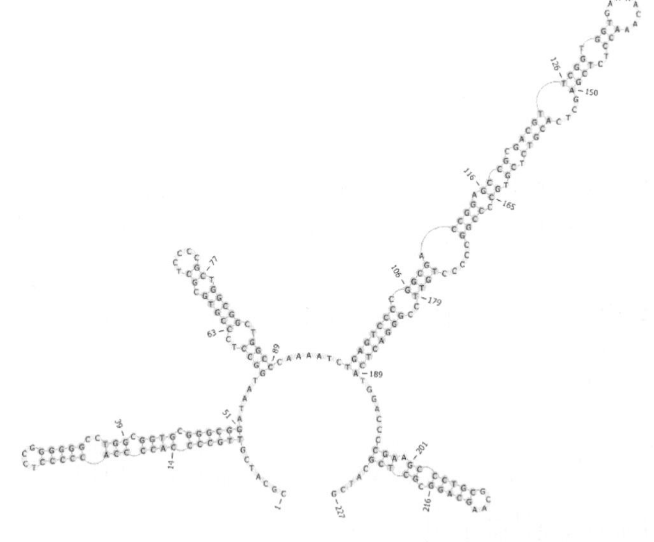

248 红 椒 刺

Hongjiaoci

ZANTHOXYLI SCANDENTIS CAULIS, FOLIUM ET RADIX

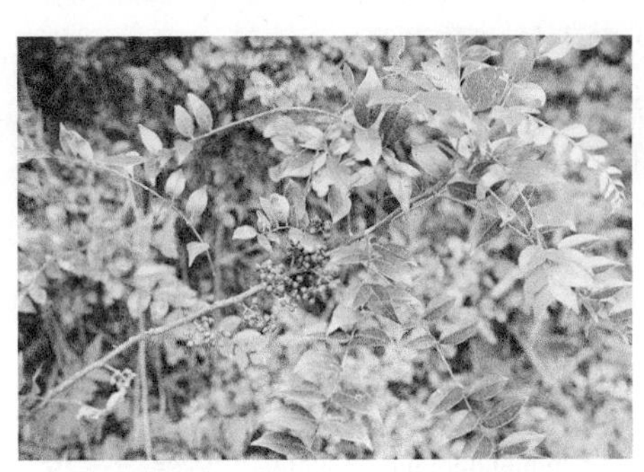

本品为芸香科花椒属植物花椒簕（*Zanthoxylum scandens* Bl.）的干燥茎叶及根。

【中国药典】 无。

【植物形态】 幼龄植株呈直立灌木状，枝干有短沟刺，叶轴上的刺较多。叶有小叶 5～25 片，近花序的叶有小叶较少，萌发枝上的叶有小叶较多；小叶互生或位于叶轴上部的对生，卵形，卵状椭圆形或斜长圆形。花序腋生或兼有顶生；萼片及花瓣均 4 片；萼片淡紫绿色，宽卵形；花瓣淡黄绿色。分果瓣紫红色，干后灰褐色或乌黑色，顶端有短芒尖，油点通常不甚明显，平或稍凸起，有时凹陷；种子近圆球形，两端微尖。花期 3～5 月，果期 7～8 月。

【生态环境】 生于海拔 1100 m 以下的山地林下或灌丛中。

【采收季节】 全年可采收，洗净，切片，干燥。

【功效】 活血，散瘀，止痛。

【主治】 脘腹瘀滞疼痛，跌打损伤。

【材料来源】 基原植物样本共 12 份。样本采自浙江省丽水市莲都区、青田县、松阳县、云和县，衢州市龙游县，金华市东阳市、永康市；江西省上饶市婺源县。

【DNA 提取及序列扩增】 取基原植物样本叶片约 20 mg，均按照叶类药材 DNA 提取方法操作。序列扩增按照《中国药典》2015 年版的“中药材 DNA 条形码分子鉴定法指导原则”进行。

【ITS2 序列特征】 花椒簕共 12 条序列：序列长度为 223 bp；无变异位点；GC 含量为 73.5%。序列特征如下：

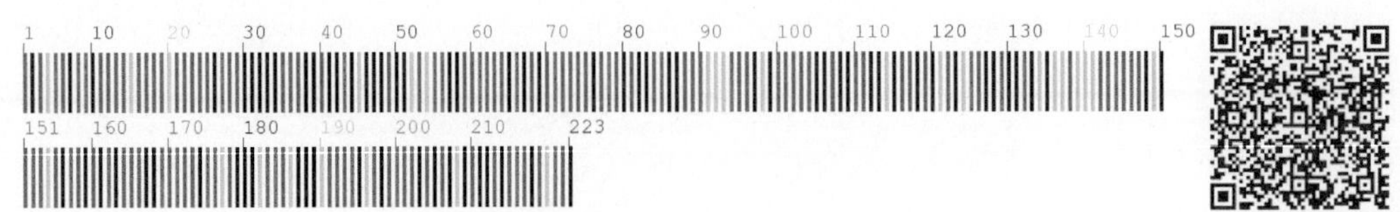

【ITS2 序列二级结构】

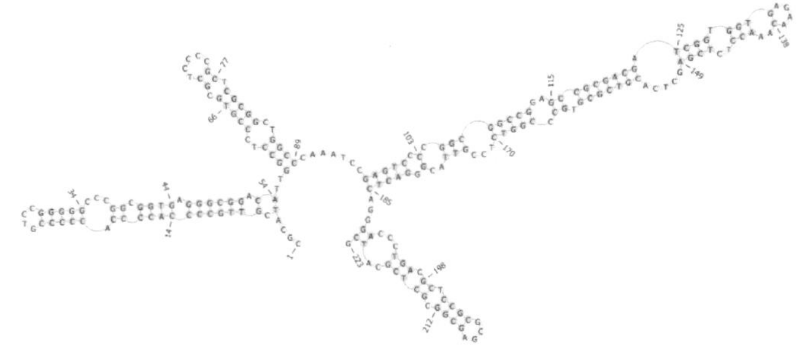

249 脚 郎 头

Jiaolangtou

LINDERAE RADIX

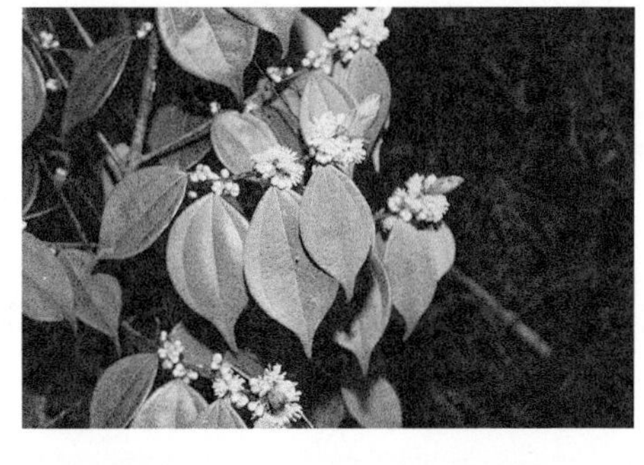

本品为樟科山胡椒属植物乌药[*Lindera aggregata* (Sims) Kosterm.]的干燥块根。脚郎头又名鸡蛋衣。

【中国药典】 乌药：乌药的干燥块根。

【植物形态】 常绿灌木或小乔木，高可达5 m；树皮灰褐色；根有纺锤状或结节状膨胀，外面棕黄色至棕黑色，表面有细皱纹，有香味，微苦，有刺激性清凉感。幼枝青绿色，具纵向细条纹，密被金黄色绢毛。叶互生，卵形，椭圆形至近圆形，先端长渐尖或尾尖，基部圆形，革质或有时近革质，上面绿色，有光泽，下面苍白色。伞形花序腋生，无总梗，常6～8花序集生于一1～2 mm长的短枝上。果卵形或有时近圆形。花期3～4月，果期5～11月。

【采收季节】 冬季挖取块根，洗净，刮去外皮，切片，干燥。

【功效】 行气止痛，温肾散寒。

【主治】 胸胁满闷，脘腹胀痛，头痛，寒疝疼痛，痛经及产后腹痛，尿频，遗尿。

【材料来源】 基原植物样本共20份。样本采自浙江省丽水市莲都区、青田县、松阳县、云和县、景宁县、庆元县，衢州市开化县。

【DNA 提取及序列扩增】 取基原植物样本块根约40 mg，均按照根类药材DNA提取方法操作。序列扩增按照《中国药典》2015年版的“中药材DNA条形码分子鉴定法指导原则”进行。

【ITS2 序列特征】 乌药共 20 条序列：序列长度为 241 bp；无变异位点；GC 含量为 74.7%。主导单倍型序列特征如下：

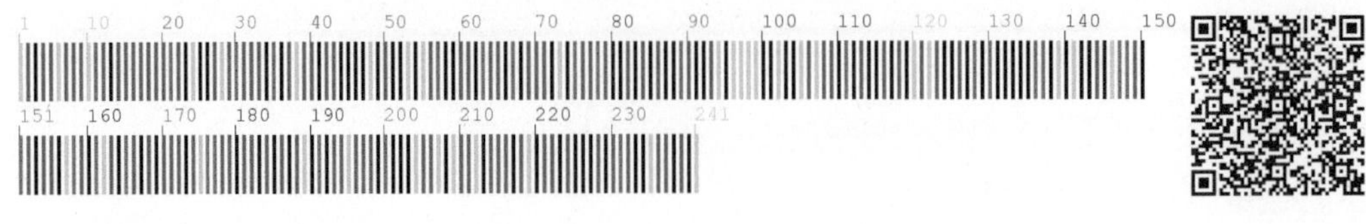

【ITS2 序列二级结构】

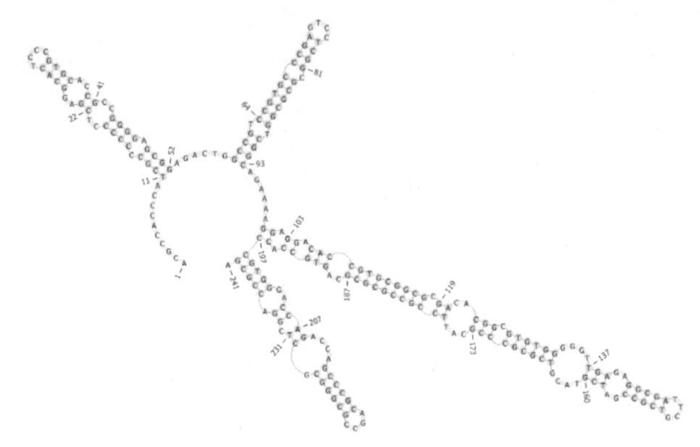

250 山 木 通

Shanmutong

LINDERAE REFLEXAE RADIX ET FRUCTUS

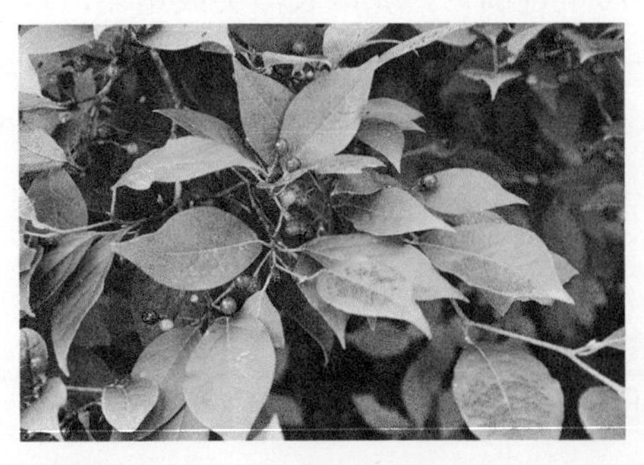

本品为樟科山胡椒属植物山橿（*Lindera reflexa* Hemsl.）的干燥根及果实。山木通又名木橿。

【中国药典】 无。

【植物形态】 落叶灌木或小乔木；树皮棕褐色，有纵裂及斑点。幼枝条黄绿色，光滑、无皮孔，幼时有绢状柔毛，不久脱落。冬芽长角锥状，芽鳞红色。叶互生，通常卵形或倒卵状椭圆形；叶柄长 6～17 mm，幼时被柔毛，后脱落。伞形花序着生于叶芽两侧各一，具总梗，红色，密被红褐色微柔毛，果时脱落；总苞片 4，内有花约 5 朵。果球形，熟时红色；果梗无皮孔，被疏柔毛。花期 4 月，果期 8 月。

【生态环境】 生于海拔 1000 m 以下山坡沟谷林下、林缘或灌丛中。

【采收季节】 全年可采根，鲜用或干燥；深秋季采收果实，干燥。

【功效】 根：理气止痛，祛风解表，杀虫止血；果实：止痛，消肿。

【主治】 根：胃痛，腹痛，风寒感冒，风疹疥癣，外用治刀伤出血；果实：跌打损伤。

【材料来源】 基原植物样本共 12 份。样本采自浙江省丽水市莲都区、青田县、松阳县、云和县，衢州市龙游县，金华市东阳市；江西省上饶市婺源县。

【DNA 提取及序列扩增】 取基原植物样本根约 40 mg，均按照根类药材 DNA 提取方法操作。序列扩增按照《中国药典》2015 年版的“中药材 DNA 条形码分子鉴定法指导原则”进行。

【ITS2 序列特征】 山橿共 12 条序列：序列长度为 234 bp；无变异位点；GC 含量为 75.2%。序列特征如下：

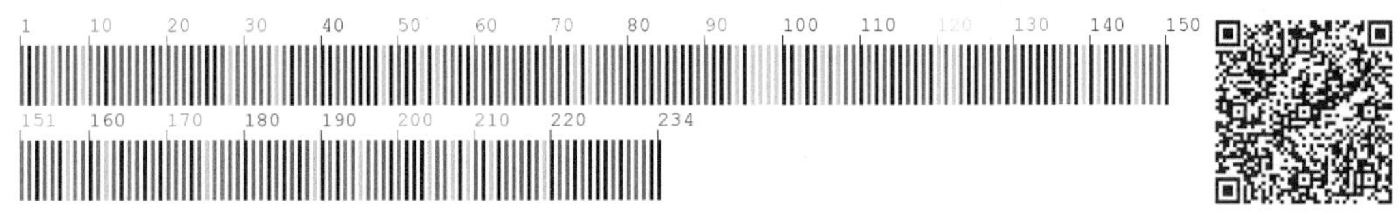

【ITS2 序列二级结构】

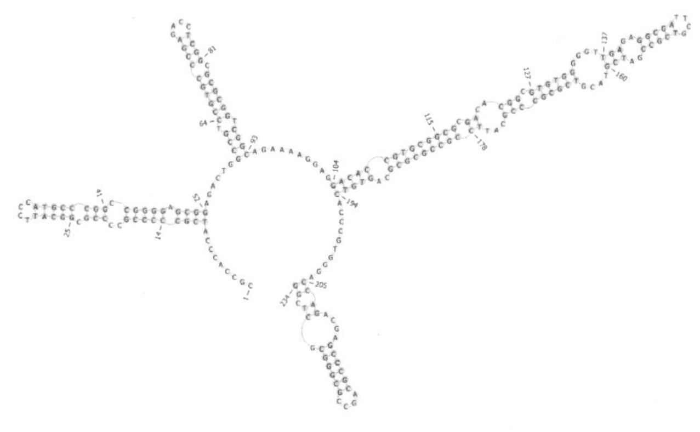

251 樟　　树

Zhangshu

CINNAMOMI CAMPHORAE LIGNUM ET RADIX

本品为樟科樟属植物樟[*Cinnamomum camphora* (L.) J. Presl]的干燥木材及根。樟树又名水里樟；樟又名香樟。

【中国药典】 天然冰片（右旋龙脑）：樟的新鲜枝、叶经提取加工制成。

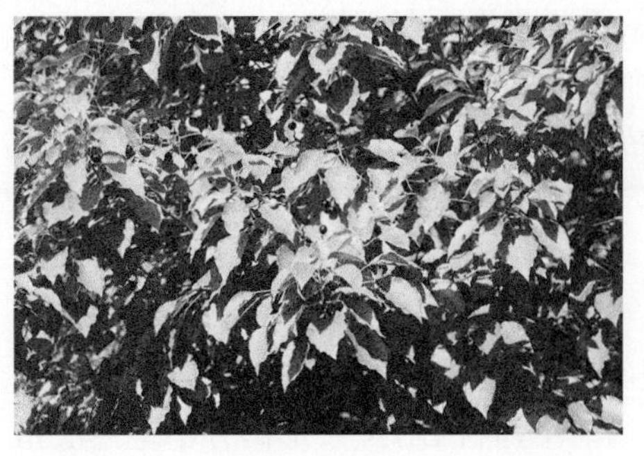

【植物形态】 常绿大乔木，高可达 30 m，树冠广卵形；枝、叶及木材均有樟脑气味。枝条圆柱形，淡褐色，无毛。叶互生，卵状椭圆形，先端急尖，基部宽楔形至近圆形，边缘全缘，软骨质。圆锥花序腋生，具梗，与各级序轴均无毛或被灰白至黄褐色微柔毛，被毛时往往在节上尤为明显。花绿白或带黄色，无毛。花被外面无毛或被微柔毛，内面密被短柔毛，花被筒倒锥形。果卵球形或近球形，紫黑色；果托杯状，顶端截平，具纵向沟纹。花期 4～5 月，果期 8～11 月。

【生态环境】 栽培。

【采收季节】 冬季采收木材、根，切片，阴干。

【功效】 木材：祛风散寒，温中理气，活血通络；根：温中止痛，辟秽和中，祛风除湿。

【主治】 木材：风寒感冒，胃寒胀痛，寒湿吐泻，风湿痹痛，脚气，跌打伤痛，疥癣风痒；根：胃脘疼痛，霍乱吐泻，风湿痹痛，皮肤瘙痒。

【材料来源】 基原植物样本共 16 份。样本采自浙江省丽水市莲都区、青田县、松阳县、云和县，衢州市龙游县，金华市永康市。

【DNA 提取及序列扩增】 取基原植物样本根约 40 mg，均按照根类药材 DNA 提取方法操作。序列扩增按照《中国药典》2015 年版的“中药材 DNA 条形码分子鉴定法指导原则”进行。

【ITS2 序列特征】 樟共 16 条序列：序列长度为 240 bp；无变异位点；GC 含量为 63.8%。序列特征如下：

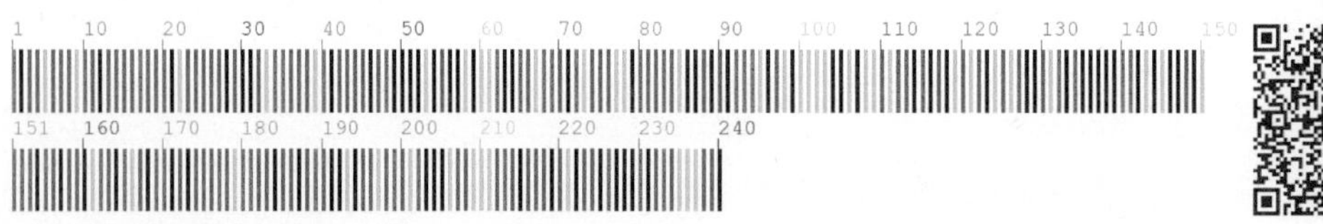

【ITS2 序列二级结构】

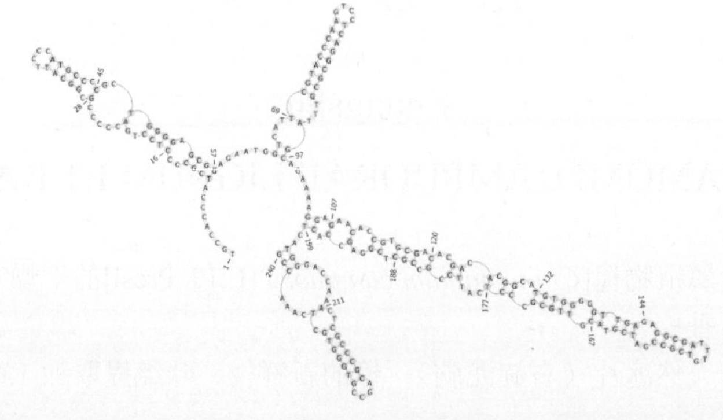

252 高骨矮茶

Gaogu’aicha

ARDISIAE CRENATAE RADIX

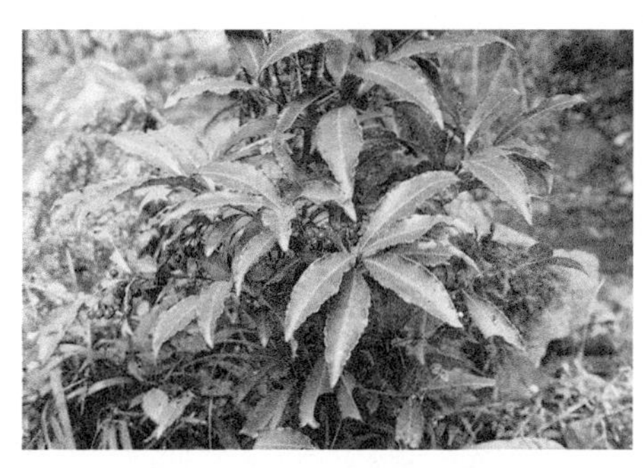

本品为紫金牛科紫金牛属植物朱砂根（*Ardisia crenata* Sims）的干燥根。高骨矮茶又名铁凉伞。

【中国药典】 朱砂根：朱砂根的干燥根。

【植物形态】 灌木，高 1～2 m，稀达 3 m；茎粗壮，无毛，除侧生特殊花枝外，无分枝。叶片革质或坚纸质，椭圆形、椭圆状披针形至倒披针形，顶端急尖或渐尖，基部楔形，边缘具皱波状或波状齿，具明显的边缘腺点，两面无毛。伞形花序或聚伞花序，着生于侧生特殊花枝顶端；花枝近顶端常具 2～3 片叶或更多，或无叶；花瓣白色，稀略带粉红色，盛开时反卷，卵形；胚珠 5 枚，1 轮。果球形，鲜红色，具腺点。花期 5～6 月，果期 10～12 月，有时 2～4 月。

【生态环境】 生于海拔 60～880 m 常绿阔叶林或混交林下阴湿的灌丛中。有栽培。

【采收季节】 秋季采收，洗净，切片，鲜用或干燥。

【功效】 清热解毒，活血止痛。

【主治】 咽喉肿痛，风湿热痹，黄疸，痢疾，跌打损伤，流火，乳腺炎，睾丸炎。

【材料来源】 基原植物样本共 18 份。样本采自浙江省丽水市莲都区、青田县、松阳县、云和县、庆元县，衢州市龙游县，金华市东阳市；江西省上饶市婺源县。

【DNA 提取及序列扩增】 取基原植物样本根约 40 mg，刮去外表皮，均按照根类药材 DNA 提取方法操作。序列扩增按照《中国药典》2015 年版的“中药材 DNA 条形码分子鉴定法指导原则”进行。

【ITS2 序列特征】 朱砂根共 18 条序列：序列长度为 217 bp；无变异位点；GC 含量为 59.0%。序列特征如下：

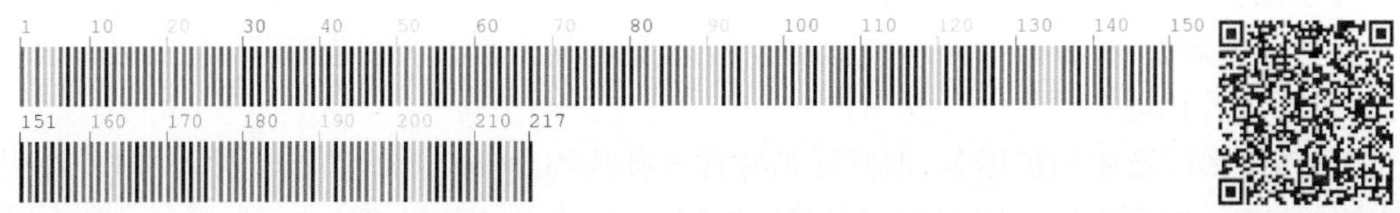

【ITS2 序列二级结构】

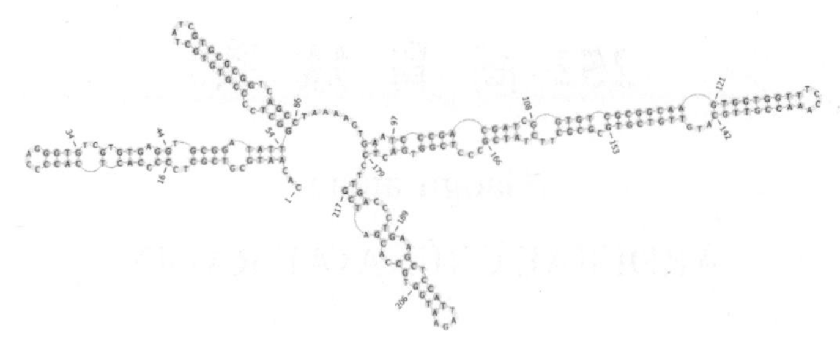

253 矮　　茶

Aicha

ARDISIAE JAPONICAE HERBA

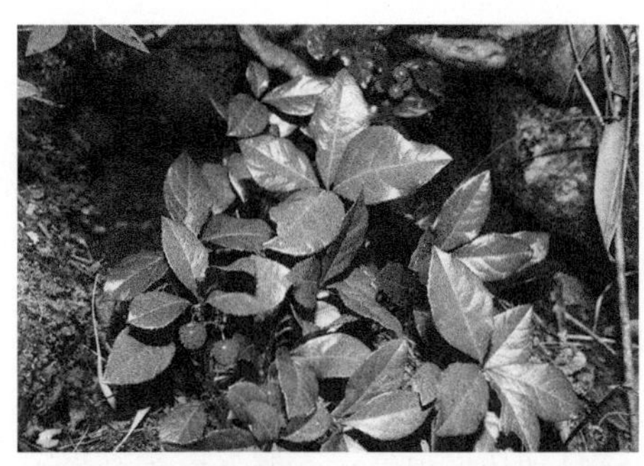

本品为紫金牛科紫金牛属植物紫金牛[*Ardisia japonica* (Thunb.) Bl.]的干燥全草。矮茶又名短地菇。

【中国药典】 矮地茶：紫金牛的全草。

【植物形态】 小灌木或亚灌木，近蔓生，具匍匐生根的根茎；直立茎长达 30 cm，稀达 40 cm，不分枝，幼时被细微柔毛，以后无毛。叶对生或近轮生，叶片坚纸质或近革质，椭圆形至椭圆状倒卵形，顶端急尖，基部楔形，边缘具细锯齿，多少具腺点。亚伞形花序，腋生或生于近茎顶端的叶腋，有花 3～5 朵；花瓣粉红色或白色，广卵形，无毛，具密腺点。果球形，鲜红色转黑色，多少具腺点。花期 5～6 月，果期 11～12 月，有时 5～6 月仍有果。

【生态环境】 生于海拔 400～1000 m 的山坡、沟谷常绿阔叶林或混交林下阴湿灌草丛中，也有生于毛竹林下、丘陵林缘与路边潮湿草丛中。

【采收季节】 全年可采收，洗净，干燥。

【功效】 化痰止咳，利湿，活血。

【主治】 新久咳嗽，痰中带血，慢性支气管炎，湿热黄疸，跌扑损伤。

【材料来源】 基原植物样本共 12 份。样本采自浙江省丽水市莲都区、青田县、景宁县，衢州市开化县。

【DNA 提取及序列扩增】 取基原植物样本叶片约 20 mg，均按照叶类药材 DNA 提取方法操作。序列扩增按照《中国药典》2015 年版的“中药材 DNA 条形码分子鉴定法指导原则”进行。

【ITS2 序列特征】 紫金牛共 12 条序列：序列长度为 217 bp；有 1 个变异位点，为

22 位点 T-G 变异；GC 含量为 59.0%～59.4%。主导单倍型序列特征如下：

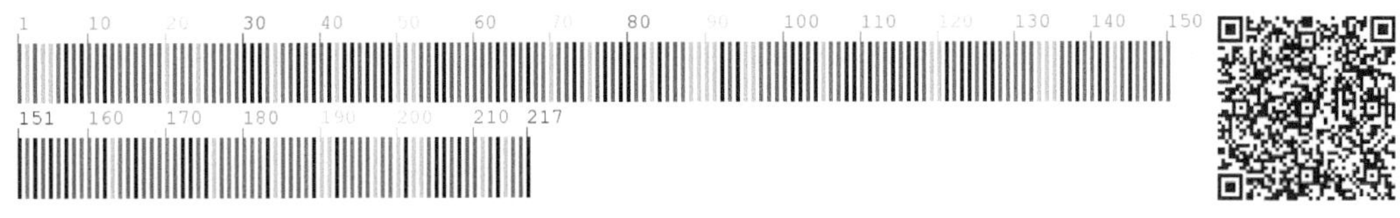

【ITS2 序列二级结构】

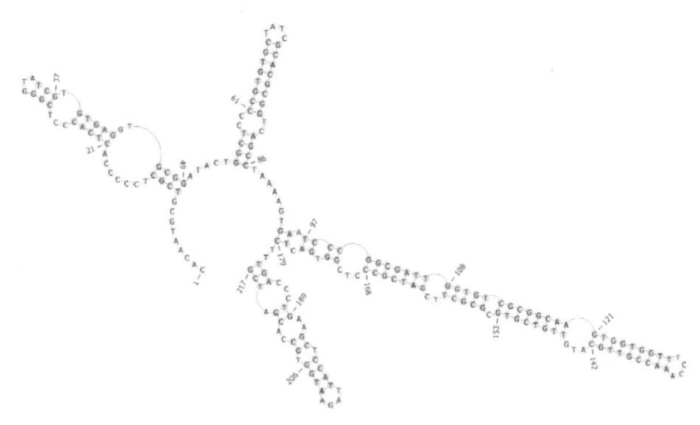

254 骨 地 松

Gudisong

CAMPSIS GRANDIFLORAE RADIX

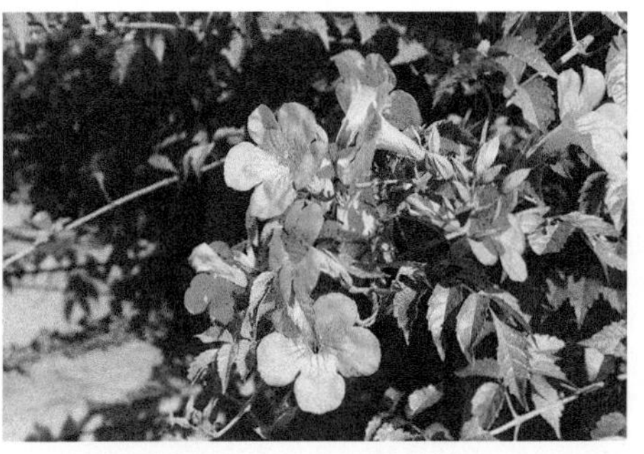

本品为紫葳科凌霄属植物凌霄[*Campsis grandiflora* (Thunb.) Schum.]的干燥根。骨地松又名肚饥花、倒挂金钟。*Flora of China* 中凌霄属已改称凌霄花属。

【中国药典】 凌霄花：凌霄或美洲凌霄[*Campsis radicans* (L.) Seem.]的干燥花。

【植物形态】 攀援藤本；茎木质，表皮脱落，枯褐色，以气生根攀附于它物之上。叶对生，为奇数羽状复叶；小叶 7～9 枚，卵形至卵状披针形，顶端尾状渐尖，基部阔楔形，两侧不等大，侧脉 6～7 对，两面无毛，边缘有粗锯齿。顶生疏散的短圆锥花序，花序轴长 15～20 cm；花冠内面鲜红色，外面橙黄色，裂片半圆形。蒴果顶端钝。花期 5～8 月。

【生态环境】 栽培于公园、庭院、围墙边。

【采收季节】 全年可采根，洗净，切片，干燥。

【功效】 凉血祛风，活血通络。

【主治】 血热生风，身痒，风疹，腰腿不遂，痛风，风湿痹痛，跌打损伤。

【材料来源】 基原植物样本共 18 份。样本采自浙江省丽水市莲都区、青田县、松阳县、云和县，衢州市龙游县，金华市东阳市。

【DNA 提取及序列扩增】 取基原植物样本根约 40 mg，均按照根类药材 DNA 提取方法操作。序列扩增按照《中国药典》2015 年版的“中药材 DNA 条形码分子鉴定法指导原则”进行。

【ITS2 序列特征】 凌霄共 18 条序列：序列长度为 246 bp；无变异位点；GC 含量为 76.4%。序列特征如下：

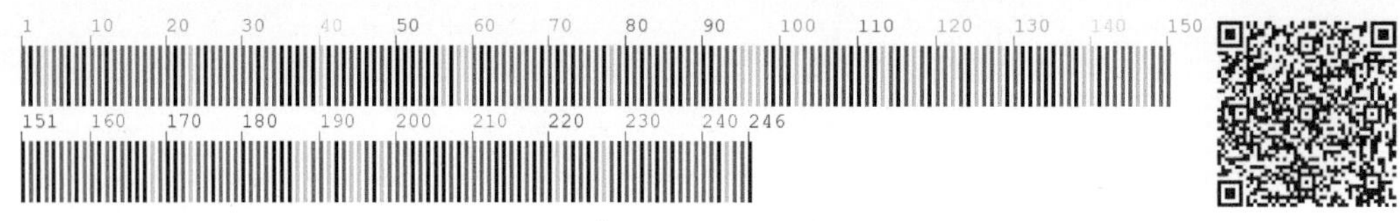

【ITS2 序列二级结构】

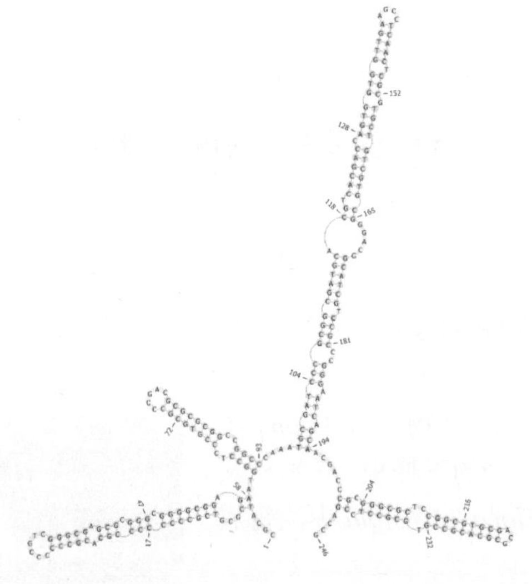

255 白　兰　刺

Bailanci

SMILACIS CHINAE RHIZOMA ET FOLIUM

本品为百合科菝葜属植物菝葜（*Smilax china* L.）的干燥根茎及叶。白兰刺又名告告刺、金刚刺。

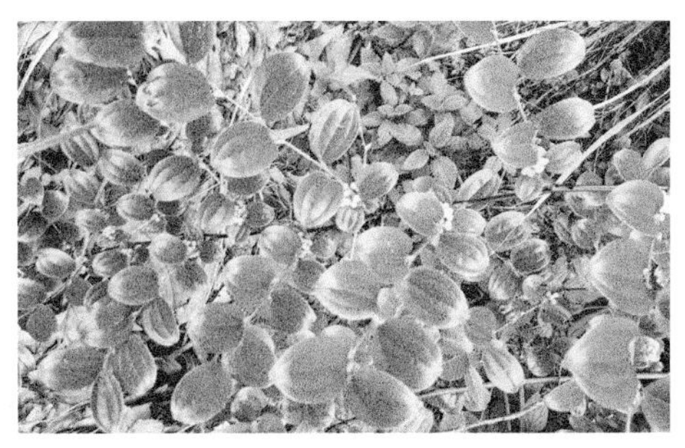

【中国药典】 菝葜：菝葜的干燥根茎。

【植物形态】 攀援灌木；根状茎粗厚，坚硬，为不规则的块状，疏生刺。叶薄革质或坚纸质，干后通常红褐色或近古铜色，圆形、卵形或其他形状；叶柄长 5～15 mm，几乎都有卷须，少有例外，脱落点位于靠近卷须处。伞形花序生于叶尚幼嫩的小枝上，具十几朵或更多的花，常呈球形。浆果直径 6～15 mm，熟时红色，有粉霜。花期 2～5 月，果期 9～11 月。

【生态环境】 生于山坡、荒地、林缘、路旁灌丛中。

【采收季节】 秋、冬季采挖根茎，洗净，切片，干燥；夏、秋季采叶，鲜用或干燥。

【功效】 根茎：祛风利湿，解毒消痈；叶：祛风，利湿，解毒。

【主治】 根茎：筋骨酸痛，小便淋沥，带下量多，疔疮痈肿；叶：风肿，疮疖，肿毒，臁疮，烧烫伤，蜈蚣咬伤。

【材料来源】 基原植物样本共 20 份。样本采自浙江省丽水市莲都区、青田县、松阳县、云和县，衢州市龙游县，金华市东阳市、永康市；江西省上饶市婺源县。

【DNA 提取及序列扩增】 取基原植物样本叶片约 30 mg，均按照叶类药材 DNA 提取方法操作。序列扩增按照《中国药典》2015 年版的“中药材 DNA 条形码分子鉴定法指导原则”进行。

【***psbA-trnH*** 序列特征】 菝葜共 20 条序列：序列长度为 728 bp；无变异位点；GC 含量为 28.6%。序列特征如下：

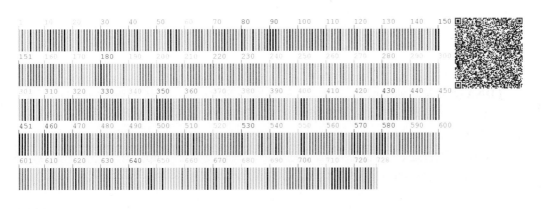

256 百　合

Baihe

LILII BROWNII BULBUS

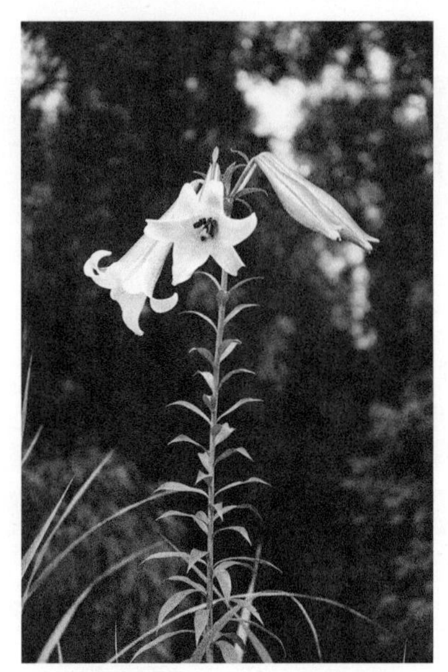

本品为百合科百合属植物野百合（*Lilium brownii* F. E. Br. ex Miellez）的干燥鳞茎。

【中国药典】 无。

【植物形态】 直立草本，体高 30～100 cm，基部常木质，单株或茎上分枝，被紧贴粗糙的长柔毛。托叶线形；单叶，叶片形状常变异较大，通常为线形或线状披针形；叶柄近无。总状花序顶生、腋生或密生枝顶形似头状；苞片线状披针形；花梗短；子房无柄。荚果短圆柱形，种子 10～15 颗。花果期 5 月至翌年 2 月。

【生态环境】 生于山坡林缘、路边、溪沟边。

【采收季节】 秋季茎叶枯萎时采挖，洗净，鲜用或干燥。

【功效】 润肺止咳，清热安神。

【主治】 阴虚久咳，痰中带血，虚烦惊悸，失眠多梦，精神恍惚。

【材料来源】 基原植物样本共 18 份。样本采自浙江省丽水市莲都区、青田县、松阳县、遂昌县、龙泉市，衢州市龙游县，金华市东阳市。

【DNA 提取及序列扩增】 取基原植物样本茎约 40 mg，均按照茎类药材 DNA 提取方法操作。序列扩增按照《中国药典》2015 年版的“中药材 DNA 条形码分子鉴定法指导原则”进行。

【ITS2 序列特征】 野百合共 18 条序列：序列长度为 237 bp；有 1 个变异位点，为 181 位点 G-C 变异；GC 含量为 67.1%。主导单倍型序列特征如下：

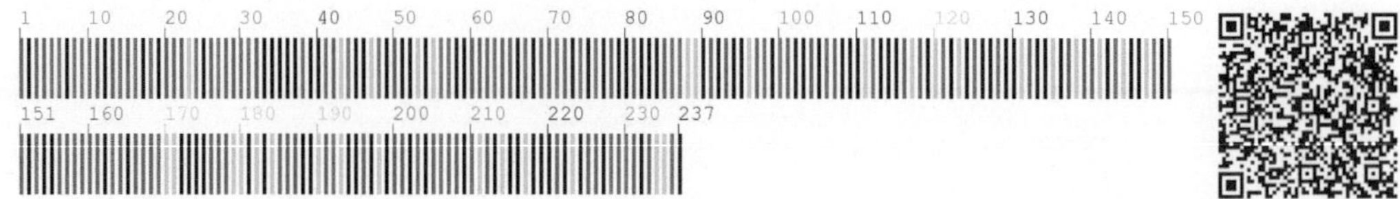

【ITS2 序列二级结构】

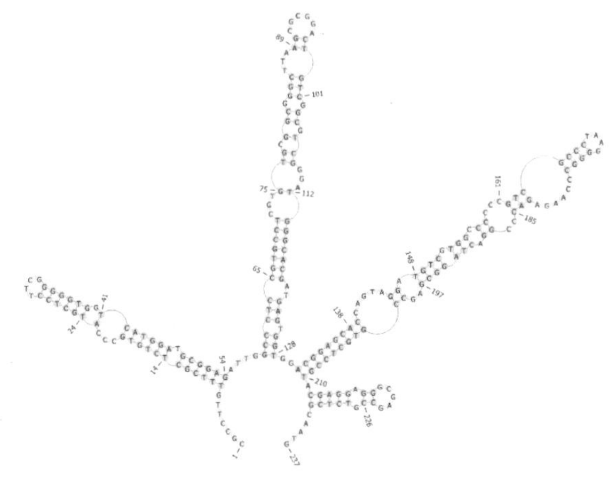

257 山 麦 冬

Shanmaidong

LIRIOPES GRAMINIFOLIAE RADIX

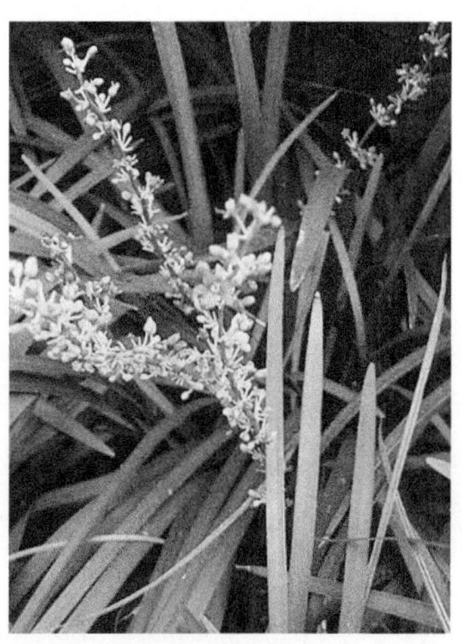

本品为百合科山麦冬属植物禾叶山麦冬[*Liriope graminifolia* (L.) Baker]的干燥块根。

【中国药典】 无。

【植物形态】 根细或稍粗，分枝多，有时有纺锤形小块根；根状茎短或稍长，具地下走茎。叶先端钝或渐尖，具5条脉，近全缘。花葶通常稍短于叶，花通常3～5朵簇生于苞片腋内，苞片卵形；花梗长约4 mm，关节位于近顶端；花被片狭矩圆形或矩圆形。种子卵圆形或近球形，初期绿色，成熟时蓝黑色。花期6～8月，果期9～11月。

【生态环境】 生于山坡林下、灌丛中或路边草地。

【采收季节】 夏季采收，洗净，干燥。

【功效】 养阴生津。

【主治】 阴虚燥咳，胃阴不足。

【材料来源】 基原植物样本共18份。样本采自浙江省丽水市莲都区、青田县、松阳县、云和县，衢州市龙游县，金华市东阳市。

【DNA 提取及序列扩增】 取基原植物样本根约40 mg，均按照根类药材DNA提取方法操作。序列扩增按照《中国药典》2015年版的“中药材DNA条形码分子鉴定法指导原则”进行。

【ITS2 序列特征】 禾叶山麦冬共 18 条序列：序列长度为 226 bp；无变异位点；GC 含量为 76.5%。序列特征如下：

【ITS2 序列二级结构】

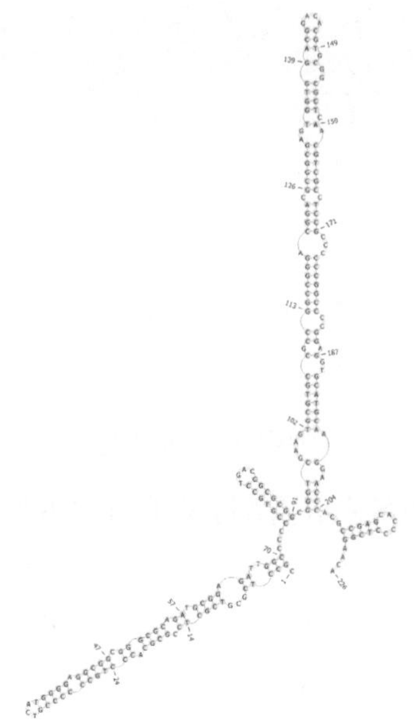

258 天　门　冬

Tianmendong

ASPARAGI RADIX

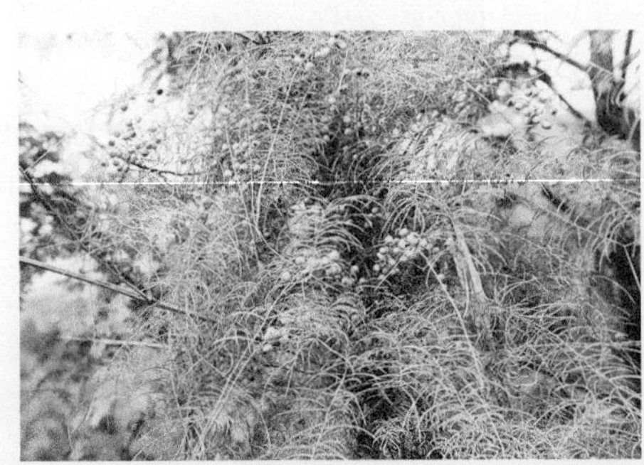

本品为百合科天门冬属植物天门冬[*Asparagus cochinchinensis* (Lour.) Merr.]的干燥块根。《中国药典》中天门冬称为天冬。

【中国药典】 天冬：天冬的干燥块根。

【植物形态】 攀援植物。根在中部或近末端成纺锤状膨大，膨大部分长 3～5 cm，粗 1～2 cm。茎平滑，常弯曲或扭曲，分枝具棱或狭翅。叶状枝通常每 3 枚成簇，扁平或由于中脉龙骨状而略呈锐三棱形，稍镰刀状；茎上的鳞片状叶基部延伸为长 2.5～3.5 mm 的硬刺，在分枝上的刺较短或不明显。花通常每 2 朵腋生，淡绿色；花梗长 2～6 mm，关节一般位于中部，有时位置有变化。浆果直径 6～7 mm，熟时红色，有 1 颗种子。花期 5～6 月，果期 8～10 月。

【生态环境】 生于山坡林下或灌丛草地。有栽培。

【采收季节】 秋、冬季采挖，洗净，略烫后，趁热除去外皮，干燥。

【功效】 滋阴润燥，清肺降火。

【主治】 肺燥干咳，顿咳痰黏，咽干口渴，肠燥便秘，咽喉肿痛。

【材料来源】 基原植物样本共 14 份。样本采自浙江省丽水市莲都区、青田县、松阳县、云和县、庆元县，衢州市龙游县，金华市东阳市；江西省上饶市婺源县。

【DNA 提取及序列扩增】 取基原植物样本根约 40 mg，均按照根类药材 DNA 提取方法操作。序列扩增按照《中国药典》2015 年版的“中药材 DNA 条形码分子鉴定法指导原则”进行。

【ITS2 序列特征】 天门冬共 14 条序列：序列长度为 244 bp；无变异位点；GC 含量为 64.8%。序列特征如下：

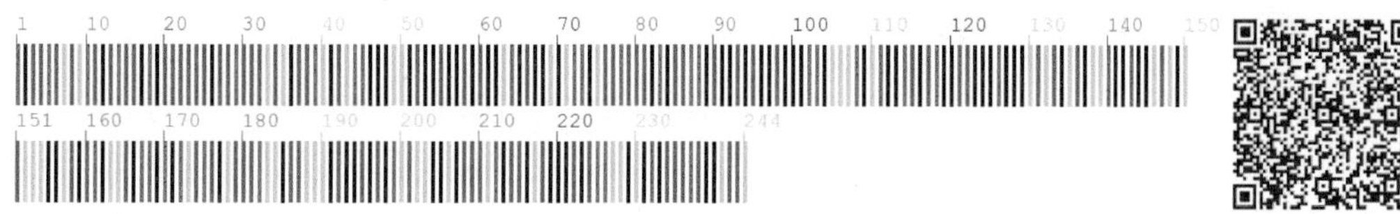

【ITS2 序列二级结构】

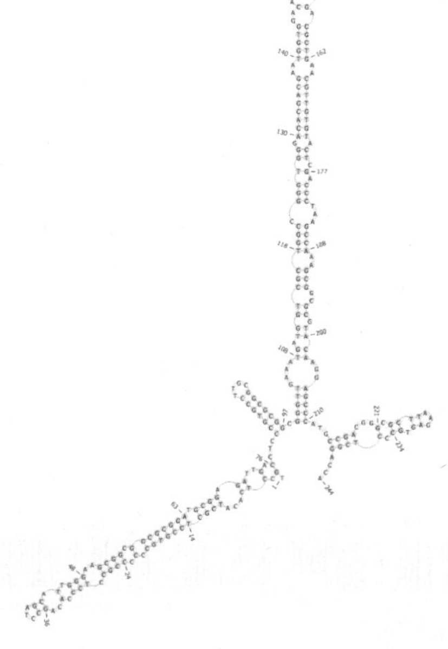

259 山 韭 菜

Shanjiucai

OPHIOPOGONIS RADIX

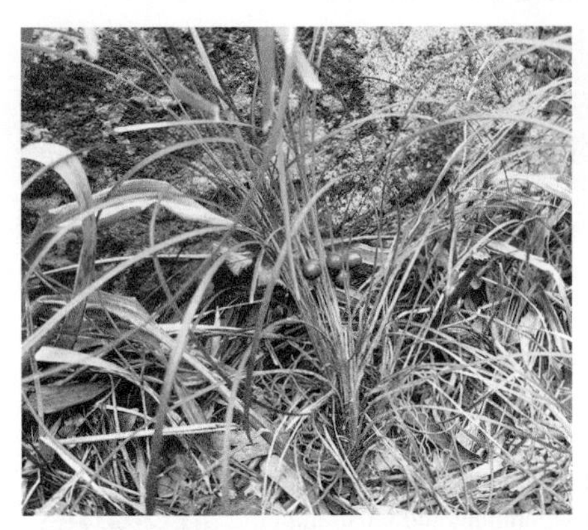

本品为百合科沿阶草属植物麦冬[*Ophiopogon japonicus* (L. f.) Ker-Gawl.]的干燥块根。

【中国药典】 麦冬：麦冬的干燥块根。

【植物形态】 根较粗，中间或近末端常膨大成椭圆形或纺锤形的小块根；地下走茎细长，直径 1～2 mm，节上具膜质的鞘。茎很短，叶基生成丛，禾叶状。花葶长 6～15（～27） cm，通常比叶短得多，总状花序长 2～5 cm，或有时更长些，具几朵至十几朵花；花单生或成对着生于苞片腋内；苞片披针形，先端渐尖；花梗长 3～4 mm，关节位于中部以上或近中部；花被片常稍下垂而不展开，披针形，白色或淡紫色。种子球形。花期 5～8 月，果期 8～9 月。

【生态环境】 生于山坡林下阴湿处或沟边草地。有栽培。

【采收季节】 夏季采收，洗净，干燥。

【功效】 养阴生津，润肺清心。

【主治】 肺燥干咳，阴虚痨咳，喉痹咽痛，津伤口渴，心烦失眠，内热消渴，肠燥便秘。

【材料来源】 基原植物样本共 18 份。样本采自浙江省丽水市莲都区、青田县、松阳县、云和县，衢州市龙游县，金华市东阳市、永康市。

【DNA 提取及序列扩增】 取基原植物样本根约 40 mg，均按照根类药材 DNA 提取方法操作。序列扩增按照《中国药典》2015 年版的“中药材 DNA 条形码分子鉴定法指导原则”进行。

【ITS2 序列特征】 麦冬共 18 条序列：序列长度为 219 bp；有 3 个变异位点，分别为 33 位点 G-T 变异、81 位点 A-G 变异和 199 位点 T-C 变异；GC 含量为 73.1%～73.5%。主导单倍型序列特征如下：

【ITS2 序列二级结构】

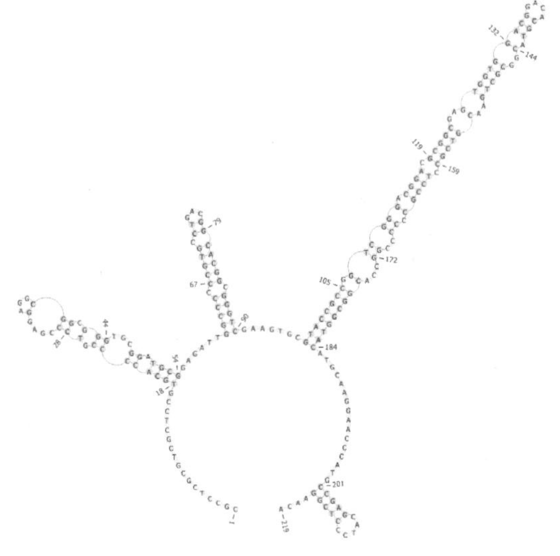

260 金 烛 台

Jinzhutai

PARIDIS CHINENSIS RHIZOMA

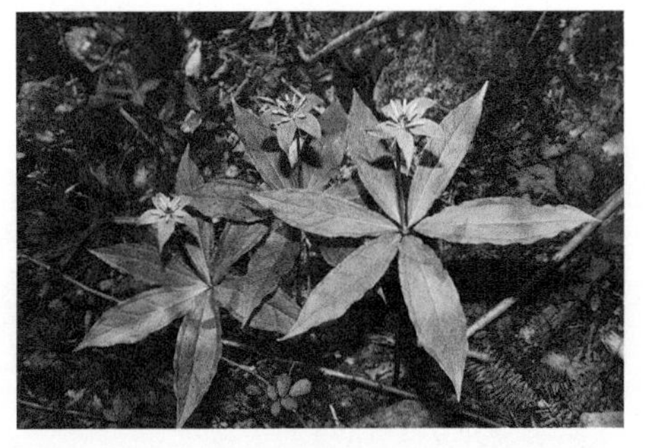

本品为百合科重楼属植物华重楼[*Paris polyphylla* Sm. var. *chinensis* (Frranch.) Hara]的干燥根茎。金烛台又名七叶一枝花、七层塔。

【中国药典】 重楼：云南重楼[*Paris polyphylla* Smith var. *yunnanensis* (Franch.) Hand. -Mazz.]或华重楼的干燥根茎。

【植物形态】 植株高 35～100 cm，无毛；根状茎粗厚，直径达 1～2.5 cm，外面棕褐色，密生多数环节和许多须根。茎通常带紫红色，基部有灰白色干膜质的鞘 1～3 枚。叶（5～）7～10 枚，矩圆形、椭圆形或倒卵状披针形；叶柄明显，带紫红色。花梗长 5～16 (30) cm。蒴果紫色，3～6 瓣裂开。种子多数，具鲜红色多浆汁的外种皮。花期 4～7 月，果期 8～11 月。

【生态环境】 生于山坡林下阴湿处或沟边草丛中。有栽培。

【采收季节】 秋季采收，除去须根，洗净，干燥。

【功效】 清热解毒，消肿止痛，凉肝定惊。

【主治】疔疖痈肿，咽喉肿痛，毒蛇咬伤，跌扑伤痛，惊风抽搐。

【材料来源】基原植物样本共 18 份。样本采自浙江省丽水市莲都区、缙云县、景宁县、庆元县；福建省建瓯市顺昌县。

【DNA 提取及序列扩增】取基原植物样本根约 40 mg，均按照根类药材 DNA 提取方法操作。序列扩增按照《中国药典》2015 年版的“中药材 DNA 条形码分子鉴定法指导原则”进行。

【ITS2 序列特征】华重楼共 18 条序列：序列长度为 232 bp；有 3 个变异位点，分别为 169 位点 C-A 变异、208 位点 G-T 变异和 218 位点 G-C 变异；GC 含量为 69.7%～70.2%。主导单倍型序列特征如下：

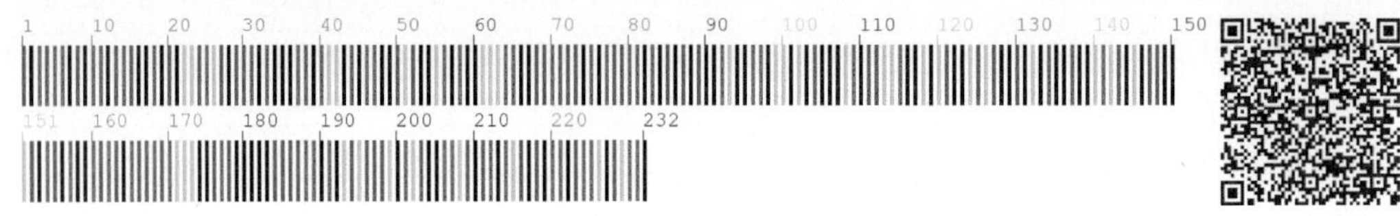

【ITS2 序列二级结构】

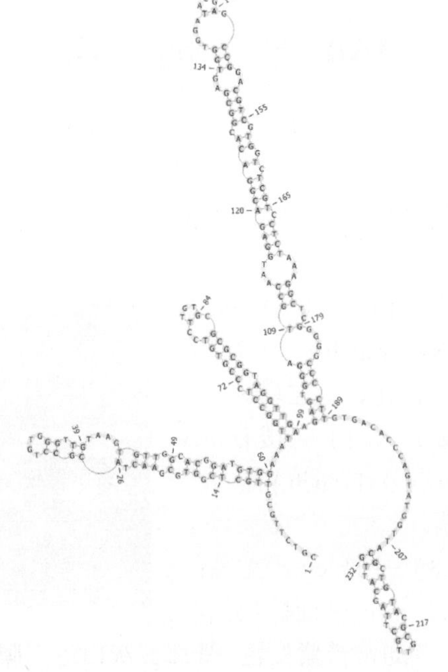

261 水 灯 草

Shuidengcao

JUNCI HERBA

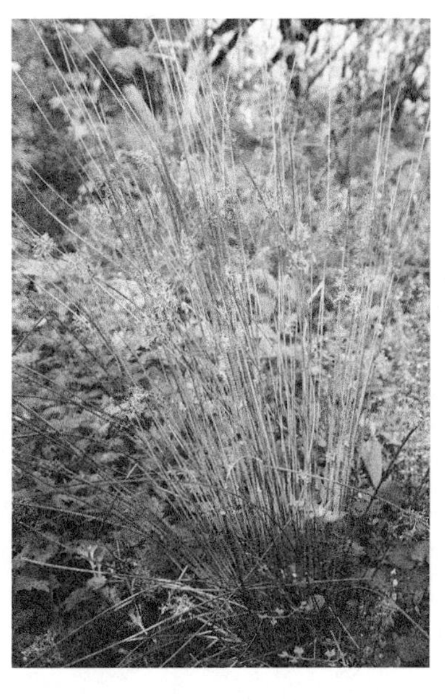

本品为灯心草科灯心草属植物灯心草（*Juncus effusus* L.）的干燥全草。

【中国药典】 灯心草：灯心草的干燥茎髓。

【植物形态】 多年生草本，高 27～91 cm，有时更高；根状茎粗壮横走，具黄褐色稍粗的须根。茎丛生，直立，圆柱形，淡绿色，具纵条纹。叶全部为低出叶，呈鞘状或鳞片状，包围在茎的基部；叶片退化为刺芒状。聚伞花序假侧生，含多花，排列紧密或疏散；总苞片圆柱形，生于顶端，似茎的延伸；小苞片 2 枚，宽卵形，膜质，顶端尖；花淡绿色。蒴果长圆形或卵形，黄褐色。种子卵状长圆形，黄褐色。花期 4～7 月，果期 6～9 月。

【生态环境】 生于沟边、田边及路边潮湿处。有栽培。

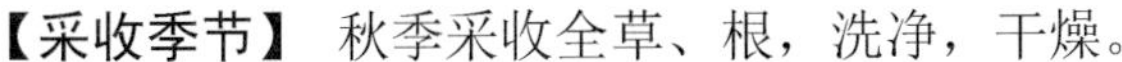

【采收季节】 秋季采收全草、根，洗净，干燥。

【功效】 全草：利水通淋，清心降火；根：利水通淋，清心安神。

【主治】 全草：水肿，小便不利，湿热黄疸，心烦不眠，小儿夜啼，口疮，创伤；根：淋病，小便不利，湿热黄疸，心悸不安。

【材料来源】 基原植物样本共 18 份。样本采自浙江省丽水市莲都区、青田县、松阳县、云和县，衢州市龙游县，金华市东阳市。

【DNA 提取及序列扩增】 取基原植物样本地上部分约 20 mg，均按照叶类药材 DNA 提取方法操作。序列扩增按照《中国药典》2015 年版的“中药材 DNA 条形码分子鉴定法指导原则”进行。

【ITS2 序列特征】 灯心草共 18 条序列：序列长度为 223 bp；有 1 个变异位点，为 12 位点 G-A 变异；GC 含量为 67.7%～68.2%。主导单倍型序列特征如下：

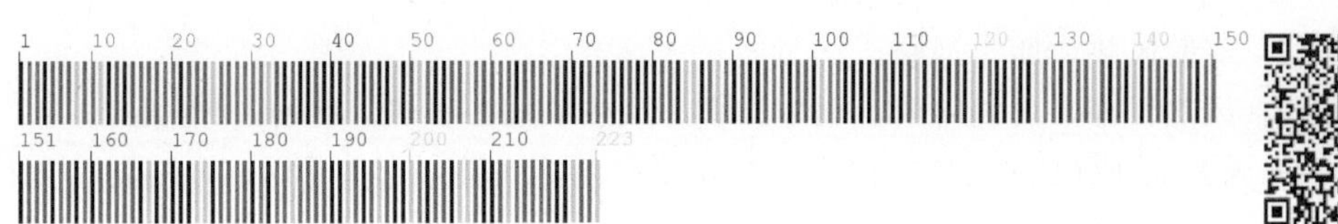

【ITS2 序列二级结构】

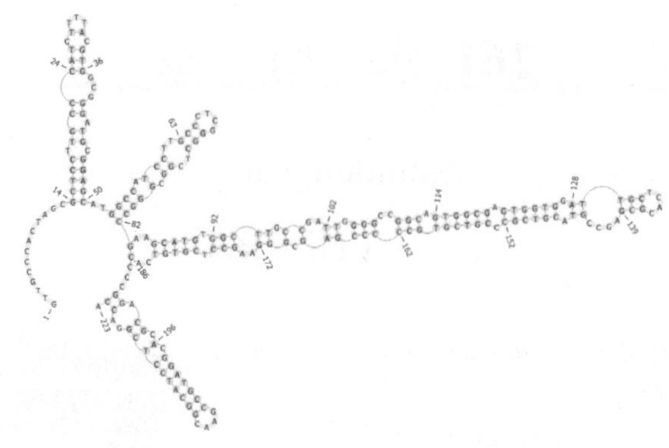

262 满　田　星

Mantianxing

ERIOCAULI FLOS

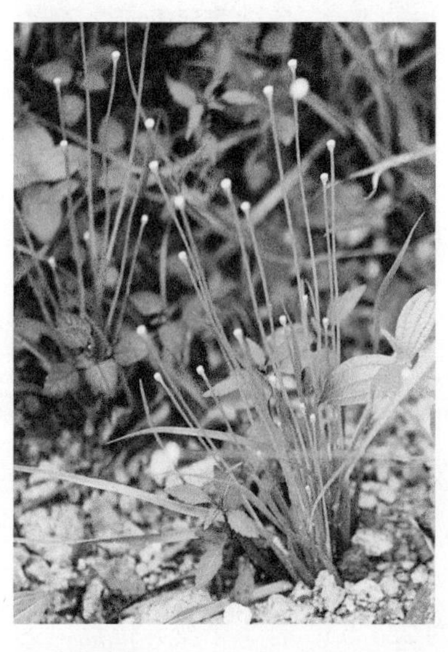

本品为谷精草科谷精草属植物谷精草（*Eriocaulon buergerianum* Koern.）的干燥带花茎的头状花序。满田星又名耳朵刷。

【中国药典】 谷精草：谷精草的干燥带花茎的头状花序。

【植物形态】 草本。叶线形，丛生，半透明，具横格。花葶多数，扭转，具 4～5 棱；鞘状苞片长 3～5 cm，口部斜裂；花序熟时近球形，禾秆色；总苞片倒卵形至近圆形，禾秆色，下半部较硬，上半部纸质，不反折；总（花）托常有密柔毛；苞片倒卵形至长倒卵形。种子矩圆状，表面具横格及 T 字形突起。花果期 7～12 月。

【生态环境】 生于溪沟边、田埂、稻田边阴湿处或稻田间。

【采收季节】 秋季采收，除去杂质，干燥。

【功效】 疏散风热，明目退翳。

【主治】 风热目赤，肿痛羞明，眼生翳膜，风热头痛，鼻渊，喉痹，牙痛。

【材料来源】 基原植物样本共 12 份。样本采自浙江省丽水市莲都区、青田县、松阳县，衢州市龙游县，金华市东阳市。

【DNA 提取及序列扩增】 取基原植物样本花约 40 mg，均按照花类药材 DNA 提取方法操作。序列扩增按照《中国药典》2015 年版的“中药材 DNA 条形码分子鉴定法指导原则”进行。

【ITS2 序列特征】 谷精草共 12 条序列：序列长度为 269 bp；无变异位点；GC 含量为 69.5%。序列特征如下：

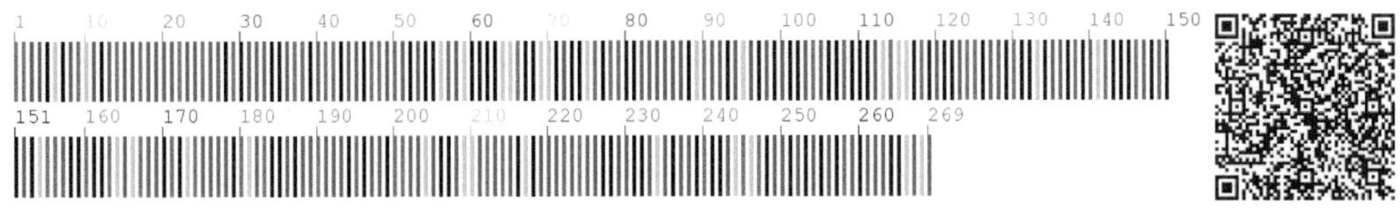

【ITS2 序列二级结构】

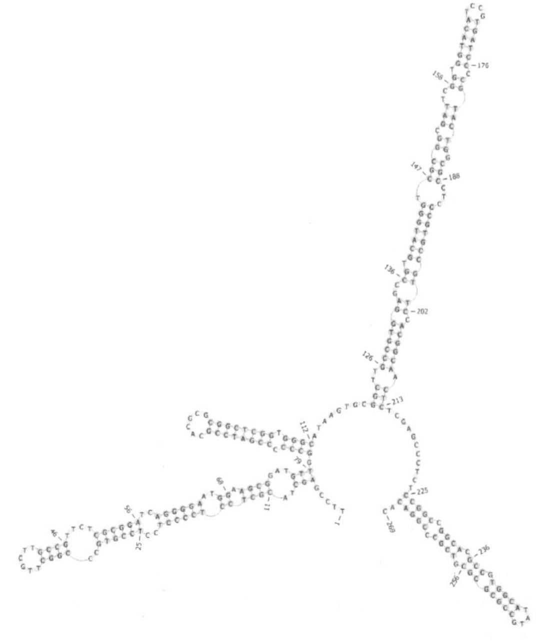

【*psbA-trnH* 序列特征】 谷精草共 12 条序列：序列长度为 544 bp；无变异位点；GC 含量为 36.6%。序列特征如下：

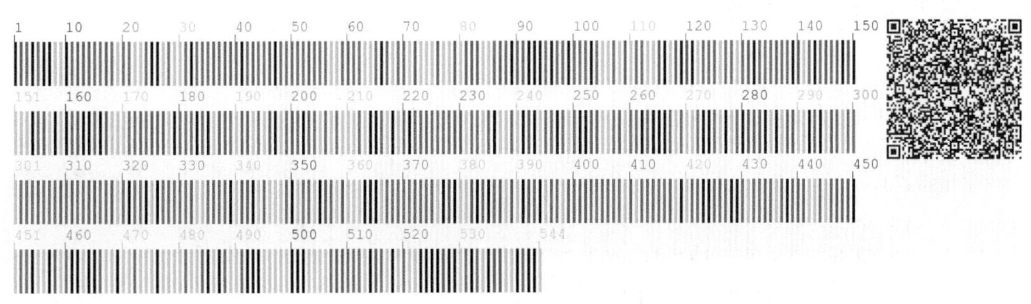

263 竹 叶 草

Zhuyecao

LOPHATHERI HERBA

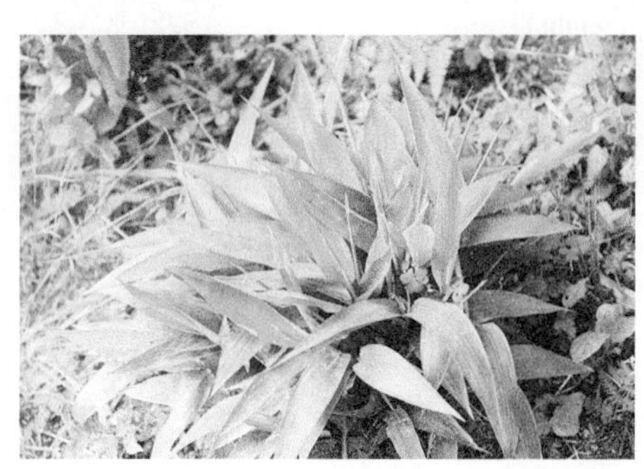

本品为禾本科淡竹叶属植物淡竹叶（*Lophatherum gracile* Brongn.）的干燥全草。竹叶草又名淡竹米、竹米。

【中国药典】 淡竹叶：淡竹叶的干燥茎叶。

【植物形态】 多年生，具木质根头。须根中部膨大呈纺锤形小块根。秆直立，疏丛生。叶鞘平滑或外侧边缘具纤毛；叶舌质硬，褐色，背有糙毛；叶片披针形。圆锥花序长 12～25 cm，分枝斜升或开展；小穗线状披针形；颖顶端钝，具 5 脉，边缘膜质；不育外稃向上渐狭小，互相密集包卷，顶端具长约 1.5 mm 的短芒；雄蕊 2 枚。颖果长椭圆形。花果期 6～10 月。

【生态环境】 生于山坡、路旁树荫下或荫蔽处。

【采收季节】 夏季未抽花穗前采收全草，干燥；夏、秋季采收根茎及块根，洗净，干燥。

【功效】 全草：清热，除烦，利尿；块根：清热利尿。

【主治】 全草：烦热口渴，口舌生疮，牙龈肿痛，小儿惊啼，小便短赤，淋浊；块根：发热，口渴，心烦，小便不利。

【材料来源】 基原植物样本共 18 份。样本采自浙江省丽水市莲都区、青田县、松阳县，衢州市龙游县，金华市东阳市；江西省上饶市婺源县。

【DNA 提取及序列扩增】 取基原植物样本叶片约 20 mg，均按照叶类药材 DNA 提取方法操作。序列扩增按照《中国药典》2015 年版的“中药材 DNA 条形码分子鉴定法指导原则”进行。

【*psbA-trnH* 序列特征】 淡竹叶共 18 条序列：序列长度为 540 bp；无变异位点；GC 含量为 38.0%。序列特征如下：

264 苇

Wei

PHRAGMITIS RADIX ET RHIZOMA

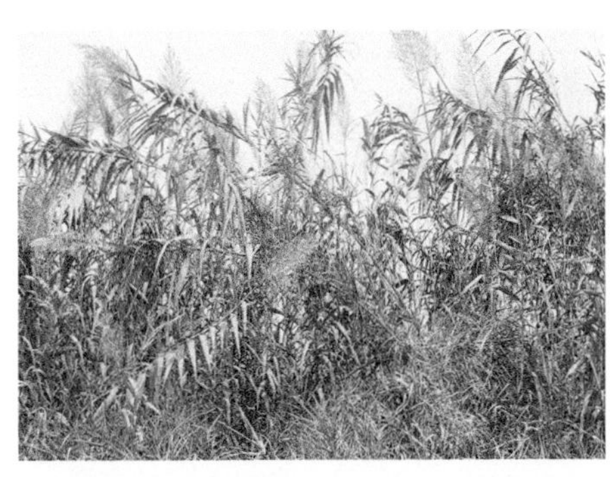

本品为禾本科芦苇属植物芦苇[*Phragmites australis* (Cav.) Trin. ex Steud.]的干燥根及根茎。苇又名芦竹、芦苇。

【中国药典】 芦根：芦苇的新鲜或干燥根茎。

【植物形态】 多年生，根状茎十分发达。秆直立，具 20 多节，基部和上部的节间较短，最长节间位于下部第 4～6 节，节下被腊粉。叶鞘下部者短于上部者，长于其节间；叶舌边缘密生一圈长约 1 mm 的短纤毛，两侧缘毛长 3～5 mm，易脱落；叶片披针状线形。圆锥花序大型，分枝多数，长 5～20 cm，着生稠密下垂的小穗；小穗柄长 2～4 mm，无毛；小穗长约 12 mm，含 4 花；雄蕊 3，花药长 1.5～2 mm，黄色；颖果长约 1.5 mm。

【生态环境】 生于河岸、路旁。有栽培。

【采收季节】 全年可采根茎，洗净，鲜用或干燥。

【功效】 清热生津，除烦止呕，利尿，透疹。

【主治】 热病烦渴，肺热咳嗽，肺痈吐脓，胃热呕哕，热淋涩痛。

【材料来源】 基原植物样本共 18 份。样本采自浙江省丽水市莲都区、青田县、松阳县、云和县，衢州市龙游县，金华市东阳市。

【DNA 提取及序列扩增】 取基原植物样本根约 40 mg，均按照根类药材 DNA 提取方法操作。序列扩增按照《中国药典》2015 年版的“中药材 DNA 条形码分子鉴定法指导原则”进行。

【*psbA-trnH* 序列特征】 芦苇共 18 条序列：序列长度为 483 bp；无变异位点；GC 含量为 37.7%。序列特征如下：

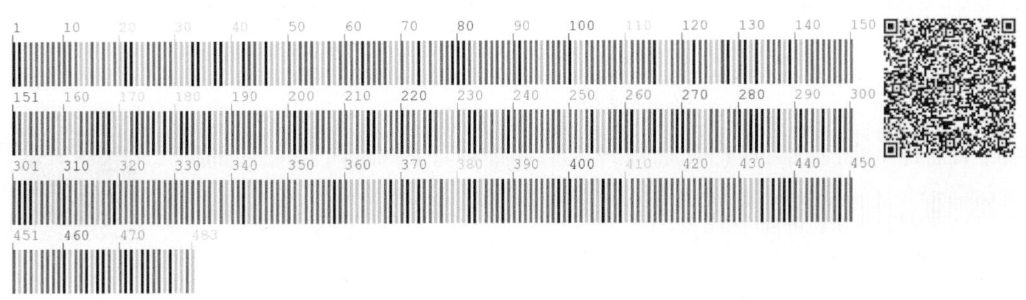

265 千 人 拔

Qianrenba

ELEUSINES INDICAE HERBA

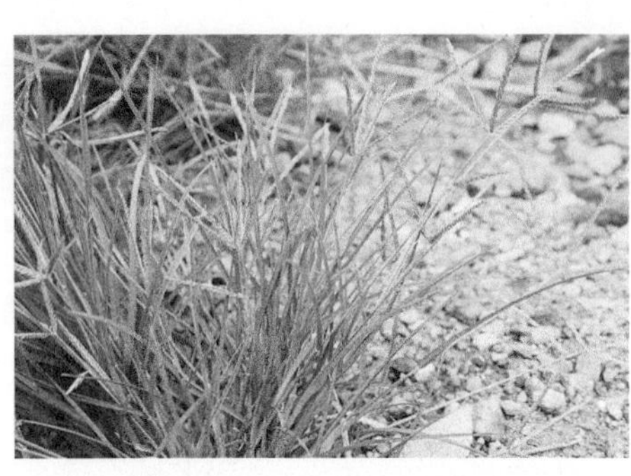

本品为禾本科穇属植物牛筋草[*Eleusine indica* (L.) Gaertn.]的干燥全草。千人拔又名千斤拔。

【中国药典】 无。

【植物形态】 一年生草本。根系极发达。秆丛生，基部倾斜，高 10～90 cm。叶鞘两侧压扁而具脊，松弛，无毛或疏生疣毛；叶片平展，线形。穗状花序 2～7 个指状着生于秆顶，很少单生；小穗长 4～7 mm，宽 2～3 mm，含 3～6 小花；颖披针形，具脊，脊粗糙。囊果卵形，长约 1.5 mm，基部下凹，具明显的波状皱纹。鳞被 2，折叠，具 5 脉。

【生态环境】 生于山坡、路边、田野草丛中。

【采收季节】 秋季采收，洗净，鲜用或干燥。

【功效】 清热利湿，凉血解毒。

【主治】 伤暑发热，小儿惊风，乙脑，流脑，黄疸，淋证，小便不利，痢疾，便血，疮疡肿痛，跌打损伤。

【材料来源】 基原植物样本共 24 份。样本采自浙江省丽水市莲都区、青田县、松阳县、云和县、缙云县、庆元县，衢州市龙游县，金华市东阳市、永康市；江西省上饶市婺源县。

【DNA 提取及序列扩增】 取基原植物样本叶片约 20 mg，均按照叶类药材 DNA 提取方法操作。序列扩增按照《中国药典》2015 年版的“中药材 DNA 条形码分子鉴定法指导原则”进行。

【ITS2 序列特征】 牛筋草共 24 条序列：序列长度为 212 bp；有 2 个变异位点，分别为 61 位点 C-A 变异和 123 位点 G-A 变异；GC 含量为 51.4%～52.4%。主导单倍型序列特征如下：

【ITS2 序列二级结构】

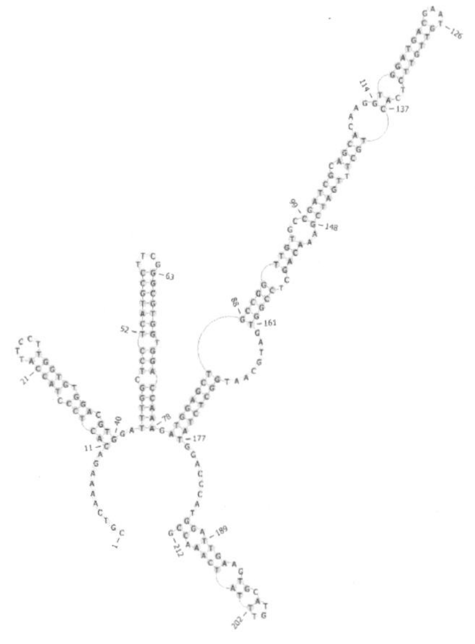

266 介　狗　珠

Jiegouzhu

COICIS SEMEN, FOLIUM ET RADIX

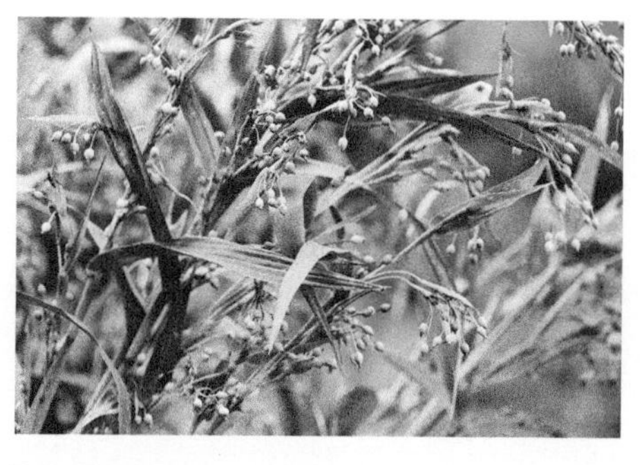

本品为禾本科薏苡属植物薏苡（*Coix lacryma-jobi* L.）的干燥种仁、叶及根。

【中国药典】 薏苡仁：薏苡的干燥成熟种仁。

【植物形态】 一年生粗壮草本，须根黄白色，海绵质，直径约 3 mm。秆直立丛生，高 1～2 m，具 10 多节，节多分枝。叶鞘短于其节间，无毛；叶舌干膜质，长约 1 mm；叶片扁平宽大，开展，基部圆形或近心形，中脉粗厚，在下面隆起。总状花序腋生成束，长 4～10 cm，直立或下垂，具长梗。雌小穗位于花序之下部，外面包以骨质念珠状总苞，总苞卵圆形。

【生态环境】 栽培于水田、水沟中或潮湿的地上。

【采收季节】 秋季果实成熟时采收，除去外壳，碾去果皮，干燥；夏、秋季采收叶，鲜用或干燥；秋季采挖根，洗净，切段，干燥。

【功效】 种仁：利湿健脾，舒经除痹，清热排脓；叶：和中，益气血；根：清热通淋，利湿杀虫。

【主治】 种仁：水肿，脚气，小便淋沥，湿温病，泄泻，带下，风湿痹痛，筋脉拘挛，肺痈，肠痈，扁平疣；叶：胃寒腹痛，初生小儿煎水洗浴可防病；根：热淋，血淋，石淋，黄疸，水肿，白带过多，脚气，风湿痹痛，蛔虫病。

【材料来源】 基原植物样本共 18 份。样本采自浙江省丽水市莲都区、青田县、松阳县、云和县，衢州市龙游县，金华市东阳市；江西省上饶市婺源县。

【DNA 提取及序列扩增】 取基原植物样本叶片约 20 mg，均按照叶类药材 DNA 提取方法操作。序列扩增按照《中国药典》2015 年版的“中药材 DNA 条形码分子鉴定法指导原则”进行。

【ITS2 序列特征】 薏苡共 18 条序列：序列长度为 221 bp；无变异位点；GC 含量为 71.0%。序列特征如下：

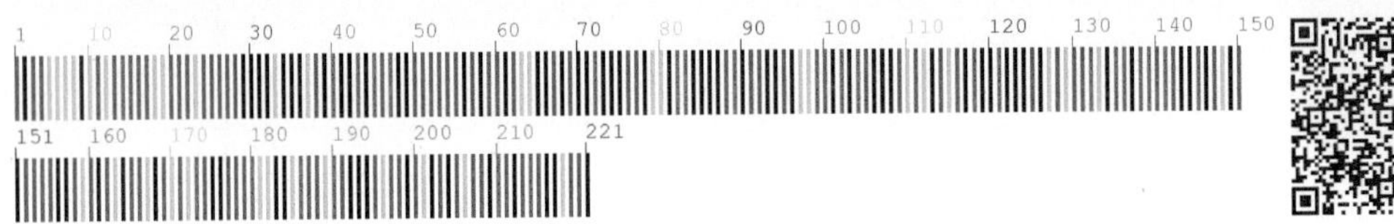

【ITS2 序列二级结构】

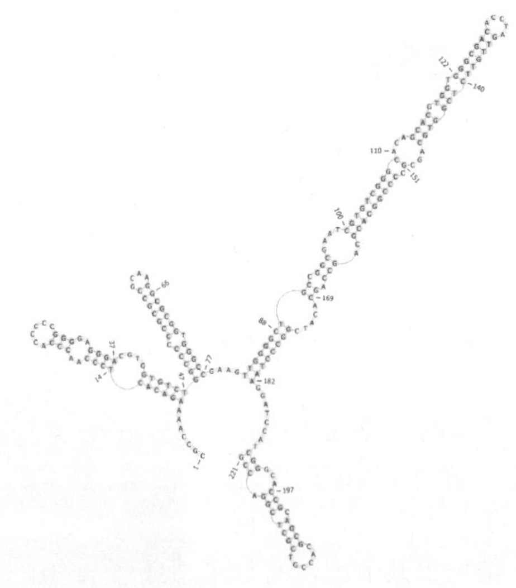

267 生　　姜

Shengjiang

ZINGIBERIS RHIZOMA

本品为姜科姜属植物姜（*Zingiber officinale* Rosc.）的干燥根茎。

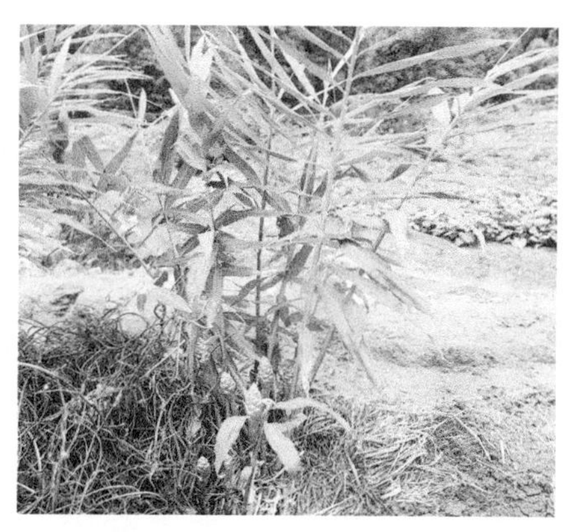

【中国药典】 生姜：姜的新鲜根茎；干姜：姜的干燥根茎。

【植物形态】 株高 0.5～1 m；根茎肥厚，多分枝，有芳香及辛辣味。叶片披针形或线状披针形，无毛，无柄；叶舌膜质，长 2～4 mm。总花梗长达 25 cm；穗状花序球果状；苞片卵形；花萼管长约 1 cm；花冠黄绿色，管长 2～2.5 cm，裂片披针形；唇瓣中央裂片长圆状倒卵形；雄蕊暗紫色，花药长约 9 mm；药隔附属体钻状，长约 7 mm。花期：秋季。

【生态环境】 栽培于菜地、农田。

【采收季节】 冬季茎叶枯萎时采挖根茎，洗净，鲜用或干燥。

【功效】 散寒解表，降逆止呕，化痰止咳。

【主治】 风寒感冒，恶寒发热，头痛鼻塞，呕吐，痰饮喘咳，胀满，泄泻。

【材料来源】 基原植物样本共 18 份。样本采自浙江省丽水市莲都区、青田县、松阳县、云和县，衢州市龙游县，金华市东阳市。

【DNA 提取及序列扩增】 取基原植物样本根约 40 mg，均按照根类药材 DNA 提取方法操作。序列扩增按照《中国药典》2015 年版的“中药材 DNA 条形码分子鉴定法指导原则”进行。

【*psbA-trnH* 序列特征】 姜共 18 条序列：序列长度为 647 bp；无变异位点；GC 含量为 30.0%。序列特征如下：

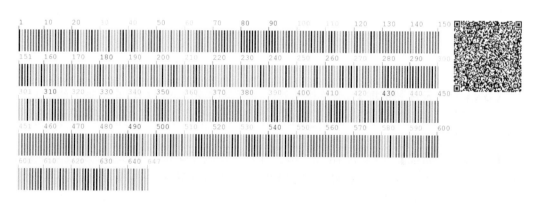

268 白　及

Baiji

BLETILLAE RHIZOMA

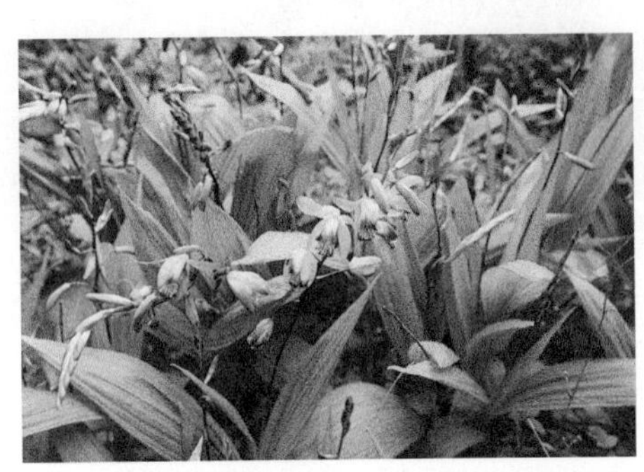

本品为兰科白及属植物白及[*Bletilla striata* (Thunb.) Rchb. f.]的干燥根茎。

【中国药典】 白及：白及的干燥块茎。

【植物形态】 植株高 18～60 cm。假鳞茎扁球形，上面具荸荠似的环带，富黏性。茎粗壮，劲直。叶 4～6 枚，狭长圆形或披针形。花序具 3～10 朵花，常不分枝或极罕分枝；花序轴或多或少呈"之"字状曲折；花苞片长圆状披针形；花大，紫红色或粉红色；萼片和花瓣近等长，狭长圆形；花瓣较萼片稍宽；唇瓣较萼片和花瓣稍短，倒卵状椭圆形。花期 4～5 月。

【生态环境】 生于山坡草地、沟谷边滩地。有栽培。

【采收季节】 夏、秋季采收，洗净，蒸至内无白心，晒至半干，除去外皮，干燥。

【功效】 收敛止血，消肿生肌。

【主治】 咯血，吐血，衄血，便血，外伤出血，痈疮肿毒，烫灼伤，手足皲裂，肛裂。

【材料来源】 基原植物样本共 18 份。样本采自浙江省丽水市莲都区、青田县、松阳县、庆元县，金华市东阳市。

【DNA 提取及序列扩增】 取基原植物样本根茎约 40 mg，均按照根茎类药材 DNA 提取方法操作。序列扩增按照《中国药典》2015 年版的"中药材 DNA 条形码分子鉴定法指导原则"进行。

【ITS2 序列特征】 白及共 18 条序列：序列长度为 259 bp；有 3 个变异位点，分别为 23 位点 A-G 变异、38 位点 C-G 变异和 139 位点 A-G 变异；GC 含量为 61.4%～62.2%。主导单倍型序列特征如下：

【ITS2 序列二级结构】

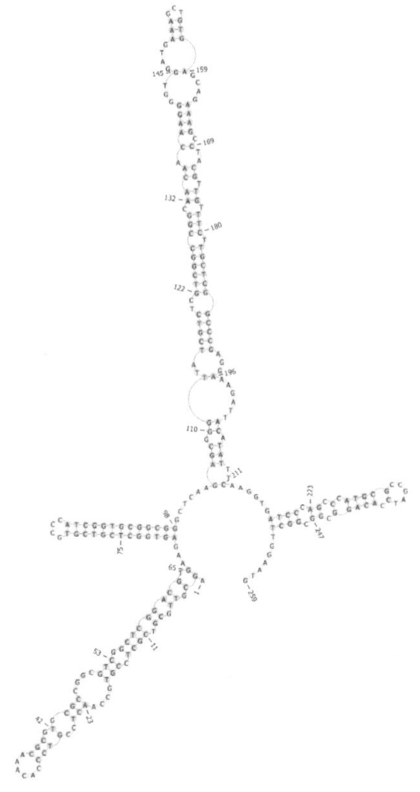

269 香　米　石

Xiangmishi

PLEIONE BULBOCODIOIDIS PSEUDOBULBUS

本品为兰科独蒜兰属植物独蒜兰[*Pleione bulbocodioides* (Franch.) Rolfe]的干燥假鳞茎。

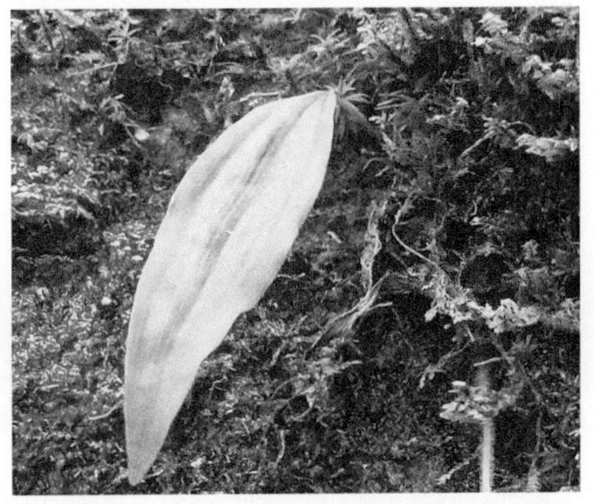

【中国药典】 山慈菇：杜鹃兰[*Cremastra appendiculata* (D. Don) Makino]、独蒜兰或云南独蒜兰（*Pleione yunnanensis* Rolfe）的干燥假鳞茎。前者习称“毛慈菇”，后二者习称“冰球子”。

【植物形态】 半附生草本。假鳞茎卵形至卵状圆锥形，上端有明显的茎，顶端具 1 枚叶。叶在花期尚幼嫩，长成后狭椭圆状披针形或近倒披针形，纸质；叶柄长 2～6.5 cm。花葶从无叶的老假鳞茎基部发出，直立，下半部包藏在 3 枚膜质的圆筒状鞘内，顶端具 1 (～2)花；花苞片线状长圆形；花梗和子房长 1～2.5 cm；花粉红色至淡紫色，唇瓣上有深色斑。蒴果近长圆形。花期 4～6 月。

【生态环境】 生于海拔 600～1000 m 沟谷旁、密林中具覆土的岩石上。

【采收季节】 夏季采收假鳞茎，洗净，蒸至透心，鲜用或干燥。

【功效】 清热解毒，消肿散结。

【主治】 痈疽恶疮，瘰疬结核，咽痛喉痹，蛇虫咬伤。

【材料来源】 基原植物样本共 12 份。样本采自浙江省丽水市莲都区、青田县、松阳县、云和县，衢州市龙游县，金华市东阳市；江西省上饶市婺源县。

【DNA 提取及序列扩增】 取基原植物样本假鳞茎约 40 mg，均按照根茎类药材 DNA 提取方法操作。序列扩增按照《中国药典》2015 年版的“中药材 DNA 条形码分子鉴定法指导原则”进行。

【ITS2 序列特征】 独蒜兰共 12 条序列：序列长度为 252 bp；无变异位点；GC 含量为 59.5%。序列特征如下：

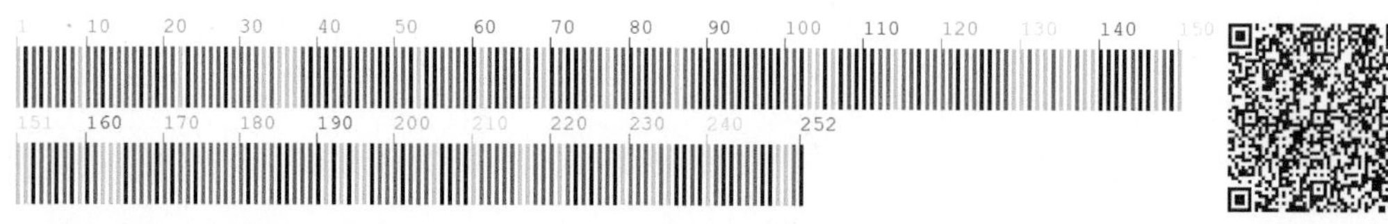

【ITS2 序列二级结构】

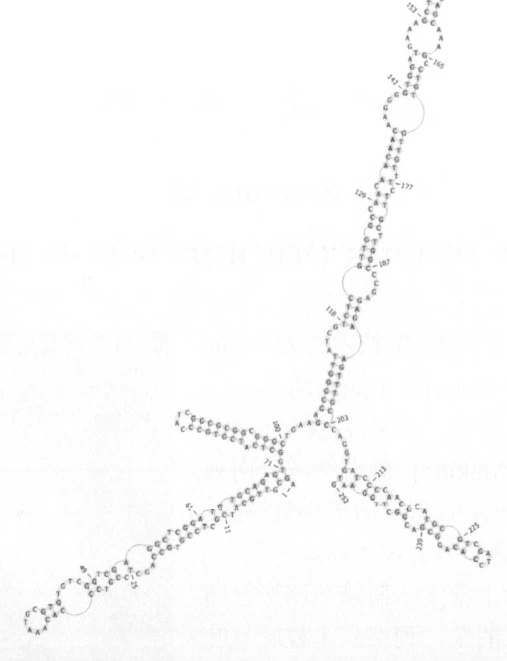

270 岩　豆

Yandou

BULBOPHYLLI HERBA

本品为兰科石豆兰属植物广东石豆兰（*Bulbophyllum kwangtungense* Schltr.）或齿瓣石豆兰（*Bulbophyllum psychoon* Schltr.）的干燥全草。岩豆又名坛豆、台豆。

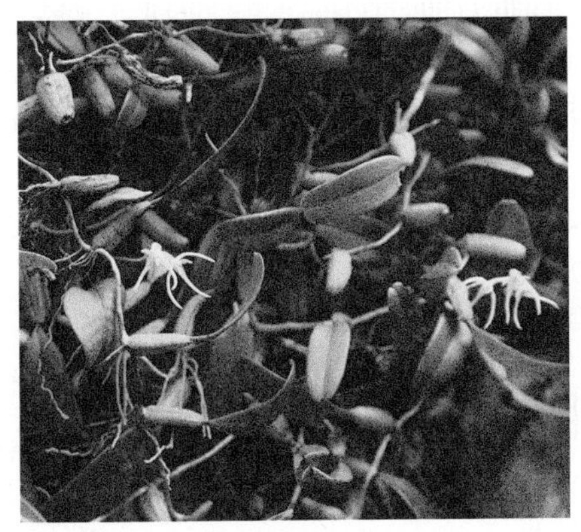

广东石豆兰　　　　齿瓣石豆兰

【中国药典】 无。

【植物形态】 **广东石豆兰**：根状茎粗约 2 mm；根出自生有假鳞茎的根状茎节上；假鳞茎直立，圆柱状；叶革质，长圆形；花葶 1 个，从假鳞茎基部或靠近假鳞茎基部的根状茎节上发出，直立，纤细，远高出叶外，长达 9.5 cm，总状花序缩短呈伞状，具 2～4 (～7) 朵花；花序柄粗约 0.5 mm，疏生 3～5 枚鞘；鞘膜质，筒状，长约 5 mm，紧抱于花序柄；花苞片狭披针形；花期 5～8 月。**齿瓣石豆兰**：根状茎纤细，匍匐生根；假鳞茎在根状茎上聚生，近圆柱形或瓶状；叶薄革质，狭长圆形或倒卵状披针形；花葶从假鳞茎基部发出，纤细，直立；总状花序缩短呈伞状；花序柄疏生 2～3 枚筒状鞘；花苞片直立，狭披针形；花膜质，白色带紫；中萼片卵状披针形；侧萼片斜卵状披针形；花瓣靠合于萼片，卵状披针形；唇瓣近肉质，中部以下具凹槽，向外下弯，摊平后为披针形；花期 5～8 月。

【生态环境】 附生于石壁上或树干上。

【采收季节】 夏、秋季采收，洗净，鲜用或干燥。

【功效】 滋阴清热，解毒消肿。

【主治】 风热咽痛，肺热咳嗽，阴虚内热，热病口渴，口腔炎，风湿痹痛，跌打损伤，乳痈，疔毒。

【材料来源】 基原植物广东石豆兰样本共 10 份。样本采自浙江省丽水市莲都区、青田县、松阳县，衢州市开化县；福建省南平市武夷山市。基原植物齿瓣石豆兰样本共 10 份。样本采自浙江省丽水市莲都区、青田县、松阳县，衢州市龙游县；福建省南平市武夷山市。

【DNA 提取及序列扩增】 取基原植物样本叶片约 20 mg，均按照叶类药材 DNA 提取方法操作。序列扩增按照《中国药典》2015 年版的“中药材 DNA 条形码分子鉴定法指导原则”进行。

【ITS2 序列特征】 广东石豆兰共 10 条序列：序列长度为 248 bp；有 1 个变异位点，为 86 位点 T-A 变异；GC 含量为 64.1%。主导单倍型序列特征如下：

齿瓣石豆兰共 10 条序列：序列长度为 248 bp；无变异位点；GC 含量为 64.5%。序列特征如下：

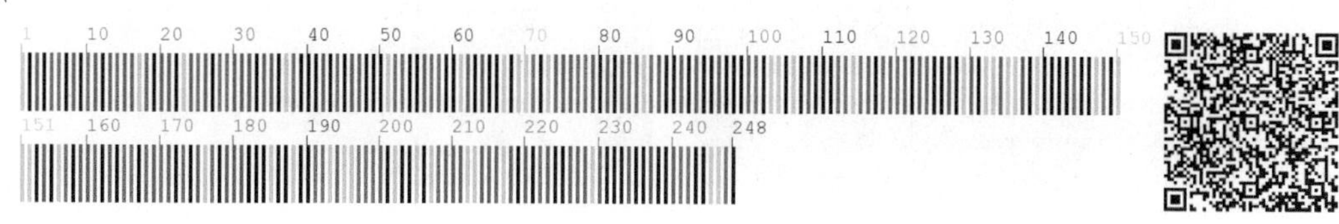

【ITS2 序列二级结构】

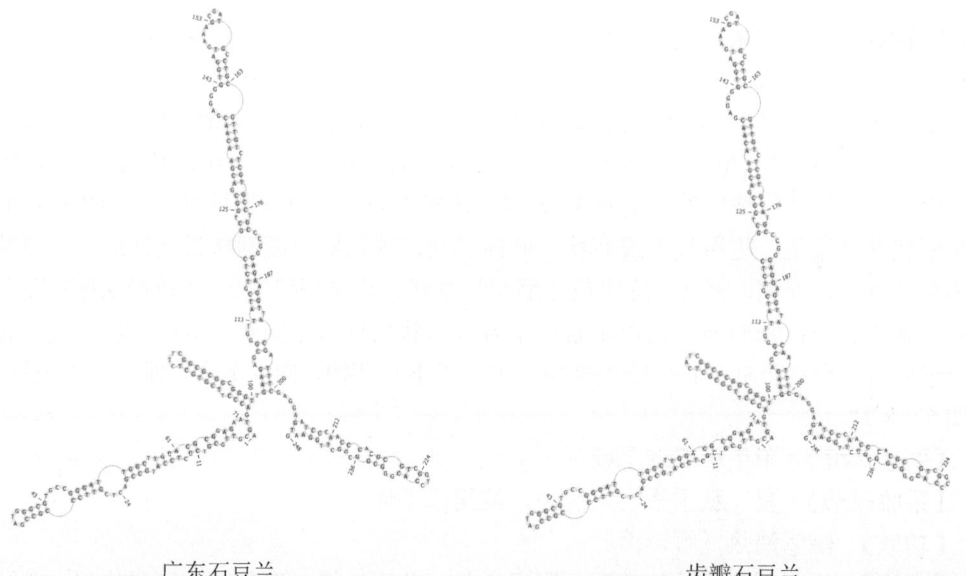

广东石豆兰　　　　齿瓣石豆兰

271 地　口　姜

Dikoujiang

CYPERI HERBA

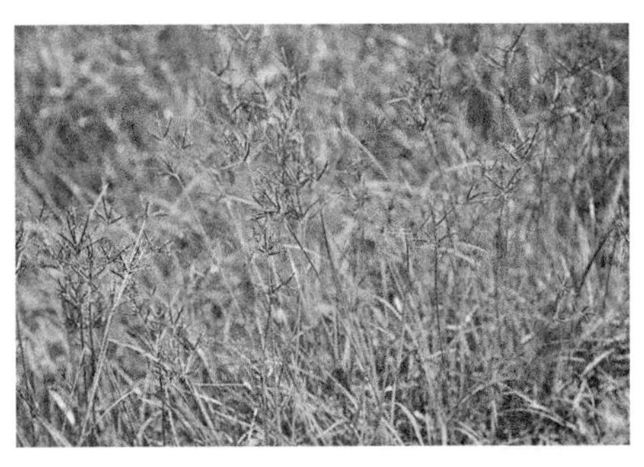

本品为莎草科莎草属植物香附子（*Cyperus rotundus* L.）的干燥全草。香附子又名莎草。《中国药典》中香附子称为莎草。

【中国药典】 香附：莎草的干燥根茎。

【植物形态】 匍匐根状茎长，具椭圆形块茎。秆稍细弱，锐三棱形，平滑。叶较多，短于秆；鞘棕色，常裂成纤维状。叶状苞片 2～3（～5）枚，常长于花序，或有时短于花序；辐射枝最长达 12 cm；穗状花序轮廓为陀螺形，稍疏松，具 3～10 个小穗；小穗斜展开，线形；小穗轴具较宽的、白色透明的翅；鳞片稍密地覆瓦状排列，膜质，卵形或长圆状卵形。小坚果长圆状倒卵形，三棱形。花果期 5～11 月。

【生态环境】 生于山坡荒地、路边草丛中或溪沟边潮湿处。

【采收季节】 春、夏季采收茎叶，洗净，鲜用或干燥；深秋采挖根茎，燎去须根，干燥。

【功效】 全草：行气开郁，祛风止痒，宽胸利痰；根茎：理气解郁，调经止痛，安胎。

【主治】 全草：胸闷不舒，风疹瘙痒，痈疮肿毒；根茎：胁肋胀痛，乳房胀痛，疝气疼痛，月经不调，脘腹痞满疼痛，嗳气吞酸，呕恶，经行腹痛，崩漏带下，胎动不安。

【材料来源】 基原植物样本共 18 份。样本采自浙江省丽水市莲都区、青田县、松阳县、云和县，衢州市龙游县，金华市东阳市、永康市，江西省上饶市婺源县。

【DNA 提取及序列扩增】 取基原植物样本叶片约 20 mg，均按照叶类药材 DNA 提取方法操作。序列扩增按照《中国药典》2015 年版的“中药材 DNA 条形码分子鉴定法指导原则”进行。

【ITS2 序列特征】 香附子共 18 条序列：序列长度为 212 bp；无变异位点；GC 含量为 74.5%。序列特征如下：

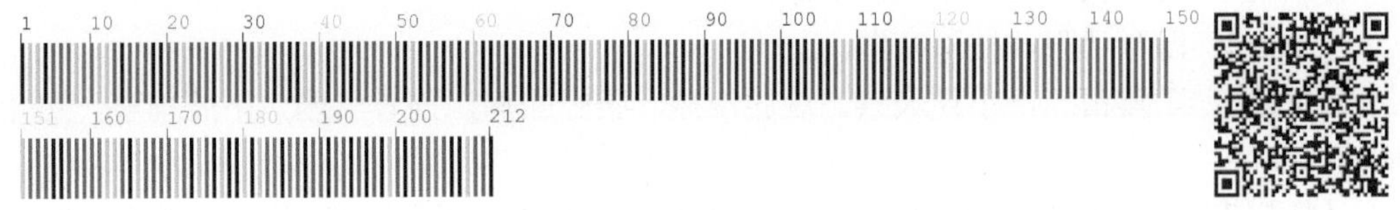

【ITS2 序列二级结构】

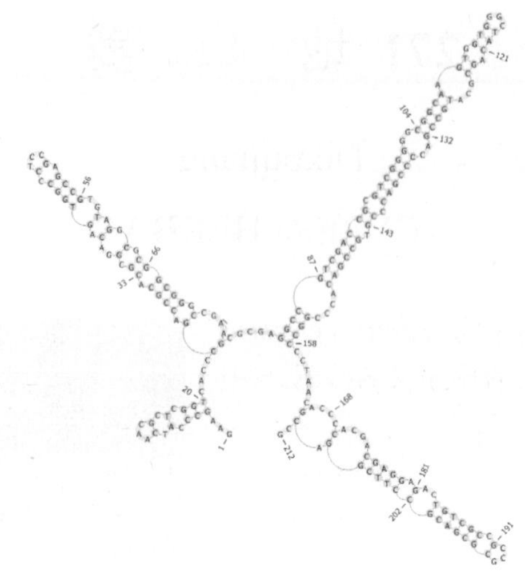

272 山　　棕

Shanzong

CURCULIGINIS RHIZOMA

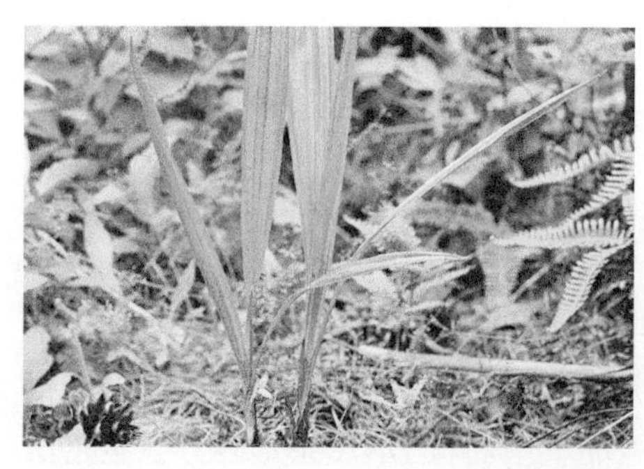

本品为石蒜科仙茅属植物仙茅（*Curculigo orchioides* Gaertn.）的干燥根茎。

【中国药典】 仙茅：仙茅的干燥根茎。

【植物形态】 根状茎近圆柱状，粗厚，直生。叶线形、线状披针形或披针形。花茎甚短，大部分藏于鞘状叶柄基部之内，亦被毛；苞片披针形；总状花序多少呈伞房状；花黄色；花梗长约 2 mm；花被裂片长圆状披针形；雄蕊长约为花被裂片的 1/2；柱头 3 裂，分裂部分较花柱为长；子房狭长，顶端具长喙，连喙长达 7.5 mm（喙约占 l/3），被疏毛。浆果近纺锤状。种子表面具纵凸纹。花果期 4～9 月。

【生态环境】 生于山坡路旁、沟边或山坡草丛中。

【采收季节】 秋、冬季采收，洗净，干燥。

【功效】 温肾壮阳，祛除寒湿。

【主治】 阳痿精冷，小便失禁，脘腹冷痛，腰膝酸痛，筋骨软弱，下肢拘挛，更年期综合症。

【材料来源】 基原植物样本共 20 份。样本采自浙江省丽水市莲都区、青田县、松阳

县、云和县，衢州市龙游县，金华市东阳市、永康市；江西省上饶市婺源县。

【DNA 提取及序列扩增】 刮去外表皮，取基原植物样本根茎约 40 mg，均按照根茎类药材 DNA 提取方法操作。序列扩增按照《中国药典》2015 年版的“中药材 DNA 条形码分子鉴定法指导原则”进行。

【*psbA-trnH* 序列特征】 仙茅共 20 条序列：序列长度为 525 bp；无变异位点；GC 含量为 35.4%。序列特征如下：

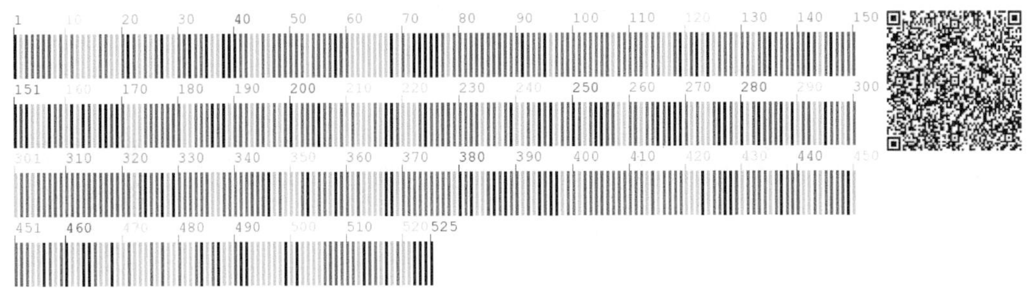

273 粉　萆　薢

Fenbixie

DIOSCOREAE HYPOGLAUCAE RHIZOMA

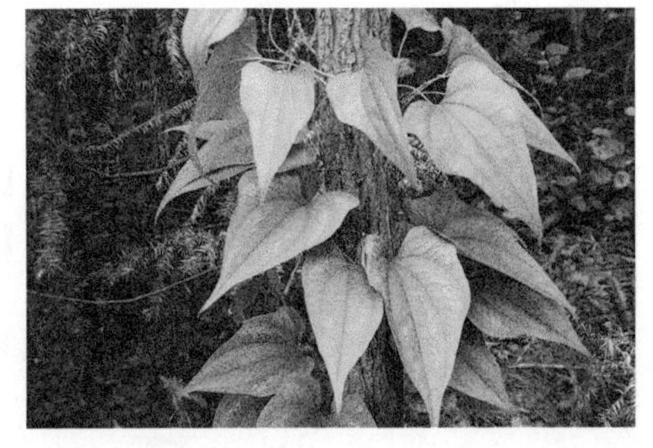

本品为薯蓣科薯蓣属植物粉背薯蓣[*Dioscorea collettii* Hook. f. var. *hypoglauca* (Palib.) S. J. Pei et C. T. Ting]的干燥根茎。粉萆薢又名山萆薢。

【中国药典】 粉背薯蓣：粉背薯蓣的干燥根茎。

【植物形态】 缠绕草质藤本。根状茎横生，竹节状，长短不一，表面着生细长弯曲的须根，断面黄色。茎左旋，长圆柱形，无毛，有时密生黄色短毛。单叶互生，三角状心形或卵状披针形，顶端渐尖。花单性，雌雄异株。蒴果三棱形，表面栗褐色，富有光泽，成熟后反曲下垂；种子 2 枚，着生于中轴中部，成熟时四周有薄膜状翅。花期 5～8 月，果期 6～10 月。

【生态环境】 生于海拔 200～1400m 的山谷沟边阴处、落叶阔叶幼林下、针叶、落叶阔混交疏林缘及落叶阔叶灌丛中。

【采收季节】 秋、冬季采收，洗净，切片，干燥。

【功效】 利湿浊，祛风湿。

【主治】 膏淋，白浊，带下，疮疡，湿疹，风湿痹痛。

【材料来源】 基原植物样本共 12 份。样本采自浙江省丽水市莲都区、青田县、松阳县、云和县，衢州市龙游县，金华市东阳市。

【DNA 提取及序列扩增】 取基原植物样本根茎约 40 mg，均按照根茎类药材 DNA 提取方法操作。序列扩增按照《中国药典》2015 年版的“中药材 DNA 条形码分子鉴定法指导原则”进行。

【*psbA-trnH* 序列特征】 粉背薯蓣共 12 条序列：序列长度为 270 bp；无变异位点；GC 含量为 30.0%。序列特征如下：

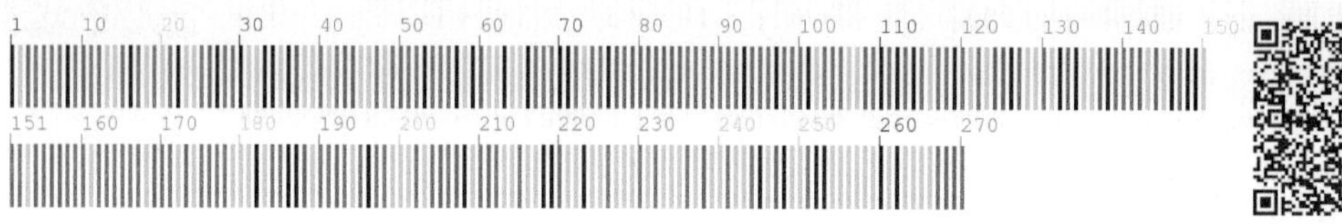

274 水 菖 蒲

Shuichangpu

ACORI CALAMI RHIZOMA

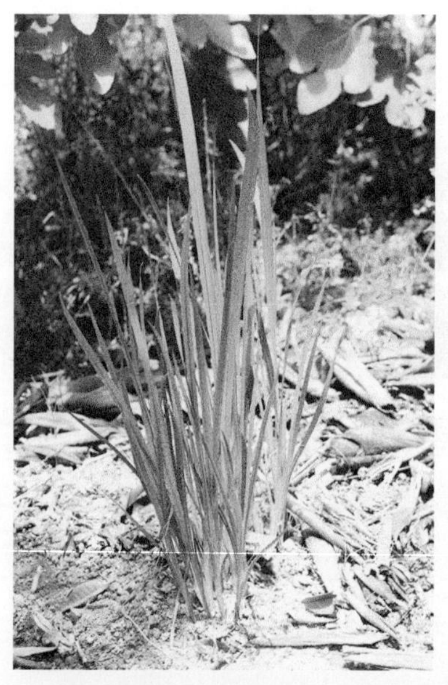

本品为天南星科菖蒲属植物菖蒲（*Acorus calamus* L.）的干燥根茎。《中国药典》中菖蒲称为藏菖蒲。*Flora of China* 将菖蒲置于菖蒲科菖蒲属。

【中国药典】 藏菖蒲：藏菖蒲的干燥根茎。

【植物形态】 多年生草本。根茎横走，稍扁，分枝，外皮黄褐色，芳香，肉质根多数，具毛发状须根。叶基生。叶片剑状线形，草质，绿色，光亮；中肋在两面均明显隆起，侧脉 3～5 对，平行，纤弱，大都伸延至叶尖。花序柄三棱形；叶状佛焰苞剑状线形；肉穗花序斜向上或近直立，狭锥状圆柱形。花黄绿色。浆果长圆形，红色。花期(2～)6～9 月。

【生态环境】 生于沼泽地或水塘边。有栽培。

【采收季节】 秋季采收，洗净，鲜用或干燥。

【功效】 化痰开窍，除湿健脾，杀虫止痒。

【主治】 痰厥昏迷，中风，癫痫，惊悸健忘，耳鸣耳聋，食积腹痛，风湿疼痛，湿疹，疥疮。

【材料来源】 基原植物样本共12份。样本采自浙江省丽水市莲都区、青田县、松阳县、云和县，衢州市龙游县，金华市东阳市。

【DNA提取及序列扩增】 取基原植物样本根茎约40 mg，均按照根茎类药材DNA提取方法操作。序列扩增按照《中国药典》2015年版的“中药材DNA条形码分子鉴定法指导原则”进行。

【ITS2序列特征】 菖蒲共12条序列：序列长度为258 bp；无变异位点；GC含量为72.9%。序列特征如下：

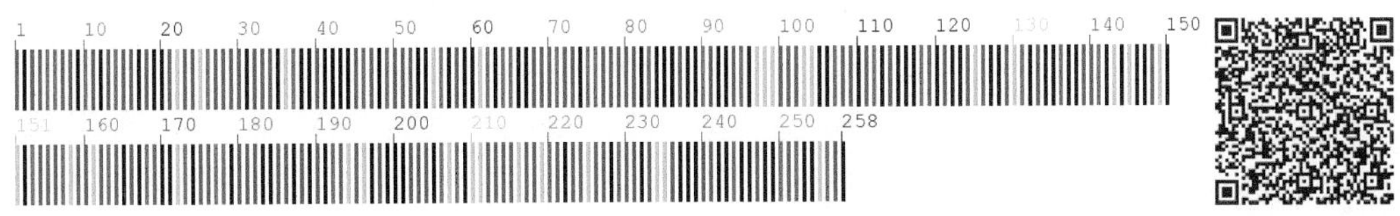

【ITS2序列二级结构】

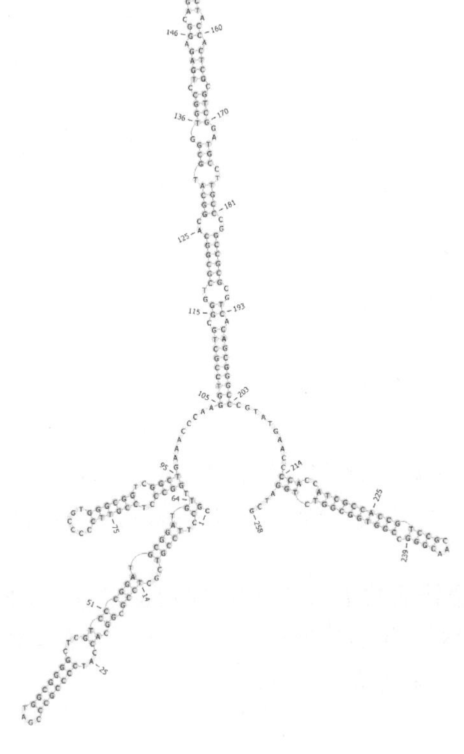

275 坑　　仙

Kengxian

ACORI GRAMINEI HERBA

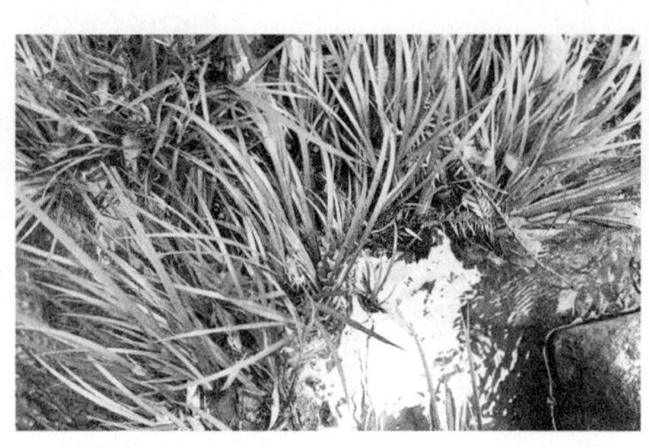

本品为天南星科菖蒲属植物金钱蒲（*Acorus gramineus* Sol. ex Aiton）的干燥全草。坑仙又名小菖蒲。*Flora of China* 将金钱蒲置于菖蒲科菖蒲属。

【中国药典】 无。

【植物形态】 多年生草本。根茎较短，横走或斜伸，芳香，外皮淡黄色；根肉质；须根密集。根茎上部多分枝，呈丛生状。叶基对折，两侧膜质叶鞘棕色，上延至叶片中部以下，渐狭，脱落。叶片质地较厚，线形，绿色。肉穗花序黄绿色，圆柱形，果黄绿色。花期 5～6 月，果 7～8 月成熟。

【生态环境】 生于山谷水沟旁岩石中。

【采收季节】 秋季采收，洗净，鲜用或干燥。

【功效】 化痰开窍，化湿行气，祛风利痹，消肿止痛。

【主治】 热病神昏，痰厥，健忘，耳鸣，耳聋，脘腹胀痛，噤口痢，风湿痹痛，跌打损伤，痈疽疥癣。

【材料来源】 基原植物样本共 18 份。样本采自浙江省丽水市莲都区、青田县、松阳县、云和县，衢州市龙游县，金华市东阳市；江西省上饶市婺源县。

【DNA 提取及序列扩增】 取基原植物样本叶片约 20 mg，均按照叶类药材 DNA 提取方法操作。序列扩增按照《中国药典》2015 年版的“中药材 DNA 条形码分子鉴定法指导原则”进行。

【ITS2 序列特征】 金钱蒲共 18 条序列：序列长度为 249 bp；有 4 个变异位点，分别为 18 位点 C-A 变异、28 位点 T-C 变异、159 位点 A-G 变异和 246 位点 G-A 变异；GC 含量为 71.1%。主导单倍型序列特征如下：

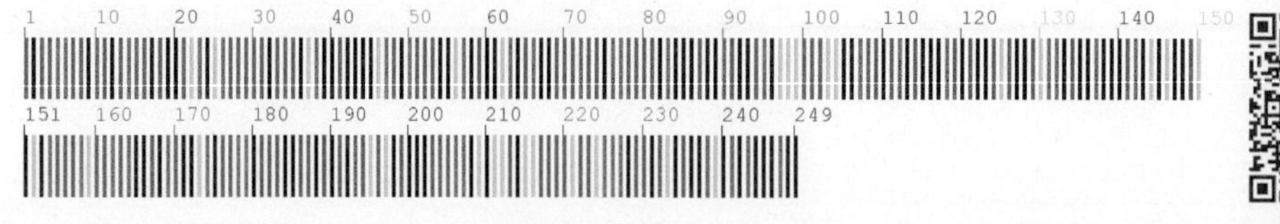

【ITS2 序列二级结构】

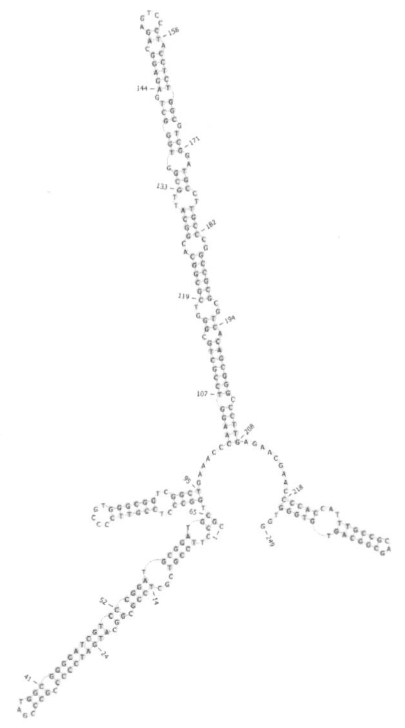

276 坑　香

Kengxiang

ACORI TATARINOWII RHIZOMA

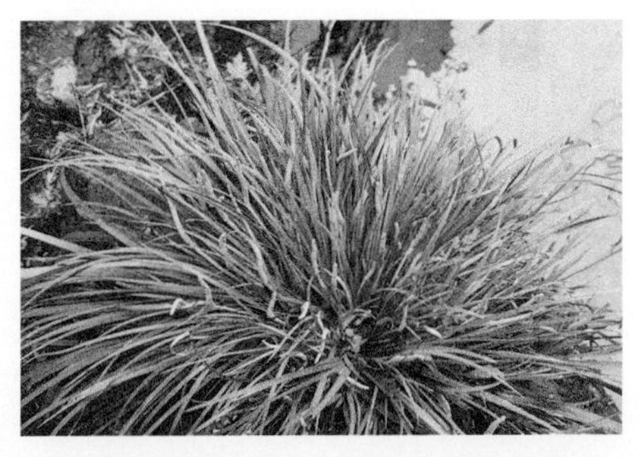

本品为天南星科菖蒲属植物石菖蒲（*Acorus tatarinowii* Schott）的干燥根茎。坑香又名坑韭。*Flora of China* 将石菖蒲置于菖蒲科菖蒲属。

【中国药典】 石菖蒲：石菖蒲的干燥根茎。

【植物形态】 多年生草本。根茎芳香，根肉质，具多数须根，根茎上部分枝甚密，植株因而成丛生状，分枝常被纤维状宿存叶基。叶无柄，叶片薄；叶片暗绿色，线形。花序柄腋生，三棱形。叶状佛焰苞长 13～25 cm；肉穗花序圆柱状。花白色。幼果绿色，成熟时黄绿色或黄白色。花果期 2～6 月。

【生态环境】 生于湿地或溪沟边岩石上。

【采收季节】 秋、冬季采收，洗净，鲜用或干燥。

【功效】 化湿开胃，开窍豁痰，醒神益智。

【主治】 脘痞不饥，噤口下痢，神昏癫痫，健忘耳鸣。

【材料来源】 基原植物样本共 18 份。样本采自浙江省丽水市莲都区、青田县、松阳县、云和县，衢州市龙游县，金华市东阳市；江西省上饶市婺源县。

【DNA 提取及序列扩增】 取基原植物样本根茎约 40 mg，均按照根茎类药材 DNA 提取方法操作。序列扩增按照《中国药典》2015 年版的“中药材 DNA 条形码分子鉴定法指导原则”进行。

【ITS2 序列特征】 石菖蒲共 18 条序列：序列长度为 249 bp；无变异位点；GC 含量为 70.7%。序列特征如下：

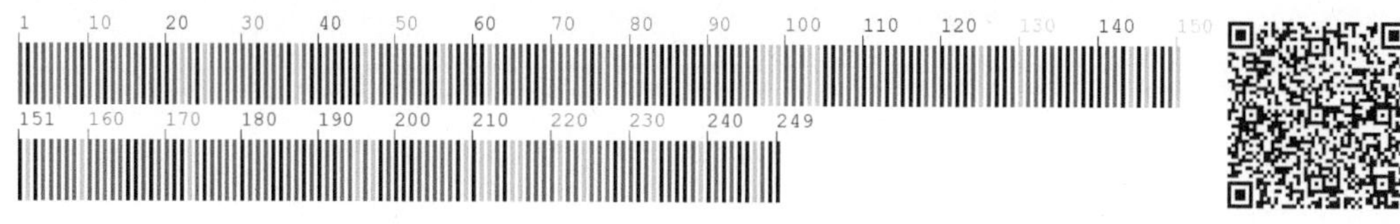

【ITS2 序列二级结构】

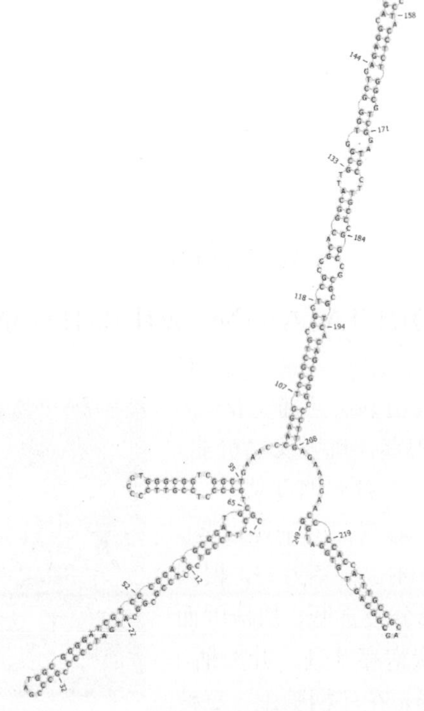

277 野 蛇 公 卵

Yeshegongluan

ARISAEMATIS HETEROPHYLLI RHIZOMA

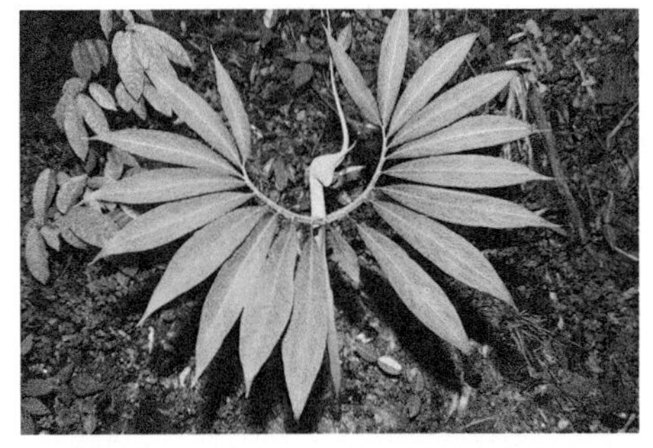

本品为天南星科天南星属植物天南星（*Arisaema heterophyllum* Bl.）的干燥块茎。野蛇公卵又名蛇棒头。*Flora of China* 收录的上述天南星在《中国药典》称为异叶天南星。

【中国药典】 天南星：天南星[*Arisaema erubescens* (Wall.) Schott]、异叶天南星或东北天南星（*Arisaema amurense* Maxim.）的干燥块茎。

【植物形态】 块茎扁球形。叶柄圆柱形；叶片鸟足状分裂，裂片 13～19，有时更少或更多，倒披针形、长圆形、线状长圆形，暗绿色，背面淡绿色。花序柄从叶柄鞘筒内抽出。佛焰苞管部圆柱形；檐部卵形或卵状披针形。肉穗花序两性和雄花序单性。两性花序。浆果黄红色、红色，圆柱形，种子黄色，具红色斑点。花期 4～5 月，果期 7～9 月。

【生态环境】 生于山坡林下、灌丛或草地。

【采收季节】 秋、冬季采收，洗净，除去外皮，干燥。

【功效】 祛风止痉，化痰消结。

【主治】 无痰咳嗽，风痰眩晕，中风痰壅，口眼歪斜，半身不遂，癫痫，惊风，破伤风，痈肿，毒蛇咬伤。

【材料来源】 基原植物样本共 13 份。样本采自浙江省丽水市莲都区、青田县、松阳县、云和县，衢州市龙游县、开化县，金华市东阳市；江西省上饶市婺源县。

【DNA 提取及序列扩增】 取基原植物样本根约 40 mg，均按照根类药材 DNA 提取方法操作。序列扩增按照《中国药典》2015 年版的“中药材 DNA 条形码分子鉴定法指导原则”进行。

【ITS2 序列特征】 天南星共 18 条序列：序列长度为 243 bp；无变异位点；GC 含量为 61.7%。序列特征如下：

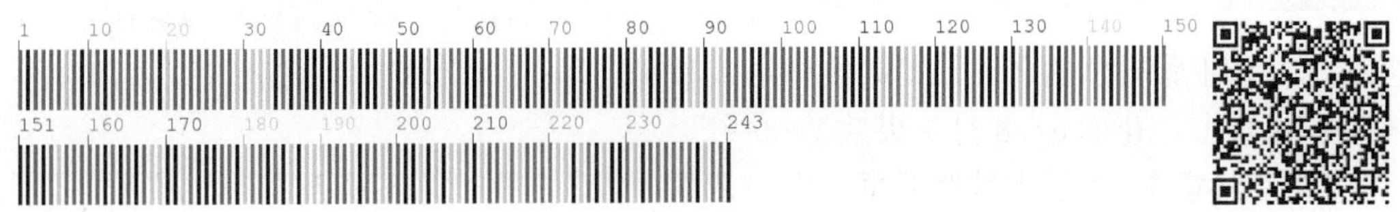

【ITS2 序列二级结构】

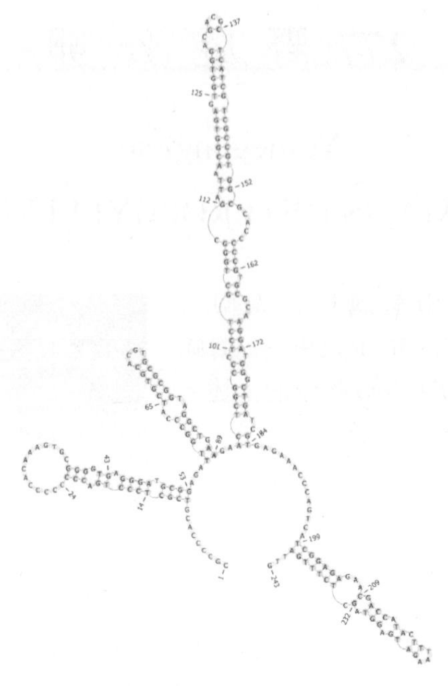

278 疳　　首

Ganshou

BELAMCANDAE RHIZOMA

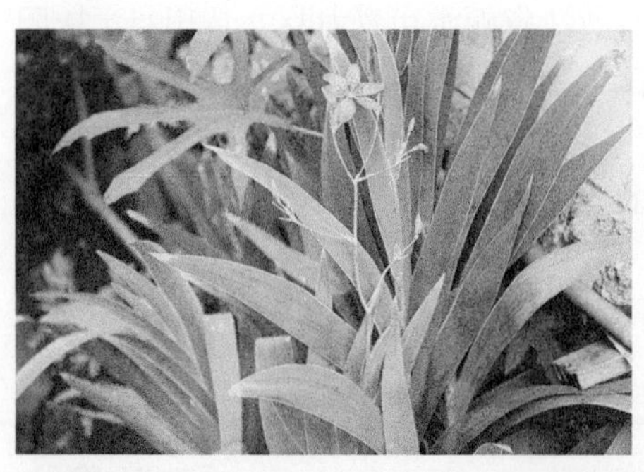

本品为鸢尾科射干属植物射干[*Belamcanda chinensis* (L.) DC.]的干燥根茎。疳首又名山芭扇。

【中国药典】 射干：射干的干燥根茎。

【植物形态】 多年生草本。根状茎为不规则的块状，斜伸，黄色或黄褐色；须根多数，带黄色。茎高 1～1.5 m，实心。叶互生，嵌迭状排列，剑形；花梗细，长约 1.5 cm；花梗及花序的分枝处均包有膜质的苞片，苞片披针形或卵圆形；花橙红色，散生紫褐色的斑点。蒴果倒卵形或长椭圆形；种子圆球形，黑紫色，有光泽，着生在果轴上。花期 6～8 月，果期 7～9 月。

【生态环境】 生于山坡路旁草丛中、杂木林缘、旷野、岩石旁及溪沟边草丛中。有栽培。

【采收季节】 秋季采收，洗净，切片，干燥。

【功效】 清热解毒，祛痰利咽，消瘀散结。

【主治】 咽喉肿痛，痰壅咳喘，瘰疬结核，疟母癥瘕，痈肿疮毒。

【材料来源】 基原植物样本共 18 份。样本采自浙江省丽水市莲都区、青田县、松阳县、云和县，衢州市龙游县，金华市东阳市。

【DNA 提取及序列扩增】 取基原植物样本根茎约 40 mg，均按照根茎类药材 DNA 提取方法操作。序列扩增按照《中国药典》2015 年版的“中药材 DNA 条形码分子鉴定法指导原则”进行。

【ITS2 序列特征】 射干共 18 条序列：序列长度为 272 bp；无变异位点；GC 含量为 75.7%。序列特征如下：

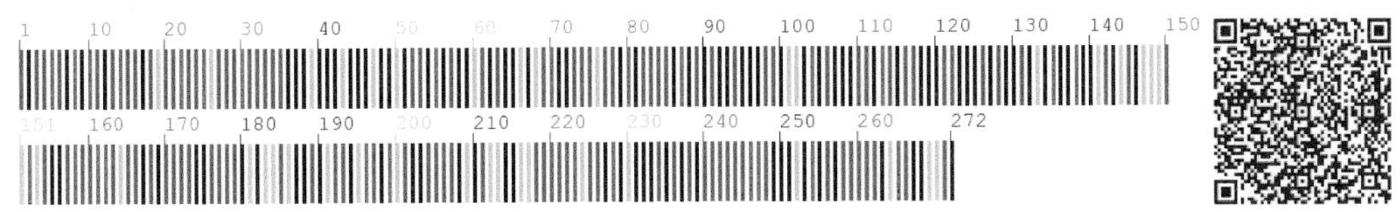

【ITS2 序列二级结构】

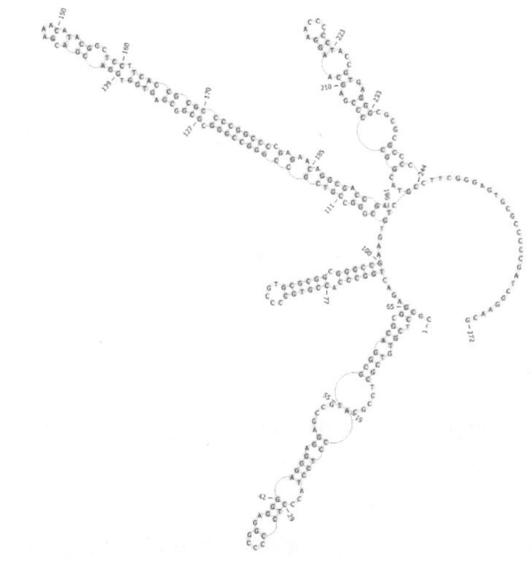

参 考 文 献

陈士林. 2012. 中药 DNA 条形码分子鉴定. 北京: 人民卫生出版社.

陈士林. 2015. 中国药典中药材 DNA 条形码标准序列. 北京: 科学出版社.

程科军, 李水福. 2017. 整合畲药学研究. 北京: 科学出版社.

程文亮, 李建良, 何伯伟, 等. 2017. 浙江丽水药物志. 北京: 中国农业科学技术出版社.

国家药典委员会. 2014. 中华人民共和国药典 (2010 年版) (第三增补本). 北京: 中国医药科技出版社.

国家药典委员会. 2015. 中华人民共和国药典 (2015 年版). 北京: 中国医药科技出版社.

金建平, 赵敏, 蓝涛, 等. 1992. 我国蜡梅属植物分类及种质资源的研究. 北京林业大学学报, 14(S4): 112-118, 145.

雷后兴, 李水福. 2007. 中国畲族医药学. 北京: 中国中医药出版社.

雷后兴, 李建良. 2014. 中国畲药学. 北京: 人民军医出版社.

吕群丹, 方洁, 潘俊杰, 等. 2018. 畲药搁公扭根基原植物及其同属易混种的 ITS2 条形码鉴别. 中草药, 49 (13): 3102-3109.

赵建邦. 1995. 覆盆子及其 4 种混淆品的性状鉴别. 中药材, 18(10): 508.

赵建邦. 1996. 覆盆子及其 4 种混淆品的显微鉴别. 中药材, 19(9): 449-450.

浙江省食品药品监督管理局. 2005. 浙江省中药炮制规范. 杭州: 浙江科学技术出版社.

浙江省食品药品监督管理局. 2015. 浙江省中药炮制规范. 杭州: 浙江科学技术出版社.

钟隐芳. 2010. 福安畲医畲药. 福州: 海风出版社.

竺叶青, 黄沁. 1987. 中国蜡梅属植物的鉴别. 上海医科大学学报, 14(6): 451-455, 494.

CBOL Plant Working Group. 2009. A DNA barcode for land plants. Proc Natl Acad Sci USA, 106: 12794-12797.

Chase M W, Salamin N, Wilkinson M, et al. 2005. Land plants and DNA barcodes: Short-term and long-term goals. Philos Trans R Soc Lond B Biol Sci, 360(1462): 1889-1895.

Chen S, Yao H, Han J, et al. 2010. Validation of the ITS2 region as a novel DNA barcode for identifying medicinal plant species. PloS One, 5(1): e8613.

China Plant BOL Group. 2011. Comparative analysis of a large dataset indicates that internal transcribed spacer (ITS) should be incorporated into the core barcode for seed plants. Proc Natl Acad Sci USA, 108(49): 19641-19646.

Cho Y, Mower J P, Qiu Y L, et al. 2004. Mitochondrial substitution rates are extraordinarily elevated and variable in a genus of flowering plants. Proc Natl Acad Sci USA, 101(51): 17741-17746.

Hebert P D, Cywinska A, Ball S L, et al. 2003. Biological identifications through DNA barcodes. Proc R Soc Lond B, 270(1512): 313-321.

Ma S J, Lv Q D, Zhou H, et al. 2017. Identification of traditional she medicine shi-liang tea species and closely related species using the ITS2 barcode. Appl Sci, 7 (3): 195.

附录　中药材 DNA 条形码分子鉴定法指导原则

《中国药典》2015 年版

本法用于中药材（包括药材及部分饮片）及基原物种的鉴定。

DNA 条形码分子鉴定法是利用基因组中一段公认的、相对较短的 DNA 序列来进行物种鉴定的一种分子生物学技术，是传统形态鉴别方法的有效补充。由于不同物种的 DNA 序列是由腺嘌呤（A）、鸟嘌呤（G）、胞嘧啶（C）、胸腺嘧啶（T）四种碱基以不同顺序排列组成，因此对某一特定 DNA 片段序列进行分析即能够区分不同物种。

中药材 DNA 条形码分子鉴定通常是以核糖体 DNA 第二内部转录间隔区（ITS2）为主体条形码序列鉴定中药材的方法体系，其中植物类中药材选用 ITS2/ITS 为主体序列，以叶绿体 *psbA-trnH* 为辅助序列，动物类中药材采用细胞色素 C 氧化酶亚基 I（COI）为主体序列，ITS2 为辅助序列。

一、仪器的一般要求

所用仪器有电子天平、离心机、聚合酶链式反应（polymerase chain reaction，PCR）仪、电泳仪和测序仪。

DNA 序列测定用测序仪，是一台具有自动灌胶、自动进样、自动数据收集分析等全自动电脑控制的测定 DNA 片段中碱基顺序或大小，以及定量用精密仪器。测序方法主要采用双脱氧链终止法，又称 Sanger 法。4 种双脱氧核苷酸（ddNTP）的碱基分别用不同的荧光进行标记，在通过毛细管时，不同长度的 DNA 片段上的 4 种荧光基团被激光激发，发出不同颜色的荧光，被电荷耦合元件（charge-coupled device，CCD）图像传感器检测系统识别，并直接翻译成 DNA 序列，获得供试品的峰图文件和序列文件。

二、测定步骤

本法主要包括供试品处理、DNA 提取、DNA 条形码序列 PCR 扩增、电泳检测和序列测定、序列拼接及结果判定，主要步骤如下。

1. 供试品处理

按药材和饮片取样法（通则 0211）取样。为防止外源微生物污染，药材和饮片一般使用 75%乙醇擦拭表面后晾干，或采取其他有效去除微生物污染的方法。称取 10～100 mg 备用。供试品具体取样部位根据不同药材特性作出相应规定。

2. DNA 提取

DNA 的提取包括使用研钵或研磨仪破碎细胞，粉碎成细粉，用试剂盒法进行 DNA 的分离和纯化等步骤，目前常用试剂盒包括植物基因组 DNA 提取试剂盒和动物组织/细胞基因组 DNA 提取试剂盒，实验选用的试剂盒须能够提取到满足后续实验要求的模板 DNA。

由于植物类中药材种类繁多，可根据所鉴定的中药材的具体情况对提取方法加以改进。例如：植物细胞内含有大量多糖、多酚等次生代谢产物，这些物质在提取 DNA 的过程中与 DNA 共沉淀，形成黏稠的胶状物，难以溶解或氧化产生褐变，严重影响 DNA 提取的产量与质量，以及后续的 PCR 扩增实验，但如在提取 DNA 过程中加入抗氧化剂 β-巯基乙醇，则可抑制氧化反应，避免其褐化。再如 PVP（聚乙烯吡咯烷酮）是酚的络合物，能与多酚形成一种不溶的络合物质，有效去除多酚，减少 DNA 提取过程中酚的污染，同时它也能和多糖结合，有效去除多糖，因此若将 PVP 和 β-巯基乙醇配合使用，能够有效地防止 DNA 提取过程中多酚及多糖的污染。此外，乙二胺四乙酸（EDTA）能螯合 Mg^{2+}或 Mn^{2+}，从而抑制 DNA 酶（DNase）活性，防止 DNA 被其降解；在天然状态下，DNA 与蛋白质以 DNA 蛋白质复合物（DNP）的形式存在，十六烷基三甲基溴化铵（CTAB）是一种阳离子去污剂，可溶解细胞膜，并与 DNA 形成复合物，使细胞中的 DNP 释放出来，该复合物在高盐溶液（>0.7 mol/L NaCl）中能充分溶解，存在于液相中，通过有机溶剂抽提，去除蛋白质、多糖、酚类等杂质后加入乙醇沉淀即可使 DNA 分离出来。三羟甲基氨基甲烷盐酸盐（Tris-HCl）（pH 8.0）溶液可提供一个缓冲环境，防止 DNA 被降解。

根、根茎、茎木类、皮类 通常根和根茎组织中多酚、多糖含量高，在研磨时多酚极易氧化成醌类，使 DNA 带有一定颜色，在纯化过程中很难去除，影响后续的 PCR 反应，所以在提取根及根茎类药材 DNA 时一定要注意多糖、多酚的去除。提取此类药材 DNA 时水浴时间一般为 90 min，对于质地坚硬的根、根茎类和茎木类药材，可以延长水浴时间并降低水浴温度，如 56 ℃水浴 8～12 h，使得 DNA 充分释放到缓冲溶液中。此外，根茎类药材由于富含纤维和淀粉等储藏物质，需加大样品量才能提取到足量 DNA，可用大体积离心管（5 mL 或 15 mL）抽提。皮类中药材组织中富含薄壁组织和纤维等，加液氮不易研磨成细粉，需适当增加样品量，同时应增加 β-巯基乙醇和 PVP 的使用量。

叶、花、全草类 该类药材采用试剂盒法一般都能成功提取其 DNA，对于保存时间较久的叶、花、全草类药材可适当增加水浴时间，同时适当降低水浴温度，如 56 ℃水浴 8～12 h。

果实、种子类 果实及种子类中药材中多富含油脂，研磨时易被氧化，且易黏着在研钵壁上，损失较大，提取时需增加样品量。另外，对研磨后的材料可用丙酮浸提，去除脂溶性酚类化合物。

动物药材 肌肉类动物药材如海龙、蛇类、蛤蚧等，需使用 75%乙醇擦拭表面消除外源性污染，待乙醇挥发后进行充分磨碎。含有脂类较多的动物内脏器官如蛤蟆油，首先用不含蛋白酶 K 和十二烷基硫酸钠（SDS）的缓冲液浸泡药材，SDS 是一种阴离子表面活性剂，在 55～65 ℃条件下能裂解细胞，释放出核酸；然后在试剂盒消化缓冲液中增加 SDS 含量，有利于脱去脂类。角甲类药材如龟甲、鳖甲和鹿茸等，由于 DNA 含量较低，样品量要适当增大，也可用大体积离心管抽提。壳类药材如石决明、瓦楞子、蛤壳等，由于存在共生或寄生生物，提取前需进行去除。

3. PCR 扩增

植物类中药材及其基原物种扩增 ITS 或 *psbA-trnH* 序列，动物类中药材及其基原物种扩增 COI 序列，通用引物及扩增条件如下，特殊规定见各药材项下。

ITS2 序列扩增正向引物 ITS2F：　5′-ATGCGATACTTGGTGTGAAT-3′；

反向引物 ITS3R：5′-GACGCTTCTCCAGACTACAAT-3′。

psbA-trnH 序列扩增正向引物 *psbA*F：　5′-GTTATGCATGAACGTAATGCTC-3′；

反向引物 *trnH*R：　5′-CGCGCATGGTGGATTCACAATCC-3′。

COI 序列扩增正向引物 LCO1490：5′-GGTCAACAAATCATAAAGATATTGG-3′；

反向引物 HCO2198：5′-TAAACTTCAGGGTGACCAAAAAATCA-3′。

PCR 反应体系以 25 μL 为参照，包括：1×PCR 缓冲液（不含 $MgCl_2$），2.0 mmol/L $MgCl_2$，0. 2 mmol/L dNTPs，0.1 μmol/L 引物对，模板 DNA，1.0 U Taq DNA 聚合酶，加灭菌双蒸水至 25 μL。设置未加模板 DNA 的 PCR 反应为阴性对照。

ITS2 序列扩增程序：94 ℃ 5 min；94 ℃ 30 s，56 ℃ 30 s，72 ℃ 45 s，35～40 个循环；72 ℃ 10 min。*psbA-trnH* 序列扩增程序：94 ℃ 5 min；94 ℃ 1 min，55 ℃ 1 min，72 ℃ 1.5 min，30 个循环；72 ℃ 7 min。COI 序列扩增程序：94 ℃ 1 min；94 ℃ 1 min，45 ℃ 1.5 min，72 ℃ 1.5 min，5 个循环；94 ℃ 1 min，50 ℃ 1.5 min，72 ℃ 1 min，35 个循环；72 ℃ 5 min。

4. PCR 产物检测

采取琼脂糖凝胶电泳方法检测 PCR 产物。电泳后，PCR 产物应在相应的 DNA 条形码序列长度位置（具体见各药材项下）出现一条目的条带，阴性对照应无条带。

5. 测序

在紫外灯下迅速切取目的条带所在位置的凝胶，采用琼脂糖凝胶 DNA 回收试剂盒进行纯化。使用 DNA 测序仪对目的条带进行双向测序，PCR 扩增引物作为测序引物，测序原理同 Sanger 测序法。有目的条带的样品在测序仪上进行双向测序。

6. 中药材 DNA 条形码序列获得

（1）序列拼接：对双向测序峰图应用有序列拼接功能的专业软件进行序列拼接，去除引物区。

（2）序列质量与方向：为确保 DNA 条形码序列的可靠性，需去除测序结果两端信号弱或重叠峰区域，序列方向应与 PCR 扩增正向引物方向一致，获得相应的 DNA 序列。

7. 结果判定

将获得的序列与国家药品管理部门认可的中药材 DNA 条形码标准序列比对。

三、方法学验证

应符合《中国药典》（2015 年版）四部“通则 9101”相关要求。

1. 影响因素考察

考察 DNA 条形码分子鉴定法的影响因素，包括 DNA 提取（样品量、水浴温度和水浴时间）、PCR 条件（变性时间、退火温度与时间及延伸时间）和产物纯化（考察不同纯化试剂盒），保证实验方法的准确性。

2. 方法适用性考察

采用 DNA 条形码分子鉴定法对 20 批次以上药材或基原物种进行测定，积累数据，确定种内序列变异大小，保证该测定方法的适用性。

3. 基原物种对比验证

以分类学家确认的基原物种叶片为对象，采用该方法获得 DNA 条形码数据，与相应药材产生的 DNA 条形码数据进行对比，避免内生真菌等污染，保证结果准确性。

四、注意事项

（1）实验场所应具备分子生物学实验室的基本条件。

（2）本法暂不适用于混合物与炮制品的鉴定及硫磺熏蒸等造成不适用的情况。

（3）为防止外源微生物污染，实验前须将实验用具进行高压灭菌，并用 75%乙醇擦拭药材表面。有些药材本身含有内生真菌，如果内生真菌存在于药材的外围组织，则选用内部组织进行实验。如果真菌遍布整个药材，植物类药材需选用 *psbA-trnH* 条形码（真菌内不含有该基因片段），不能选用 ITS2 序列。为进一步确保实验结果不被真菌污染，实验者可在 GenBank 数据库应用 BLAST 方法对所获 ITS2 序列进行检验，以确保序列鉴定准确。

（4）本法用于鉴定药材的基原物种，不能确定药用部位。

（5）必要时结合其他鉴别方法综合判断。

（6）种内阈值的确定。同一物种的不同样品间存在一定的变异范围，即种内变异阈值。不同物种，不同条形码序列均会影响种内变异范围。各基原物种的种内变异范围（种内遗传距离阈值）应在药材品种项下具体明确。

ITS2：ITS（internal transcribed spacer of nuclear ribosomal DNA）为内部转录间隔区，是核糖体 RNA（rRNA ）基因非转录区的一部分。ITS 位于 18S rRNA 基因和 28S rRNA 基因之间，中部被 5.8S rRNA 基因一分为二，即 ITS1（the first internal transcribed spacer）区和 ITS2（the second internal transcribed spacer）区。5.8S、18S 和 28S 进化速率较慢，常用于探讨科级和科级以上等级的系统发育问题。而间隔区 ITS（包括 ITS1 和 ITS2）进化速率较快，一般用于研究属间、种间甚至居群间等较低分类等级的系统关系。

psbA-trnH：*psbA-trnH* 基因间区是位于叶绿体 *psbA* 基因和 *trnH* 基因之间的一段非编码区，该间区进化速率较快，常用于植物属间、种间的系统发育研究。

COI：COI 为线粒体基因组的蛋白质编码基因，全称为细胞色素 C 氧化酶亚基 I（cytochrome C oxidase subunit I），由于该基因进化速率较快，常用于分析亲缘关系密切的种、亚种及地理种群之间的系统关系。

畲药名索引

H

J

K

L

M

基原物种中文名索引

H

J

K

L

M

N

P

Q

R

S

基原物种拉丁名索引

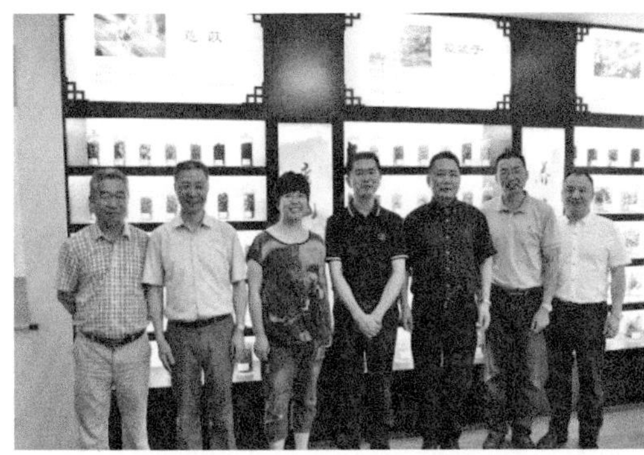
本书主编和部分副主编合影

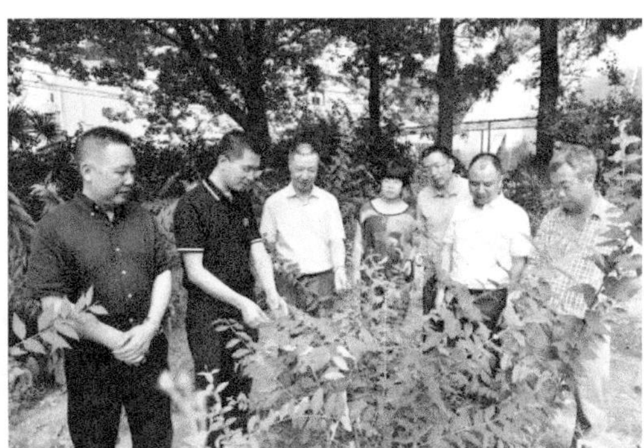
观察资源圃内药材

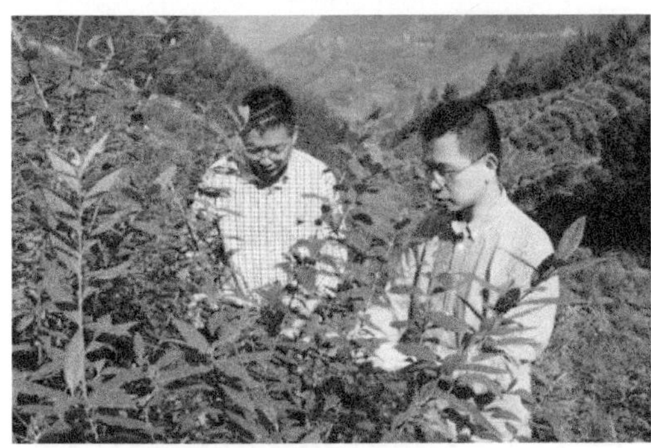
观察食凉茶生长情况

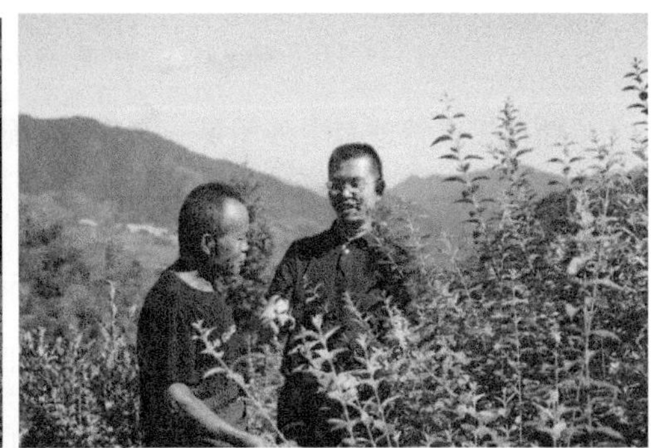
指导食凉茶种植

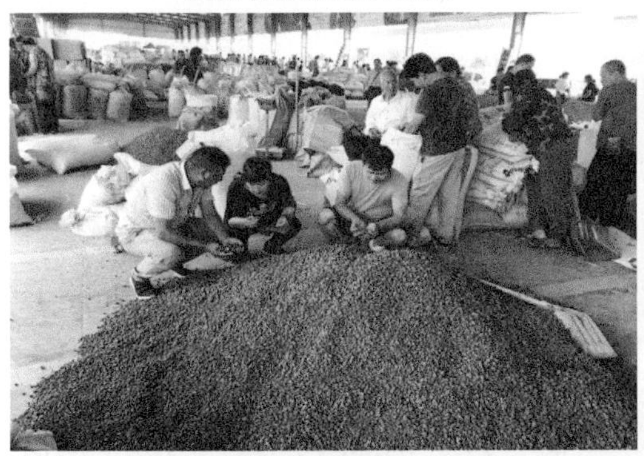
调研中药材市场

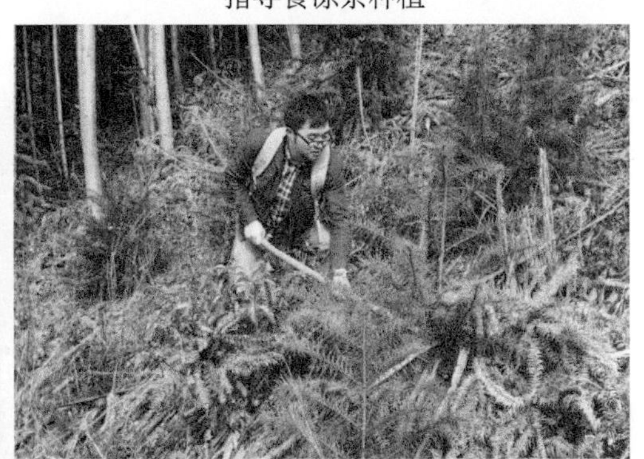
野外采集药材

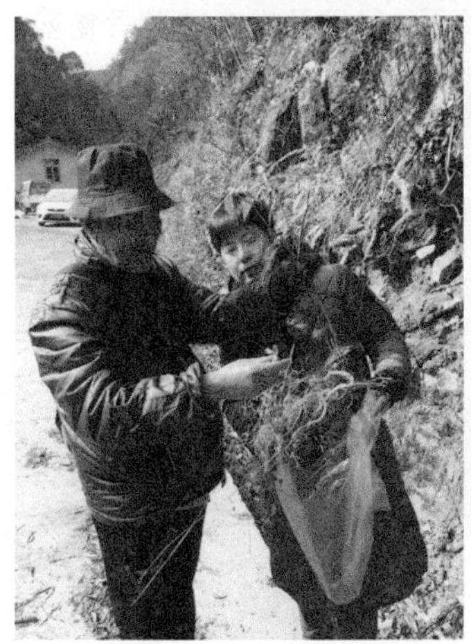
野外采集药材

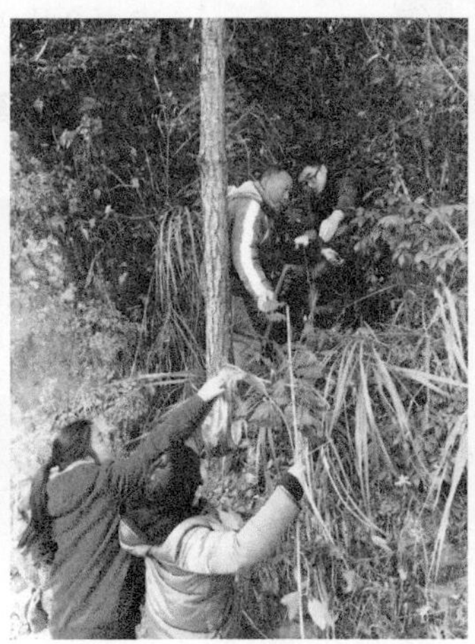
野外采集药材

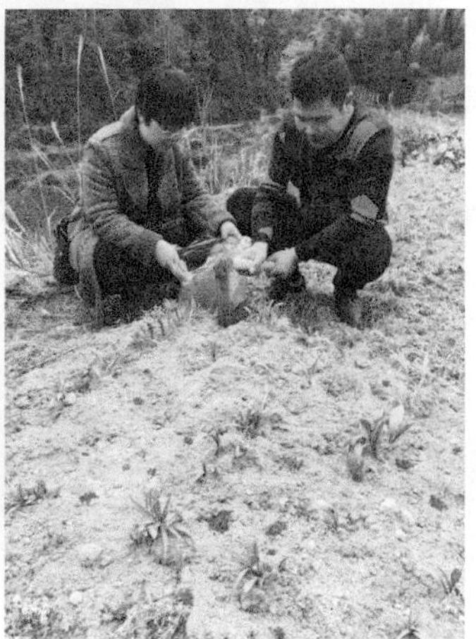
实验基地取样

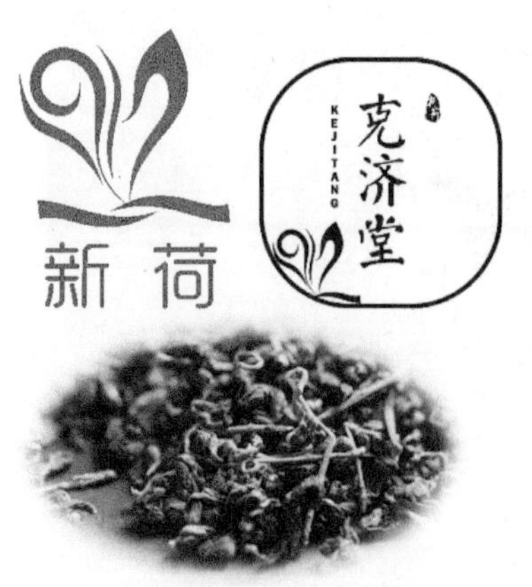

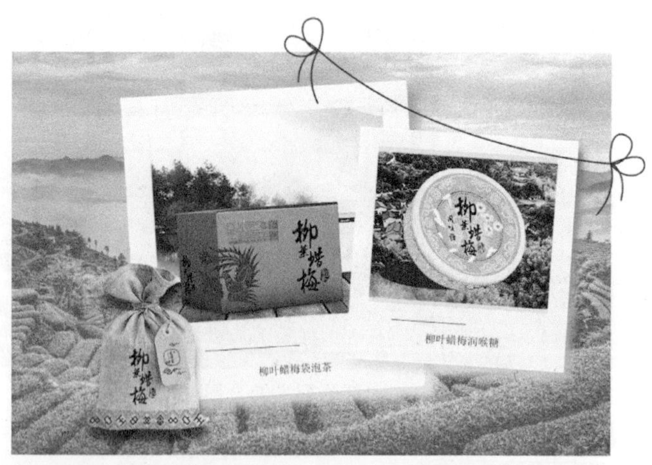

杭州新荷投资管理有限公司是一家以医药研发与推广、营销策划、健康管理为主要方向的创新型企业，下辖新荷健康、新荷策划营销、新荷科技、上海卓地等公司。其中，杭州新荷健康管理有限公司与多家国内外知名医药企业（如海思科药业、华润双鹤、匈牙利吉瑞、西班牙金武、韩国韩美、亚宝药业、皓月医疗等）建有战略合作，并和众多医药经销商及商业公司建有良好合作关系。公司坚守诚信经营，得到了市场和消费者的广泛认可。

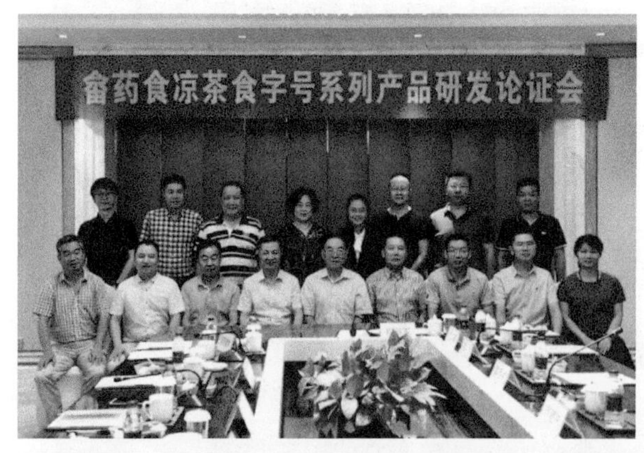

作为一家与丽水拥有天然渊源的具有社会责任感的企业，公司一直关注丽水经济和社会发展，致力于投身推进丽水道地中药和特色畲药研究成果的产业化。公司与丽水市农业科学研究院、丽水学院、浙江大学等科研院所和高校建立合作关系，积极开发食凉茶等畲药健康产品，推进产学研一体化，奋力完成科技创新引领健康医药事业发展的克济大业。

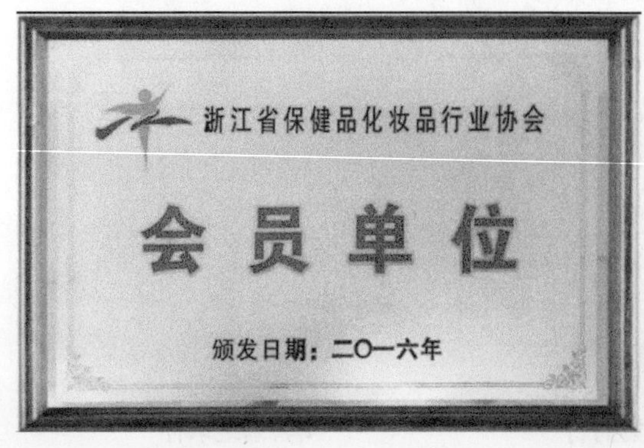

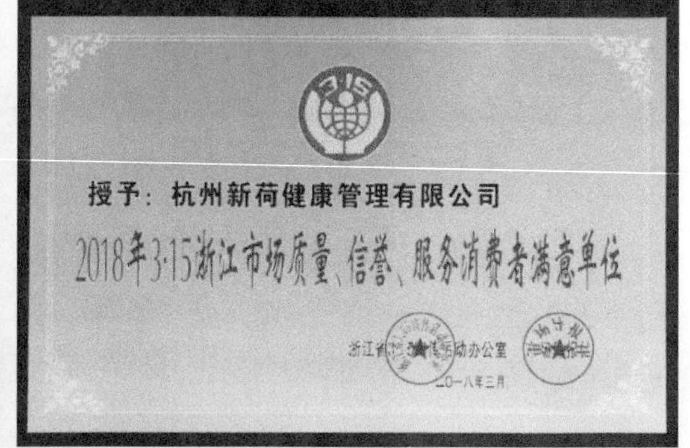